# 经络收放疗法理论与临床

谢忠礼　张喜钦　主编

河南科学技术出版社

·郑州·

# 内 容 提 要

经络收放疗法是由河南省偃师市柏谷坞村张德文先生根据前人传统疗法，并在此基础上总结并应用于临床的中医治疗手段。本书系统总结了经络收放疗法的理论基础和临床应用。全书分上下两篇，上篇为经络收放疗法的理论基础，共六章。主要介绍和经络收放疗法有关的中医基础理论知识，包括经络收放疗法概要、经络收放疗法的哲学基础即五行学说、经络收放疗法的脏腑生理基础、经络收放疗法的经络理论基础、经络收放疗法的腧穴理论基础和经络收放疗法的取穴原则与手法。下篇为病证与治疗，共十四章。主要介绍经络收放疗法的临床应用和具体病证的治疗，包括颈椎病、肩关节周围疾病、急性损伤性腰痛、慢性腰痛、膝关节病、痿证、眩晕、高血压病、中风后遗症、三叉神经痛、失眠、胃痛、消渴和月经病。

**图书在版编目（CIP）数据**

经络收放疗法理论与临床/谢忠礼，张喜钦主编 . —郑州：河南科学技术出版社，2015.5
ISBN 978-7-5349-6154-0

Ⅰ.①经… Ⅱ.①谢…②张… Ⅲ.①经络-按摩疗法（中医） Ⅳ.①R244.1

中国版本图书馆 CIP 数据核字（2013）第 068267 号

出版发行：河南科学技术出版社
　　　　　地址：郑州市经五路 66 号　　邮编：450002
　　　　　电话：(0371) 65737028　65788613
　　　　　网址：www.hnstp.cn
策划编辑：马艳茹
责任编辑：李明辉
责任校对：董静云
封面设计：张　伟
版式设计：栾亚平
责任印制：张　巍
印　　刷：河南省瑞光印务股份有限公司
经　　销：全国新华书店
幅面尺寸：185 mm×260 mm　　印张：20.75　　字数：450 千字
版　　次：2015 年 5 月第 1 版　　2015 年 5 月第 1 次印刷
定　　价：105.00 元

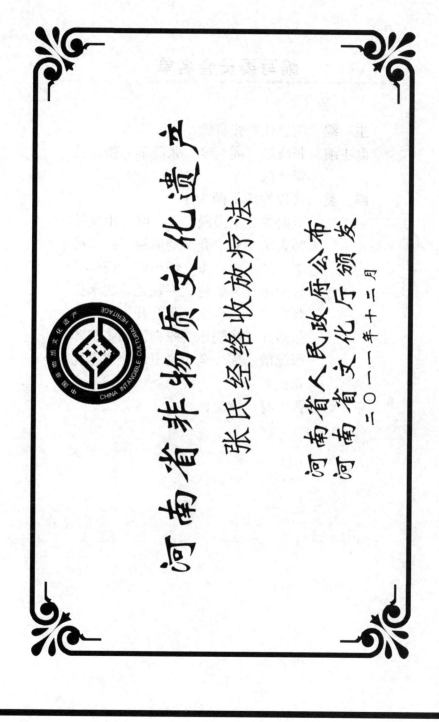

河南省非物质文化遗产

河南省非物质文化遗产

张氏经络收放疗法

河南省人民政府公布
河南省文化厅颁发

二〇一一年十二月

# 编写委员会名单

| | |
|---|---|
| **主　编** | 谢忠礼　张喜钦 |
| **副主编** | 张晓艳　周　全　张聪敏　张全钦 |
| | 张红钦 |
| **编　委** | （以姓氏笔画为序） |

| | | | |
|---|---|---|---|
| 卫向龙 | 王漫漫 | 左　刚 | 田瑞曼 |
| 师大庆 | 刘　亮 | 刘道新 | 孙鸿昌 |
| 李　民 | 李　杰 | 杨小红 | 杨玉华 |
| 轩丽勇 | 吴金魁 | 谷晓光 | 沈永良 |
| 张广华 | 张全钦 | 张会开 | 张红钦 |
| 张妙开 | 张晓艳 | 张喜钦 | 张慧聪 |
| 张聪敏 | 周　全 | 高卫平 | 谢忠礼 |
| 翟振兴 | | | |

| | |
|---|---|
| **审　订** | 张中有　耿忠民 |

# 序　言

中国医药学历史悠久，数千年以来一直有效地服务于广大人民群众，其中外治法是中医药学中富有特色的组成部分。近年来，中医药学术有了很大的进展，前景广阔。特别是最近几年，随着中医药学回归经典和重视临床工作的开展，出版了大量的中医药学临床著作，同时对于流传于民间的各种治法和经验的总结亦越来越重视。

经络收放疗法是临床上用于治疗疾病的手段，在民间流传已远，河南省偃师市柏谷坞村张德文先生在继承总结该疗法的基础上，将其完善推广并应用于临床，而且将其治病方法传于张氏家族后人。为了使经络收放疗法更多地为人们了解并能推广应用，配合新形势下我国中医药科学事业和临床工作继承创新的需要，培养传承经络收放疗法的中医药临床专门人才，张氏家族后人张喜钦先生和河南中医学院谢忠礼博士将经络收放疗法的内容经过系统整理后编成本书。

中医的生命力来源于临床实践，脱离临床的指导理论是空洞的，没有意义的。谢忠礼博士和张喜钦先生在从事中医药临床工作过程中，结合多年的实践经验，对经络收放疗法基本理论与方法进行了深入的研究，并将经络收放疗法的理论和方法进行了系统整理，编写了这本专著，对促进中医药学的发展和临床实际应用具有较大意义。

本书系统总结了经络收放疗法的理论基础和临床应用，是一部集中医五行辨证思维方法、中医脏象学说、中医经络腧穴理论、经络收放疗法理论和临床具体应用于一体的著作。全书分上下篇，共二十章，内容实用，操作简便，理论联系实践，有较系统的中医基础理论知识和十四种病证较完整的治疗方法，有较强的临床实用价值和学术价值。我相信本书的出版将会推动经络收放疗法在临床的发展和学术的传承，必将受到广大患者和学术界的欢迎，故乐为序。

南京中医药大学博士生导师　*杨进*　教授
壬辰年仲秋于南京

# 编写说明

    经络收放疗法理论与临床，是系统阐述经络收放疗法的理论基础和临床应用的专著。其内容包括经络收放疗法概要、经络收放疗法的哲学基础，即五行学说、经络收放疗法的脏腑生理基础、经络理论基础、腧穴理论基础和经络收放疗法的取穴原则与手法等基础理论知识，以及颈椎病、肩关节周围疾病、急性损伤性腰痛、慢性腰痛、膝关节病、痿证、眩晕、高血压病、中风后遗症、三叉神经痛、失眠、胃痛、消渴和月经病等十四种疾病的治疗。

    在本书的编写过程中，为了便于读者全面掌握经络收放疗法，同时对相关疾病的诊疗手段作深入了解，我们参考了中医基础理论、针灸学、腧穴学、中医骨伤科学、中医内科学和中医妇科学的相关内容，并通过网络系统查阅、参考了相关资料。特此，对原作者深表感谢！

    由于经络收放疗法疗法本身尚处于不断探索与发展的过程中，其方法亦处于自我完善阶段，所以希望读者随时提出宝贵意见和建议，以利于修订再版。

编　者

2012 年 8 月

# 目　　录

# 经络收放疗法的理论基础

# 第一章　经络收放疗法概要

经络收放疗法是运用特有的手法点按穴位治疗疾病的一种方法，属中医学外治法范畴，是中医特色治疗的重要内容之一。经络收放疗法兼有传统针灸点穴术和推拿术两者之长。临床具体操作中，经络收放疗法是在人体特定部位施以特殊手法，这种手法类似于按摩又不同于按摩，类似于针灸而又不用针和灸，唯用医者的手指对患者施以点压推拿，从而达到防病治病的目的。

## 一、理论渊源与形成

经络收放疗法的理论渊源，可以追溯到上古时期的《周易》《黄帝内经》和《难经》。《周易》中阐述的阴阳学说和《黄帝内经》中论述的五行理论，是经络收放疗法的哲学基础和生理病理学基础，而《难经》中的五行生克针刺理论侧为经络收放疗法奠定了直接的理论基础。

经络收放疗法是由河南省偃师市柏谷坞村张德文（1905—1984，字宗师）先生在继承总结前人的理论和临床实践的基础上，推广应用于临床的。张德文先生在中医学阴阳五行学说、藏象学说、经络学说、腧穴理论、运气学说、天人相应理论基础上编著的《民间经络收放疗法》，提出了"十二经络立世全"的相关理论。这一理论把人体十二经络与气血循环系统结合起来，认为人体十二经脉循行路线上的某些关键穴位所管辖的血气，可以分为"骨血、筋血、皮血"三种，并和日、月、星三星及天、地、人三才相应。广义上讲，人体的血气可分为"日血""月血""星血"。而"日血"又同于"骨血"，"月血"又同于"筋血"，"星血"又同于"皮血"。医者在特定经络之腧穴处，施以不同的手法，以达到调理五脏六腑功能之阴阳平衡的目的，从而治疗疾病。

## 二、操作手法与分类

经络收放疗法的操作手法分为"正骨""移血""收血""放血"四种。所谓"正骨"，即指将骨骼畸形矫正；所谓"移血"，指身体某些部位血气不足，可以借别处血气以补济，以调理脏腑气血；所谓"收血"，指补益不足之血气；所谓"放血"，指祛除体内瘀滞之血气。收放，即补其不足，损其有余之意。而经络收放的具体手法则是：手指点穴时顺时针方向旋转为收，逆时针方向旋转为放；上推为收，下捺为放；轻压为收，用力重点为放。在临床具体应用时，又包括"日血""月血""星血"的经络收放，以及五行穴位的经络收放和五运六气的经络收放。

**（一）日血、月血、星血经络收放作用**

（1）收日血（骨血），能使左、右、上、下血液交换；放日血（骨血），能使全身血液上升。

（2）收月血（筋血），能使左、右、上、下血液交换；放月血（筋血），能使全身肌肉生长。

（3）收星血（皮血），能使全身血液调配；放星血（皮血），能使全身血液运转。

**（二）五行经络收放作用**

以木、火、土、金、水五行定穴分位，分别与肝、心、脾、肺、肾五脏相应，五脏又分别对应五脏血气，即肝血、心血、脾血、肺血、肾血（血，均指气血）。通过收放体表的五行穴位，即可调理五脏的气血阴阳，从而达到防治脏腑疾病的目的。收放五脏血的作用如下：

（1）收肝血，能使脾血下降；放肝血，能使脾血上升。

（2）收心血，能使肝血上升；放心血，能使肺血下降。

（3）收脾血，能使筋血调动；放脾血，能使肝血下降。

（4）收肺血，能使脾血上升；放肺血，能使心血安定。

（5）收肾血，能使脾血上升；放肾血，能使肝血下降。

**（三）五运六气经络收放方法**

肝、心、脾、肺、肾五脏分别与青、红、黄、白、黑五色及酸、苦、甜、辛、咸五味相应，又和胆、小肠、胃、大肠、膀胱相表里，十二经脉又分别络属于脏腑。以上，可总括为三阴三阳经络系统和五行系统，在经络收放疗法中，根据这一基本原则，结合疾病的虚实寒热、体质的强弱、胖瘦等，即可调理脏腑气血阴阳，从而达到临床治疗疾病的目的。在五运中，常用的手法有金收（补法）、木放（泻法）、火收（补法）、水放（泻法）、土生长（平补平泻法）。

## 三、临床应用范围

就临床应用来讲，经络收放疗法主要用于治疗消化系统疾病（如胃痛）、骨科疾病（如骨质增生、颈椎病、肩关节周围疾病、膝关节病）、神经精神疾病（如失眠、中风后遗症）、妇科月经病。另外，对腰痛、眩晕、消渴、高血压等病也有较好的疗效。

（张喜钦　张聪敏）

# 第二章　经络收放疗法的哲学基础

五行学说是中国古代哲学家经过长期的观察和思考创立的，认为天地万物由五行构成，经自然界的一切事物和现象都可按照木、火、土、金、水的性质和特点归纳为五个系统，且相互之间根据五行关系不断地运动和变化着。经络收放疗法的哲学基础为中国传统哲学理论五行学说。经络收放疗法通过调节人体整体和局部的五行关系来平衡人体的脏腑生理功能，从而达到治疗疾病的目的。

中国传统哲学理论认为，人活在自然界之中，禀天地之气而生存，如《素问·六节脏象论》曰："天食人以五气，地食人以五味。"自然界的运动变化影响人体，使人相应地发生生理或病理上的变化。天人一体的哲学观认为，天有三阴三阳六气和五行的变化，人体也有三阴三阳六经六气和五脏之气的运动。自然界阴阳五行的运动变化，与人体五脏六腑之气的运行是一致的。即人体与自然界息息相通、密切相关，人体内部与自然环境是统一的。

五行学说认为，任何事物的内部都包含有木、火、土、金、水五种功能属性的成分或因素，并且这五个方面按照一定规律相互联系，形成这一事物的整体功能结构，即五行结构。五行结构通过生克乘侮关系，保持五行系统的稳定性和动态平衡。在人体中，五行所对应的五脏，通过生克制化，从而保证了人体局部与局部、局部与整体之间的有机联系，以及人与环境的统一，即人体是一个有机统一整体的整体观念。

本章主要介绍五行学说的基本内容和应用，以使读者深入理解经络收放疗法治疗疾病的哲学基础。

## 第一节　五行学说的基本概念

五行学说，是研究木、火、土、金、水五行的概念、特性、生克制化、乘侮规律，并用于阐释宇宙万物的发生、发展、变化及相互关系的中国古代哲学思想，是包罗万象的理论体系。宇宙间的一切事物，都是由木、火、土、金、水五种物质组成的，自然界各种事物和现象的发展变化，都是这五种物质不断运动和相互作用的结果。

天地万物的运动秩序都要受五行生克制化法则的统一支配。自然界的一切事物和现象都可按照木、火、土、金、水的性质和特点归纳为五个系统。五个系统乃至每个系统之中的事物和现象都存在一定的内在联系，从而形成了一种复杂的网络状态，即"五行大系"。五行大系还论证了人与自然的对应关系，统摄自然与人。五行学说认为，大千世界是一个"变动不居"的世界，宇宙是一个动态的宇宙，人体是一个动态的整体。

五行学说一方面认为世界万物是由木、火、土、金、水五种基本物质构成，对世界的本原作出了正确的回答；另一方面又认为任何事物都不是孤立静止的，而是在不断的相生相克运动之中维持着协调平衡。所以，五行学说有丰富的唯物辩证法思想，是中国古人用以认识宇宙、解释宇宙事物在发生发展过程中相互联系的一种学说。

## 一、五行的含义

### （一）五行的哲学含义

"五"，指由宇宙本原之气分化的木、火、土、金、水五种物质；"行"，即运动变化、运行不息的意思。《尚书·正义》："言五者，各有材干也。谓之行者，若在天，则为五气流注；在地，世所行用也。"五行，是指木、火、土、金、水五种物质及其运动变化。五行从其方法论的角度来看，已超越了其物质性的概念，衍化为归纳宇宙万物并阐释其相互关系的五种基本属性。五行的概念，不是表示五种特殊的物质形态，而是代表五种功能属性，正如英国李约瑟《中国科学技术史》所说，五行"是五种强大的力量不停地循环运动，而不是消极无动性的基本物质"。所以，五行是自然界客观事物内部阴阳运动变化过程中五种状态的抽象，属于抽象的概念，也是中国古代唯物主义哲学的重要组成部分。

### （二）五行的医学含义

中医学的五行，是中国古代哲学五行学说与中医学相结合的结果，是中医学认识人体生理病理的世界观和方法论。我国古代医学家把五行学说应用于医学领域，以系统结构观点来描述人体，阐释人体局部与局部、局部与整体之间的生理病理联系，以及人体与外界环境的统一。经络收放疗法应用五行理论来指导临床实践，把中国古代哲学与现代临床医疗紧密结合在一起。

## 二、事物属性的五行分类

### （一）五行的特性

五行的特性是在长期生活和生产实践中，对木、火、土、金、水五种物质的认识基础上，进行抽象而逐渐形成的理论概念，是识别事物五行属性的基本依据。《尚书·洪范》记载的"水曰润下，火曰炎上，木曰曲直，金曰从革，土爰稼穑"是对五行特性的经典性概括。

**1. 木曰曲直**　即能曲能伸之意，是说木具有生长、能屈能伸、升发的特性，代表宇宙万物具有生生不息的功能。因此，凡具有这类特性的事物或现象，都归属于木。

**2. 火曰炎上**　指火具有发热、温暖、向上的特性，代表力量的升华、升腾而有热力的性能。因此，凡具有温热、上升等特性的事物或现象，都归属于火。

**3. 土爰稼穑**　春种为稼，秋收为穑。土具有载物、生化的特性，为万物之母，代表世界万物和人类生存之本。常言说，四象五行皆藉土，故五行以土为贵。因此，凡具有生化、承载、受纳性能的事物或现象，都归属于土。

**4. 金曰从革** 指金具有刚柔相济、收敛、肃杀的特性，代表固体的性能。因此，凡具有收敛、肃杀等性质的事物或现象，都归属于金。

**5. 水曰润下** 指水具有滋润、向下的特性，代表液体的性能。因此，凡具有寒凉、滋润、向下等性质的事物或现象，都归属于水。

### （二）事物属性的五行分类

五行学说根据五行各自的特性，运用比类和推演的方法，对自然界的各种事物和现象进行归类，从而构建了五行系统。

以方位配属五行，日出东方，与木升发的特性相类似，故东方归属于木；南方炎热，与火炎上的特性相类似，故南方归属于火；日落于西，与金肃降的特性相类似，故西方归属于金；北方寒冷，与水润下的特性相类似，故北方归属于水；中原地带土地肥沃，万物繁茂，与土稼穑的特性相类似，故中央归属于土。

五行学说对人体来说，即是将人体的各种组织和功能，归结为以五脏为中心的五个生理病理系统。五脏配属五行，肝主升发属于木，心主温煦属于火，脾主运化属于土，肺主肃降属于金，肾主纳气属于水。

取象比类配属之后，运用推演络绎其他相关事物。如肝属于木，则肝合胆，主筋，开窍于目，则"胆""筋""目"亦属于木。同样的道理，心属于火，则和心有关的"小肠""脉""舌"亦属于火；脾属于土，则和脾有关的"胃""肉""口"亦属于土；肺属于金，则和肺有关的"大肠""皮毛""鼻"亦属于金；肾属于水，则和肾有关的"膀胱""骨""耳""二阴"亦属于水。

此外，五行学说还认为，属于同一五行属性的事物之间都存在着相互联系。如《素问·阴阳应象大论》所说的"东方生风，风生木，木生酸，酸生肝，肝生筋"，即是说方位的东和自然界的风、木及酸味的物质都与肝相关。因此，五行学说亦是说明人与自然环境统一的理论基础。

#### 五行属性归类表

| 自然界 | | | | | | | 五行 | 人体 | | | | | | |
|---|---|---|---|---|---|---|---|---|---|---|---|---|---|---|
| 五音 | 五味 | 五色 | 五化 | 五气 | 五方 | 五季 | | 五脏 | 六腑 | 五官 | 形体 | 情志 | 五声 | 变动 |
| 角 | 酸 | 青 | 生 | 风 | 东 | 春 | 木 | 肝 | 胆 | 目 | 筋 | 怒 | 呼 | 握 |
| 徵 | 苦 | 赤 | 长 | 暑 | 南 | 夏 | 火 | 心 | 小肠 | 舌 | 脉 | 喜 | 笑 | 忧 |
| 宫 | 甘 | 黄 | 化 | 湿 | 中 | 长夏 | 土 | 脾 | 胃 | 口 | 肉 | 思 | 歌 | 哕 |
| 商 | 辛 | 白 | 收 | 燥 | 西 | 秋 | 金 | 肺 | 大肠 | 鼻 | 皮毛 | 悲 | 哭 | 咳 |
| 羽 | 咸 | 黑 | 藏 | 寒 | 北 | 冬 | 水 | 肾 | 膀胱 | 耳 | 骨 | 恐 | 呻 | 栗 |

## 三、五行与气、阴阳的关系

### （一）五行与气

气与五行均为中国古代哲学对世界本原认识的哲学范畴。气在古代哲学中指存在于宇宙之中的不断运动且无形可见的极细微物质，是宇宙万物的共同构成本原，即物质的统一性。而五行则说明宇宙万事万物的发生、发展和变化，即物质形态的多样性。故有万物本原于一气，即中国古代哲学中的气的一元论学说，一气分五行，五行归于一气。

**（二）五行与阴阳**

《周易》把阴阳的存在及其运动变化视为宇宙的基本规律，如"立天之道，曰阴曰阳""一阴一阳谓之道"。五行的运动也受阴阳规律的影响，阴变阳合而生五行。五行中木火属阳，金水土属阴。

# 第二节　五行学说的基本内容

五行学说的基本内容主要指五行的生、克、乘、侮。五行的相生、相克是指五行间存在着动态有序的相互资生和相互制约的关系。由于这一关系的存在，从而维持五行结构系统的平衡与稳定，促进事物的生生不息。五行的相乘、相侮是五行之间异常的生克制约，主要用于阐释某些异常的气候变化和人体的病理变化。

## 一、五行的相生与相克

### （一）五行相生

五行相生，是指五行之间有序地递相资生、助长和促进。五行相生的次序为木生火、火生土、土生金、金生水、水生木。

五行中的相生关系，其中任何一行都有"生"和"被生"两个方面。《难经》把相生关系比喻为"母"与"子"的关系："生"者为母，"被生"者为"子"。所以五行相生关系又叫"母子关系"。以火为例，由于木能生火，火能生土，生者木，则木为火之母；"被"生者土，则土为火之子。木与火是母子关系，火与土也是母子关系。余可类推（图1-1）。

### （二）五行相克

五行相克，是指五行之间有序地递相克制、制约的关系。五行相克次序为木克土、土克水、水克火、火克金、金克木。

五行的相克关系，其中任何一行都具有"被克"和"克"两个方面。《内经》把相克关系称为"所胜"和"所不胜"的关系。以木为例，由于金能克木，木能克土，金为木之"所不胜"，土为木之"所胜"。余可类推（图1-1）。

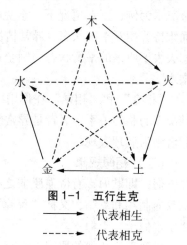

图1-1　五行生克

→ 代表相生

⤍ 代表相克

五行的这种生克关系如环无端，往复无穷，并维持着五行结构系统的平衡与稳定，促进着事物的生生不息。

生克规律是一切事物发展变化的正常现象，在人体则是正常的生理状态。在这种相反、相成的生克制化关系中，五行之间的协调平衡是相对的。因为相生、相克的过程，也就是事物消长发展的过程，在这一过程中，会出现太过和不及的情况。这种情况的出现，其本身就是再一次相生、相克的调节。这样，又会出现再一次的协调平衡。这种在不平衡之中求得平衡，而平衡又立刻被新的不平衡所代替的循环运动，则不断地推动着事物的变化和发展。五行学说用这一理论来说明自然界气候的正常变化和自然界的生态平衡，以及人体的生理活动。

## 二、五行的相乘与相侮

五行相乘、相侮，实际上是指木、火、土、金、水五行之间的正常生克遭到破坏后出现的不正常相克现象。

### （一）相乘规律

相乘规律是指五行中一行对其所胜一行的过度制约或克制，即相克太过，超过正常制约的程度，使事物之间失去了正常的协调关系。相乘的次序与相克相同，即木乘土、土乘水、水乘火、火乘金、金乘木，但被克者更加虚弱。

导致五行相乘的原因有"不及"和"太过"两个方面。

（1）不及所引起的相乘指五行中任何一行本身不足，原来克它的一行乘虚侵袭，其结果使本身衰弱的一行更加不足。以金克木为例，正常情况下，金克木，金为克者，木为被克者，由于两者之间相互制约而维持着相对平衡状态。异常情况下，金仍然处于正常水平，而木本身衰弱，两者之间失去了原来的平衡状态，则金乘木之虚而克之，结果使木更虚，称为"木虚金乘"。

（2）太过所引起的相乘是指五行中任何一行本身过度亢盛，对被克的一行进行超过正常限度的克制。太过所致的相乘即恃强凌弱，其结果为引起被克一行的虚弱。以金克木为例，正常情况下，金克木，金为克者，木为被克者，由于两者之间相互制约而维持着相对平衡状态。异常情况下，木处于正常水平，但金本身过于亢盛，两者之间失去了原来的平衡状态，则金恃己之强对木克制太过，导致木的衰弱，称为"金旺乘木"。

"相克"和"相乘"在作用次序上是一样的，但在本质上是有区别的，前者是正常情况下的制约关系，后者是异常情况下的制约关系。在人体中，前者为生理现象，而后者则为病理表现。

### （二）相侮规律

侮，即欺侮，有恃强凌弱之意。相侮，是指五行中的任何一行，对其所不胜一行的反向制约和克制，又称"反克""反侮"。五行相侮的次序是木侮金、金侮火、火侮水、水侮土、土侮木。

导致五行相侮的原因，亦有"太过"和"不及"两个方面。

（1）太过所致的相侮，是指五行中的某一行过于强盛，使原来克制它的一行不仅不能克制它，反而受到其克制。如木气过于亢盛，则出现"木反侮金"的逆向克制现象。这种现象称作"木亢侮金"。

（2）不及所致的相侮，是指五行中某一行过于虚弱，不仅不能制约其所胜的一行，反而受到其所胜一行的"反克"。如正常情况下，金克木，木克土，但由于木过度衰弱时，则不仅金来乘木，而且土也会因木的衰弱而"反克"之。这种现象称作"木虚土侮"。

总之，五行的相乘和相侮，都是五行之间失去平衡时不正常的相克现象，两者之间既有区别又有联系。其主要区别是，相乘是按五行的相克次序发生过度的克制，相侮是与五行相克次序相反的克制现象。两者之间联系是，在发生相乘时，也可同时发生相侮；发生相侮时，也同时发生相乘。正如《素问·五运行大论》所载："气有余，则制己所胜而侮所不胜。其不及，则己所不胜，侮而乘之；己所胜，轻而侮之。"

# 第三节　五行学说在中医学中的应用

五行学说在中医学领域中，不仅作为中医学理论的主要说理工具，而且还有指导临床诊断、治疗和养生康复的实际意义，在经络收放疗法中更具有重要的指导作用。五行学说加强了中医学整体观念的论证，使中医学所采用的整体方法进一步系统化。随着中医学的发展，中医学的五行学说与哲学上的五行学说日趋分离，在中医学中，五行学说主要是运用五行的特性来分析和归纳人体的形体结构及其功能，以及自然界病因学中各种要素的五行属性；运用五行的生克规律来阐述人体五脏系统之间的局部与局部、局部与整体，以及人与外界环境的相互关系，特别是人体五脏之间的关系，即五脏互藏规律，揭示机体内部与外界环境的动态平衡的调节机制，阐明健康与疾病、疾病的诊断和防治的规律。用五行乘侮规律来说明疾病的发生发展规律和自然界五运六气的变化等。

## 一、说明脏腑生理功能之间的相互关系

中医五行学说对五脏的分属，不仅阐明了五脏各自的功能和特性，而且还运用五行生、克、乘、侮的理论，来说明脏腑之间的内在联系，即五脏之间相互资生、相互制约的关系。

### （一）用五行相生说明五脏间的相互资生关系

木生火，即肝生心，肝木济心火，肝之疏泄以助心行血；火生土，即心生脾，心血充养脾土，助脾运化；土生金，即脾生肺，脾土助肺金，脾转输精微以充肺金；金生水，即肺生肾，肺金养肾水，肺气肃降以助肾纳气；水生木，即肾生肝，肾水滋肝木，肾精化肝血，以助肝之疏泄。

### （二）用五行相克说明五脏间的相互制约关系

水克火，即肾水能制约心火，如肾水上济于心，可以防止心火亢盛；火克金，即心火能制约肺金，如心火之阳热，可抑制肺气清肃太过；金克木，即肺金能制约肝木，如肺气之清肃，可抑制肝阳的上亢；木克土，即肝木能制约脾土，如肝气之条达，可疏泄脾气之壅滞；土克水，即脾土能制约肾水，如脾土之运化，能防止肾水的泛滥。

五脏中每一脏都具有生、被生、克和被克的关系，这说明每一脏在功能上有他脏

的资助，使其不至于虚损；又有他脏之气制约，使其不至过亢。如脾土不足，则有心火生之；其亢，则有肝木克之。这种生克关系保证了人体五脏系统功能的正常运行，把五脏紧密联系成一个整体。

### （三）构建天人一体的五脏系统

事物属性的五行归类，不仅将人体的脏腑组织结构分别归属于五行，也将自然的有关事物和现象进行了归属。五行学说认为，同一属性间存在联系，即自然界的五方、五季、五味、五色等与人体的五脏存在联系，从而构建出天人一体的整体观念。以肝为例，"东方生风，风生木，木生酸，酸生肝，肝生筋……肝主目"（《素问·阴阳应象大论》），"东方青色，入通于肝，开窍于目，藏精于肝，其病惊骇，其味酸，其类草木……是以知病之在筋也"（《素问·金匮真言论》），这样把自然界的东方、春季、青色、风气、酸味等，与肝联系起来，从而构建出天人一体的整体观念。

## 二、说明五脏病变的传变规律

在人体五脏病理系统中，本脏之病可以传至他脏，这种病理上的相互影响称为传变。五行学说根据五脏病变的传变规律，将这种传变分为相生关系传变和相克关系传变两种形式。

### （一）相生关系传变

相生关系传变包括"母病及子"和"子病犯母"两个方面。

**1. 母病及子** 即母脏的病变传及子脏，指的是母脏正气不足累及子脏亏虚的母子两脏皆虚的病证。例如，肾属水，肝属木，正常情况下，水能生木，故肾为母脏，肝为子脏，如果水不涵木，即属于母病及子。临床常见的病证如因肾精不足不能资助肝血而致的肝肾精血亏虚证、肾阴不足不能涵养肝木而致的肝阳上亢证、肾阳不足不能资助肝阳而致的少腹冷痛证等，皆属母病及子的传变。由于这种传变是相生的关系，病情虽有发展，但互相资生作用不绝，在临床上病情属于较轻者。

**2. 子病犯母** 又称"子盗母气"，是指疾病由子脏传及母脏。如心病及肝，即是子病及母。又如，肝属木，心属火，生理情况下，木能生火，故肝为母脏，心为子脏。病理情况下，临床常见的因心火亢盛而致肝火炽盛，有升无降，最终导致心肝火旺。

### （二）相克关系传变

相克关系传变包括"相乘"和"相侮"两个方面。

**1. 相乘传变** 是指病邪按相克关系传变，侵犯被克脏器，由于相克太过而引起的病变。引起五脏相乘的原因有两个方面：一是脏气过盛，而致其所胜之脏受到过分克伐；二是脏气过弱，不能耐受其所不胜之脏的正常克制，从而出现相对克伐太过的现象。以木与土和与之对应的肝与脾为例，有"木旺乘土"（即肝气乘脾）和"土虚木乘"（即脾虚肝乘）两种情况。由于肝气郁结或肝气上逆，影响脾胃的运化功能而出现胸胁苦满、脘腹胀痛、泛酸、泄泻等，称为"木旺乘土"。反之，如脾胃虚弱，不能耐受肝气的克伐，而出现头晕乏力、纳呆嗳气、胸胁胀满、腹痛泄泻等，称为"土虚木乘"。

**2. 相侮传变** 又称反侮传变，是反向克制引起的疾病。五脏相侮亦有两种情况，即太过相侮和不及相侮。太过相侮是指由于某脏过于亢盛，导致其所不胜之脏无力克制而反被克的病理现象。如肝火偏旺，影响肺气清肃，称为"木火刑金"。肝属木，肺属金，正常情况下，金能克木，肝木太过，则出现反侮肺金的病理现象，在临床上，既有胸胁疼痛、口苦、烦躁易怒、脉弦数等肝火过旺之证，又表现出咳嗽、咳痰，甚或痰中带血等肺失清肃之候。不及相侮，是指由于某脏虚损，导致其所胜之脏出现反克的病理现象。如脾土虚衰不能制约肾水，出现全身水肿，则称为"土虚水侮"。

总之，五脏之间的病理影响及其传变规律，可以用生克乘侮规律来解释。如肝病传心，为母病及子；传肾，为子病及母；传脾，为木乘土；传肺，则为侮金。五行传变在病情的轻重程度上可根据以下规律判断：按相生规律传变，母病及子病情轻浅，子病及母病情较重；按相克规律传变，相乘传变其病深重，而相侮传变病情较轻。

### 三、用于指导疾病的诊断

人体是一个有机整体，当内脏有病时，其功能活动及其相互关系的变化，可以反映到体表相应的部位上来，出现色泽、声音、形态、脉象等多个方面的异常表现。五脏五行系统，为疾病的诊断和治疗奠定了理论基础。因此，在临床上诊断疾病时，就可以综合望、闻、问、切四诊所得的结果，根据事物的五行属性及生克乘侮规律，继而推断病情。

从本脏所主之色、味、脉来诊断本脏之病：如面见黑色，喜食咸味，脉见沉象，可以诊断为肾病；面见赤色，口味苦，脉象洪，可诊断为心火亢盛。

从他脏所主之色来推断脏腑相兼病变：如脾虚者，面见青色，为木乘土；心脏病者，面见黑色，为水克火。

从脉与色之间的生克关系来推断病情的轻重顺逆：如肝病者面色青，见弦脉，为色脉相符。如果不得弦脉反见浮脉，则属相胜之脉，即克色之脉（金克木）为逆。若得沉脉则属相生之脉，即生色之脉（水生木）为顺。

### 四、用于指导疾病的防治

五行学说在疾病治疗上的应用，主要表现在：根据药物的色、味，按五行归属指导脏腑用药；按五行的生克乘侮规律，控制疾病的传变，确定治则治法；指导针灸取穴和情志疾病的治疗等几个方面。

#### （一）指导脏腑病变的用药

中药学以色味为基础，以归经和性能为依据，按五行学说加以归类，用于指导脏腑病变时的相应选药。例如，青色、酸味入肝；赤色、苦味入心；黄色、甘味入脾；白色、辛味入肺；黑色、咸味入肾等。又如，白芍、山茱萸味酸入肝经，以补肝之精血；丹参味苦色赤入心经，以活血安神；石膏色白味辛入肺经，以清肺热；白术色黄味甘入脾，以补益脾气；玄参、生地黄色黑味咸入肾经，以滋养肾阴等。临床脏腑用药，除色味外，还必须结合药物的寒、热、温、凉四气和升、降、浮、沉特性等理论综合分析，辨证应用。

#### （二）指导预防控制疾病传变

用五行生克制化的规律，可以判断五脏疾病的发展趋势。中医学认为一脏受病，可以影响其他四脏，如肝脏有病可以影响到心、肺、脾、肾等脏，他脏有病亦可传给本脏，如心、肺、脾、肾之病变，也可以影响到肝。因此，在治疗时，除对本脏疾病进行治疗外，还应依据其传变规律，兼顾其他相关脏腑。根据五行的生克乘侮规律，来调整脏腑的太过与不及，控制脏腑疾病的传变，使脏腑的功能活动恢复正常。如《难经·七十七难》所说："见肝之病，则知肝当传之于脾，故先实其脾气。"即肝气太过，肝木旺盛必克脾土，此时应健脾胃以防其传变。脾胃不伤，则肝病不传，易于痊愈。

**（三）用于确定疾病的治则治法**

五行学说不仅用以说明人体的生理活动和病理现象，综合四诊，推断病情，还以五行相生相克规律来确定疾病的治疗原则和治疗方法。

（1）根据相生规律确定治疗原则：临床上运用相生规律来治疗疾病，母病及子居多，其次为子盗母气。其基本治疗原则是补母和泻子，即所谓"虚者补其母，实者泻其子"（《难经·六十九难》）。①虚则补其母：用于疾病传变中具有母子传变关系的虚证，不仅需要补益本脏以使本脏之正气恢复，同时还要依据五行相生的次序，补益其母脏，通过相生作用而促进本脏正气恢复。如肾阴不足，不能滋养肝木，而致肝阴不足者，称为水不涵木。其治疗应在直接治肝的同时，补肾之虚。因为肾为肝母，肾水生肝木，所以要补肾水以生肝木。②实者泻其子：用于疾病传变中具有母子传变关系的实证，不仅需要泻除本脏亢盛的邪气，同时还要依据五行相生的次序，泻其子脏，通过"气舍于其所生"的机制，以泻除其母脏的亢盛之气。如肝火炽盛，有升无降，出现肝实证时，因肝木是母，心火是子，故对这种肝之实火的治疗，应在清泻肝火的同时，采用泻心火之法，因为泻心火有助于泻肝火。

临床上运用相生规律来治疗疾病除母病及子、子盗母气外，还有单纯子病。这些疾病均可用母子传变关系以加强相生力量。所以相生治法的运用，主要是掌握母子关系，原则是虚则补其母，实则泻其子。母虚累子，先有母的症状；子盗母气，先有子的症状；单纯子病，有子病虚久而不能复原的病史。三者治法虽然相似，处方则有主次之分。

根据相生关系确定的治疗方法，常用的有滋水涵木法、益火补土法、培土生金法、金水相生法几种。

1）滋水涵木法：是通过滋养肾阴以养肝阴的方法，又称滋养肝肾法、滋补肝肾法、乙癸同源法。适用于肾阴亏损而肝阴不足，甚者肝阳偏亢之证。

2）益火补土法：是通过温肾阳而补脾阳的一种方法，又称温肾健脾法、温补脾肾法，适用于肾阳衰微而致脾阳不振之证。

必须说明的是，就五行生克关系而言，心属火、脾属土。火不生土应当是心火不生脾土。但是自从命门学说兴起以来，火不生土多是指命门之火（肾阳）不能温煦脾土的脾肾阳虚之证，很少指心火与脾阳之间的关系。

3）培土生金法：是通过补脾益气而补益肺气的方法，又称补养脾肺法，适用于脾胃虚弱，不能滋养肺脏而致肺虚脾弱之候。

4）金水相生法：是滋养肺肾阴虚的一种治疗方法，又称补肺滋肾法、滋养肺肾法。金水相生法是肺肾同治的方法，有"金能生水，水能润金之妙"（《时病论·卷之四》）。

（2）根据相克规律确定的治疗原则：临床上由于相克规律的异常而出现的病理变化，虽有相克太过、相克不及和反克之不同，但总的来说，可分为强弱两个方面，即克者属强，表现为功能亢进；被克者属弱，表现为功能衰退。因此，其基本治疗原则是抑强扶弱。①抑强：用于相克太过发生的疾病，如肝气横逆，犯胃克脾，出现肝脾不调，肝胃不和之证，治疗以疏肝平肝为主。或者出现反克，亦叫反侮现象。如脾胃壅滞，影响肝气条达，当以运脾和胃为主。抑制其强者，则被克者的功能自然易于恢复。②扶弱：用于相克不及引起的疾病。如脾胃虚弱，肝气乘虚而入，导致肝脾不和或者肝胃不和之证，治疗应以健脾益气和胃为主。

根据相克规律确定的治疗方法常用的有抑木扶土法、培土制水法、佐金平木法、泻南补北法几种。

1）抑木扶土法：是运用疏肝健脾的药物治疗肝旺脾虚的方法，临床主要适用于木旺克土的病证。临床应用时，应依据具体情况的不同而对抑木和扶土两个方面有所侧重。如用于治疗木旺乘土之证，则以抑木为主，扶土为辅；若用于治疗土虚木乘之证，则应以扶土为主，抑木为辅。

2）培土制水法：是运用温运脾阳药物以治疗水湿停聚的治疗方法，又称敦土利水法。适用于脾虚不运、水湿泛滥而致水肿胀满之证。

3）佐金平木法：是运用滋肺阴清肝火的方法以治疗肝火犯肺病证的治疗方法，也可称为"滋肺清肝法"。临床上适用于肺阴不足，肝降不及所致的肝火犯肺证，又称"木火刑金"。

4）泻南补北法：即泻心火滋肾水之法，又称泻火补水法、滋阴降火法。适用于肾阴不足，心火偏旺，水火不济，心肾不交的病证。该证表现为腰膝酸痛，心烦失眠，遗精等。因心主火，火应南方，肾主水，水应北方，故称本法为泻南补北法，这是水不制火时的治法。但必须指出，肾为水火之宅，肾阴虚亦可致相火偏旺，也称为水不制火，这属于一脏本身水火阴阳的偏盛偏衰，不能与五行生克中"水不克火"混为一谈。

### （四）指导针灸和经络收放疗法临证取穴

在针灸疗法和经络收放疗法中，将手足十二经四肢末端的穴位分属于五行，即井、荥、俞、经、合五种穴位分属于木、火、土、金、水。临床根据不同的病情以五行生克乘侮规律进行选穴治疗。如治疗肝虚证时，根据"虚则补其母"的原则，取肾经的合穴（水穴）阴谷或本经合穴（水穴）曲泉进行治疗；治疗肝实证时，根据"实则泻其子"的原则，取心经荥穴（火穴）少府或本经荥穴（火穴）行间进行治疗，以达到补虚泻实，恢复脏腑正常功能之效。

### （五）指导情志疾病的治疗

五行生克制化理论，可以用于治疗情志疾病。中医学认为情志生于五脏，人的情志活动，属五脏功能之一，而情志活动异常，又会损伤相应内脏。五脏之间有着生克关系，故情志之间也存在着这种关系，在临床上可以用五行的相互制约关系来达到治疗情志疾病的目的。《素问·阴阳应象大论》记载："怒伤肝，悲胜怒；喜伤心，恐胜喜；思伤脾，怒胜思；忧伤肺，喜胜忧；恐伤肾，思胜恐。"即所谓以情胜情的治病方法。

临床上依据五行生克规律进行治疗疾病，有其一定的实用价值。但是，并非所有的疾病都可依五行生克这一规律来治疗，不可生搬硬套，要正确地掌握五行生克的规律，根据具体病情进行辨证施治。

## 第四节　五行学说在经络收放疗法中的意义

经络收放疗法理论认为，人体的任何局部都存在着五行的生克制化，通过调节人体局部的五行生克关系，补其不足，泻其有余，平衡五行的生克制化关系，即可达到防病治病的目的。经络收放疗法在疾病治疗中，根据穴位的五行属性来选穴组方，按照金收、木放、火收、水放、土生长的原则施以相应的补泻手法（其具体内容见下篇各论），以期达到调理五脏六腑功能，从而治疗疾病的目的。

（轩丽勇　翟振兴　王漫漫　张广华）

# 第三章 经络收放疗法的脏腑生理基础

经络收放疗法是通过调理人体五脏六腑的生理功能和病理状态来实现防病治病目的的，所以中医学的脏腑学说是经络收放疗法治疗疾病的基础理论之一。脏腑学说理论是中医基础理论的核心组成部分，是研究人体脏腑活动规律和功能及相互关系的理论，它以脏腑为基础，按照脏腑的生理功能特点，以心（心包）、肝、脾、肺、肾五脏为中心，以胆、胃、小肠、大肠、膀胱、三焦六腑相配合，以气、血、精、津液为物质基础，通过经络的沟通，使内在的脏腑、外在的五官九窍和四肢百骸构成一个有机的整体。脏腑在经脉络属、结构相连、生理配合、病理相关的基础上，形成阴阳表里配合系统。其中，脏属阴主里，而腑属阳主表，一脏一腑，一阴一阳，一表一里，相互配合，组成心与小肠、肺与大肠、脾与胃、肝与胆、肾与膀胱、心包与三焦等脏腑系统，体现了阴阳、表里相应的"脏腑相合"关系。本章主要介绍脏腑系统的生理功能，以使读者深刻理解经络收放疗法的作用与原理。

## 第一节 心与小肠系统的生理功能

在阴阳与五行属性上，心为脏属阴，小肠为腑属阳，二者在五行上都属火。经络上，手少阴心经属心络小肠，手太阳小肠经属小肠络心，心与小肠通过经脉相互络属构成脏腑表里关系。在生理功能上，心与小肠相互为用，心阳之温煦、心血之濡养，可助小肠分化食物；小肠泌别清浊，吸收水谷精微，可助心主血以养其心脉。在病理表现上，心与小肠相互影响，心经实火，可移热于小肠，使小肠热盛；小肠实热，亦可循经上达于心，使心火亢盛。

### 一、心

#### （一）心的位置与形态

心位于胸中，在脊柱之前，胸骨之后，两肺之间，膈膜之上，中有孔窍，外有心包卫护。其形圆而下尖，如未开的莲花。心尖冲动在左乳之下，中医学称之为脾之大络，是临床用于判断宗气盛衰的主要指征。临证中，有血肉之心和神明之心的区别。血肉之心，即指实质性的心脏，这个和西医学讲的心脏基本相同，亦为主血脉之心；神明之心，指主管人体的精神意识、思维活动之心，其功能类似于现代医学上脑的功能。

## （二）心的生理功能

**1. 心主血脉**　包括心主血和心主脉两个方面。《素问·五脏生成篇》说："诸血者，皆属于心"；《医学入门·脏腑》记载："人心动，则血行于诸经，……是心主血也"。是说心有总司一身血液的运行及生成的作用。中医学认为，血由心生，行于脉中，依靠心阳的推动而周流全身，从而濡养机体经脉筋骨。脉，即血脉，为血之府，是血液运行的通道，脉管的舒缩与心气的推动和调控密切相关。心阳与心阴协调共济，则脉管舒缩有度，血流通畅。若心气不足或阴阳失调，脉道则会舒缩失常，壅塞不通，输送血液失常，机体得不到血液濡养，常表现为心悸或胸闷、口唇发绀、脉细涩或结代等临床症候。

**2. 心主神志**　又称心主神明或心藏神。中医理论中，神由先天精气所化生，《灵枢·本神》说："生之来谓之精，两精相搏谓之神。"在胚胎形成之际，生命之神也就产生了。神是随着个体的发生、发育、成长、消亡而发生、发展和消亡的。神不是超物质的东西，精气是产生神的物质基础。形具而神生，形者神之体，神者形之用。形存则神存，形亡则神灭。《素问·灵兰秘典论》说："心者，君主之官，神明出焉。"所以，传统中医理论认为，心为人体生命活动的中心，主宰人的精神意识和思维活动。心为君主之官，五脏六腑在心的统一指挥下，进行统一协调有规律的生命活动，所以又有心为五脏六腑之大主之说。

## （三）和心有关的配属

和心有关的配属，是指与心有关的神志活动、五液相合、五体相合、心的外象和开窍等。其主要内容为：心在志为喜；在液为汗；在体合脉，其华在面；开窍于舌。正常情况下，心志表现为喜，如果心的功能失常，一则心主神志的功能亢盛，则人嬉笑不止；一则心主神志的功能不及，则人易悲伤。即所谓"神有余则笑不休，神不足则悲。"事实上，不只是过喜能伤心，因为心为神明之主，所以五志过极均能损伤心神。心在液为汗，指的是心阴、心血为汗液化生之源。心在体合脉，其华在面，指的是全身的血脉都属于心，心的生理功能是否正常，可以显露于面部的色泽变化。心在窍为舌，《灵枢·经脉》说："手少阴之别……循经入心中，系舌本。"心主血脉和心主神志的生理功能影响着舌的功能，如果心有疾病，可以从舌的变化上反映出来。在临床上，从神志活动、汗的多少、面色的变化、舌象的变化几个方面可以判断心的功能状态。

# 二、小肠

## （一）小肠的位置与形态

小肠位于腹中，是一个相当长的管状器官，呈纡曲回环叠积之状，上接幽门，与胃相通，下达阑门，与大肠相连，是进一步消化饮食物，吸收其精微、下传其糟粕的重要脏器。小肠包括回肠、空肠和十二指肠。中医理论认为，小肠通过经脉与心相络属，构成脏腑之间的络属关系，所以小肠属于心系统的一部分。

## （二）小肠的生理功能

**1. 主受盛化物**　受盛，指小肠具有接受由胃腑下移而来经初步消化的饮食物，起到容器的作用。化物，指经胃初步消化的饮食物，在小肠中进一步消化，将水谷化为精微。如果小肠受盛功能失调，则气机壅滞，不能接受胃中而来的食物，临床可见腹胀痛、恶心等。如果化物功能失常，则可以导致消化、吸收障碍，表现为腹胀、腹泻、便溏等。因为小肠的功能和脾胃亦有密切关系，故在临床上，将小肠不能受盛化物的疾病多归于脾胃病的范畴。而当心热下移小肠之时，才将心病与小肠合治。

**2. 主泌别清浊**　是指小肠对胃初步消化而来的饮食物，在进一步消化的同时，将其分为清的精微物质和浊的代谢产物两部分。清的精微物质，被小肠吸收后，再通过脾之升清散精的作用，上输于心肺，从而营养全身脏腑形体官窍。浊的代谢产物，即食物残渣和水液别浊，食物残渣经阑门传送到大肠，形成粪便，排出体外；水液别浊经小肠分利到达膀胱而排出体外。小肠在泌别清浊的过程中，参与了人体的水液代谢，故有"小肠主液"之说。小肠分清别浊的功能正常，水液和糟粕各走其道，则二便正常。若小肠功能失调，清浊不分，水液糟粕相混，即可出现便溏泄泻，小便短少等，所以泄泻初期常用"利小便即所以实大便"的方法治疗。

# 第二节　肺与大肠系统的生理功能

在阴阳五行的属性上，肺为脏属阴，大肠为腑属阳，两者在五行上都属金。在经络循行上，手太阴肺经属肺络大肠，手阳明大肠经属大肠络肺，肺和大肠通过经脉的相互络属构成脏腑之间的表里关系。在生理功能上，肺气的肃降与大肠的传导功能相互为用，肺气肃降，可以布散津液，有助于大肠的传导，便于糟粕的排出；大肠的传导功能正常，糟粕下行，亦有利于肺气的肃降。在病理表现上，肺与大肠任何一方出现病变时都可影响另一方。如肺气闭塞，气不下行，肃降失常，津不下达，能导致腑气不通，出现肠燥便秘；大肠实热，腑气阻滞，传导不畅，也可影响到肺气的宣降，出现胸满咳喘等。

## 一、肺

### （一）肺的位置与形态

肺位居胸中，在膈膜之上，呈分叶状，左右各一，上连气道，喉为门户，开窍于鼻。肺在五脏六腑中位置最高，覆盖其他脏腑，故有"华盖"之称，为五脏之长。因为肺的位置最高，不耐寒热，所以又称之为"娇脏"。故外邪侵袭人体，则肺脏多先受邪，出现风寒或风热或暑湿在表之证。肺脏色白分叶，质地疏松，内中含气，其虚有如蜂窠，其特点为"肺得水而浮""熟而复沉"，所以也称为清虚之脏。

### （二）肺的生理功能

**1. 肺主气**　包括肺主呼吸之气和肺主一身之气。肺主呼吸之气，是指天然之气通于肺，肺能够吸入自然界的清气，呼出体内代谢后的浊气，如此不断地吐故纳新，调节着气的升降出入运动。肺主一身之气，是指肺有主管一身之气的生成和调节全身气机的作用。故《素问·五脏生成篇》说："诸气者，皆属于肺。"在气的生成方面，人一身之气由先天之气和后天之气共同构成，而这其中，宗气属于后天之气。肺参与一身之气的生成，尤其是宗气的生成。自然界的清气和脾胃化生的水谷精气在肺内结合，最后积聚于膻中，便形成宗气。因此，肺呼吸功能健全与否，不仅影响宗气的生成，也影响着全身之气的生成。在对全身气机的调节方面，肺的一呼一吸，节律一致，和缓有度，对全身之气的升降出入运动起着重要的调节作用。如叶桂在《临证指南医案》中说"肝从左而升，肺从右而降，升降得宜，则气机舒展"（气机，泛指气的运动和气的升降出入）。

肺主气的各项功能都是在肺呼吸功能正常运行的基础上完成的，若肺呼吸失常，则会影响宗气的生成和全身气机运行，临床可见少气不足以息、声低气怯、肢倦乏力等气虚之候。

**2. 主宣发与肃降**　肺主宣发是指肺气具有向上升宣和向外周布散的作用；肺主肃降是指肺气具有向内、向下清肃通降的作用。肺的这一功能，是由肺气的升降运动来实现的。

肺气的宣发，能向上、向外布散气与津液，主要体现在以下三个方面：一是呼出体内浊气；二是将脾所转输来的津液和部分水谷精微上输头面诸窍，外达于全身皮毛肌腠；三是宣发卫气于皮毛肌腠，以温分肉，充皮肤，肥腠理，司开阖，将代谢后的津液化为汗液，并控制和调节其排泄。如《灵枢·决气》说："上焦开发，宣五谷味，熏肤，充身，泽毛，若雾露之溉。"《灵枢·痈疽》说："上焦出气，以温分肉而养骨节，通腠理。"如果外感风寒，可致肺失宣发，则呼吸不畅，胸闷喘咳；卫气被郁遏，腠理闭塞，可致恶寒无汗，津液内停，可变为痰饮，阻塞气道，则见呼吸困难、喘咳不得卧等病症。

肺气的肃降，能向内、向下布散气和津液，主要体现在以下三个方面：一是吸入自然界之清气，并将吸入之由清气与谷气相融合而成的宗气向下布散至脐下，以资助元气；二是将脾转输至肺的津液及部分水谷精微向下、向内布散于其他脏腑，以濡润之；三是将脏腑代谢后产生的浊液下输于肾或膀胱，成为尿液生成之源。人体脏腑气机的运动规律，一般是在上者宜降，在下者宜升，肺位胸中，为五脏六腑之华盖，其气以清肃下降为顺。若肺失肃降，则可出现呼吸表浅或短促、咳喘气逆等病症。

肺气的宣发和肃降，是相互制约、相互为用的两个方面。宣发与肃降协调，则呼吸均匀通畅，水液正常输布代谢；宣发与肃降失调，则呼吸失常，水液代谢障碍。一般说来，外邪侵袭，多影响肺气的宣发，导致以肺气不宣为主的病证；内伤及肺，多影响肺气的肃降，导致以肺失肃降为主的病证。宣发与肃降失常又是相互影响、同时并见的，如外感风寒首先导致肺的宣发功能障碍而出现胸闷鼻塞、恶寒发热、无汗等症，同时也可引起肺的肃降功能失常而伴有咳嗽、喘息等。

**3. 通调水道**　是指肺具有疏通和调节水道的作用。由于肺为华盖，其位最高，参与调节体内水液代谢，清代汪昂《医方集解》称"肺为水之上源"。肺通调水道是通过肺气的宣发和肃降来实现的。通过肺气的宣发作用，将脾脏转输至肺的津液和水谷之精中的轻清部分，向上、向外宣发布散，上至头面诸窍，外达全身皮毛肌腠，以濡润之。输送到皮毛肌腠的津液在卫气作用下化为汗液，并有节制地排出体外；通过肺气的肃降作用，将脾气转输至肺的津液和水谷精微中的稠厚部分，向内、向下输送到全身各个脏腑，以濡润之，并将脏腑代谢产生的浊液下输至肾（或膀胱），成为尿液生成之源。如果肺失宣降，水道不调，则可出现水液输布和排泄障碍，出现如痰饮、水肿、便秘等症。临床上可用"提壶揭盖"法来治疗。

**4. 肺主治节**　是指肺辅佐心脏治理调节全身气、血、津液的作用之总称。因百脉皆朝于肺，心为君主之官，而肺为相傅之官，所以主治节。

### （三）和肺有关的器官配属

和肺有关的配属，是指与肺有关的情志活动、五液相合、五体相合、肺的外象和开窍等。其具体内容为：肺在志为忧（悲）；在液为涕；在体合皮，其华在毛；开窍于鼻。肺在志为忧（悲），悲和忧二者虽略有不同，但其对人体生理活动的影响是大致相同的，因而忧和悲同属肺志。肺志为肺之精气所化生，过度悲伤或忧伤等不良的情志变化，会损伤肺精和肺气，《素问·举痛论》说："悲则气消。"而当肺的精气虚衰或肺失宣降的时候，机体对非良性刺激的耐受能力就会下降，易产生悲忧情绪。肺在液为涕，即指鼻涕由肺精所化，能润泽鼻窍。如果肺之精气充足，涕润鼻窍而不外流。若风寒之邪束肺，肺气失宣，肺之精津被寒邪所凝而不化，则鼻流清涕；若肺热壅盛，则可见流涕黄浊；若燥邪犯肺，则会鼻干等。肺在体合皮，其华在毛。皮毛为一身之表，依赖于卫气和津液的温润，具有防御外邪的作用。由于肺主气属卫，具有宣发卫气、输精于皮毛等生理功能，故肺的功能正常，则腠理致密，毛发有光泽，抵御外邪侵袭的能力亦较强；若肺的精气亏虚，则皮毛枯槁不泽，卫表不固而自汗、易感冒。皮毛受邪，内合于肺，也会影响肺的宣发肃降。肺在窍为鼻，鼻主通气和嗅觉，与喉通于肺。鼻的通气和嗅觉及喉的发音都是肺气作用的结果。肺气和、呼吸利，则嗅觉灵敏，其声能彰。肺气宣畅，则鼻窍通利，呼吸平稳，嗅觉灵敏。外邪袭肺，多从口鼻而入；肺伤，也多出现鼻窍不利。所以，在临床上，可以通过相关情志活动、涕的多少和质地、皮毛的变化、呼吸的状态来判断肺的功能状态。

## 四、大肠

### （一）大肠的位置与形态

大肠位于腹腔之中，呈回环叠积之状。其上端在阑门处与小肠相接，下端紧接魄门。大肠上段称"回肠"（相当于解剖学的回肠和结肠上段），下段称"广肠"（包括解剖学的乙状结肠和直肠）。

### （二）大肠的生理功能

**1. 传导糟粕**　中医称大肠为"传导之官"，大肠主传导是指大肠接受小肠下移的食物残渣，使之形成粪便，并将粪便传送至大肠末端，再经肛门有节制地排出体外的作用，故大肠又称"传导之腑"。大肠传导失常，主要表现为大便质和量的变化，以及排便次数的改变，如便秘、泄泻、下痢脓血等症。

**2. 吸收津液**　大肠接受由小肠传来的含有大量水液的食物残渣，将其中的水液再吸收，亦称燥化作用，使残渣糟粕形成粪便而排出体外。大肠重新吸收水液，参与调节体内水液代谢，故又称"大肠主津"，因此，大肠的病变也多与津液有关。若大肠虚寒，无力吸收水分，则会出现水谷夹杂而下，出现肠鸣、腹痛、泄泻等症；大肠实热，消烁水分，肠液干枯，肠道枯燥失润，又会导致大便秘结不通。大肠在脏腑功能活动中，始终处于不断地接受小肠下移的食物残渣，并使之形成糟粕、排泄糟粕，表现为积聚与输送并存、实而不能满的状态，故大肠功能以降为顺，以通为用。

# 第三节　脾与胃系统的生理功能

在阴阳五行属性上，脾为脏属阴为湿土，胃为腑属阳为燥土。二者位居中焦，以膜相连。经络上，足太阴经属脾络胃，足阳明经属胃络脾，脾与胃通过经络互相络属而构成脏腑表里关系。中医学中，脾胃为后天之本，在饮食物的受纳、消化、吸收和输布的生理过程中起主要作用。脾与胃在生理上的关系，具体表现在纳运相合、升降相因、燥湿相济几个方面。纳运相合，指胃主受纳，为脾之运化奠定基础；脾主运化，消化水谷，转输精微，为胃纳食提供能源。升降相因，指脾气主升，水谷之精微得以输布上升；胃气主降，水谷及其糟粕才得以下行。脾胃居中，气机相反相成，脾升胃降，构成中焦气机上下升降的枢纽。燥湿相济，指脾为阴脏，为太阴湿土，以阳气用事，脾阳健则能运化，故脾性喜燥恶湿。胃为阳腑，为阳明燥土，赖阴液滋润，胃阴足则能受纳腐熟，故胃性喜润恶燥。病理上，脾胃病变相互影响，主要表现为纳运失调、升降失常和燥湿不济，临床表现为纳谷不香、腹胀、飧泻等病证。

## 一、脾

### （一）脾的位置与形态

脾位于腹腔上部，膈膜之下，在左季胁的深部，附于胃的背侧左上方，与胃以膜相连，是一个形如刀镰，扁平椭圆弯曲状器官，其色紫赤。《医学入门·脏腑》描述脾的形象"扁似马蹄"，《医贯》称"其色如马肝紫赤，其形如刀镰"。在现代医学上，脾为免疫系统的一个器官。中医学中所说的脾，主要指脾具有的运化、升清、统血、主肌肉等生理功能，这与解剖学上的脾不是同一个概念。

### （二）脾的生理功能

**1. 脾主运化**　指脾对营养物质有消化、吸收和运输的功能。脾将水谷化为精微，并将精微物质转输至全身各脏腑组织。饮食物的消化和营养物质的吸收、转输，是在脾胃、肝胆、肺、大小肠等多个器官共同参与下完成的一个复杂的生理活动，其中脾起着主导作用。脾的运化功能主要依赖脾气升清和脾阳温煦来完成。在生理上，脾以升为健，如《医学三字经·附录·脏腑》有"人纳水谷，脾气化而上升"、《四圣心源》有"脾升而善磨"的记载。水谷入胃，全赖脾阳为之运化，故《医原》有"脾有一分之阳，能消一分之水谷；脾有十分之阳，能消十分之水谷"的论述。脾的运化功能，统而言之，即运化水谷；分而言之，则包括运化食物和运化水液两个方面。

（1）运化食物：是指脾促进食物的消化和吸收，并转输其精微（水谷精微）的功能。食物虽在胃和小肠中进行消化和吸收，但必须经脾气的推动、激发作用，才能完成这一过程。脾的磨谷消食作用，能将水谷化生为清浊两部分。其中的精微部分，经脾气的激发作用由小肠吸收，再由脾气的转输作用输送到脏腑，分别化为精、气、血、津液，内养五脏六腑，外养四肢百骸、皮毛筋肉，即《素问·玉机真藏论》所谓"脾为孤脏，中央土以灌四傍"。脾的运化功能强健，称作"脾气健运"。若脾失健运，则机体的消化吸收功能失常，临床上除出现精、气、血津液不足的病证之外，还会出现腹胀、便溏、食欲不振，以至倦怠、消瘦等疾病。

（2）运化水液，又称运化水湿。是指脾对水液的吸收和转输作用。脾运化水湿在水液的代谢过程中起枢转作用，凡水液的上腾下达，均赖于脾气的枢转。肺为水之上源而散水，肾为水之下源而主水，而脾居中焦而运水主湿，实为水液升降输布的枢纽。

运化食物和运化水湿作为脾主运化的两方面，二者是同时进行，可分而不可离。饮食是人类出生后所需营养的唯一来源，是生成精、气、血、津液的主要物质基础，而饮食的消化及其精微的吸收、转输都由脾所主，故脾的运化功能，对于整个人体的生命活动至关重要，故称脾胃为后天之本、气血生化之源。

**2. 脾主统血**　指脾具有统摄血液，使之循经运行而不溢于脉外的功能。脾统血的主要机制，实际上是脾气的固摄作用。脾为气血生化之源，气为血帅，血随气行。脾的运化功能健旺，则气血充盈，气能摄血，气旺则固摄作用亦强，血液不会溢出脉外而发生出血现象。反之，脾的运化功能减退，化源不足，则气血虚亏，统摄无权而血离脉道，从而导致出血。所以说脾统血是气对血作用的具体表现，正如《医碥·血》所说："脾统血者，则血随脾气流行之义也。"但脾统血与脾阳也有密切关系，《血证论·脏腑病机论》说："脾统血，血之运行上下，全赖于脾。脾阳虚，则不能统血。"因脾失健运，阳气虚不能摄血，血不归经而导致出血，亦称为脾不统血，临床上表现为皮下出血、便血、尿血、崩漏等，尤以下部出血多见。

**3. 脾主升清**　是指脾具有将水谷精微等营养物质吸收，并上输于心、肺、头目，再通过心肺的作用化生气血，以营养全身的生理作用。同时脾气主升而胃气主降，升降协调又能维持人体内脏位置的相对固定。如果脾气的升清失常，则水谷不能运化，气血生化乏源，临床上可出现神疲乏力、眩晕、泄泻等症状；脾气下陷（又称中气下陷），则可见久泄脱肛甚或内脏下垂等疾病。

**（三）和脾有关的器官配属**

和脾有关的配属，是指与脾有关的情志活动、五液相合、五体相合、脾的外象和开窍等。其具体内容为：脾在志为思；在液为涎；在体合肉，主四肢；开窍为口，其华在唇。思，即指思虑，是人体精神意识思维活动的一种状态。思为脾志，但与心主神明有关，有"思出于心，而脾应之"之说。思虑过度、所思不遂等，会影响气的正常运行，临床则出现如气滞、气结等病证。如《素问·举痛论》说："思则心有所存，神有所归，正气留而不行，故气结矣。"气机不畅则脾运化失常，出现食纳不香、脘腹胀闷、头目眩晕等病证，此即"思伤脾"。脾在液为涎，唾液中较清稀的部分被称作涎，由脾之精气化生。它具有保护口腔黏膜，润泽口腔的作用，进食时分泌较多，有助于食物的吞咽和消化。正常生理情况下，涎液上行于口，但不溢于口外。脾胃不和时，涎液分泌增加，发生口涎自出等病理现象。脾在体合肌肉而主四肢，肌肉需要脾胃所运化的水谷精微的营养，才能发达丰满，如《素问集注·五脏生成篇》所说："脾主运化水谷之精，以生养肌肉，故主肉。"四肢与躯干相对而言，是人体之末，故又称"四末"。人体的四肢，同样需要脾胃运化的水谷精微的营养，故又称"脾主四肢"。病理上，如果脾失健运而不主四肢，则出现四肢乏力等病证。脾在窍为口，其华在唇，系指饮食口味等与脾运化功能有密切关系。因为脾的经脉"连舌本，散舌下"，舌又主司味觉，所以《灵枢·脉度》说："脾气通于口，脾和则口能知五谷矣。"脾之华在唇，是指口唇的色泽可以反映脾气功能的盛衰。临床上，可以根据脾之所主判断脾脏功能的盛衰，从而为临床诊疗疾病提供依据。

## 二、胃

### （一）胃的部位与形态

胃位于腹腔上部，膈之下，是容纳食物的器官，故称"胃主受纳"。胃腔又称为胃脘，分上、中、下三部：上部为上脘，包括贲门；下部为下脘，包括幽门；上下脘之间为中脘。贲门上接食道，幽门下连小肠，为饮食出入胃腑的通道。胃主受纳而腐熟水谷，故有"太仓""水谷之海"之称。胃的外形屈曲，有大、小弯，如《灵枢·平人绝谷》所说"横屈，受水谷，其胃形有大弯小弯"；《灵枢·肠胃》所说"胃纡屈曲"，即指胃的形态。

### （二）胃的生理功能

**1. 胃主受纳水谷** 指胃具有接受和容纳水谷的作用。饮食物经口入胃，在胃的通降作用下，由胃腑容纳，这一过程称为受纳，如《类经·脏象类》："胃司受纳，故为五谷之府。"胃主受纳是胃主腐熟功能的基础，也是整个消化功能的基础，其功能的强弱，取决于胃气的盛衰。这一功能可以通过食欲的好坏和饮食的多少反映出来，食欲好，食量多，则胃气盛。反之，则胃气弱。

**2. 胃主腐熟水谷** 是指胃具有将食物进行初步消化为食糜的作用。饮食物经过初步消化，其精微部分由脾之运化而营养周身，未被消化的部分则下行于小肠，延续了胃的消化过程。若胃的腐熟功能失常，就会出现消谷善饥或饮食不化之证。

中医非常重视胃气，认为"人以胃气为本"。胃气强则五脏俱盛，胃气弱则五脏俱衰。胃气含义有三：一是胃的生理功能和生理特性的统称。二是脾胃功能在脉象上的反映，即脉有从容和缓之象。因为脾胃腐熟运化的水谷精微是通过经脉输送的，故胃气的盛衰有无，可以从脉象上表现出来。临床上有胃气的脉象是以和缓有力、不快不慢为特点的。三是泛指人体的精气。《脾胃论·脾胃虚则九窍不通论》谓："胃气者，谷气也，荣气也，运气也，生气也，清气也，卫气也，阳气也。"

胃气可表现在食欲、舌苔、脉象和面色等方面。临床上，往往以胃气有无作为判断预后吉凶的重要依据，即有胃气则生，无胃气则死。所谓保护胃气，实际上就是保护脾胃的功能，临证处方用药应时切记"勿伤胃气"，否则胃气一败，百药难施。

### （三）胃的生理特性

**1. 胃主通降** 是指饮食入胃，经过胃的腐熟之后，必须下行入小肠，这样就保证了胃肠虚实更替的状态。故《素问·五脏别论》曰："水谷入口，则胃实而肠虚；食下，则肠实而胃虚。"胃的通降是受纳的前提条件。如果胃失通降，则可以出现纳呆、胃脘胀痛等胃失和降之证，所以胃以通为用，以降为顺。脾胃升降是人体气机升降的枢纽，若胃气不降，可影响六腑的通降，甚者影响全身气机的升降。

**2. 喜润恶燥**　是指胃喜滋润而恶燥烈的特性。因为胃属阳明燥土，赖太阴湿土济之，则水火相济，阴阳平衡，胃能受纳，腐熟水谷而降浊。因为胃为阳土，其病易成燥热之害，每多燥盛伤胃阴。故临床上在治疗胃病时，要注意保护胃阴。

# 第四节　肝与胆系统的生理功能

在阴阳五行属性上，肝属乙木为脏属阴，胆为甲木为腑属阳。二者在五行上都属木。经络上，足厥阴经属肝络胆，足少阳经属胆络肝，肝与胆通过经脉相互络属构成脏腑表里关系。在生理功能上，肝藏血而主疏泄，为刚脏，喜条达而恶抑郁，肝之余气乃成胆汁；胆附于肝，主储藏、排泄胆汁。肝主疏泄，调节精神情志；胆为中正之官，藏精汁而主决断，内寄少阳相火，与人之勇怯有关。肝胆协调配合，促进了人体的生命活动。在病理表现上，肝胆病变主要表现在肝胆疏泄失职和精神情志异常等方面。

## 一、肝

### （一）肝的部位与形态

肝位于腹部，横膈之下，右胁下而稍偏左，左右分叶，其色紫赤。《十四经发挥》曰："其脏在右胁右肾之前，并胃贯脊之第九椎"，即说明了肝的生理位置。对于肝气的运行，如《素问·刺禁论》言："肝生于左，肺藏于右"，是因为左右为阴阳之道路，人生之气，阳从左升，阴从右降。肝属乙木为厥阴，应春，为阳生之始，故主生、主升；肺属金，应秋，为阴藏之初，主杀、主降。故肝体居右而其气自左而升，肺居膈上而其气自右而降。这是从肝和肺的生理功能特点来说明"左肝右肺"，故《十四经发挥》曰："肝之为脏……其治在左。"

### （二）肝的生理功能

**1. 肝主疏泄**　是指肝具有疏通、舒畅、条达全身气机的作用。肝的这一作用，主要表现在四个方面。

（1）调畅气机：肝的疏泄功能正常，能调畅全身的气机，使脏腑组织、经络之气的运行畅通无阻。如果肝气疏泄不及，在临床上则表现为肝郁，多见闷闷不乐，胸胁、两乳等部位胀痛不适；如果肝气疏泄太过，在临床上则表现为肝气上逆，多见急躁易怒、面红目赤、头痛失眠等症。

（2）调节精神情志：肝疏泄正常，则人体气机条达，心情舒畅，理智清朗。若肝疏泄不及，则抑郁寡欢、多愁善虑等；如果肝疏泄太过，则多表现为烦躁、易怒等。在临床病证中，肝疏泄失常与情志失常，往往互为因果，可相互影响。

（3）疏土助运：肝通过协调脾胃的气机升降，分泌、排泄胆汁而实现的对脾胃消化吸收功能的促进作用。肝属木，脾胃属土，土得木而达。若肝失疏泄，则肝木乘土，犯脾克胃，必致脾胃气机升降失常，临床上可见到肝胃不和、肝脾不调的症状。

（4）调节性与生殖，主要包括两个方面。一是调理冲任，即妇女的经、带、胎、产等生理活动，与肝脏的作用有密切的关系，中医学有"女子以肝为先天"之说。妇女一生以血为重，肝藏血，又主疏泄，可调节与肝经相通的冲任二脉的生理活动。二是调节精室，《格致余论·阳有余阴不足论》言："主闭藏者，肾也，司疏泄者，肝也。"若肝疏泄不及，可见性欲低下、阳痿、精少、不孕等；疏泄太过，则易见性欲亢奋、阳强、梦遗等。

**2. 肝藏血** 是指肝脏具有储藏血液和调节血量的功能，故有肝为血海之称。

（1）储藏血液：血液来源于水谷精微，但藏于肝。肝内储存一定的血液，一方面可以濡养自身，以制约肝的阳气，勿使过亢，另一方面可以防止出血。

（2）调节血量：人体各部分的血液，常随着不同的生理情况而改变，中医有"人动则血运于诸经，人静则血归于肝脏"之说。若肝藏血功能失常，会出现血液亏虚。如果肝血不足，临床则表现为两目干涩昏花，或见筋失所养，临床则见筋脉拘急、肢体麻木等症状。如果肝不藏血，临床可出现血液妄行，如吐血、衄血、崩漏等病证。

**（三）和肝有关的器官配属**

和肝有关的配属，是指与肝有关的情志活动，五液相合、五体相合、肝的外象和开窍等。其具体内容为：肝在志为怒；在液为泪；在体合筋，其华在爪；开窍于目。肝在志为怒，是指一定限度内的情绪发泄对维持机体气机的平衡有重要意义，但大怒或郁怒不解，对于机体是一种不良的刺激，可使气血逆乱，故《素问·举痛论》说："怒则气逆，甚则呕血、飧泄，故气上矣。"严重者可使人昏厥，称为大怒伤肝，如《素问·生气通天论》说："阳气者，大怒则形气绝，而血菀于上，使人薄厥。"然而，如果郁怒不解，亦可使肝气郁结，而心情抑郁，闷闷不乐，称为"郁怒伤肝"。临床上郁怒者，以疏肝解郁治之；大怒者，则以平肝降逆治之。肝在液为泪，泪为肝之精血所化，从目而出，可以濡润眼睛。肝的阴血不足时会导致泪液减少，两目干涩；在风火赤眼、肝经湿热等情况下，临床则出现迎风流泪等症。肝在体合筋，其华在爪，筋附于骨而聚于关节。筋依赖肝之精血的滋养，才能运动灵活而有力。若肝血衰少，筋失所养，则筋力不健，运动不利，出现手足震颤、肢体麻木，甚则瘈疭等症状。爪包括指甲和趾甲，乃筋之延续，有"爪为筋之余"之称。肝血的盛衰，可从爪甲的荣枯上反映出来。肝血充足，则爪甲红润明亮；肝血不足，则爪甲软薄，枯而色夭，甚则变形脆裂。肝开窍于目，目者，精明也，"夫精明者，所以视万物、别白黑、审短长。"目的正常功能有赖于肝气的疏泄和肝血的滋养，如《素问·五脏生成篇》说："肝受血而能视。"肝的功能正常与否，往往可以从目上反映出来，如两目干涩，视物不清或夜盲为肝血不足；头目眩晕为肝阳上亢等。

## 二、胆

**（一）胆的位置与形态**

胆是中空的囊状器官，内藏胆汁，胆汁是一种精纯、清净、味苦而呈黄绿色的精汁。故《灵枢·本脏》称胆为"中精之腑"，《难经·三十五难》称胆为"中清之腑"。胆肝相连，胆附于肝之短叶间。胆居六腑之首，形态与腑相类，但储藏精汁，功能与脏相似，所以胆又属于奇恒之府。

**（二）胆的生理功能**

**1. 储藏和排泄胆汁**　胆汁，别称"精汁""清汁"，来源于肝之余气。中医学认为，肝之余气，泄于胆，聚而成精。胆汁由肝脏形成和分泌而来，然后进入胆腑储藏、浓缩，并通过胆的疏泄作用而入于小肠。若肝胆功能失常，胆汁的分泌与排泄受阻，就会影响脾胃的消化功能，出现厌食等消化不良的症状。若湿热蕴结中焦，影响肝胆，可致肝失疏泄，胆汁外溢，浸于肌肤，则发为黄疸。若胆气不利，气机上逆，则可出现口苦、呕吐黄绿苦水等症状。

**2. 主决断**　指胆在精神意识思维活动过程中，具有判断事物、做出决定的作用。精神心理活动与胆之决断功能有关，胆能助肝之疏泄以调畅情志。肝胆相济，则情志调和稳定。胆气豪壮者，剧烈的精神刺激对其影响不大，且恢复也较快。正所谓"气以胆壮，邪不可干"。胆气虚弱者，不良的精神刺激会导致其胆怯易惊、善恐、失眠等。

# 第五节　肾与膀胱系统的生理功能

在阴阳五行属性上，肾为水脏而属阴，膀胱为水腑而属阳，二者在五行上都属水。经络上，足少阴经属肾络膀胱，足太阳经属膀胱络肾，肾与膀胱通过经脉相互络属构成脏腑表里关系。在生理功能上，肾藏精、主水、纳气，为人先天之本；膀胱为水腑，有气化作用。肾与膀胱相互协作，共主小便。肾气促进膀胱气化津液，膀胱开合有度以控制尿液的排泄。在病理表现上，肾与膀胱相互影响，临床主要表现在水液代谢失调和膀胱的贮尿、排尿失调两方面。例如，肾阳虚衰，影响膀胱气化，出现小便不利或尿频尿多等；膀胱湿热，影响肾气的蒸化和固摄，出现小便色黄、有灼热感等。

## 一、肾

### （一）肾的位置与形态

肾外形椭圆弯曲，状如豇豆，位于腰部脊柱两侧，左右各一，右肾微下，左肾微上。中医学中的肾，主要指肾的生理功能，与解剖学中的肾脏是不同的，肾具有藏精、主水、纳气之功能，为人体脏腑阴阳之本、生命之源，故称肾为"先天之本"。

### （二）肾的生理功能

**1. 肾藏精**　是指肾具有储藏精气的作用。肾藏精可以使精气不流失而能充分地发挥其生理作用。肾中精气能促进机体的生长、发育和繁殖，还能参与血液的生成，提高机体的抗病能力。肾中所藏之精分两部分，一为先天之精，秉承于父母；一为后天之精，来源于脾胃化生。生理上，二者相互资生，如肾藏精的功能正常，则精能生髓，精髓可以化而为血，故有"血之源头在于肾"之说。故临床上治疗血虚，常用补益精髓之法。

**2. 肾主水** 是指肾主持和调节人体水液代谢的功能。人体水液的输布与排泄，是在肺、肾、脾、胃、大肠、小肠、三焦、膀胱等脏腑的共同参与下完成的。肺的宣发与肃降、脾的运化和转输、肾的气化是调节水液代谢平衡的中心环节。其中，以肺为标，肾为本，脾为中流砥柱。在生理上，肾中阳气的蒸化作用贯穿于水液代谢的始终，居于极其重要的地位，肾气及肾阴肾阳对各脏腑之气及其阴阳有资助和促进作用。肾的开阖作用对人体水液代谢的平衡也有一定的影响。"开"就是输出和排出，"阖"就是关闭。肾气的蒸化功能正常，肾开阖有度，尿液才能正常地生成和排泄。在病理上，肾气化失常，关门不利，阖多开少，小便的生成和排泄发生障碍，可引起尿少、水肿等病症；若开多阖少，又可见尿多、尿频等病症。

**3. 肾主纳气** 是指肾有摄纳肺吸入之气而调节呼吸的作用。人体吸入之气，必须下归于肾，被肾摄纳，呼吸才能通畅、调匀。《医碥·气》曰："气根于肾，亦归于肾，故曰肾纳气，其息深深。"正常的呼吸运动是肺肾之间相互协调的结果，如果肾摄纳无权，吸入之气不能归于肾，就会出现呼多吸少、吸气困难、动则喘甚等肾不纳气的症状。咳喘之病，初病治肺，久病治肾，就是基于肾主纳气理论的。

**4. 主一身阴阳** 肾阴，又称元阴、真阴，为人体阴液的根本。肾阳，又称元阳、真阳，为人体阳气的根本。肾阴充则全身诸脏之阴亦充，肾阳旺则全身诸脏之阳亦旺盛。从阴阳属性来说，精属阴，气属阳，所以有时也称肾精为"肾阴"，肾气为"肾阳"，这里的"阴"和"阳"，是指物质和功能的属性而言的。肾阴和肾阳，二者相互制约、相互依存、相互为用，维持着人体生理上的动态平衡。病理情况下，肾阴和肾阳失去平衡，形成肾阴虚证或肾阳虚证。肾阴虚时，会出现五心烦热、眩晕耳鸣、腰膝酸软、男子遗精、女子梦交等；肾阳虚时，则会出现精神疲惫、形寒肢冷、遗尿失禁，以及男子阳痿、女子宫寒不孕等。

**（三）和肾有关的器官配属**

和肾有关的配属，是指与肾有关的情志活动、五液相合、五体相合、肾的外象和开窍等。其具体内容为：肾在志为恐；在液为唾；在体合骨，生髓；其华在发；开窍于耳及二阴。肾在志为恐，恐是一种恐惧、害怕的情志活动，自知而害怕，为内生之恐惧。恐则使人精气不上行，反下走，使肾气失去正常的布散，所以说恐伤肾，恐则气下。肾在液为唾，唾是唾液中较稠厚的部分，唾由肾精化生，沿足少阴肾经上行，直达舌下金津、玉液二穴，分泌而出。古代养生家常以舌抵上腭，待津唾满口后，咽之以养肾精。若多唾、久唾，则能耗伤肾精。肾在体合骨，生髓，其华在发，因为肾藏精，精生髓，骨的生长发育，有赖于骨髓的充盈及其所提供的营养。另外，齿与骨同出一源，齿为骨之余。牙齿也由肾中精气所充养，牙齿松动、脱落及小儿齿迟等，多与肾精不足有关。由于手足阳明经均进入齿中，因此牙齿的某些病变，也与手足阳明的脏腑经络的生理功能失调有关。发的生长，全赖于精和血，故称"发为血之余"。肾藏精，故说"其华在发"。肾开窍于耳及二阴，耳主听觉，肾气通于耳，肾和则耳能闻五音矣。若肾之精气虚衰，则髓海失养，出现听力减退，耳鸣、耳聋等。二阴指前阴和后阴，主司二便。尿液的生成及排泄必须依靠肾气的蒸化和固摄；粪便的排泄，也需要肾气的推动和固摄。若肾气化无权，则会见到遗尿或久泄滑脱、二便失禁等。前阴亦是人体的外生殖器，有"外肾"之称。肾精气功能失常，在男子则出现遗精、滑精、不育等，在女子则出现月经不调、不孕等。

### 二、膀胱

#### （一）膀胱的位置与形态

膀胱又称净腑、水府、玉海、脬、尿胞，为中空囊状器官，位于下腹部，居肾之下，大肠之前。在脏腑中，膀胱居于最下处，其上有尿管，与肾脏相通，其下有尿道，开口于前阴，称为溺窍。

#### （二）膀胱的生理功能

**1. 储存尿液**　津液在代谢过程中，被人体利用后形成代谢产物而排泄于膀胱，对于这部分津液，再经肾阳的温煦和膀胱的气化作用，清升浊降，清者被人体再利用，浊者复储存于膀胱，变成尿液。如果人体津液缺乏，则小便化源不足而见小便短少；反之，小便过多则会丧失津液。可见小便和津液常相互影响。

**2. 排泄小便**　在肾气与膀胱之气的激发和固摄作用调节下，膀胱开合有度，尿液可及时地从溺窍排出体外。膀胱的贮尿和排尿功能，依赖于肾气与膀胱之气的升降协调。肾气之升，激发尿液的生成并控制其排泄；膀胱之气通降，推动膀胱收缩而排尿。若二者协调失常，膀胱开合失权，既可出现小便不利或尿闭，又可出现尿频、尿急、小便不禁等。

**3. 司气化而主表**　膀胱司气化是指膀胱有气化作用。膀胱的气化作用需要依赖肾中阳气的资助才能完成。其具体过程是膀胱之气在肾中阳气的温煦下，对所藏的津液产生化气作用，即津化气。这一过程称为膀胱气化，所产生的气进入足太阳膀胱经脉，运行于人体的体表，执行卫外作用。故中医理论认为，足太阳膀胱经主表，足太阳经经气即为卫气，卫气源于下焦。

## 第六节　心包与三焦系统的生理功能

由于中医学受儒家文化的影响，五脏学说中主要论述心的生理功能，而心为君主之官不受外邪，故有心包代心受邪之说。对于三焦，中医学中有功能概念，也有部位概念。心包于三焦，有经脉相互络属，一阴一阳，构成脏腑表里络属关系。

### 一、心包

#### （一）心包的位置与形态

心包络，简称心包，是心脏外面的包膜，为心脏的外围组织，其上附有脉络，是通行气血的经络。

#### （二）心包的生理功能

由于心包络是心的外围组织，故有保护心脏、代心受邪的作用。脏象学说认为，心为君主之官，邪不能犯，所以外邪侵袭于心时，首先侵犯心包络，故《灵枢·邪客》曰："诸邪之在于心者，皆在于心之包络。"其病理表现主要是心藏神的功能异常，如在外感热病中，因温热之邪内陷，出现高热神昏、谵语妄言等心神受扰的病态，称之为"热入心包"。由痰浊引起的神志异常，表现为神昏模糊、意识障碍等心神昏乱的病态，称之为"痰浊蒙蔽心包"。实际上，心包受邪所出现的病变与心是一致的，故在辨证和治疗上也大体相同。

## 六、三焦

三焦，是脏象学说中的一个特有名称，是上焦、中焦、下焦的合称。三焦为六腑之一，属脏腑中最大的腑，又称外腑、孤脏。在生理功能上，主升降诸气和通行水液，在五行上属火，其阴阳属性为阳。在中医学中，有部位三焦和功能三焦之不同。部位三焦，指三焦的形态；功能三焦，指三焦的功能。

### （一）三焦的位置与形态

对三焦解剖形态的认识，历史上有"有名无形"和"有名有形"之争。即使是有形论者，对三焦实质的争论，至今尚无统一看法。但对三焦生理功能的认识，基本上还是一致的。三焦作为六腑之一，一般认为它是分布于胸腹腔的一个大腑，唯三焦最大，无与匹配，故有"孤府"之称。如张景岳《类经·脏象类》所说："三焦者，确有一腑，盖脏腑之外，躯壳之内，包罗诸脏，一腔之大腑也。"

关于三焦的形态，作为一个学术问题，可以进一步探讨，但是，这一问题对脏象学说本身并不是主要的。因为脏腑概念与解剖学的脏器概念不同，中医学将三焦单独列为一腑，并非仅仅是根据解剖，更重要的是根据生理病理现象的联系而建立起来的一个功能系统。

总观三焦之部位，膈以上为上焦，包括心与肺；横膈以下到脐为中焦，包括脾与胃；脐以下至二阴为下焦，包括肝、肾、大小肠、膀胱、女子胞等。其中肝脏，《内经》中属于中焦，但在温病学中属于下焦。按其部位来说，应划归中焦，但因它与肾关系密切，故在温病学中将肝和肾一同划归下焦。

### （二）三焦的生理功能

**1. 通行元气** 元气是人体最根本的气，根源于肾，由先天之精所化，赖后天之精以养，为人体脏腑阴阳之本，生命活动的原动力。元气通过三焦而输布到五脏六腑，充沛于全身，以激发、推动各个脏腑组织的功能活动。所以说，三焦是元气运行的通道。气化运动是生命的基本特征，三焦能够通行元气，元气为脏腑气化活动的动力。因此，三焦通行元气的功能，关系到整个人体的气化作用。故《中藏经》曰："三焦者，人之三元之气也，……总领五脏六腑营卫经络，内外上下左右之气也。三焦通，则内外上下皆通也。其于周身灌体，和调内外，营左养右，导上宣下，莫大于此者也。"

**2. 疏通水道** 《素问·灵兰秘典论》曰："三焦者，决渎之官，水道出焉。"《医学三字经》谓三焦能"通调水道"，即三焦能调控体内整个水液代谢过程。人体水液代谢是由多个脏腑共同参与、完成的一个复杂的生理过程。其中，上焦之肺，为水之上源，以宣发肃降而通调水道。中焦之脾胃，运化并输布津液于肺。下焦之肾、膀胱，蒸腾气化，使水液向上归于脾肺，再参与体内代谢；向下形成尿液排出体外。三焦为水液的生成敷布、升降出入的道路。三焦功能正常，则脉络通而水道利。三焦在水液代谢过程中的协调平衡作用，称为"三焦气化"。三焦通行水液的功能，实际上是对肺、脾、肾等脏腑参与水液代谢功能的总括。

**3. 运行水谷**　《难经·三十一难》云："三焦者，水谷之道。"三焦具有运行水谷，协助输布精微，排泄废物的作用。如《灵枢·决气》所说："上焦开发，宣五谷味，熏肤，充肌，泽毛"，即指上焦有输布精微之功；《灵枢·营卫生会》所说："泌糟粕，蒸津液，化其精微，上注于肺脉"，即指中焦有消化吸收和转输之用；《灵枢·营卫生会》所说："成糟粕而俱下入大肠，循下焦而渗入膀胱"，即指下焦有排泄粪便和尿液的作用。三焦运化水谷协助消化吸收的功能，是对脾胃、肝肾、心肺、大小肠等脏腑完成水谷消化吸收与排泄的功能的概括。

（三）三焦的生理特性

**1. 上焦如雾**　是指上焦主宣发卫气，敷布精微的作用。上焦接受来自中焦脾胃的水谷精微，通过心肺的宣发敷布，布散于全身，发挥其营养滋润作用，若雾露之溉，故称"上焦如雾"。因上焦接纳精微而布散，故又称"上焦主纳"。

**2. 中焦如沤**　是指脾胃运化水谷，化生气血的作用。胃受纳腐熟水谷，由脾之运化而形成水谷精微，以此化生气血，并通过脾的升清转输作用，将水谷精微上输于心肺以濡养周身。因为脾胃有腐熟水谷、运化精微的生理功能，故喻之为"中焦如沤"。因中焦运化水谷精微，故又称"中焦主化"。

**3. 下焦如渎**　是指肾、膀胱、大小肠等脏腑分别清浊、排泄废物的作用。下焦将饮食物的残渣糟粕传送到大肠，变成粪便，从肛门排出体外，并将体内剩余的水液，通过肾和膀胱的气化作用变成尿液，从尿道排出体外。这种生理过程具有向下疏通、向外排泄之势，故称"下焦如渎"。因下焦疏通二便，排泄废物，故又称"下焦主出"。

综上所述，三焦关系到饮食水谷受纳、消化吸收与输布排泄的全部气化过程，所以三焦是通行元气，运行水谷的通道，是人体脏腑生理功能的综合，故《类经附翼·求正录》称其为"五脏六腑之总司"。

# 第七节　奇恒之府的生理功能

脑、髓、骨、脉、胆、女子胞，总称为奇恒之府。这些器官的形态似腑，多为中空的管腔性器官，而其功能似脏，主藏阴精，在生理特点上似脏非脏，似腑非腑，故命之曰奇恒之府。其中，除胆为六腑与肝有表里相配之外，其余各腑都没有表里配合，也没有五行的配属，但与奇经八脉有关。

骨、脉和胆在前文中已作介绍，本节只叙述脑、髓、女子胞。

## 一、脑

### （一）脑的部位与形态

脑由髓汇集而成，故又名髓海。在气功学上，脑又称泥丸、昆仑、天谷。脑位于颅腔之中，上至颅囟，下至风府，居人体最上部。风府以下，脊椎骨内之髓则称为脊髓。脊髓经项复骨（即第6颈椎以上的椎骨）下之髓孔上通于脑，合称脑髓。脑与颅骨合之称为头。头居人身之巅，因手三阳经与足三阳经交会于头，故头为"诸阳之会"。又因眼、耳、口、鼻、舌等均居头部，为清灵之器官，故又称头为清窍所在之处。人体清阳之气皆上出清窍，十二经脉三百六十五络之气血也皆汇集于头。

### （二）脑的生理功能

**1. 主宰生命活动** 脑为元神之府，元神藏于脑中，是生命的枢机，主宰人体的生命活动。在中国传统文化中，人出生之前随形具而生之神，即为元神。

**2. 主精神意识** 人的精神活动，包括思维意识和情志活动等，都是客观外界事物反映于脑的结果。中医学一方面强调"所以任物者谓之心"（《灵枢·本神》），心是思维的主要器官；另一方面也认识到"灵性记忆不在心而在脑"（《医林改错》）。事实上，心主神志的生理功能即是脑的功能活动。脑主精神意识的功能失常，临床上则会出现神明功能异常。

**3. 主感觉运动** 眼、耳、口、鼻、舌为五脏外窍，皆位于头面，与脑相通。人的视、听、嗅、言、动等，皆与脑有密切关系。如《医林改错》所说："两耳通脑，所听之声归脑；两目系如线长于脑，所见之物归脑；鼻通于脑，所闻香臭归脑；小儿周岁脑渐生，舌能言一二字。"脑髓充盈，身体轻劲有力。否则，出现胫酸乏力，身体运动协调功能失常，不论虚实，都会表现为听觉失聪、视物不明、嗅觉不灵、感觉异常、运动失健等症状。

## 二、髓

### （一）髓的位置与形态

髓由肾之先天之精所化生，由脾胃所生之后天之精所充养，是骨腔中一种膏样物质，为脑髓、脊髓和骨髓的合称。

### （二）髓的生理功能

**1. 养脑** 髓以肾之先天之精为主要物质基础，赖脾胃化生之后天之精的不断充养，分布于骨腔之中，由脊髓而上引入脑，成为脑髓。在生理上，脑得髓养，脑髓充盈，则元神旺盛，耳聪目明，体健身强。

**2. 充骨** 髓藏骨中，骨赖髓以充养。肾藏精，精能生髓，髓可养骨。肾精充足，则髓生化有源，骨骼生长发育正常。若肾精亏虚，骨髓失养，会出现骨骼脆软无力或发育不良等。

**3. 化血** 精血可以互生，精生髓，髓亦可化血。中医学已认识到骨髓有造血功能，骨髓可以生血，精髓为化血之源。因此血虚证，常可用补肾填精法治之。

### 三、女子胞与精室

#### （一）女子胞的位置与形态

女子胞，又称胞宫、子宫、血脏、子脏、胞脏、子处，位于小腹部，在膀胱之后，直肠之前，下口（即胞门又称子门）与阴道相连，呈倒置的梨形，是女性的主要生殖器官。

#### （二）女子胞的生理功能

**1. 主持月经**　月经，又称月信、月事、月水。月经是女子生殖细胞发育成熟后周期性子宫出血的生理现象。健康的女子，到了 14 岁，天癸至，生殖器官发育成熟，子宫发生周期性变化，约 1 个月周期性排血一次。约到 49 岁，天癸竭绝，月经闭止。在月经周期中还要排卵一次。月经的产生，是脏腑气血作用于胞宫的结果。胞宫的功能正常与否直接影响月经的来潮，所以胞宫有主持月经的作用。

**2. 孕育胎儿**　胞宫是女性孕产的器官。女子在发育成熟后，月经应时来潮，便有受孕生殖的能力。受孕之后，月经停止来潮，脏腑经络气血皆下注于冲任，到达胞宫以养胎。胎儿在胞宫内生长发育，达 10 个月左右，就从胞宫娩出。

#### （三）精室

男子之胞名为精室，是男性生殖器官。精室包括解剖学所说的睾丸、附睾、精囊腺和前列腺等。睾丸又称外肾，具有化生和储藏精子等功能，主司生育繁衍。精室的功能与肾之精气盛衰密切相关。

## 第八节　经络收放疗法在脏腑疾病中的应用

肺在五行属金，主宣发肃降；主人一身之气和呼吸之气；通调水道，朝百脉而主治节，为相傅之官，具有助心行血于周身血脉的生理功能。肺病则肺之功能失常，在运用经络收放的方法治疗时，可采用金收之法，即收金血可使全身上下血液交换，而后输布全身。肺之虚证，如肺气不足、肺阴不足等，多用收法治疗。肺之实证，如风寒束肺、邪热、痰热或痰浊壅肺等，多用放法治疗。大肠与肺相表里，其主要功能是传化糟粕和主津。大肠的病证主要体现在传导功能的失常，常见肠道湿热、肠热腑实等证，多用放法清热利湿、通腑泄热。

心在五行属火，主血主脉，具有推动血液在脉管内运行以营养全身的功能。心藏神，具有统帅全身脏腑、经络、形体、官窍的生理活动和主司精神、意识、思维、情志等心理活动的功能。心病，则心的功能失常，运用经络收放的方法治疗时，可采用火收之法，即收心血可使全身上下血液进行调配，营养周身。心之虚证，如心之气、血、阴、阳的虚证等，多用收法治疗。心之实证，如心火亢盛、心脉痹阻、痰蒙心神等，多用放法治疗。小肠与心相表里，其主要功能是受盛化物和泌别清浊。小肠的病症多因心火下移小肠，或寒、热、湿等邪气侵袭，多用放法清心利尿。

肝在五行属木，藏血，调节血量，以供机体活动所需。此外，肝还具有依据机体之需调节血量的作用。肝主疏泄，具有疏通、畅达全身气机，进而达到促进精血津液的运行疏布、脾胃之气的升降、胆汁的排泄及情志的舒畅等作用。肝病，则肝的功能失常，运用经络收放的方法治疗时，可采用木放之法，即放肝血以调节血液的运转，使血液输送到经脉以供全身各组织器官所需。肝之虚证，如肝血虚、肝阴虚等可用收法来治疗以补肝之不足。肝之实证，如肝火炽盛、肝阳上亢、寒凝肝脉等可用放法来泻肝之实。胆与肝相表里，其主要功能是储藏排泄胆汁和主决断。胆的病症多因湿热侵袭、胆失疏泄、痰热内扰等因素所致，常见肝胆湿热、胆郁痰扰等证。多用放法清利湿热、理气化痰。

肾在五行属水，乃先天之本，主藏精气及生长发育生殖和脏腑气化；主水，具有主司和调节全身水液代谢的功能；主纳气，肾具有摄纳肺所吸入的自然界清气，保持吸气深度，防止呼吸表浅的作用。肾病，则肾之功能失常，运用经络收放的方法治疗时，可采用水放之法，即放肾血以激发全身组织的生长和充盛。肾病病证以虚证为多见，常有肾气不固、肾阴亏虚、肾阳虚衰、肾虚水泛等证，故多用收法以达到补肾益气、滋阴补肾、温肾壮阳、温肾补阳等功效。膀胱与肾相表里，其主要功能是储存和排泄尿液。膀胱病证以湿热证多见，常用放法清热利湿。

脾在五行属土，为后天之本，气血生化之源，主统血。脾病，则脾之功能失常，运用经络收放的方法治疗时，可采用土生长之法，即平收平放。土居中央，其所生精微四布四藏，维持机体的生命活动和气血的生化。脾之虚证，如脾气虚、脾虚气陷、脾不统血、脾阳虚等，以收法治疗为主；脾之实证，如寒湿困脾、湿热蕴脾等，则以放法治疗为主；胃与脾相表里，其主要功能是受纳和腐熟水谷。胃之实证，如胃热炽盛，常用放法清泻胃火；胃之虚证，如胃气虚、胃阴虚、胃阳虚证，常用收法健胃益气、温中缓急、滋阴养胃。

经络收放疗法治疗疾病的基本理论，正是基于调理五脏六腑和奇恒之府的生理功能而达到治愈疾病的。因为五脏六腑之间存在着五行之间的生克制化关系，故通过经络收放与补泻，即可调节五脏六腑之间的平衡，从而使脏腑协调，五行不偏而各安其所，脏腑各司其职，从而使人体健康。

（谢忠礼　张晓艳　张妙开）

# 第四章　经络收放疗法的经络理论基础

经络收放疗法的理论基础之一，是经络理论。经络理论是在阴阳五行学说指导下形成的，阐述了人体生理活动和病理变化规律，对临床诊断疾病、确立治则、处方遣药，特别是对针灸、推拿及气功等，具有重要的指导作用，如《扁鹊心书》有"学医不知经络，开口动手便错"的记载。本章主要介绍经络理论的基本内容。

## 第一节　经络系统概论

经络，包括经和络两部分，是经和络的总称。经又称经脉，是经络系统中纵行的主干。大多数经脉循行于人体的深部，并且有一定的循行部位。络又称络脉，是经脉的分支，比经脉细小。经络相贯，遍布全身，组成了一个纵横交错的经络系统，通过有规律的循行和复杂的联络交会，把人体五脏六腑、肢体官窍及皮肉筋骨等组织紧密地联结成统一的有机整体，从而保证了人体生命活动的正常进行。所以说，经络是运行气血，联络脏腑肢节，沟通内外上下，调节人体功能的一种特殊的通路系统。

经络系统是由经脉、络脉及其连属部分构成的。其中，经脉和络脉是它的主体部分。

### 一、经脉系统

经脉系统包括十二经脉、奇经八脉，以及附属于十二经脉的十二经别、十二经筋、十二皮部。络脉包括十五络脉和浮络、孙络等。经络系统的组成见表4-1。

#### （一）十二经脉系统

人体分属于脏腑的经脉习惯上称正经，正经共有十二条，即手三阴经、足三阴经、手三阳经、足三阳经，共四组，每组有三条经脉，合称十二经脉。

十二经别是十二经脉分出来的重要支脉，它们分别起于四肢肘膝以上的部位，循行于体内，向上出于颈项浅部，能联系正经没有循行到的器官与形体部位，具有加强十二经脉中相为表里的两经之间的联系和补充正经之不足的作用。

十二经筋是十二经脉的气"结、聚、散、络"于筋肉和关节的体系，是十二经脉的附属部分，主要循行于筋肉，不入内脏，有刚筋、柔筋之不同。它有连缀百骸，维络周身，主司关节运动的作用。

十二皮部是十二经脉在体表一定部位上的反应区。按十二经脉在皮肤上的分属可将全身的皮肤分为十二个部分，分属于十二经，称为"十二皮部"。

### （二）奇经八脉系统

人体中的督脉、任脉、冲脉、带脉、阴跷脉、阳跷脉、阴维脉、阳维脉，这八条经脉不直接属于脏腑，也不存在表里配合的关系，与十二正经的循行路线又不一致，即"别道奇行"，故称为"奇经"。因为共八条，习惯上称为奇经八脉。在功能上，奇经八脉有统率、联络和调节全身气血盛衰的作用。

#### 表 4-1　经络系统组成

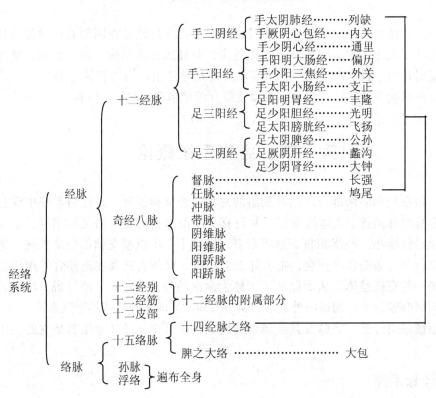

## 二、络脉系统

络脉有别络、孙络、浮络之不同，分布全身，难以数计。

别络有本经的经脉别走相邻之经的意思，其功能是加强表里阴阳两经的联系与调节作用。别络共有十五支，分别是十二经脉在四肢分出的络脉和躯干部的任脉络、督脉络及脾之大络。孙络是络脉中最细小的分支，其作用主要是输布气血以濡养全身的组织。浮络是浮行于浅表部位的络脉。

# 第二节　十二经脉理论

## 一、十二经脉的名称

十二经脉的名称由手足、阴阳、脏腑三部分组成。首先根据分布于上肢的经脉，在经脉名称之前冠以"手"字，分布于下肢的经脉，在经脉名称之前冠以"足"字，将十二经脉分成手六经和足六经；凡属脏及循行于肢体内侧的经脉为阴经，属腑及循行于肢体外侧的经脉为阳经。再根据阴气、阳气多少的规律，把阴阳又划分为三阴和三阳，三阴为太阴、少阴、厥阴，三阳为阳明、太阳、少阳，分别代表阴气、阳气的多少。按照上述命名规律，十二经脉的具体名称分别是手太阴肺经、手少阴心经、手厥阴心包经、手太阳小肠经、手阳明大肠经、手少阳三焦经、足太阴脾经、足少阴肾经、足厥阴肝经、足太阳膀胱经、足阳明胃经、足少阳胆经（表4-2）。

### 表4-2　十二经脉名称

| | 阴经<br>（属脏络腑） | 阳经<br>（属腑络脏） | 循行部位<br>（阴经行于内侧，阳经行于外侧） | |
|---|---|---|---|---|
| 手<br>六<br>经 | 太阴肺经 | 阳明大肠经 | 上肢 | 前线 |
| | 厥阴心包经 | 少阳三焦经 | | 中线 |
| | 少阴心经 | 太阳小肠经 | | 后线 |
| 足<br>六<br>经 | 太阴脾经 | 阳明胃经 | 下肢 | 前线 |
| | 厥阴肝经 | 少阳胆经 | | 中线 |
| | 少阴肾经 | 太阳膀胱经 | | 后线 |

## 二、十二经脉的走向和交接规律

### （一）十二经脉的走向规律

手三阴经循行的起点在胸部，经上臂内侧肌肉（即膊臂）走向手指端；手三阳经从手指指端沿上臂上行于头面部；足三阳经，从头面部下行，经躯干和下肢而止于足趾间；足三阴经脉，从足趾间上行而止于胸腹部。

### （二）十二经脉的交接规律

阴经与阳经在四肢部衔接，并且是相表里的两经相互交接。即手太阴肺经与手阳明大肠经交接在示趾端；手少阴心经与手太阳小肠经交接在小指；手厥阴心包经与手少阳三焦经交接从掌中至无名指端；足阳明胃经与足太阴脾经交接从跗（即足背部）上至大趾；足太阳膀胱经与足少阴肾经交接从足小趾斜走足心；足少阳胆经与足厥阴肝经交接在大趾。阳经与阳经交接于头，同名的手、足三阳经有3对，都在头面相交接，所以称头为"诸阳之会"。手、足阳明经都通于鼻，手、足太阳经皆通于目内眦，手足少阳经皆通于目外眦。阴经与阴经交接于胸腹部，手、足三阴经有3对，都在胸腹相交接。足太阴经与手少阴经交接于心中，足少阴经与手厥阴经交接于胸中，足厥阴经与手太阴经交接于肺中。

十二经脉走向与交接规律之间有着密切联系，两者结合起来，其基本规律是：手三阴经，从胸走手，交手三阳经；手三阳经，从手走头，交足三阳经；足三阳经，从头走足，交足三阴经；足三阴经，从足走腹（胸），交手三阴经。这样构成一个"阴阳相贯，如环无端"的经脉循行径路，这就是十二经脉的走向和交接规律（表4-3）。

**表4-3 十二经脉循环走向与衔接规律表**

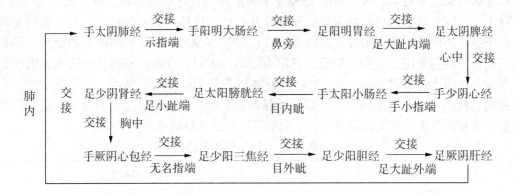

## 三、十二经脉的分布和表里关系

### （一）十二经脉的分布规律

十二经脉在体表的分布有一定规律，基本上是纵行的。其分布特点如下。

头面部：手三阳经止于头面部，足三阳经起于头面部，手、足三阳经在头面部交接。手太阳经分布于面颊部，足太阳经分布于头顶、枕项部，手足阳明经分布于面额部，手足少阳经分布于耳颞部。此外，足厥阴经循行至巅顶部。经脉在头面部的循行部位和临床头面部疾病的治疗用药有很大关系，处方中引经药物的使用，要符合相关经脉病变的所在部位，临床上才会有较好的疗效。

躯干部：手三阴经均从胸部行于腋下，手三阳经行于肩部和肩胛部。足三阳经的阳明经行于前（胸腹面），太阳经行于后（背面），少阳经行于侧面。足三阴经均行于腹胸面。循行于胸腹面的经脉，自内向外依次为足少阴肾经、足阳明胃经、足太阴脾经和足厥阴肝经，中间是任脉。

四肢部：阴经行于内侧面，阳经行于外侧面。上肢内侧面为太阴在前，厥阴在中，少阴在后；上肢外侧面为阳明在前，少阳在中，太阳在后；下肢内侧面，内踝尖上八寸以下为厥阴在前，太阴在中，少阴在后；内踝尖上八寸以上则太阴在前，厥阴在中，少阴在后；下肢外侧面为阳明在前，少阳在中，太阳在后。

### （二）十二经脉的表里关系

十二经脉，通过经别和别络相互沟通，组成六对"表里相合"关系，即足太阳经与足少阴经相表里，足少阳经与足厥阴经相表里，足阳明经与足太阴经相表里；手太阳经与手少阴经相表里，手少阳经与心主（手厥阴经）相表里，手阳明经与手太阴经相表里。

　　互为表里的两经，分别循行于四肢内外侧的相对位置，并在四肢末端交接，又分别络属于相为表里的脏腑，从而构成了脏腑阴阳表里相合的关系。十二经脉的表里关系，不仅使相互表里两经的联系加强，而且由于两经相互络属于互为表里的脏腑，因而使互为表里的脏腑在生理上互相配合、病理上相互影响。在治疗上，根据表里经的经气互相沟通的原理，可交叉使用相为表里的两经腧穴。在用药上脏病泻腑即是这一理论的具体体现。

### 四、十二经脉的流注次序

　　十二经脉是人体气血运行的主要通道，气血在十二经脉内流动不息，循环灌注，分布于全身内外上下，构成了十二经脉的气血流注。由于全身气血皆由脾胃运化的水谷之精微化生，故十二经脉气血的流注起于中焦的手太阴肺经，依次流注各经，最后传至足厥阴肝经，再回到手太阴肺经，从而首尾相贯，如环无端（表4-4）。

**表4-4　十二经脉的流注次序**

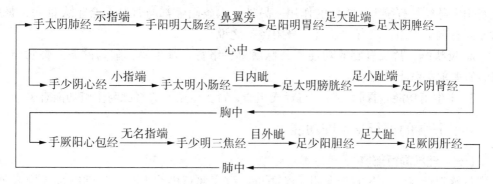

### 第三节　奇经八脉系统

　　奇经八脉是指十二经脉之外的八条经脉，包括任脉、督脉、冲脉、带脉、阴跷脉、阳跷脉、阴维脉、阳维脉。因其不同于十二正经，故称为"奇经"。奇经八脉与脏腑之间无直接络属关系，亦无表里配合关系，其分布也不像十二经脉分布遍及全身，如人体的上肢无奇经八脉的分布。其走向也与十二经脉不同，除带脉外，余者皆由下而上循行。奇经八脉对十二经脉的气血运行起着调节作用，主要表现在如下几个方面：其一，进一步加强十二经脉之间的联系。如督脉能总督一身之阳经，可以加强阳经之间的联系；任脉联系一身之阴经，可以加强阴经之间的联系；带脉约束纵行的各条脉，可以加强纵行经脉之间的联系。阴跷脉、阳跷脉主宰一身左右的阴阳；阴维脉、阳维脉维络一身表里的阴阳。通过以上作用，奇经八脉加强了机体各部分之间的联系。其二，调节十二经脉的气血。如十二经脉气血有余时，则蓄藏于奇经八脉，十二经脉气血不足时，则由奇经还出并补充于十二经脉。其三，奇经八脉与肝、肾等脏及女子胞、脑、髓等奇恒之府有密切关系，在生理上有一定的联系，在病理上相互影响。

## 一、督脉的循行及生理功能

### （一）督脉循行部位

督脉起于小腹内，即胞中，下出于会阴部，向后至骶尾部的长强穴，沿脊柱上行，经项部到达风府穴，进入脑内，属脑，沿头部正中线，上至巅顶的百会穴，经前额下行至鼻尖的素髎穴，过人中，至上齿正中的龈交穴，并与任脉交接。

### （二）督脉的分支

第一分支，与冲、任二脉同起于胞中，出于会阴部，在尾骨端与足少阴肾经、足太阳膀胱经的脉气会合，贯脊，属肾。第二分支，从小腹直上贯脐，向上贯心，至咽喉与冲、任二脉相会合，至下颌部，环绕口唇，至两目下中央。第三分支，与足太阳膀胱经同起于眼内角，上行至前额，于巅顶交会，入络于脑，再别出下项，沿肩胛骨内，脊柱两旁，到达腰中，进入脊柱两侧的肌肉，与肾脏相联络。

### （三）督脉生理功能

**1. 调节阳经气血，为"阳脉之海"** 督脉循行于身之背部，背为阳，所以督脉对全身阳经脉气具有统率、督促的作用。另外，六条阳经都与督脉交会于大椎穴，督脉对阳经有调节作用，故有"总督一身阳经"之说。

**2. 反映脑、肾及脊髓的功能** 督脉属脑，络肾。肾生髓，脑为髓海。督脉与脑、肾、脊髓的关系十分密切。

**3. 主生殖功能** 督脉络肾，与肾气相通，肾主生殖，故督脉与生殖功能有关。

## 二、任脉的循行及生理功能

### （一）任脉循行部位

任脉起于胞中，下出于会阴，经阴阜，沿腹部正中线上行，经咽喉部天突穴处，到达下唇内，左右分行，环绕口唇，于督脉交会于龈交穴，再分别通过鼻翼两旁，上至眼眶下的承泣穴，交于足阳明胃经。

### （二）任脉分支

任脉只有一支分支，即由胞中贯脊，向上循行于背部。

### （三）任脉生理功能

**1. 调节阴经气血，为"阴脉之海"** 任脉循行于腹部正中，腹为阴，所以任脉对一身阴经脉气具有总领的作用。另外，足三阴经在小腹与任脉相交，手三阴经借足三阴经与任脉相通，因此任脉对阴经气血有调节作用，故有"总任诸阴"之说。

**2. 调节月经，妊养胎儿** 任脉起于胞中，具有调节月经、促进女子生殖功能的作用，故有"任主胞胎"之说。

## 三、冲脉的循行及生理功能

### （一）冲脉循行部位

冲脉起于胞中，向下出于会阴，并在此分为二支。上行支，其前行者，为冲脉循行的主干部分，沿腹前壁挟脐（脐旁5分）上行，与足少阴经相并，散布于胸中，再向上行，经咽喉，环绕口唇，其后行者沿腹腔后壁，上行于脊柱内；下行支，出会阴下行，沿股内侧下行至大趾间。

**（二）冲脉生理功能**

**1. 调节十二经气血**　冲脉上至于头，下至于足，贯穿全身，为总领诸经气血的要冲。当经络脏腑气血有余时，冲脉能加以储存；经络脏腑气血不足时，冲脉能给予灌注和补充，从而维持人体各组织器官正常生理活动的需要。故冲脉有"十二经脉之海""五脏六腑之海"和"血海"之称。

**2. 主生殖功能**　冲脉起于胞中，又称"血室""血海"。冲脉有调节月经的作用。冲脉与生殖功能关系密切，女性"太冲脉盛，月事以时下，故有子。""太冲脉衰少，天癸竭，地道不通。"这里所说的"太冲脉"，即指冲脉。另外，男子先天冲脉未充，或后天冲脉受伤，均可导致生殖功能衰退。

**3. 调节气机升降**　冲脉在循行中并于足少阴，隶属于阳明，又通于厥阴，及于太阳。所以冲脉有调节肝、肾和胃的气机升降的功能。

## 四、带脉的循行及生理功能

### （一）带脉循行部位

带脉起于季胁，斜向下行，交会于足少阳胆经的带脉穴，绕身一周，并于带脉穴处再向前下方沿髋骨上缘斜行到少腹。

### （二）带脉生理功能

带脉主要约束纵行的各条经脉，主司妇女带下。

## 五、阴跷脉的循行及生理功能

### （一）阴跷脉循行部位

阴跷脉起于足跟内侧足少阴经的照海穴，通过内踝上行，沿大腿的内侧进入前阴部，沿躯干腹面上行，至胸部入于缺盆，上行于喉结旁足阳明经的人迎穴之前，到达鼻旁，连属眼内角，与足太阳、阳跷脉会合而上行。

### （二）阴跷脉生理功能

阴跷脉主持阳动阴静，控制眼睛的开合和肌肉的运动，其中主要是下肢的运动。

## 六、阳跷脉的循行及生理功能

### （一）阳跷脉循行部位

阳跷脉起于足跟外侧足太阳经的申脉穴，沿外踝后上行，经下肢外侧后缘上行至腹部。沿胸部后外侧，经肩部、颈外侧，上挟口角，到达眼内角。与足太阳经和阴跷脉会合，再沿足太阳经上行与足少阳经会合于项后的风池穴。

### （二）阳跷脉生理功能

阳跷脉主持阳动阴静，控制眼睛的开合和肌肉的运动，其中主要是下肢运动。

### 七、阴维脉的循行及生理功能

#### （一）阴维脉循行部位

阴维脉起于足内踝上五寸足少阴经的筑宾穴，沿下肢内侧后缘上行，至腹部，与足太阴脾经同行到胁部，与足厥阴肝经相合，再上行交于任脉的天突穴，止于咽喉部的廉泉穴。

#### （二）阴维脉生理功能

阴维脉的"维"字，有维系、维络的意思。阴维脉具有维系阴经的作用，主管一身之里。

### 八、阳维脉的循行及生理功能

#### （一）阳维脉循行部位

阳维脉起于足太阳的金门穴，过外踝，向上与足少阳经并行，沿下肢外侧后缘上行，经躯干部后外侧，从腋后上肩，经颈部、耳后，前行至额部，分布于头侧及项后，与督脉会合。

#### （二）阳维脉生理功能

阳维脉具有维系阳经的作用，主管一身之表。

## 第四节　经络收放疗法在经络疾病中的应用

经络收放疗法通过收放十二正经穴位，可以调节十二经气血，对于十二经脉之实证，可用放法治疗；对于十二经脉之虚证，可用收法治疗。因为十二正经与脏腑相连，脏腑有其五行属性，故十二经脉亦有其五行属性，如肺经属金、脾经属土、心与心包经属火、肾经属水、肝经属木、膀胱经属水、三焦与小肠经属火、胃与大肠经属燥土、胆经属火等。这样，十二经脉的五行属性就和经络收放疗法中的五行取穴产生了密切关系。

《灵枢·终始》详细记载了六经之终的病变，对于三阳之脉，如"太阳之脉，其终也，戴眼，反折，瘛疭，其色白，绝皮乃绝汗，绝汗则终矣。"主要指足太阳经经气之终之时其循行路线上出现的相关病变。足太阳在五行属水，所以对于足太阳经脉的实证，用水穴，主用放法治疗；对于足太阳经脉的虚证，主用收法治疗。"少阳终者，耳聋，百节尽纵，目系绝，一日半则死矣。其死也，色青白，乃死。"即指出手少阳经经气之终之时其经脉循行路线上产生的相关病变。少阳在五行属木，性质属火，故对于少阳经脉病变的虚证，主以火收之法治疗；而对于其实证，可用木放之法治疗。"阳明终者，口目动作，喜惊、妄言、色黄；其上下之经盛而不行，则终矣。"即指出手足阳明经经气之终之时其经脉循行路线上出现的相关病变。阳明在五行属土，症候有虚有实，虚证则以土生长之法以平补；实证可以用放法以泻湿热。

对于三阴之脉，如"少阴终者，面黑，齿长而垢，腹胀闭塞，上下不通而终矣。"

主要指足少阴经经气之终所出现的相关症候。足少阴肾在五行属水，症候以虚证为多，根据经络收放理论，取少阴肾经之金穴，用收法以金水相生。而手少阴心经病变，多表现为其经脉所过部位疼痛，因实者主要有心脉气滞血瘀，证见心痛、胸闷、舌暗瘀点等症，心在五行属火，可取心经水穴，施以放法，以活血通脉；因虚者主要有心之气血不足，阴阳虚损，证可见心悸、乏力、少气、舌质淡、面色无华等症，可取心经火穴，施以收法，以益气养心。"厥阴终者，中热溢干，喜溺，心烦，甚则舌卷，卵上缩而终矣。"主要指足厥阴肝经经气之终所出现的症候。足厥阴肝藏血，主疏泄，在五行上，性质属木，症候上虚实并见，肝经之气终者，则见肝经所过部位出现相关症候，如舌卷、卵缩等。对于肝经之实证，多见烦躁易怒，情绪不佳，肝经循行部位上有结节等，治疗则可取肝经之木穴，并施以放法以泻肝经实邪；对于肝经之虚证，多表现为肝不藏血之候，如妇女经血量少、身体疲惫等，则可取肝经之金穴，并施以收法。"太阴终者，腹胀闭，不得息，气噫，善呕，呕则逆，逆则面赤，不逆则上下不通，上下不通则面黑，皮毛憔而终矣。"主要指足太阴脾经和手太阴肺经经气之终所出现的症候。因肺主气，司呼吸而外合皮毛，脾主运化，以为后天之本，故太阴之经气终者，往往出现手足太阴所主的相关症候。手太阴肺经病变，多表现为肺之经脉不通，或肺的经脉不荣，在手太阴肺经的循行路线上则出现相关的病变，如疼痛、结节等。因肺应秋而属金，故对于肺经实证，取肺经木穴或水穴，用放法治疗；对于肺经虚证，取肺经金穴或火穴，用收法治疗；脾应长夏而性质属土，故对于脾和脾经之虚证，可用脾经之土穴以平补以助生化之源；对于脾经的实证，如脾胀等，则可取脾经之水穴或木穴，并施以放法，以泄其邪。

（李　杰　李　民　杨玉华）

# 第五章 经络收放疗法的腧穴理论基础

经络收放疗法的理论基础之一，是腧穴理论。腧穴即穴位，是人体脏腑经络之气输注于体表的部位。腧穴的名称，古代有"砭灸处""节""会""骨孔""气穴""穴位"等不同的称谓。腧穴理论的具体内容包括十四经穴、奇穴和阿是穴三类，是针灸治疗疾病的特殊部位和经络收放疗法临床施术的主要作用位点。十二经脉和任脉、督脉均有所属的腧穴分布，一般称其为十四经穴。经脉的循行分布与该经腧穴的主治有内在的联系。在经穴中，三分之一左右的穴位是临床常用穴。经外奇穴没有经脉属性，有些记载于古籍，有些为近现代所发现。本章主要介绍腧穴理论的基本内容，以便在具体操作时能及时、准确定位。

## 第一节 十二经脉腧穴

### 一、手太阴肺经

#### （一）经脉循行

《灵枢·经脉》载：肺手太阴之脉，起于中焦，下络大肠，还循胃口[①]，上膈属肺。从肺系[②]，横出腋下，下循臑[③]内，行少阴[④]、心主[⑤]之前，下肘中，循臂内上骨[⑥]下廉，入寸口，上鱼，循鱼际，出大指之端。其支者，从腕后，直出次指内廉，出其端（图5-1）。

注：

①胃口：指胃之上口，贲门部。

②肺系：喉咙，兼指气管。

③臑：臑音闹，指上臂。

④少阴：此处指手少阴心经。

⑤心主：指手厥阴心包经。

⑥上骨：指桡骨。

#### （二）主治病证概要

手太阴肺经腧穴主治咳嗽、喘息、咯血、咽喉痛等与肺和肺系统有关的疾患，以及经脉循行经过部位的其他疾病。

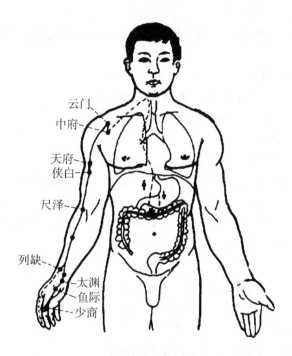

图 5-1　手太阴肺经

## （三）本经腧穴简介（11 穴）

**中府（Zhōngfǔ），肺之募穴**

**定位：**在胸外上方，前正中线旁开 6 寸，平第 1 肋间隙处。

**主治：**①咳嗽，气喘，胸满痛；②肩背痛。

**操作：**向外斜刺或平刺 0.5~0.8 寸，不可向内深刺，以免伤及肺脏、引起气胸。

**云门（Yúnmén）**

**定位：**在胸外侧部，肩胛骨喙突上方，前正中线旁开 6 寸，锁骨下窝凹陷处。

**主治：**①咳嗽，气喘，胸痛；②肩背痛。

**操作：**向外斜刺 0.5~0.8 寸，不可向内深刺，以免伤及肺脏、引起气胸。

**天府（Tiānfǔ）**

**定位：**肱二头肌桡侧缘，腋前纹头下 3 寸处。

**主治：**①咳嗽，气喘，鼻衄；②瘿气；③上臂痛。

**操作：**直刺 0.5~1 寸。

**侠白（Xiábái）**

**定位：**肱二头肌桡侧缘，腋前纹头下 4 寸，或肘横纹上 5 寸处。

**主治：**①咳嗽，气喘；②干呕；③上臂痛。

**操作：**直刺 0.5~1 寸。

**尺泽（Chǐzé），合穴**

**定位：**在肘横纹中，肱二头肌腱桡侧凹陷处。

**主治：**①咳嗽、气喘、咯血、咽喉肿痛等肺疾；②肘臂挛痛；③急性吐泻，中暑，小儿惊风。

操作：直刺 0.8~1.2 寸，或点刺出血，尤其用于治疗急性咽喉肿痛及急性吐泻、中暑、小儿惊风等。

### 孔最（Kǒngzuì），郄穴

定位：尺泽穴与太渊穴连线上，腕横纹上 7 寸处。

主治：①咯血，咳嗽，气喘，咽喉肿痛；②肘臂挛痛。

操作：直刺 0.5~1 寸。

### 列缺（Lièquē），络穴；八脉交会穴（通于任脉）

定位：桡骨茎突上方，腕横纹上 1.5 寸，当肱桡肌与拇长展肌腱之间。简便取穴法：两手虎口自然平直交叉，一手示指按在另一手桡骨茎突上，指尖下凹陷中是穴。

主治：①咳嗽，气喘，咽喉肿痛；②头痛，齿痛，项强，口眼㖞斜等头项疾患。

操作：向上斜刺 0.5~0.8 寸。

### 经渠（Jīngqú）

定位：桡骨茎突与桡动脉之间凹陷处，腕横纹上 1 寸。

主治：①咳嗽，气喘，胸痛，咽喉肿痛；②手腕痛。

操作：避开桡动脉，直刺 0.3~0.5 寸。

### 太渊（Tàiyuān），输穴；原穴；八会穴之脉会

定位：在掌后腕横纹桡侧，桡动脉的桡侧凹陷中。

主治：①咳嗽，气喘；②无脉症；③腕臂痛。

操作：避开桡动脉，直刺 0.3~0.5 寸。

### 鱼际（Yújì），荥穴

定位：第 1 掌骨中点，赤白肉际处。

主治：①咳嗽，咯血；②咽干，咽喉肿痛，失音；③小儿疳积。

操作：直刺 0.5~0.8 寸。治小儿疳积可用割治法。

### 少商（Shàoshāng），井穴

定位：拇指桡侧指甲角旁 0.1 寸。

主治：①咽喉肿痛，鼻衄；②高热，昏迷，癫狂。

操作：浅刺 0.1 寸，或点刺出血。

## 二、手阳明大肠经

### （一）经脉循行路线

《灵枢·经脉》载：大肠手阳明之脉，起于大指次指之端，循指上廉，出合谷两骨[①]之间，上入两筋[②]之中，循臂上廉，入肘外廉，上臑外前廉，上肩，出髃骨[③]之前廉，上出于柱骨之会上[④]，下入缺盆，络肺，下膈，属大肠。其支者，从缺盆上颈，贯颊，入下齿中；还出夹口，交人中——左之右、右之左，上挟鼻孔（图 5-2）。

注：

①合谷两骨：指第 1、第 2 掌骨。

②两筋：指拇长伸肌腱、拇短伸肌腱的过腕关节处。

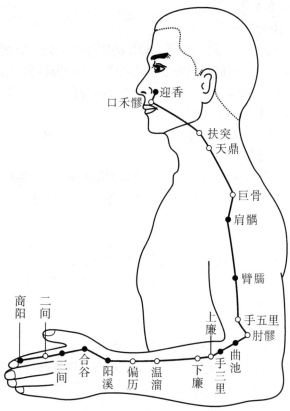

图 5-2　手阳明大肠经

③髃骨："髃"读作"隅",角的意思,此指肩峰部。

④柱骨之会上："柱骨"意指颈椎;"会上"指大椎。

### （二）主治病证概要

手阳明大肠经腧穴主治阳明大肠腑的病变、头面五官疾患、热病、皮肤病、肠胃病、神志病,以及经脉循行部位的其他疾病。

### （三）本经腧穴简介（20 穴）

**商阳（Shāngyáng）,井穴**

定位:示指桡侧指甲角旁 0.1 寸。

主治:①齿痛、咽喉肿痛等五官疾患;②热病,昏迷。

操作:浅刺 0.1 寸,或点刺出血。

**二间（Èrjiān）,荥穴**

定位:微握拳,当示指桡侧第 2 掌指关节前凹陷中。

主治:①鼻衄、齿痛等五官疾患;②热病。

操作:直刺 0.2~0.3 寸。

**三间（Sānjiān）,输穴**

定位:微握拳,在示指桡侧第 2 掌指关节后凹陷处。

主治:①齿痛,咽喉肿痛;②腹胀,肠鸣;③嗜睡。

操作：直刺 0.3~0.5 寸。

**合谷（Hégǔ），原穴**

定位：在手背第 1、2 掌骨间，当第 2 掌骨桡侧的中点处。简便取穴：以一手的拇指指骨关节横纹，放在另一手拇、示趾之间的指蹼缘上，拇指尖下是穴。又名虎口。

主治：①头痛、目赤肿痛、鼻衄、齿痛、口眼㖞斜、耳聋等头面五官诸疾；②诸痛症；③热病，无汗，多汗；④经闭，滞产。

操作：直刺 0.5~1 寸，针刺时手呈半握拳状。孕妇不宜针。

**阳溪（Yángxī），经穴**

定位：腕背横纹桡侧，当拇短伸肌腱与拇长伸肌腱之间的凹陷中。

主治：①手腕痛；②头痛，目赤肿痛，耳聋等头面五官疾患。

操作：直刺 0.5~0.8 寸。

**偏历（Piānlì），络穴**

定位：屈肘，在阳溪穴与曲池穴连线上，腕横纹上 3 寸处。

主治：①耳鸣、鼻衄等五官疾患；②手臂酸痛；③腹部胀满，水肿。

操作：直刺或斜刺 0.5~0.8 寸。

**温溜（Wēnliū），郄穴**

定位：屈肘，在阳溪穴与曲池穴连线上，腕横纹上 5 寸处。

主治：①急性肠鸣腹痛；②疔疮；③头痛，面肿，咽喉肿痛；④肩背酸痛。

操作：直刺 0.5~1 寸。

**下廉（Xiàlián）**

定位：在阳溪穴与曲池穴连线上，肘横纹下 4 寸处。

主治：①肘臂痛；②头痛，眩晕，目痛；③腹胀，腹痛。

操作：直刺 0.5~1 寸。

**上廉（Shànglián）**

定位：在阳溪穴与曲池穴连线上，肘横纹下 3 寸处。

主治：①肘臂痛，半身不遂，手臂麻木；②头痛；③肠鸣腹痛。

操作：直刺 0.5~1 寸。

**手三里（Shǒusānlǐ）**

定位：在阳溪穴与曲池穴连线上，肘横纹下 2 寸处。

主治：①手臂无力，上肢不遂；②腹痛，腹泻；③齿痛，颊肿。

操作：直刺 0.8~1.2 寸。

**曲池（Qūchí），合穴**

定位：屈肘成直角，在肘横纹外侧端与肱骨外上髁连线中点。

主治：①手臂痹痛，上肢不遂；②热病，高血压，癫狂；③腹痛，吐泻；④五官疼痛；⑤隐疹，湿疹，瘰疬。

操作：直刺 0.5~1 寸。

**肘髎（Zhǒuliáo）**

定位：屈肘，曲池穴外上方 1 寸，当肱骨边缘处。

主治：肘臂部疼痛、麻木、挛急。

操作：直刺 0.5~1 寸。

### 手五里（Shǒuwǔlǐ）

定位：在曲池穴与肩髃穴连线上，曲池穴上 3 寸处。

主治：①肘臂挛痛；②瘰疬。

操作：避开动脉，直刺 0.5~1 寸。

### 臂臑（Bìnào）

定位：在曲池穴与肩髃穴连线上，曲池穴上 7 寸，三角肌止点处。

主治：①肩臂疼痛不遂，颈项拘挛；②瘰疬；③目疾。

操作：直刺或向上斜刺 0.8~1.5 寸。

### 肩髃（Jiānyú）

定位：在肩峰端下缘，当肩峰与肱骨大结节之间，三角肌上部中央。臂外展或平举时，肩部出现两个凹陷，当肩峰前下方凹陷处。

主治：①肩臂挛痛，上肢不遂；②隐疹。

操作：直刺或向下斜刺 0.8~1.5 寸。肩周炎宜向肩关节直刺，上肢不遂宜向三角肌方向斜刺。

### 巨骨（Jùgǔ）

定位：在锁骨肩峰端与肩胛冈之间凹陷处。

主治：①肩臂挛痛，臂不举；②瘰疬，瘿气。

操作：直刺，微斜向外下方，进针 0.5~1 寸。直刺不可过深，以免刺入胸腔，造成气胸。

### 天鼎（Tiāndǐng）

定位：在胸锁乳突肌后缘，扶突穴直下 1 寸。

主治：①暴喑气梗，咽喉肿痛；②瘰疬，瘿气。

操作：直刺 0.5~0.8 寸。

### 扶突（Fútū）

定位：在结喉旁约 3 寸，当胸锁乳突肌的胸骨头与锁骨头之间。

主治：①咽喉肿痛，暴喑；②瘿气，瘰疬；③咳嗽，气喘；④颈部手术针麻用穴。

操作：直刺 0.5~0.8 寸。注意避开颈动脉，不可过深。一般不使用电针，以免引起迷走神经反应。

### 口禾髎（Kǒuhéliáo）

定位：在上唇部，水沟穴旁 0.5 寸，当鼻孔外缘直下。

主治：①鼻塞，衄血；②口歪，口噤。

操作：直刺或斜刺 0.3~0.5 寸。

### 迎香（Yíngxiāng）

定位：在鼻翼外缘中点旁开约 0.5 寸，当鼻唇沟中。

主治：①鼻塞，衄血；②口歪；③胆道蛔虫症。

操作：略向内上方斜刺或平刺 0.3~0.5 寸。

## 三、足阳明胃经

### （一）经脉循行路线

《灵枢·经脉》载：胃足阳明之脉，起于鼻，交頞中①，旁约太阳之脉②，下循鼻外，入上齿中，还出夹口，环唇，下交承浆③，却循颐④后下廉，出大迎⑤，循颊车⑥，上耳前，过客主人⑦，循发际，至额颅。其支者，从大迎前，下人迎⑧，循喉咙，入缺盆，下膈，属胃，络脾。其直者，从缺盆下乳内廉，下挟脐，入气街⑨中。其支者，起于胃口⑩，下循腹里，下至气街中而合。以下髀关⑪，抵伏兔⑫，下膝髌中，下循胫外廉，下足跗，入中指内间⑬。其支者，下膝三寸而别，下入中指外间。其支者，别跗上，入大指间，出其端（图5-3）。

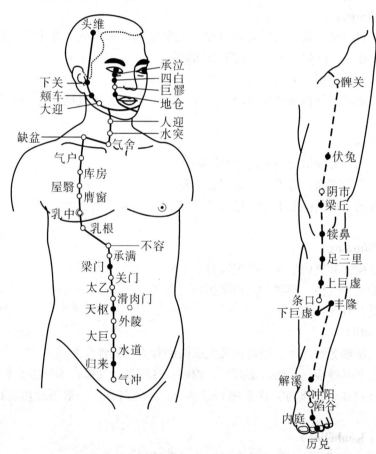

图5-3　足阳明胃经

注：

①頞：音"遏"。鼻茎，指鼻根。

②太阳之脉：指足太阳膀胱经。

③承浆：穴在颏唇沟中央。

④颐：音"夷"。口角后，下颌部。

⑤大迎：穴在下颌角前 1.3 寸骨陷中。

⑥颊车：穴在下颌角前，咬肌中。

⑦客主人：即上关穴，当耳前颧弓上缘。

⑧人迎：穴在结喉两侧，颈动脉搏动处。

⑨气街：此处指气冲部，当股动脉搏动处。

⑩胃口：指胃之下口，即幽门部。

⑪髀关：股外为髀。穴在髂前上棘直下，缝匠肌外侧，约平会阴。

⑫伏兔：大腿前正中部，股四头肌隆起如伏兔。

⑬中指内间："指"通作"趾"。内间指它的内侧趾缝，实则止于第 2 趾外侧端。

### （二）主治病证概要

足阳明胃经腧穴主治足阳明胃和胃肠疾病、头面五官病、神志病、皮肤病、热病，以及经脉循行部位的其他疾病。

### （三）本经腧穴简介（45 穴）

**承泣（Chéngqì）**

**定位**：目正视，瞳孔直下，当眼球与眶下缘之间。

**主治**：①目疾；②口眼喎斜，面肌痉挛。

**操作**：以左手拇指向上轻推眼球，紧靠眶缘缓慢直刺 0.5~1.5 寸，不宜提插，以防刺破血管引起血肿。出针时稍加按压，以防出血。

**四白（Sìbái）**

**定位**：目正视，瞳孔直下，当眶下孔凹陷处。

**主治**：①目疾；②口眼喎斜，三叉神经痛，面肌痉挛；③头痛，眩晕。

**操作**：直刺或微向上斜刺 0.3~0.5 寸，不可深刺，以免伤及眼球，不可过度提插捻转。

**巨髎（Jùliáo）**

**定位**：目正视，瞳孔直下，平鼻翼下缘处，当鼻唇沟外侧。

**主治**：①口角歪斜；②鼻衄，齿痛，唇颊肿。

**操作**：斜刺或平刺 0.3~0.5 寸。

**地仓（Dìcāng）**

**定位**：口角旁约 0.4 寸，上直对瞳孔。

**主治**：①口角歪斜，流涎；②三叉神经痛。

**操作**：斜刺或平刺 0.5~0.8 寸。可向颊车穴透刺。

**大迎（Dàyíng）**

**定位**：在下颌角前下方约 1.3 寸，咬肌附着部前缘。当闭口鼓气时，下颌角前下方出现一沟形的凹陷中取穴。

**主治**：口角歪斜，颊肿，齿痛。

**操作**：避开动脉，斜刺或平刺 0.3~0.5 寸。

**颊车（Jiáchē）**

**定位**：在下颌角前上方约 1 横指，按之凹陷处，当咀嚼时咬肌隆起最高点处。

主治：①齿痛，牙关不利，颊肿；②口角歪斜。

操作：直刺 0.3~0.5 寸，或平刺 0.5~1 寸。可向地仓穴透刺。

**下关（Xiàguān）**

定位：在耳屏前，下颌骨髁状突前方，当颧弓与下颌切迹所形成的凹陷中。合口有孔，张口即闭，宜闭口取穴。

主治：①牙关不利，三叉神经痛，齿痛；②口眼㖞斜；③耳聋，耳鸣，聍耳。

操作：直刺 0.5~1 寸。留针时不可做张口动作，以免折针。

**头维（Tóuwéi）**

定位：当额角发际上 0.5 寸，头正中线旁开 4.5 寸处。

主治：①头痛；②目眩，目痛。

操作：平刺 0.5~1 寸。

**人迎（Rényíng）**

定位：喉结旁 1.5 寸，在胸锁乳突肌的前缘，颈总动脉之后。

主治：①瘿气，咽喉肿痛，瘰疬；②高血压；③气喘。

操作：避开颈总动脉，直刺 0.3~0.8 寸。

**水突（Shuǐtū）**

定位：在颈部，当人迎穴与气舍穴连线的中点，胸锁乳突肌的前缘。

主治：①咽喉肿痛；②咳嗽，气喘。

操作：直刺 0.3~0.8 寸。

**气舍（Qìshě）**

定位：人迎穴直下，在锁骨内侧端的上缘，胸锁乳突肌的胸骨头与锁骨头之间。

主治：①咽喉肿痛，瘿瘤，瘰疬；②气喘，呃逆；③颈项强。

操作：直刺 0.3~0.5 寸。本经气舍至乳根诸穴，深部有大动脉及肺、肝等重要脏器，不可深刺。

**缺盆（Quēpén）**

定位：在锁骨上窝中央，前正中线旁开 4 寸。

主治：①咳嗽，气喘；②咽喉肿痛，缺盆中痛，瘰疬。

操作：直刺或斜刺 0.3~0.5 寸。《类经图翼》："孕妇禁针。"

**气户（Qìhù）**

定位：在锁骨下缘，前正中线旁开 4 寸。

主治：①咳嗽，气喘，呃逆；②胸胁满痛。

操作：斜刺或平刺 0.5~0.8 寸。

**库房（Kùfáng）**

定位：在第 1 肋间隙，前正中线旁开 4 寸。

主治：①咳嗽，气喘，咳唾脓血；②胸胁胀痛。

操作：斜刺或平刺 0.5~0.8 寸。

**屋翳（Wūyì）**

定位：在第 2 肋间隙，前正中线旁开 4 寸。

主治：①咳嗽，气喘，咳唾脓血；②胸肋胀痛；③乳痈。

操作：斜刺或平刺 0.5~0.8 寸。

**膺窗（Yìngchuāng）**

定位：在第 3 肋间隙，前正中线旁开 4 寸。

主治：①咳嗽，气喘；②胸肋胀痛；③乳痈。

操作：斜刺或平刺 0.5~0.8 寸。

**乳中（Rǔzhōng）**

定位：在第 4 肋间隙，乳头中央。

附注：本穴不针不灸，只作胸腹部腧穴的定位标志。

**乳根（Rǔgēn）**

定位：在第 5 肋间隙，当乳头直下，前正中线旁开 4 寸。

主治：①乳痈，乳汁少；②咳嗽，气喘，呃逆；③胸痛。

操作：斜刺或平刺 0.5~0.8 寸。

**不容（Bùróng）**

定位：脐中上 6 寸，前正中线旁开 2 寸。

主治：呕吐，胃痛，纳少，腹胀等胃疾。

操作：直刺 0.5~0.8 寸。过饱者禁针，肝肿大者慎针或禁针，不宜作大幅度提插。

**承满（Chéngmǎn）**

定位：脐中上 5 寸，前正中线旁开 2 寸。

主治：胃痛，吐血，纳少等胃疾。

操作：直刺 0.8~1 寸。过饱者禁针，肝肿大者慎针或禁针，不宜作大幅度提插。

**梁门（Liángmén）**

定位：脐中上 4 寸，前正中线旁开 2 寸。

主治：纳少，胃痛，呕吐等胃疾。

操作：直刺 0.8~1.2 寸。过饱者禁针，肝肿大者慎针或禁针，不宜作大幅度提插。

**关门（Guānmén）**

定位：脐中上 3 寸，前正中线旁开 2 寸。

主治：腹胀，腹痛，肠鸣腹泻等胃肠疾病。

操作：直刺 0.8~1.2 寸。

**太乙（Tàiyǐ）**

定位：脐中上 2 寸，前正中线旁开 2 寸。

主治：①胃病；②心烦，癫狂。

操作：直刺 0.8~1.2 寸。

**滑肉门（Huáròumén）**

定位：脐中上 1 寸，前正中线旁开 2 寸。

主治：①胃痛，呕吐；②癫狂。

操作：直刺 0.8~1.2 寸。

**天枢（Tiānshū），大肠募穴**

定位：脐中旁开 2 寸。

**主治**：①腹痛，腹胀，便秘，腹泻，痢疾等胃肠病；②月经不调，痛经。

**操作**：直刺 1~1.5 寸。《千金》："孕妇不可灸。"

### 外陵（Wàilíng）

**定位**：脐中下 1 寸，前正中线旁开 2 寸。

**主治**：①腹痛，疝气；②痛经。

**操作**：直刺 1~1.5 寸。

### 大巨（Dàjù）

**定位**：脐中下 2 寸，前正中线旁开 2 寸。

**主治**：①小腹胀满，小便不利，疝气；②遗精，早泄。

**操作**：直刺 1~1.5 寸。

### 水道（Shuǐdào）

**定位**：脐中下 3 寸，前正中线旁开 2 寸。

**主治**：①小腹胀满，小便不利，疝气；②痛经，不孕。

**操作**：直刺 1~1.5 寸。

### 归来（Guīlái）

**定位**：脐中下 4 寸，前正中线旁开 2 寸。

**主治**：①小腹痛，疝气；②月经不调，带下，阴挺。

**操作**：直刺 1~1.5 寸。

### 气冲（Qìchōng）

**定位**：在腹股沟稍上方，脐中下 5 寸，前正中线旁开 2 寸。

**主治**：①肠鸣腹痛，疝气；②月经不调，不孕，阳痿，阴肿。

**操作**：直刺 0.5~1 寸。

### 髀关（Bìguān）

**定位**：在髂前上棘与髌骨外上缘连线上，屈髋时平会阴，居缝匠肌外侧凹陷处。

**主治**：下肢痿痹，腰痛膝冷。

**操作**：直刺 1~2 寸。

### 伏兔（Fútù）

**定位**：在髂前上棘与髌骨外上缘连线上，髌骨外上缘上 6 寸。

**主治**：①下肢痿痹，腰痛膝冷；②疝气，脚气。

**操作**：直刺 1~2 寸。

### 阴市（Yīnshì）

**定位**：在髂前上棘与髌骨外上缘连线上，髌骨外上缘上 3 寸。

**主治**：①下肢痿痹，膝关节屈伸不利；②疝气。

**操作**：直刺 1~1.5 寸。

### 梁丘（Liángqiū），郄穴

**定位**：屈膝，在髂前上棘与髌骨外上缘连线上，髌骨外上缘上 2 寸。

**主治**：①膝肿痛，下肢不遂；②急性胃痛，乳痈，乳痛。

**操作**：直刺 1~1.2 寸。

**犊鼻（Dúbí）**

定位：屈膝，在髌韧带外侧凹陷中。又名外膝眼。

主治：膝痛，屈伸不利，下肢麻痹。

操作：向后内斜刺 0.5~1 寸。

**足三里（Zúsānlǐ），合穴；胃之下合穴**

定位：在犊鼻穴下 3 寸，胫骨前嵴外一横指处。

主治：①胃痛，呕吐，噎膈，腹胀，腹泻，痢疾，便秘等胃肠诸疾；②下肢痿痹；③心悸，高血压，癫狂；④乳痈；⑤虚劳诸证，为强壮保健之要穴。

操作：直刺 1~2 寸。强壮保健用，常用温灸法。

**上巨虚（Shàngjùxū），大肠下合穴**

定位：在犊鼻穴下 6 寸，足三里穴下 3 寸。

主治：①肠鸣，腹痛，腹泻，便秘，肠痈等肠胃疾患；②下肢痿痹。

操作：直刺 1~2 寸。

**条口（Tiáokǒu）**

定位：在上巨虚穴下 2 寸。

主治：①下肢痿痹，转筋；②肩臂痛；③脘腹疼痛。

操作：直刺 1~1.5 寸。

**下巨虚（Xiàjùxū），小肠下合穴**

定位：在上巨虚穴下 3 寸。

主治：①腹泻，痢疾，小腹痛；②下肢痿痹；③乳痈。

操作：直刺 1~1.5 寸。

**丰隆（Fēnglóng），络穴**

定位：在外踝尖上 8 寸，条口穴外 1 寸，胫骨前嵴外二横指处。

主治：①头痛，眩晕，癫狂；②咳嗽痰多；③下肢痿痹。

操作：直刺 1~1.5 寸。

**解溪（Jiěxī），经穴**

定位：足背踝关节横纹中央凹陷处，当拇长伸肌腱与趾长伸肌腱之间。

主治：①下肢痿痹，踝关节病，垂足；②头痛，眩晕，癫狂；③腹胀，便秘。

操作：直刺 0.5~1 寸。

**冲阳（Chōngyáng），原穴**

定位：在足背最高处，当拇长伸肌腱和趾长伸肌腱之间，足背动脉搏动处。

主治：①胃痛；②口眼㖞斜；③癫狂痫；④足痿无力。

操作：避开动脉，直刺 0.3~0.5 寸。

**陷谷（Xiàngǔ）输穴**

定位：足背第 2、第 3 跖骨结合部前，第 2、第 3 跖趾关节后凹陷处。

主治：①面肿，水肿；②足背肿痛；③肠鸣腹痛。

操作：直刺或斜刺 0.3~0.5 寸。

**内庭（Nèitíng），荥穴**

定位：在足背第 2、3 趾间缝纹端。

**主治：**①齿痛，咽喉肿痛，鼻衄；②热病；③胃病吐酸，腹泻，痢疾，便秘；④足背肿痛，跖趾关节痛。

**操作：**直刺或斜刺 0.5~0.8 寸。

**厉兑（Lìduì），井穴**

**定位：**在第 2 趾外侧趾甲角旁约 0.1 寸。

**主治：**①鼻衄，齿痛，咽喉肿痛；②热病，多梦，癫狂。

**操作：**浅刺 0.1 寸。

## 四、足太阴脾经

### （一）经脉循行路线

《灵枢·经脉》载：脾足太阴之脉，起于大指之端，循指内侧赤白肉际，过核骨[①]后，上内踝前廉，上踹篆[②]内，循胫骨后，交出厥阴[③]之前，上膝股内前廉，入腹，属脾，络胃，上膈，挟咽[④]，连舌本，散舌下。其支者，复从胃，别上膈，注心中（脾之大络，名曰大包，出渊腋下 3 寸，布胸胁）[⑤]（图 5-4）。

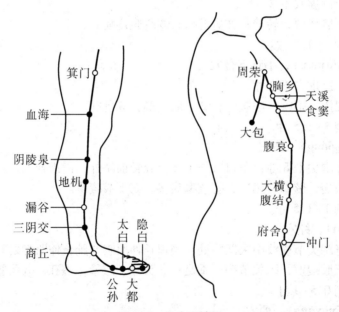

**图 5-4　足太阴脾经**

**注：**

①核骨：即指第 1 跖骨的头部突起。

②踹篆：小腿肚，即腓肠肌部。

③厥阴：指足厥阴肝经。

④咽：此兼指食管而言。

⑤足太阴经脉尚有胸腹部外行线一条，循行分布于腹部前正中线旁开 4 寸和胸部前正中线旁开 6 寸，至锁骨下周荣穴，而后折向腋下，络于大包穴。

**（二）主治病证概要**

足太阴脾经腧穴主治脾胃病、妇科病、前阴病及经脉循行部位的其他疾病。

**（三）本经腧穴简介（21穴）**

**隐白（Yǐnbái），井穴**

**定位：** 足大趾内侧趾甲角旁0.1寸。

**主治：** ①月经过多，崩漏；②便血，尿血等慢性出血；③癫狂，多梦，惊风；④腹满，暴泄。

**操作：** 浅刺0.1寸。

**大都（Dàdū），荥穴**

**定位：** 足大趾内侧，第1跖趾关节前下方，赤白肉际处。

**主治：** ①腹胀，胃痛，呕吐，腹泻，便秘；②热病，无汗。

**操作：** 直刺0.3~0.5寸。

**太白（Tàibái），输穴；原穴**

**定位：** 第1跖骨小头后缘，赤白肉际凹陷处。

**主治：** ①肠鸣，腹胀，腹泻，胃痛，便秘；②体重节痛。

**操作：** 直刺0.5~0.8寸。

**公孙（Gōngsūn），络穴；八脉交会穴（通于冲脉）**

**定位：** 第1跖骨基底部的前下方，赤白肉际处。

**主治：** 胃痛，呕吐，腹痛，腹泻，痢疾。

**操作：** 直刺0.6~1.2寸。

**商丘（Shāngqiū），经穴**

**定位：** 内踝前下方凹陷中，当舟骨结节与内踝尖连线的中点处。

**主治：** ①腹胀，腹泻，便秘，黄疸；②足踝痛。

**操作：** 直刺0.5~0.8寸。

**三阴交（Sānyīnjiāo）**

**定位：** 内踝尖上3寸，胫骨内侧面后缘。

**主治：** ①肠鸣腹胀，腹泻等脾胃虚弱诸症；②月经不调，带下，阴挺，不孕，滞产，遗精，阳痿，遗尿等生殖泌尿系统疾患；③心悸，失眠，高血压；④下肢痿痹；⑤阴虚诸症。

**操作：** 直刺1~1.5寸。孕妇禁针。

**漏谷（Lòugǔ）**

**定位：** 在内踝尖与阴陵泉的连线上，内踝尖上6寸。

**主治：** ①腹胀，肠鸣；②小便不利，遗精；③下肢痿痹。

**操作：** 直刺1~1.5寸。

**地机（Dìjī），郄穴**

**定位：** 在内踝尖与阴陵泉穴的连线上，阴陵泉穴下3寸。

**主治：** ①痛经，崩漏，月经不调；②腹痛，腹泻，小便不利，水肿。

**操作：** 直刺1~1.5寸。

**阴陵泉（Yīnlíngquán），合穴**

**定位：** 在胫骨内侧髁下方凹陷处。

**主治：** ①腹胀，腹泻，水肿，黄疸，小便不利；②膝痛。

**操作：** 直刺1~2寸。

**血海（Xuèhǎi）**

**定位：** 屈膝，在髌骨内上缘上2寸，当股四头肌内侧头的隆起处。简便取穴法：患者屈膝，医者以左手掌心按于患者右膝髌骨上缘，示趾、中指、无名指、小指向上伸直，拇指约呈45°斜置，拇指尖下是穴。对侧取法仿此。

**主治：** ①月经不调，痛经，经闭；②隐疹，湿疹，丹毒。

**操作：** 直刺1~1.5寸。

**箕门（Jìmén）**

**定位：** 在血海穴与冲门穴的连线上，血海穴直上6寸。

**主治：** ①小便不利，遗尿；②腹股沟肿痛。

**操作：** 避开动脉，直刺0.5~1寸。

**冲门（Chōngmén）**

**定位：** 在腹股沟外侧，距耻骨联合上缘中点3.5寸，当髂外动脉搏动处的外侧。

**主治：** 腹痛，疝气，崩漏，带下。

**操作：** 避开动脉，直刺0.5~1寸。

**府舍（Fùshě）**

**定位：** 在冲门穴上方0.7寸，前正中线旁开4寸。

**主治：** 腹痛，积聚，疝气。

**操作：** 直刺1~1.5寸。

**腹结（Fùjié）**

**定位：** 在府舍穴上3寸，大横穴下1寸。

**主治：** 腹痛，腹泻，疝气。

**操作：** 直刺1~2寸。

**大横（Dàhéng）**

**定位：** 在脐中旁开4寸。

**主治：** 腹痛，腹泻，便秘。

**操作：** 直刺1~2寸。

**腹哀（Fùāi）**

**定位：** 在脐中上3寸，前正中线旁开4寸。

**主治：** 消化不良，腹痛，便秘，痢疾。

**操作：** 直刺1~1.5寸。

**食窦（Shídòu）**

**定位：** 在第5肋间隙，前正中线旁开6寸。

**主治：** ①胸胁胀痛；②噫气，翻胃，腹胀，水肿。

**操作：** 斜刺或向外平刺0.5~0.8寸。本经食窦至大包诸穴，深部为肺脏，不可深刺。

**天溪（Tiānxī）**

**定位**：在第4肋间隙，前正中线旁开6寸。

**主治**：①胸胁疼痛，咳嗽；②乳痈，乳汁少。

**操作**：斜刺或向外平刺0.5~0.8寸。

**胸乡（Xiōngxiāng）**

**定位**：在第3肋间隙，前正中线旁开6寸。

**主治**：胸胁胀痛。

**操作**：斜刺或向外平刺0.5~0.8寸。

**周荣（Zhōuróng）**

**定位**：在第2肋间隙，前正中线旁开6寸。

**主治**：①咳嗽，气逆；②胸胁胀满。

**操作**：斜刺或向外平刺0.5~0.8寸。

**大包（Dàbāo），脾之大络**

**定位**：在侧胸部腋中线上，当第6肋间隙处。

**主治**：①气喘；②胸胁痛；③全身疼痛，急性扭伤，四肢无力。

**操作**：斜刺或向后平刺0.5~0.8寸。

## 五、手少阴心经

### （一）经脉循行路线

《灵枢·经脉》载：心手少阴之脉，起于心中，出属心系[①]，下膈，络小肠。其支者，从心系，上挟咽，系目系[②]。其直者，复从心系，却上肺，下出腋下，下循臑内后廉，行太阴、心主之后，下肘内，循臂内后廉，抵掌后锐骨[③]之端，入掌内后廉，循小指之内，出其端（图5-5）。

**注**：

①心系：是指心与各脏相连的组织。

②目系：指眼后与脑相连的组织。

③掌后锐骨：指腕后之豌豆骨部。

### （二）主治病证概要

手少阴心经腧穴主治心、胸、神志及经脉循行部位的其他疾病。

### （三）本经腧穴简介（9穴）

**极泉（Jíquán）**

**定位**：在腋窝正中，腋动脉搏动处。

**主治**：①心痛，心悸；②肩臂疼痛，胁肋疼痛，臂丛神经损伤。③瘰疬，腋臭；④上肢针麻用穴。

**操作**：避开腋动脉，直刺或斜刺0.3~0.5寸。

**青灵（Qīnglíng）**

**定位**：臂内侧，在极泉穴与少海穴的连线上，肘横纹上3寸，肱二头肌的尺侧缘。

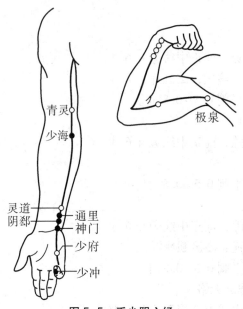

图 5-5　手少阴心经

主治：①头痛，振寒，目黄；②胁痛，肩臂疼痛。

操作：直刺 0.5~1 寸。

**少海（Shàohǎi），合穴**

定位：屈肘，当肘横纹内侧端与肱骨内上髁连线的中点处。

主治：①心痛，癔症；②肘臂挛痛，臂麻手颤，头项痛，腋胁痛；③瘰疬。

操作：直刺 0.5~1 寸。

**灵道（Língdào），经穴**

定位：腕横纹上 1.5 寸，尺侧腕屈肌腱的桡侧缘。

主治：①心痛，悲恐善笑；②暴喑；③肘臂挛痛。

操作：直刺 0.3~0.5 寸。不宜深刺，以免伤及血管和神经。留针时，不可做屈腕动作。

**通里（Tōnglǐ），络穴**

定位：腕横纹上 1 寸，尺侧腕屈肌腱的桡侧缘。

主治：①心悸，怔忡；②舌强不语，暴喑；③腕臂痛。

操作：直刺 0.3~0.5 寸。不宜深刺，以免伤及血管和神经。留针时，不可做屈腕动作。

**阴郄（Yīnxì），郄穴**

定位：腕横纹上 0.5 寸，尺侧腕屈肌腱的桡侧缘。

主治：①心痛，惊悸；②骨蒸盗汗；③吐血，衄血。

操作：直刺 0.3~0.5 寸。不宜深刺，以免伤及血管和神经。留针时，不可做屈腕动作。

**神门（Shénmén），输穴；原穴**

定位：腕横纹尺侧端，尺侧腕屈肌腱的桡侧凹陷处。

主治：①心痛，心烦，惊悸，怔仲，健忘，失眠，痴呆，癫狂痫等心与神志病变；②高血压；③胸胁痛。

操作：直刺 0.3~0.5 寸。

**少府（Shàofǔ），荥穴**

定位：在手掌面，第 4、5 掌骨之间，握拳时当小指与无名指指端之间。

主治：①心悸，胸痛；②阴痒，阴痛；③痈疡；④小指挛痛。

操作：直刺 0.3~0.5 寸。

**少冲（Shàochōng），井穴**

定位：小指桡侧指甲角旁 0.1 寸。

主治：①心悸，心痛，癫狂；②热病，昏迷；③胸胁痛。

操作：浅刺 0.1 寸，或点刺出血。

# 六、手太阳小肠经

## （一）经脉循行路线

《灵枢·经脉》载：小肠手太阳之脉，起于小指之端，循手外侧上腕，出踝①中，直上循臂骨②下廉，出肘内侧两骨③之间，上循臑外后廉，出肩解④，绕肩胛，交肩上，入缺盆，络心，循咽下膈，抵胃，属小肠。其支者，从缺盆循颈，上颊，至目锐眦⑤，却入耳中。其支者，别颊上䪼⑥，抵鼻，至目内眦（斜络于颧）（图 5-6）。

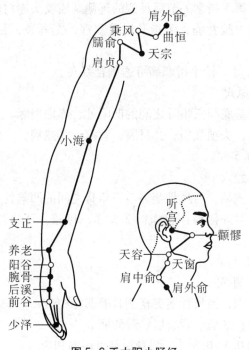

图 5-6 手太阳小肠经

注：

①踝：此指手腕后方小指侧的高骨。

②臂骨：桡、尺骨的统称。

③两骨：指尺骨鹰嘴和肱骨内上髁。

④肩解："肩后骨缝曰肩解"（张介宾注）。

⑤目锐眦：指目外眦。

⑥頔：音拙。眼眶的下方，包括颧骨内连及上牙床的部位。

**（二）主治病证概要**

手太阳小肠经腧穴主治小肠的病变、头面五官病、热病、神志病和经脉循行部位的其他疾病。

**（三）本经腧穴简介（19穴）**

**少泽（Shàozé），井穴**

定位：小指尺侧指甲角旁0.1寸。

主治：①乳痈，乳汁少；②昏迷，热病；③头痛，目翳，咽喉肿痛。

操作：浅刺0.1寸或点刺出血。孕妇慎用。

**前谷（Qiángǔ），荥穴**

定位：微握拳，在第5指掌关节前尺侧，掌指横纹头赤白肉际。

主治：①热病；②乳痈，乳汁少；③头痛，目痛，耳鸣，咽喉肿痛。

操作：直刺0.3~0.5寸。

**后溪（Hòuxī），输穴；八脉交会穴（通于督脉）**

定位：微握拳，在第5指掌关节后尺侧的远侧掌横纹头赤白肉际。

主治：①头项强痛，腰背痛，手指及肘臂挛痛；②耳聋，目赤；③癫狂痫；④疟疾。

操作：直刺0.5~1寸。治手指挛痛可透刺合谷穴。

**腕骨（Wàngǔ），原穴**

定位：在第5掌骨基底与三角骨之间的凹陷处，赤白肉际。

主治：①指挛腕痛，头项强痛；②目翳，黄疸；③热病，疟疾。

操作：直刺0.3~0.5寸。

**阳谷（Yánggǔ），经穴**

定位：腕背横纹尺侧端，当尺骨茎突与三角骨之间的凹陷处。

主治：①颈颔肿，臂外侧痛，腕痛；②头痛，目眩，耳鸣，耳聋；③热病，癫狂痫。

操作：直刺0.3~0.5寸。

**养老（Yǎnglǎo），郄穴**

定位：以手掌面向胸，当尺骨茎突桡侧骨缝凹缘中。

主治：①目视不明；②肩、背、肘、臂酸痛。

操作：直刺或斜刺0.5~0.8寸。强身保健可用温和灸。

**支正（Zhīzhèng），络穴**

定位：阳谷穴与小海穴的连线上，腕背横纹上5寸。

主治：①头痛，项强，肘臂酸痛；②热病，癫狂；③疣症。

操作：直刺或斜刺 0.5~0.8 寸。

**小海（Xiǎohǎi），合穴**

定位：屈肘，当尺骨鹰嘴与肱骨内上髁之间凹陷处。

主治：①肘臂疼痛，麻木；②癫痫。

操作：直刺 0.3~0.5 寸。

**肩贞（Jiānzhēn）**

定位：臂内收，腋后纹头上 1 寸。

主治：①肩臂疼痛，上肢不遂；②瘰疬。

操作：直刺 1~1.5 寸。不宜向胸侧深刺。

**臑俞（Nàoshū）**

定位：臂内收，腋后纹头直上，肩胛冈下缘凹陷中。

主治：①肩臂疼痛，肩不举；②瘰疬。

操作：直刺或斜刺 0.5~1.5 寸。不宜向胸侧深刺。

**天宗（Tiānzōng）**

定位：在肩胛骨冈下窝中央凹陷处，约肩胛冈下缘与肩胛下角之间的上 1/3 折点处取穴。

主治：①肩胛疼痛，肩背部损伤；②气喘。

操作：直刺或斜刺 0.5~1 寸。遇到阻力不可强行进针。

**秉风（Bǐngfēng）**

定位：在肩胛骨冈上窝中央，天宗穴直上，举臂有凹陷处。

主治：肩胛疼痛，上肢酸麻。

操作：直刺或斜刺 0.5~1 寸。宜向锁骨上窝上方刺，不宜向胸部深刺。

**曲垣（Qūyuán）**

定位：肩胛骨冈上窝内侧端，在臑俞穴与第 2 胸椎棘突连线的中点处。

主治：肩胛疼痛。

操作：直刺或斜刺 0.5~1 寸。宜向锁骨上窝上方刺，不宜向胸部深刺。

**肩外俞（Jiānwàishū）**

定位：在第 1 胸椎棘突下旁开 3 寸。

主治：肩背疼痛，颈项强急。

操作：斜刺 0.5~0.8 寸。不宜深刺。

**肩中俞（Jiānzhōngshū）**

定位：第 7 颈椎棘突下旁开 2 寸。

主治：①咳嗽，气喘；②肩背疼痛。

操作：斜刺 0.5~0.8 寸。不宜深刺。

**天窗（Tiānchuāng）**

定位：扶突穴后，在胸锁乳突肌的后缘，约喉结旁开 3.5 寸。

主治：①耳鸣，耳聋，咽喉肿痛，暴喑；②颈项强痛。

操作：直刺 0.5~1 寸。

**天容（Tiānróng）**

**定位**：在下颌角的后方，胸锁乳突肌的前缘凹陷中。

**主治**：①耳鸣，耳聋，咽喉肿痛；②头痛，颈项强痛。

**操作**：直刺0.5~1寸。注意避开血管。

**颧髎（Quánliáo）**

**定位**：目外眦直下，颧骨下缘凹陷处。

**主治**：口眼喎斜，眼睑动，齿痛，三叉神经痛。

**操作**：直刺0.3~0.5寸，斜刺或平刺0.5~1寸。

**听宫（Tīnggōng）**

**定位**：耳屏前，下颌骨髁状突的后方，张口时呈凹陷处。

**主治**：①耳鸣，耳聋，聘耳等诸耳疾；②齿痛。

**操作**：张口，直刺1~1.5寸。留针时应保持一定的张口姿势。

## 七、足太阳膀胱经

### （一）经脉循行路线

《灵枢·经脉》载：膀胱足太阳之脉，起于目内眦，上额，交巅①。其支者，从巅至耳上角。其直者，从巅入络脑，还出别下项②，循肩膊③，挟脊抵腰中，入循膂④，络肾，属膀胱。其支者，从腰中，下挟脊，贯臀，入腘中。其支者，从膊内左右别下贯胛，挟脊内，过髀枢⑤，循髀外后廉下合腘中——以下贯腨内，出外踝之后，循京骨⑥至小指外侧（图5-7）。

**注**：

①交巅：当百会穴处与督脉相交会。

②还出别下项：指经脉从脑后浅出，并从天柱穴分别而下。现认为足太阳经脉在头顶至后枕部有一外行线。

③肩膊：指肩胛区。

④膂：挟脊两旁的肌肉。

⑤髀枢：当股骨大转子部，环跳穴所在。

⑥京骨：即第五跖骨粗隆。又为穴名。

### （二）主治病证概要

足太阳膀胱经腧穴主治足太阴膀胱的病变、头面五官疾病，项、背、腰、下肢病证及神志病；位于背部两条侧线的背俞穴及其他腧穴主治相应的脏腑疾病和有关的组织器官疾病。

### （三）本经腧穴简介

**睛明（Jīngmíng）**

**定位**：在目内眦角稍上方凹陷处。

**主治**：①目赤肿痛，流泪，视物不明，目眩，近视，夜盲，色盲等目疾；②急性腰扭伤，坐骨神经痛；③心动过速。

**操作**：嘱患者闭目，医者左手轻推眼球向外侧固定，左手缓慢进针，紧靠眶缘直

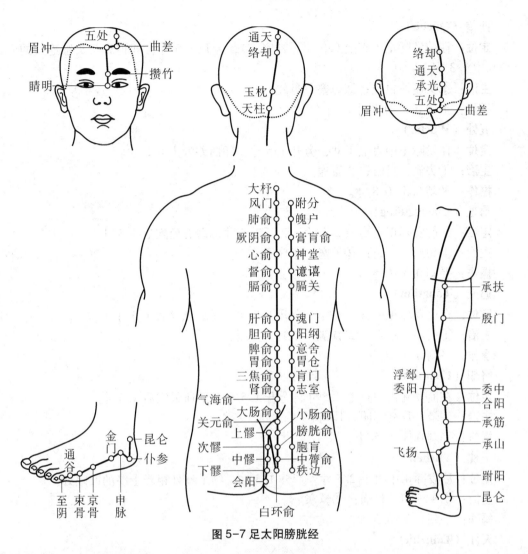

图5-7 足太阳膀胱经

刺0.5~1寸。遇到阻力时，不宜强行进针，应改变进针方向或退针。不捻转，不提插（或只轻微地捻转和提插）。出针后按压针孔片刻，以防出血。针具宜细，消毒宜严。禁灸。

**攒竹（Cuánzhú、Zánzhú）**

**定位：**眉头凹陷中，约在目内眦直上。

**主治：**①头痛，眉棱骨痛；②眼睑瞤动，眼睑下垂，口眼㖞斜，目视不明，流泪，目赤肿痛；③呃逆。

**操作：**可向眉中或向眼眶内缘平刺或斜刺0.5~0.8寸。禁灸。

**眉冲（Méichōng）**

**定位：**攒竹穴直上，入发际0.5寸。

**主治：**①头痛，目眩；②鼻塞，鼻衄。

**操作：**平刺0.3~0.5寸。

**曲差（Qǔchā）**

定位：在前发际正中直上0.5寸（神庭穴），旁开1.5寸，即神庭与头维连线的内1/3与中1/3交点。

主治：①头痛，目眩；②鼻塞，鼻衄。

操作：平刺0.5~0.8寸。

**五处（Wǔchù）**

定位：在发际正中直上1寸，旁开1.5寸，即曲差穴上0.5寸。

主治：①头痛，目眩；②癫痫。

操作：平刺0.5~0.8寸。

**承光（Chéngguāng）**

定位：在前发际正中直上2.5寸，旁开1.5寸，即五处穴后1.5寸。

主治：①头痛，目眩；②鼻塞；③热病。

操作：平刺0.3~0.5寸。

**通天（Tōngtiān）**

定位：在前发际正中直上4寸，旁开1.5寸，即承光穴后1.5寸。

主治：①头痛，眩晕；②鼻塞，鼻衄，鼻渊。

操作：平刺0.3~0.5寸。

**络却（Luòquè）**

定位：在前发际正中直上5.5寸，旁开1.5寸，即通天穴后1.5寸。

主治：头晕，目视不明，耳鸣。

操作：平刺0.3~0.5寸。

**玉枕（Yùzhěn）**

定位：后发际正中直上2.5寸，旁开1.3寸，约平枕外粗隆上缘的凹陷处。

主治：①头项痛，目痛；②鼻塞。

操作：平刺0.3~0.5寸。

**天柱（Tiānzhù）**

定位：后发际正中直上0.5寸（哑门穴），旁开1.3寸，当斜方肌外缘凹陷中。

主治：①后头痛，项强，肩背腰痛；②鼻塞；③癫狂痫，热病。

操作：直刺或斜刺0.5~0.8寸，不可向内上方深刺，以免伤及延髓。

**大杼（Dàzhù），八会穴之骨会**

定位：第1胸椎棘突下，旁开1.5寸。

主治：①咳嗽；②项强，肩背痛。

操作：斜刺0.5~0.8寸。本经背部诸穴，不宜深刺，以免伤及内部重要脏器。

**风门（Fēngmén）**

定位：在第2胸椎棘突下，旁开1.5寸。

主治：①感冒，咳嗽，发热，头痛；②项强，胸背痛。

操作：斜刺0.5~0.8寸。

**肺俞（Fèishū），肺之背俞穴**

定位：第3胸椎棘突下，旁开1.5寸。

主治：①咳嗽，气喘，咯血等肺疾；②骨蒸潮热，盗汗。

操作：斜刺 0.5~0.8 寸

**厥阴俞（Juéyīnshū），心包背俞穴**

定位：第 4 胸椎棘突下，旁开 1.5 寸。

主治：①心痛，心悸；②咳嗽，胸闷；③呕吐。

操作：斜刺 0.5~0.8 寸。

**心俞（Xīnshū），心之背俞穴**

定位：第 5 胸椎棘突下，旁开 1.5 寸。

主治：①心痛，惊悸，失眠，健忘，癫痫，盗汗等心与神志病变；②咳嗽，吐血。

操作：斜刺 0.5~0.8 寸。

**督俞（Dūshū）**

定位：第 6 胸椎棘突下，旁开 1.5 寸。

主治：①心痛，胸闷；②寒热、气喘。

操作：斜刺 0.5~0.8 寸。

**膈俞（Géshū），八会穴之血会**

定位：第 7 胸椎棘突下，旁开 1.5 寸。

主治：①呕吐，呃逆，气喘，吐血等上逆之症；②贫血；③隐疹，皮肤瘙痒；④潮热，盗汗。

操作：斜刺 0.5~0.8 寸。

**肝俞（Gānshū），肝之背俞穴**

定位：第 9 胸椎棘突下，旁开 1.5 寸。

主治：①肝疾，胁痛，目疾；②癫狂痫；③脊背痛。

操作：斜刺 0.5~0.8 寸。

**胆俞（Dǎnshū），胆之背俞穴**

定位：在第 10 胸椎棘突下，旁开 1.5 寸。

主治：①黄疸，口苦，胁痛等肝胆疾患；②肺痨，潮热。

操作：斜刺 0.5~0.8 寸。

**脾俞（Pǐshū），脾之背俞穴**

定位：在第 11 胸椎棘突下，旁开 1.5 寸。

主治：①腹胀，纳呆，呕吐，腹泻，痢疾，便血，水肿等脾胃疾患；②背痛。

操作：斜刺 0.5~0.8 寸。

**胃俞（Wèishū），胃之背俞穴**

定位：在第 12 胸椎棘突下，旁开 1.5 寸。

主治：胃脘痛，呕吐，腹胀，肠鸣等胃疾。

操作：斜刺 0.5~0.8 寸。

**三焦俞（Sānjiāoshū），三焦背俞穴**

定位：在第 1 腰椎棘突下，旁开 1.5 寸。

主治：①肠鸣，腹胀，呕吐，腹泻，痢疾，水肿等脾胃疾患；②腰背强痛。

操作：直刺0.5~1寸。

**肾俞（Shènshū），肾之背俞穴**

**定位**：在第2腰椎棘突下，旁开1.5寸。

**主治**：①腰痛；②遗尿，遗精，阳痿，月经不调，带下等生殖泌尿系疾患。③耳鸣，耳聋。

**操作**：直刺0.5~1寸。

**气海俞（Qìhǎishū）**

**定位**：在第3腰椎棘突下，旁开1.5寸。

**主治**：①肠鸣腹胀；②痛经，腰痛。

**操作**：直刺0.5~1寸。

**大肠俞（Dàchángshū），大肠背俞穴**

**定位**：在第4腰椎棘突下，旁开1.5寸。

**主治**：①腰腿痛；②腹胀，腹泻，便秘。

**操作**：直刺0.8~1.2寸。

**关元俞（Guānyuánshū）**

**定位**：在第5腰椎棘突下，旁开1.5寸。

**主治**：①腹胀、腹泻；②腰骶痛；③小便频数或不利，遗尿。

**操作**：直刺0.8~1.2寸。

**小肠俞（Xiǎochángshū），小肠背俞穴**

**定位**：在第1骶椎棘突下，旁开1.5寸，约平第1骶后孔。

**主治**：①遗精，遗尿，尿血，尿痛，带下；②腹泻，痢疾，疝气；③腰骶痛。

**操作**：直刺或斜刺0.8~1寸。

**膀胱俞（Pángguāngshū），膀胱背俞穴**

**定位**：在第2骶椎棘突下，旁开1.5寸，约平第2骶后孔。

**主治**：①小便不利，遗尿；②腰骶痛；③腹泻，便秘。

**操作**：直刺或斜刺0.8~1.2寸。

**中膂俞（Zhōnglǚshū）**

**定位**：在第3骶椎棘突下，旁开1.5寸，约平第3骶后孔。

**主治**：①腹泻，疝气；②腰骶痛。

**操作**：直刺1~1.5寸。

**白环俞（Báihuánshū）**

**定位**：在第4骶椎棘突下，旁开1.5寸，约平第4骶后孔。

**主治**：①遗尿，遗精，月经不调，带下，疝气；②腰骶痛。

**操作**：直刺1~1.5寸。

**上髎（Shàngliáo）**

**定位**：第1骶后孔中，约当髂后上棘与后正中线之间。

**主治**：①大小便不利，月经不调，带下，阴挺，遗精，阳痿；②腰骶痛。

**操作**：直刺1~1.5寸。

**次髎（Cìliáo）**

**定位：** 第 2 骶后孔中，约当髂后上棘下与后正中线之间。

**主治：** ①月经不调，痛经，带下等妇科疾患；②小便不利，遗精，疝气；③腰骶痛，下肢痿痹。

**操作：** 直刺 1~1.5 寸。

**中髎（Zhōngliáo）**

**定位：** 第 3 骶后孔中，次髎穴下内方，约当中膂俞与后正中线之间。

**主治：** ①便秘，腹泻；②小便不利，月经不调，带下；③腰骶痛。

**操作：** 直刺 1~1.5 寸。

**下髎（Xiàliáo）**

**定位：** 第 4 骶后孔中，中髎穴下内方，约当白环俞与后正中线之间。

**主治：** ①腹痛，便秘；②小便不利，带下；③腰骶痛。

**操作：** 直刺 1~1.5 寸。

**会阳（Huìyáng）**

**定位：** 在尾骨端旁开 0.5 寸。

**主治：** ①痔疾，腹泻；②阳痿，带下。

**操作：** 直刺 1~1.5 寸。

**承扶（Chéngfú）**

**定位：** 臀横纹的中点。

**主治：** ①腰骶臀股部疼痛；②痔疾。

**操作：** 直刺 1~2 寸。

**殷门（Yīnmén）**

**定位：** 在承扶穴与委中穴的连线上，承扶穴下 6 寸。

**主治：** 腰痛，下肢痿痹。

**操作：** 直刺 1~2 寸。

**浮郄（Fúxì）**

**定位：** 在腘横纹外侧端，委阳穴上 1 寸，股二头肌腱的内侧。

**主治：** ①股腘部疼痛、麻木；②便秘。

**操作：** 直刺 1~2 寸。

**委阳（Wěiyáng），三焦下合穴**

**定位：** 腘横纹外侧端，当股二头肌腱的内侧。

**主治：** ①腹满，小便不利；②腰脊强痛，腿足挛痛。

**操作：** 直刺 1~1.5 寸。

**委中（Wěizhōng），合穴；膀胱下合穴**

**定位：** 腘横纹中点，当股二头肌腱与半腱肌肌腱的中间。

**主治：** ①腰背痛，下肢痿痹；②腹痛，急性吐泻；③小便不利，遗尿；④丹毒。

**操作：** 直刺 1~1.5 寸，或用三棱针点刺腘静脉出血。针刺不宜过快、过强、过深，以免损伤血管和神经。

**附分（Fùfēn）**

定位：第 2 胸椎棘突下，旁开 3 寸。

主治：颈项强痛，肩背拘急，肘臂麻木。

操作：斜刺 0.5~0.8 寸。

**魄户（Pòhù）**

定位：第 3 胸椎棘突下，旁开 3 寸。

主治：①咳嗽，气喘，肺痨；②项强，肩背痛。

操作：斜刺 0.5~0.8 寸。

**膏肓（Gāohuāng）**

定位：第 4 胸椎棘突下，旁开 3 寸。

主治：①咳嗽，气喘，肺痨；②肩胛痛；③虚劳诸疾。

操作：斜刺 0.5~0.8 寸。

**神堂（Shéntáng）**

定位：第 5 胸椎棘突下，旁开 3 寸。

主治：①咳嗽，气喘，胸闷；②脊背强痛。

操作：斜刺 0.5~0.8 寸。

**谚语（Yìxǐ）**

定位：第 6 胸椎棘突下，旁开 3 寸。

主治：①咳嗽，气喘；②肩背痛；③疟疾，热病。

操作：斜刺 0.5~0.8 寸。

**膈关（Géguān）**

定位：第 7 胸椎棘突下，旁开 3 寸。

主治：①胸闷，嗳气，呕吐；②脊背强痛。

操作：斜刺 0.5~0.8 寸。

**魂门（Húnmén）**

定位：第 9 胸椎棘突下，旁开 3 寸。

主治：①胸胁痛，背痛；②呕吐，腹泻。

操作：斜刺 0.5~0.8 寸。

**阳纲（Yánggāng）**

定位：第 10 胸椎棘突下，旁开 3 寸。

主治：肠鸣，腹痛，腹泻，黄疸，消渴。

操作：斜刺 0.5~0.8 寸。

**意舍（Yìshě）**

定位：第 11 胸椎棘突下，旁开 3 寸。

主治：腹胀、肠鸣、呕吐、腹泻。

操作：斜刺 0.5~0.8 寸。

**胃仓（Wèicāng）**

定位：第 12 胸椎棘突下，旁开 3 寸。

**主治：**①胃脘痛，腹胀，小儿食积，水肿；②背脊痛。

**操作：**斜刺 0.5~0.8 寸。

### 肓门（Huāngmén）

**定位：**第 1 腰椎棘突下，旁开 3 寸。

**主治：**①腹痛，痞块，便秘；②乳疾。

**操作：**斜刺 0.5~0.8 寸。

### 志室（Zhìshì），又名精宫。

**定位：**第 2 腰椎棘突下，旁开 3 寸。

**主治：**①遗精，阳痿，小便不利；②腰脊强痛。

**操作：**斜刺 0.5~0.8 寸。

### 胞肓（Bāohuāng）

**定位：**第 2 骶椎棘突下，旁开 3 寸。

**主治：**①肠鸣，腹胀，便秘；②癃闭；③腰脊强痛。

**操作：**直刺 1~1.5 寸。

### 秩边（Zhìbiān）

**定位：**第 4 骶椎棘突下，旁开 3 寸。

**主治：**①腰骶痛，下肢痿痹；②小便不利，便秘，痔疾。

**操作：**直刺 1.5~2 寸。

### 合阳（Héyáng）

**定位：**在委中穴直下 2 寸。

**主治：**①腰脊强痛，下肢痿痹；②疝气，崩漏。

**操作：**直刺 1~2 寸。

### 承筋（Chéngjīn）

**定位：**合阳穴与承山穴连线的中点，腓肠肌肌腹中央。

**主治：**①腰腿拘急、疼痛；②痔疾。

**操作：**直刺 1~1.5 寸。

### 承山（Chéngshān）

**定位：**腓肠肌两肌腹之间凹陷的顶端处，约在委中穴与昆仑穴之间中点。

**主治：**①腰腿拘急、疼痛；②痔疾，便秘。

**操作：**直刺 1~2 寸。不宜作过强的刺激，以免引起腓肠肌痉挛。

### 飞扬（Fēiyáng），络穴

**定位：**昆仑穴直上 7 寸，承山穴外下方 1 寸处。

**主治：**①头痛，目眩；②腰腿疼痛；③痔疾。

**操作：**直刺 1~1.5 寸。

### 跗阳（Fùyáng），阳跷脉郄穴

**定位：**昆仑穴直上 3 寸。

**主治：**①腰骶痛，下肢痿痹，外踝肿痛；②头痛。

**操作：**直刺 0.8~1.2 寸。

**昆仑（Kūnlún），经穴**

定位：在外踝尖与跟腱之间的凹陷处。

主治：①后头痛，项强，腰骶疼痛，足踝肿痛；②癫痫；③滞产。

操作：直刺 0.5~0.8 寸。孕妇禁用，经期慎用。

**仆参（Púcān）**

定位：昆仑穴直下，跟骨外侧，赤白肉际处。

主治：①下肢痿痹，足跟痛；②癫痫。

操作：直刺 0.3~0.5 寸。

**申脉（Shēnmài），八脉交会穴（通于阳跷脉）**

定位：外踝直下方凹陷中。

主治：①头痛，眩晕；②癫狂痫，失眠；③腰腿酸痛。

操作：直刺 0.3~0.5 寸。

**金门（Jīnmén），郄穴**

定位：申脉穴前下方，骰骨外侧凹陷中。

主治：①头痛，腰痛，下肢痿痹，外踝痛；②癫痫，小儿惊风。

操作：直刺 0.3~0.5 寸。

**京骨（Jīnggǔ），原穴**

定位：第 5 跖骨粗隆下方，赤白肉际处。

主治：①头痛，项强，腰痛；②癫痫。

操作：直刺 0.3~0.5 寸。

**束骨（Shùgǔ），输穴**

定位：第 5 跖骨小头的后缘，赤白肉际处。

主治：①头痛，项强，目眩，腰腿痛；②癫狂。

操作：直刺 0.3~0.5 寸。

**足通谷（Zútōnggǔ），荥穴**

定位：第 5 跖趾关节的前方，赤白肉际处。

主治：①头痛，项强，鼻衄；②癫狂。

操作：直刺 0.2~0.3 寸。

**至阴（Zhìyīn），井穴**

定位：足小趾外侧趾甲角旁 0.1 寸。

主治：①胎位不正，滞产；②头痛，目痛，鼻塞，鼻衄。

操作：浅刺 0.1 寸。胎位不正用灸法。

## 八、足少阴肾经

### （一）经脉循行路线

《灵枢·经脉》载：肾足少阴之脉，起于小指之下，邪①走足心，出于然谷②之下，循内踝之后，别入跟中，以上踹③内，出腘内廉，上股内后廉，贯脊属肾，络膀胱。其直者，从肾上贯肝、膈，入肺中，循喉咙，挟舌本。其支者，从肺出，络心，注胸中

（图 5-8）。

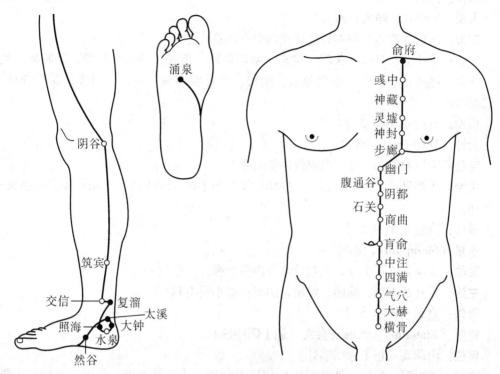

图 5-8 足少阴肾经

注：

①邪：通"斜"。

②然谷：穴名，在舟骨粗隆下方。谷，《脉经·卷第六》作"骨"。"然骨"即指舟骨粗隆。

③踹：《脉经·卷第六》作"腨"。

**（二）主治病证概要**

足少阴肾经腧穴主治肾和与肾有关的妇科病、前阴病、肺、心、肝、脑等疾病，以及咽喉、舌等经脉循行经过部位的疾病。

**（三）本经腧穴简介（27 穴）**

**涌泉（Yǒngquán），井穴**

**定位：**足趾跖屈时，约当足底（去趾）前 1/3 凹陷处。

**主治：**①昏厥，中暑，癫狂痫，小儿惊风；②头痛，头晕，目眩，失眠；③咯血，咽喉肿痛，喉痹；④大便难，小便不利；⑤奔豚气；⑥足心热。

**操作：**直刺 0.5~0.8 寸。降邪宜用灸法或药物贴敷，为急救要穴之一。

**然谷（Rángǔ），荥穴**

**定位：**在内踝前下方，足舟骨粗隆下缘凹陷中。

**主治：**①月经不调，阴挺，阴痒，白浊；②遗精，阳痿；③消渴，腹泻，小便不利；④咯血，咽喉肿痛；⑤小儿脐风，口噤。

操作：直刺 0.5~0.8 寸。

**太溪（Tàixī），输穴；原穴**

定位：在内踝高点与跟腱后缘连线的中点凹陷处。

主治：①头痛，目眩，失眠，健忘，咽喉肿痛，齿痛，耳鸣，耳聋；②咳嗽，气喘，咯血，胸痛；③消渴，小便频数，便秘；④月经不调，遗精，阳痿；⑤腰脊痛，下肢厥冷。

操作：直刺 0.5~0.8 寸。

**大钟（Dàzhōng），络穴**

定位：太溪穴下 0.5 寸，当跟骨内侧前缘。

主治：①痴呆；②癃闭，遗尿，便秘；③月经不调；④咯血，气喘；⑤腰脊强痛，足跟痛。

操作：直刺 0.3~0.5 寸。

**水泉（Shuǐquán），郄穴**

定位：太溪穴直下 1 寸，当跟骨结节内侧上缘。

主治：①月经不调，痛经，经闭，阴挺；②小便不利。

操作：直刺 0.3~0.5 寸。

**照海（Zhàohǎi），八脉交会穴（通于阴跷脉）。**

定位：内踝高点正下缘凹陷处。

主治：①失眠，癫痫；②咽喉干痛，目赤肿痛；③月经不调，带下，阴挺，小便频数，癃闭。

操作：直刺 0.5~0.8 寸。

**复溜（Fùliū），经穴**

定位：太溪穴上 2 寸，当跟腱的前缘。

主治：①水肿，汗证；②腹胀，腹泻；③腰脊强痛，下肢痿痹。

操作：直刺 0.5~1 寸。

**交信（Jiāoxìn），阴跷脉之郄穴。**

定位：太溪穴上 2 寸，胫骨内侧面后缘，约当复溜穴前 0.5 寸。

主治：①月经不调，崩漏，阴挺，阴痒，疝气，五淋；②腹泻，便秘，痢疾。

操作：直刺 0.8~1.2 寸。

**筑宾（Zhùbīn），阴维脉之郄穴。**

定位：太溪穴与阴谷穴的连线上，太溪穴直上 5 寸，约当腓肠肌内侧肌腹下缘处。

解剖：在腓肠肌和趾长屈肌之间；深部有胫后动、静脉；布有腓肠内侧皮神经和小腿内侧皮神经，深部为胫神经干。

主治：①癫狂；②疝气；③呕吐涎沫，吐舌；④小腿内侧痛。

操作：直刺 1~1.5 寸。

**阴谷（Yīngǔ），合穴**

定位：屈膝，腘窝内侧，当半腱肌腱与半膜肌腱之间。

解剖：在半腱肌和半膜肌之间；有膝上内侧动、静脉；布有股内侧皮神经。

主治：①癫狂；②阳痿，月经不调，崩漏，小便不利；③膝股内侧痛。

操作：直刺 1~1.5 寸。

**横骨（Hénggǔ）**

定位：脐下 5 寸，耻骨联合上际，前正中线旁开 0.5 寸。

主治：①少腹胀痛；②小便不利，遗尿，遗精，阳痿；③疝气。

操作：直刺 1~1.5 寸。

**大赫（Dàhè）**

定位：脐下 4 寸，前正中线旁开 0.5 寸。

主治：遗精，阳痿，阴挺，带下。

操作：直刺 1~1.5 寸。

**气穴（Qìxué）**

定位：脐下 3 寸，前正中线旁开 0.5 寸。

主治：①奔豚气；②月经不调，带下；③小便不利；④腹泻。

操作：直刺 1~1.5 寸。

**四满（Sìmǎn）**

定位：脐下 2 寸，前正中线旁开 0.5 寸。

主治：①月经不调，崩漏，带下，产后恶露不净；②遗精，小腹痛；③脐下积、聚、疝、瘕，水肿。

操作：直刺 1~1.5 寸。利水多用灸法。

**中注（Zhōngzhù）**

定位：脐下 1 寸，前正中线旁开 0.5 寸。

主治：月经不调，腹痛，便秘，腹泻。

操作：直刺 1~1.5 寸。

**肓俞（Huāngshū）**

定位：脐旁 0.5 寸。

主治：①腹痛，腹胀，腹泻，便秘；②月经不调；③疝气。

操作：直刺 1~1.5 寸。

**商曲（Shāngqū）**

定位：脐上 2 寸，前正中线旁开 0.5 寸。

主治：胃痛，腹痛，腹胀，腹泻，便秘，腹中积聚。

操作：直刺 1~1.5 寸。

**石关（Shíguān）**

定位：脐上 3 寸，前正中线旁开 0.5 寸。

主治：①胃痛，呕吐，腹痛，腹胀，便秘；②不孕。

操作：直刺 1~1.5 寸。

**阴都（Yīndū）**

定位：脐上 4 寸，前正中线旁开 0.5 寸。

主治：胃痛，腹胀，便秘。

操作：直刺 1~1.5 寸。

**腹通谷（Fùtōnggǔ）**

定位：脐上 5 寸，前正中线旁开 0.5 寸。

主治：①腹痛，腹胀，胃痛，呕吐；②心痛，心悸，胸痛。

操作：直刺 0.5~1 寸。

**幽门（Yōumén）**

定位：脐上 6 寸，前正中线旁开 0.5 寸。

主治：善哕，呕吐，腹痛，腹胀，腹泻。

操作：直刺 0.5~1 寸。不可向上深刺，以免伤及内脏。

**步廊（Bùláng）**

定位：第五肋间隙，前正中线旁开 2 寸。

主治：胸痛，咳嗽，气喘，乳痈。

操作：斜刺或平刺 0.5~0.8 寸，不可深刺，以免伤及心、肺。

**神封（Shénfēng）**

定位：第四肋间隙，前正中线旁开 2 寸。

主治：胸胁支满，咳嗽，气喘，乳痈。

操作：斜刺或平刺 0.5~0.8 寸，不可深刺，以免伤及心、肺。

**灵墟（Língxū）**

定位：第三肋间隙，前正中线旁开 2 寸。

主治：胸胁支满，咳嗽，气喘，乳痈。

操作：斜刺或平刺 0.5~0.8 寸，不可深刺，以免伤及心、肺。

**神藏（Shéncáng）**

定位：第 2 肋间隙，前正中线旁开 2 寸。

主治：胸胁支满，咳嗽，气喘，乳痈。

操作：斜刺或平刺 0.5~0.8 寸，不可深刺，以免伤及心、肺。

**彧中（Yùzhōng）**

定位：第 1 肋间隙，前正中线旁开 2 寸。

主治：胸胁支满，咳嗽，气喘。

操作：斜刺或平刺 0.5~0.8 寸，不可深刺，以免伤及心、肺。

**俞府（Shūfǔ）**

定位：锁骨下缘，前正中线旁开 2 寸。

主治：咳嗽，气喘，胸痛。

操作：斜刺或平刺 0.5~0.8 寸，不可深刺，以免伤及心、肺。

# 九、手厥阴心包经

## （一）经脉循行路线

《灵枢·经脉》载：心主手厥阴心包络之脉，起于胸中，出属心包络，下膈，历络三焦①。其支者，循胸出胁，下腋三寸，上抵腋下，循臑内，行太阴、少阴之间，入肘中，下臂，行两筋②之间，入掌中，循中指，出其端。其支者，别掌中，循小指次指③出其端（图5-9）。

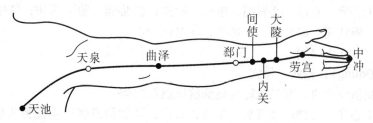

图5-9　手厥阴心包经

注：

①历络三焦：指自胸至腹依次联络上、中、下三焦。

②两筋：指掌长肌腱和桡侧腕屈肌腱。

③小指次指：即无名指，下同。

### （二）主治病证概要

手厥阴心包经腧穴主治心与心包的病变及胸、胃、神志病，以及经脉循行经过部位的其他疾病。

### （三）本经腧穴（9穴）

**天池（Tiānchí）**

定位：乳头外侧1寸，当第四肋间隙中。

主治：①咳嗽，痰多，胸闷，气喘，胸痛；②乳痈；③瘰疬。

操作：斜刺或平刺0.3~0.5寸，不可深刺，以免伤及心、肺。

**天泉（Tiānquán）**

定位：腋前纹头下2寸，肱二头肌长、短头之间。

主治：①心痛，咳嗽，胸胁胀满；②胸背及上臂内侧痛。

操作：直刺1~1.5寸。

**曲泽（Qūzé），合穴**

定位：肘微屈，肘横纹中，肱二头肌腱尺侧缘。

主治：①心痛，心悸，善惊；②胃痛，呕血，呕吐；③暑热病；④肘臂挛痛。

操作：直刺1~1.5寸，或点刺出血。

**郄门（Xìmén），郄穴**

定位：腕横纹上5寸，掌长肌腱与桡侧腕屈肌腱之间。

主治：①心痛，心悸，心烦胸痛；②咯血，呕血，衄血；③疔疮；④癫痫。

操作：直刺0.5~1寸。

**间使（Jiānshǐ），经穴**

定位：腕横纹上3寸，掌长肌腱与桡侧腕屈肌腱之间。

主治：①心痛，心悸；②胃痛，呕吐；③热病，疟疾；④癫狂痫。

操作：直刺0.5~1寸。

**内关（Nèiguān），络穴；八脉交会穴（通于阴维脉）**

**定位**：腕横纹上 2 寸，掌长肌腱与桡侧腕屈肌腱之间。

**主治**：①心痛，心悸；②胃痛，呕吐，呃逆；③胁痛，胁下痞块；③中风，失眠，眩晕，郁证，癫狂痫，偏头痛；④热病；⑤肘臂挛痛。

**操作**：直刺 0.5~1 寸。

**大陵（Dàlíng），输穴；原穴**

**定位**：腕横纹中央，掌长肌腱与桡侧腕屈肌腱之间。

**主治**：①心痛，心悸；②胃痛，呕吐，口臭；③胸胁满痛；④喜笑悲恐，癫狂痫；⑤臂、手挛痛。

**操作**：直刺 0.3~0.5 寸。

**劳宫（Láogōng），荥穴**

**定位**：掌心横纹中，第 2、第 3 掌骨中间。简便取穴法：握拳，中指尖下是穴。

**主治**：①中风昏迷，中暑；②心痛，烦闷，癫狂痫；③口疮，口臭；④鹅掌风。

**操作**：直刺 0.3~0.5 寸。为急救要穴之一。

**中冲（Zhōngchōng），井穴**

**定位**：中指尖端的中央。

**主治**：①中风昏迷，舌强不语，中暑，昏厥，小儿惊风；②热病。

**操作**：浅刺 0.1 寸，或点刺出血。为急救要穴之一。

# 十、手少阳三焦经

## （一）经脉循行路线

《灵枢·经脉》载：三焦手少阳之脉，起于小指次指之端，上出两指之间，循手表腕[①]，出臂外两骨之间[②]，上贯肘，循臑外上肩，而交出足少阳之后，入缺盆，布膻中[③]，散络心包，下膈，遍[④]属三焦。其支者，从膻中，上出缺盆，上项，系耳后，直上出耳上角，以屈下颊至[⑤]䪼。其支者，从耳后入耳中，出走耳前，过客主人[⑥]，前交颊，至目锐眦（图 5-10）。

注：

①手表腕：手背腕关节。

②臂外两骨之间：前臂背侧，尺骨与桡骨之间。

③膻中：膻音坦，此指胸中，不指穴名。

④遍：《脉经·卷第六》作"偏"，指自上而下依次连属三焦。

⑤颊至：目眶骨之下部（现称眶下缘）。

⑥客主人：上关穴之异名。

## （二）主治病证概要

手少阳三焦经腧穴主治三焦腑之病变和头、目、耳、颊、咽喉、胸胁病和热病，以及经脉循行经过部位的其他疾病。

## （三）本经腧穴简介（23 穴）

**关冲（Guānchōng），井穴**

**定位**：无名指尺侧指甲根角旁 0.1 寸。

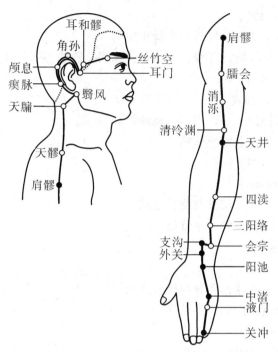

图 5-10　手少阳三焦经

**主治**：①头痛，目赤，耳鸣，耳聋，喉痹，舌强；②热病，心烦。

**操作**：浅刺 0.1 寸，或点刺出血。为急救要穴之一。

### 液门（Yèmén），荥穴

**定位**：第 4、第 5 掌指关节之间的前缘凹陷中。

**主治**：①头痛，目赤，耳鸣，耳聋，喉痹；②疟疾；③手臂痛。

**操作**：直刺 0.3~0.5 寸。

### 中渚（Zhōngzhǔ），输穴

**定位**：手背，第 4、第 5 掌骨小头后缘之间凹陷中，当液门穴后 1 寸。

**主治**：①头痛，目赤，耳鸣，耳聋，喉痹；②热病；③肩背肘臂酸痛，手指不能屈伸。

**操作**：直刺 0.3~0.5 寸。

### 阳池（Yángchí），原穴

**定位**：腕背横纹中，指伸肌腱尺侧缘凹陷中。

**主治**：①目赤肿痛，耳聋，喉痹；②消渴，口干；③腕痛，肩臂痛。

**操作**：直刺 0.3~0.5 寸。

### 外关（Wàiguān），络穴；八脉交会穴（通阳维脉）

**定位**：腕背横纹上 2 寸，尺骨与桡骨正中间。

**主治**：①热病；②头痛，目赤肿痛，耳鸣，耳聋；③瘰疬，胁肋痛；④上肢痿痹不遂。

**操作**：直刺 0.5~1 寸。

**支沟（Zhīgōu），经穴**

定位：腕背横纹上3寸，尺骨与桡骨正中间。

主治：①便秘；②耳鸣，耳聋，暴喑；③瘰疬，胁肋疼痛；④热病。

操作：直刺0.5~1寸。

**会宗（Huìzōng），郄穴**

定位：支沟穴尺侧约1寸，当尺骨桡侧缘。

主治：耳聋，痫证，上肢肌肤痛。

操作：直刺0.5~1寸。

**三阳络（Sānyángluò）**

定位：支沟穴上1寸，尺骨与桡骨之间。

主治：耳聋，暴喑，齿痛，手臂痛。

操作：直刺0.5~1寸。

**四渎（Sìdú）**

定位：尺骨鹰嘴下5寸，尺骨与桡骨之间。

主治：耳聋，暴喑，齿痛，手臂痛。

操作：直刺0.5~1寸。

**天井（Tiānjǐng），合穴**

定位：屈肘，尺骨鹰嘴上1寸凹陷中。

主治：①耳聋；②癫痫；③瘰疬，瘿气；④偏头痛，胁肋痛，颈项肩臂痛。

操作：直刺0.5~1寸。

**清冷渊（Qīnglěngyuān）**

定位：屈肘，天井穴上1寸。

主治：头痛，目黄，肩臂痛不能举。

操作：直刺0.8~1.2寸。

**消泺（Xiāoluò）**

定位：在肩髎穴与天井穴连线上，清冷渊穴上3寸。

主治：头痛，赤痛，项背痛。

操作：直刺1~1.5寸。

**臑会（Nàohuì）**

定位：肩髎穴与天井穴连线上，肩髎穴下3寸，三角肌后缘。

主治：①瘰疬；②瘿气；③上肢痹痛。

操作：直刺1~1.5寸。

**肩髎（Jiānliáo）**

定位：肩峰后下方，上臂外展时，当肩髃穴后寸许凹陷中。

主治：肩臂挛痛不遂。

操作：直刺1~1.5寸。

**天髎（Tiānliáo）**

定位：肩井穴与曲垣穴连线的中点，当肩胛骨上角凹陷处。

主治：肩臂痛，颈项强急。

操作：直刺 0.5~1 寸。

**天牖（Tiānyǒu）**

定位：乳突后下方，胸锁乳突肌后缘，平下颌角处。

主治：①头痛，头眩，项强，目不明，暴聋，鼻衄，喉痹；②瘰疬；③肩背痛。

操作：直刺 0.5~1 寸。

**翳风（Yìfēng）**

定位：乳突前下方与耳垂之间的凹陷中。

主治：①耳鸣，耳聋；②口眼㖞斜，牙关紧闭，颊肿；③瘰疬。

操作：直刺 0.5~1 寸。

**瘛脉（Chìmài）**

定位：耳后，当翳风穴与角孙穴沿耳轮连线的下 1/3 与上 2/3 交界处。

主治：①头痛，耳鸣，耳聋；③小儿惊风。

操作：平刺 0.3~0.5 寸，或点刺静脉出血。

**颅息（Lúxī）**

定位：耳后，当翳风穴与角孙穴沿耳轮连线的上 1/3 与下 2/3 交界处。

主治：①头痛，耳鸣，耳聋；③小儿惊风。

操作：平刺 0.3~0.5 寸。

**角孙（Jiǎosūn）**

定位：当耳尖发际处。

主治：①头痛，项强；②目赤肿痛，目翳；③齿痛，颊肿。

操作：平刺 0.3~0.5 寸。

**耳门（Ěrmén）**

定位：耳屏上切迹前，下颌骨髁状突后缘，张口有孔。

主治：①耳鸣，耳聋，聤耳；②齿痛，头颔痛。

操作：微张口，直刺 0.5~1 寸。

**耳和髎（Ěrhéliáo）**

定位：鬓发后际，平耳郭根前，当颞浅动脉后缘。

主治：①头痛，耳鸣；②牙关紧闭，口歪。

操作：避开动脉，平刺 0.3~0.5 寸。

**丝竹空（Sīzúkōng）**

定位：眉梢的凹陷处。

主治：①癫痫；②头痛，眩晕，目赤肿痛，眼睑瞤动；③齿痛。

操作：平刺 0.3~0.5 寸。

# 十一、足少阳胆经

## （一）经脉循行路线

《灵枢·经脉》载：胆足少阳之脉，起于目锐眦，上抵头角[①]，下耳后，循颈，行手少阳之前，至肩上，却交出手少阳之后，入缺盆。其支者，从耳后入耳中，出走耳前，至目锐眦后。其支者，别锐眦，下大迎，合于手少阳，抵于顿，下加颊车②，下颈，合缺盆。以下胸中，贯膈，络肝，属胆，循胁里，出气街，绕毛际③，横入髀厌④中。其直者，从缺盆下腋，循胸，过季胁，下合髀厌中。以下循髀阳⑤，出膝外廉，下外辅骨⑥之前，直下抵绝骨⑦之端，下出外踝之前，循足跗上，入小指次指之间。其支者，别跗上，入大指之间，循大指歧骨⑧内，出其端，还贯爪甲，出三毛⑨（图5-11）。

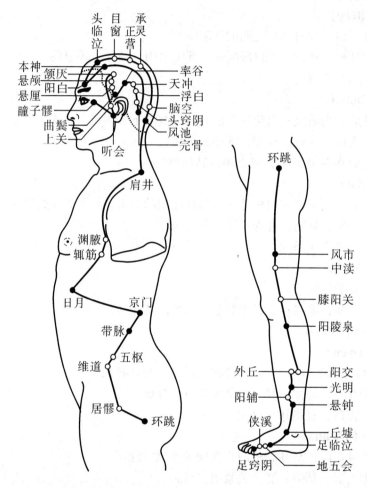

**图 5-11 足少阳胆经**

**注：**

①头角：当额结节处。

②下加颊车：指经脉向下经过颊车部位。

③毛际：指耻骨阴毛部。

④髀厌：即髀枢，相当于环跳穴处。

⑤髀阳：指大腿外侧。

⑥外辅骨：即腓骨。

⑦绝骨：腓骨下段低凹处。

⑧大指歧骨：指第1、第2跖骨。

⑨三毛：指足趾背短毛。

**（二）主治病证概要**

足少阳胆经腧穴主治肝胆病，头侧部、目、耳、咽喉、胸胁病，以及经脉循行经过部位的其他疾病。

**（三）本经腧穴简介（44穴）**

**瞳子髎（Tóngzǐliáo）**

定位：目外眦外侧0.5寸，眶骨外缘凹陷中。

主治：①头痛；②目赤肿痛，羞明流泪，内障，目翳等目疾。

操作：平刺0.3~0.5寸，或三棱针点刺出血。

**听会（Tīnghuì）**

定位：耳屏间切迹前，下颌骨髁状突后缘，张口有孔。

主治：①耳鸣，耳聋，聤耳；②齿痛，口眼㖞斜。

操作：微张口，直刺0.5~0.8寸。

**上关（Shàngguān）**

定位：下关穴直上，颧弓上缘。

主治：①耳鸣，耳聋，聤耳；②齿痛，面痛，口眼㖞斜，口噤。

操作：直刺0.3~0.5寸。

**颔厌（Hànyàn）**

定位：头维穴与曲鬓穴弧形连线的上1/4与下3/4交界处。

主治：①头痛，眩晕；②惊痫，瘛疭；③耳鸣，目外眦痛，齿痛。

操作：平刺0.5~0.8寸。

**悬颅（Xuánlú）**

定位：头维穴与曲鬓穴弧形连线的中点。

主治：偏头痛，目赤肿痛，齿痛。

操作：平刺0.5~0.8寸。

**悬厘（Xuánlí）**

定位：头维穴与曲鬓穴弧形连线的下1/4与上3/4交界处。

主治：偏头痛，目赤肿痛，耳鸣。

操作：平刺0.5~0.8寸。

**曲鬓（Qūbìn）**

定位：耳前鬓发后缘直上，平角孙穴。

主治：头痛连齿，颊颔肿，口噤。

操作：平刺0.5~0.8寸。

**率谷（Shuàigǔ）**

定位：耳尖直上，入发际1.5寸。

主治：①头痛，眩晕；②小儿急、慢惊风。

操作：平刺 0.5~0.8 寸。

**天冲（Tiānchōng）**

定位：耳根后缘直上，入发际 2 寸。

主治：①头痛，癫痫；②牙龈肿痛。

操作：平刺 0.5~0.8 寸。

**浮白（Fúbái）**

定位：耳根上缘向后入发际横量 1 寸。

主治：①头痛，耳鸣，耳聋，齿痛；②瘿气。

操作：平刺 0.5~0.8 寸。

**头窍阴（Tóuqiàoyīn）**

定位：乳突后上缘，当浮白穴与完骨穴的连线上。

主治：①头痛，眩晕，颈项强痛；②耳鸣，耳聋。

操作：平刺 0.5~0.8 寸。

**完骨（Wángǔ）**

定位：耳后，乳突后下方凹陷处。

主治：①癫痫，头痛，颈项强痛；②喉痹，颊肿，齿痛，口歪。

操作：平刺 0.5~0.8 寸。

**本神（Běnshén）**

定位：入前发际 0.5 寸，督脉（神庭）穴旁开 3 寸。

主治：①癫痫，小儿惊风，中风；②头痛，目眩。

操作：平刺 0.5~0.8 寸。

**阳白（Yángbái）**

定位：目正视，瞳孔直上，眉上 1 寸。

主治：①头痛；②目眩，目痛，视物模糊，眼睑瞤动。

操作：平刺 0.5~0.8 寸。

**头临泣（Tóulínqì）**

定位：目正视，瞳孔与风池穴连线上，入前发际 0.5 寸。

主治：①头痛；②目痛，目眩，流泪，目翳；③鼻塞，鼻渊；④小儿惊痫。

操作：平刺 0.5~0.8 寸。

**目窗（Mùchuāng）**

定位：目正视，瞳孔与风池穴连线上，头临泣穴后 1 寸。

主治：①头痛；②目痛，目眩，远视，近视；③小儿惊痫。

操作：平刺 0.5~0.8 寸。

**正营（Zhèngyíng）**

定位：目正视，瞳孔与风池穴连线上，目窗穴后 1 寸。

主治：头痛，头晕，目眩。

操作：平刺 0.5~0.8 寸。

**承灵（Chénglíng）**

定位：目正视，在瞳孔与风池穴连线上，正营穴后 1.5 寸。

**主治：**①头痛，眩晕，目痛；②鼻渊，鼻衄，鼻窒，多涕。

**操作：**平刺 0.5~0.8 寸。

**脑空（Nǎokōng）**

**定位：**目正视，在瞳孔与风池穴连线上，承灵穴后 1.5 寸，与督脉脑户穴相平处。

**主治：**①热病；②头痛，颈项强痛；③目眩，目赤肿痛，鼻痛，耳聋；④惊悸，癫痫。

**操作：**平刺 0.5~0.8 寸。

**风池（Fēngchí）**

**定位：**胸锁乳突肌与斜方肌上端之间的凹陷中，平风府穴。

**主治：**①中风，癫痫，头痛，眩晕，耳鸣等内风为患者；②感冒，鼻塞，衄衄，目赤肿痛，羞明流泪，耳聋，口眼㖞斜等外风为患者；③颈项强痛。

**操作：**针尖微下，向鼻尖斜刺 0.8~1.2 寸，或平刺透风府穴。深部中间为延髓，必须严格掌握针刺的角度与深度。

**肩井（Jiānjǐng）**

**定位：**肩上，大椎穴与肩峰连线的中点。

**主治：**①颈项强痛，肩背疼痛，上肢不遂；②难产，乳痈，乳汁不下；③瘰疬。

**操作：**直刺 0.5~0.8 寸。内有肺尖，慎不可深刺；孕妇禁针。

**渊腋（Yuānyè）**

**定位：**举臂，腋中线上，第 4 肋间隙。

**主治：**①胸满，胁痛；②上肢痹痛，腋下肿。

**操作：**斜刺或平刺 0.5~0.8 寸，不可深刺，以免伤及脏器。

**辄筋（Zhéjīn）**

**定位：**渊腋穴前 1 寸，第 4 肋间隙。

**主治：**①胸满，气喘；②胁痛，呕吐，吞酸；③腋肿，肩背痛。

**操作：**斜刺或平刺 0.5~0.8 寸，不可深刺，以免伤及脏器。

**日月（Rìyuè），胆之募穴**

**定位：**乳头直下，第 7 肋间隙。

**主治：**①黄疸，呕吐，吞酸，呃逆等胆腑病；②胁痛。

**操作：**斜刺或平刺 0.5~0.8 寸，不可深刺，以免伤及脏器。

**京门（Jīngmén），肾之募穴**

**定位：**侧卧，第 12 肋游离端下际处。

**主治：**①小便不利，水肿；②腹胀，肠鸣，腹泻；③腰痛，胁痛。

**操作：**直刺 0.5~1 寸。

**带脉（Dàimài）**

**定位：**侧腹，第 11 肋骨游离端直下平脐处。

**主治：**①月经不调，闭经，赤白带下；②疝气；③腰痛，胁痛。

**操作：**直刺 1~1.5 寸。

**五枢（Wǔshū）**

**定位：**侧腹，髂前上棘前 0.5 寸，约平脐下 3 寸处。

主治：①阴挺，赤白带下，月经不调；②疝气；③少腹痛，腰胯痛。

操作：直刺 1~1.5 寸。

### 维道（Wéidào）

定位：五枢穴前下方 0.5 寸。

主治：①阴挺，赤白带下，月经不调；②疝气；③少腹痛，腰胯痛。

操作：直刺或向前下方斜刺 1~1.5 寸。

### 居髎（Jūliáo）

定位：侧卧，在髂前上棘与股骨大转子高点连线的中点处。

主治：①腰腿痹痛，瘫痪；②疝气，少腹痛。

操作：直刺 1~1.5 寸。

### 环跳（Huántiào）

定位：侧卧屈股，当股骨大转子高点与骶管裂孔连线的外 1/3 与内 2/3 交界处。

主治：①腰胯疼痛，下肢痿痹，半身不遂；②遍身风疹。

操作：直刺 2~3 寸。

### 风市（Fēngshì）

定位：大腿外侧正中，腘横纹上 7 寸。或垂手直立时，中指尖下是穴。

主治：①下肢痿痹、麻木，半身不遂；②遍身瘙痒。

操作：直刺 1~1.5 寸。

### 中渎（Zhōngdú）

定位：大腿外侧正中，腘横纹上 5 寸。

主治：下肢痿痹、麻木，半身不遂。

操作：直刺 1~1.5 寸。

### 膝阳关（Xīyángguān）

定位：阳陵泉上 3 寸，股骨外上髁外上方凹陷中。

主治：膝腘肿痛、挛急，小腿麻木。

操作：直刺 1~1.5 寸。

### 阳陵泉（Yánglíngquán），合穴；胆之下合穴；八会穴之筋会

定位：腓骨小头前下方凹陷中。

主治：①黄疸，胁痛，口苦，呕吐，吞酸等胆腑病；②膝肿痛，下肢痿痹、麻木；③小儿惊风。

操作：直刺 1~1.5 寸。

### 阳交（Yángjiāo），阳维脉之郄穴

定位：外踝高点上 7 寸，腓骨后缘。

主治：①惊狂，癫痫，瘈疭；②胸胁满痛；③下肢痿痹。

操作：直刺 0.5~0.8 寸。

### 外丘（Wàiqiū），郄穴

定位：外踝高点上 7 寸，腓骨前缘。

主治：①癫狂；②胸胁胀满；③下肢痿痹。

操作：直刺 0.5~0.8 寸。

**光明（Guāngmíng），络穴**

定位：外踝高点上 5 寸，腓骨前缘。

主治：①目痛，夜盲；②胸乳胀痛；③下肢痿痹。

操作：直刺 0.5~0.8 寸。

**阳辅（Yángfǔ），经穴**

定位：外踝高点上 4 寸，腓骨前缘稍前处。

主治：①偏头痛，目外眦痛，咽喉肿痛，腋下肿痛，胸胁满痛；②瘰疬；③下肢痿痹。

操作：直刺 0.5~0.8 寸。

**悬钟（Xuánzhōng），又名绝骨；八会穴之髓会**

定位：外踝高点上 3 寸，腓骨后缘。

主治：①痴呆，中风，半身不遂；②颈项强痛，胸胁满痛，下肢痿痹。

操作：直刺 0.5~0.8 寸。

**丘墟（Qiūxū），原穴**

定位：外踝前下方，趾长伸肌腱的外侧凹陷中。

主治：①目赤肿痛，目生翳膜；②颈项痛，腋下肿，胸胁痛，外踝肿痛；③下肢痿痹。

操作：直刺 0.5~0.8 寸。

**足临泣（Zúlínqì），输穴；八脉交会穴（通于带脉）**

定位：第 4、第 5 跖骨结合部的前方凹陷处，足小趾伸肌腱的外侧。

主治：①偏头痛，目赤肿痛，胁肋疼痛，足跗疼痛；②月经不调，乳痈；③瘰疬。

操作：直刺 0.5~0.8 寸。

**地五会（Dìwǔhuì）**

定位：第 4、第 5 跖骨间，当小趾伸肌腱的内侧缘处。

主治：①头痛，目赤肿痛，耳鸣，耳聋；②乳痈；③腋肿，胁痛，足跗肿痛。

操作：直刺 0.5~0.8 寸。

**侠溪（Xiáxī），荥穴**

定位：足背，第 4、第 5 趾间纹头上凹陷处。

主治：①惊悸；②头痛，眩晕，耳鸣，耳聋；③颊肿，目外眦赤痛，胁肋疼痛，膝股痛，足跗肿痛；③乳痈。

操作：直刺 0.3~0.5 寸。

**足窍阴（Zúqiàoyīn），井穴**

定位：第 4 趾外侧趾甲根角旁 0.1 寸。

主治：①头痛，目赤肿痛，耳鸣，耳聋，咽喉肿痛；②胸胁痛，足跗肿痛。

操作：浅刺 0.1 寸，或点刺出血。

## 十二、足厥阴肝经

### （一）经脉循行路线

《灵枢·经脉》载：肝足厥阴之脉，起于大指丛毛之际，上循足跗上廉，去内踝一寸，上踝八寸，交出太阴之后，上腘内廉，循股阴①，入毛中，环阴器，抵小腹，挟胃，属肝，络胆，上贯膈，布胁肋，循喉咙之后，上入颃颡②，连目系，上出额，与督脉会于巅。其支者，从目系下颊里，环唇内。其支者，复从肝别，贯膈，上注肺（图5-12）。

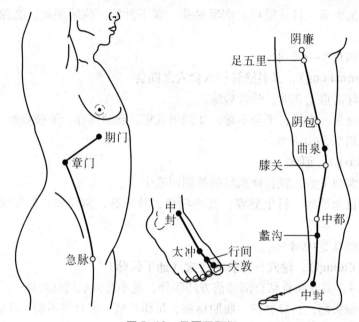

图 5-12　足厥阴肝经

**注：**
①股阴：大腿内侧。
②颃颡：同吭嗓。《太素·卷八》注："喉咙上孔名颃颡。"此指喉头和鼻咽部。

### （二）主治病证概要

足厥阴肝经腧穴主治肝、胆、脾、胃病，妇科病，少腹、前阴病，以及经脉循行经过部位的其他疾病。

### （三）本经腧穴简介（14穴）

**大敦（Dàdūn），井穴**

**定位：** 足大趾外侧趾甲根角旁约0.1寸。

**主治：** ①疝气，少腹痛；②遗尿，癃闭，五淋，尿血；③月经不调，崩漏，缩阴，阴中痛，阴挺；④癫痫，善寐。

**操作：** 浅刺0.1~0.2寸，或点刺出血。

**行间（Xíngjiān），荥穴**

**定位：** 足背，当第1、第2趾间的趾蹼缘上方纹头处。

**主治：** ①中风，癫痫；②头痛，目眩，目赤肿痛，青盲，口歪；③月经不调，痛经，闭经，崩漏，带下，阴中痛，疝气；④遗尿，癃闭，五淋；⑤胸胁满痛；⑥下肢内侧痛，足跗肿痛。

操作：直刺 0.5~0.8 寸。

**太冲（Tàichōng），输穴；原穴**

定位：足背，第 1、第 2 跖骨结合部之前凹陷中。

主治：①中风，癫狂痫，小儿惊风；②头痛，眩晕，耳鸣，目赤肿痛，口歪，咽痛；③月经不调，痛经，经闭，崩漏，带下；④胁痛，腹胀，呕逆，黄疸；⑤癃闭，遗尿；⑥下肢痿痹，足跗肿痛。

操作：直刺 0.5~0.8 寸。

**中封（Zhōngfēng），经穴**

定位：内踝前 1 寸，胫骨前肌腱内缘凹陷中。

主治：①疝气，遗精，小便不利；②腰痛，少腹痛，内踝肿痛。

操作：直刺 0.5~0.8 寸。

**蠡沟（Lígōu），络穴**

定位：内踝尖上 5 寸，胫骨内侧面的中央。

主治：①月经不调，赤白带下，阴挺，阴痒；②小便不利，疝气，睾丸肿痛。

操作：平刺 0.5~0.8 寸。

**中都（Zhōngdū），郄穴**

定位：内踝尖上 7 寸，胫骨内侧面的中央。

主治：①疝气，小腹痛；②崩漏，恶露不尽。

操作：平刺 0.5~0.8 寸。

**膝关（Xīguān）**

定位：胫骨内上髁后下方，阴陵泉穴后 1 寸。

主治：膝髌肿痛，下肢痿痹。

操作：直刺 1~1.5 寸。

**曲泉（Qūquán），合穴**

定位：屈膝，当膝内侧横纹头上方，半腱肌、半膜肌止端前缘凹陷中。

主治：①月经不调，痛经，带下，阴挺，阴痒，产后腹痛；②遗精，阳痿，疝气，小便不利；③膝髌肿痛，下肢痿痹。

操作：直刺 1~1.5 寸。

**阴包（Yīnbāo）**

定位：股骨内上髁上 4 寸，缝匠肌后缘。

主治：①月经不调，小便不利，遗尿；②腰骶痛引少腹。

操作：直刺 0.8~1.5 寸。

**足五里（Zúwǔlǐ）**

定位：曲骨穴旁开 2 寸，直下 3 寸。

主治：①少腹痛，小便不通，阴挺，睾丸肿痛；②瘰疬。

操作：直刺 0.8~1.5 寸。

**阴廉（Yīnlián）**

定位：曲骨穴旁开 2 寸，直下 2 寸。

主治：月经不调，带下，少腹痛。

操作：直刺 0.8~1.5 寸。

**急脉（Jímài）**

定位：耻骨联合下缘中点旁开 2.5 寸，当气冲穴外下方腹股沟处。

主治：少腹痛，疝气，阴挺。

操作：避开动脉，直刺 0.5~1 寸。

**章门（Zhāngmén），脾之募穴；八会穴之脏会**

定位：第 11 肋游离端下际。

主治：①腹痛，腹胀，肠鸣，腹泻，呕吐；②胁痛，黄疸，痞块，小儿疳疾。

操作：直刺 0.8~1 寸。

**期门（Qīmén），肝之募穴**

定位：乳头直下，第 6 肋间隙，前正中线旁开 4 寸。

主治：①胸胁胀痛，乳痈；②呕吐，吞酸，呃逆，腹胀，腹泻；③奔豚；④伤寒热入血室。

操作：斜刺或平刺 0.5~0.8 寸，不可深刺，以免伤及内脏。

# 第二节　奇经八脉腧穴

## 一、督脉

### （一）经脉循行路线

《难经·二十八难》载：督脉者，起于下极之俞①，并于脊里，上至风府，入属于脑②，上巅，循额，至鼻柱（图 5-13）。

注：

①下极之俞：指脊柱下端的长强穴。

②脑：以下出《甲乙经·奇经八脉第二》。

### （二）主治病证概要

督脉经腧穴主治神志病，热病，腰骶、背、头项等局部疾病及相应的内脏病症，如阳虚证。

### （三）本经腧穴简介（29 穴）

**长强（Chángqiáng），督脉络穴**

定位：跪伏或胸膝位，当尾骨尖端与肛门连线的中点处。

主治：①腹泻，痢疾，便血，便秘，痔疮，脱肛；②癫狂痫，瘛疭，脊强反折。

操作：紧靠尾骨前面斜刺 0.8~1 寸，不宜直刺，以免伤及直肠。

**腰俞（Yāoshū）**

定位：正当骶管裂孔处。

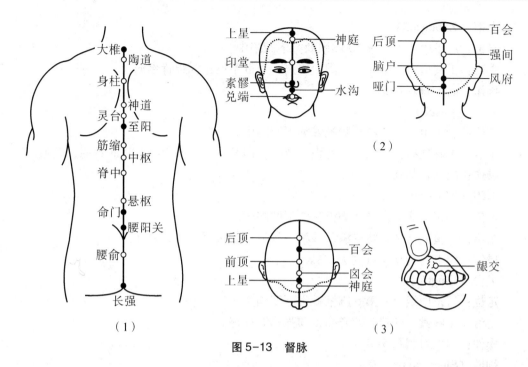

图 5-13　督脉

**主治：**①腹泻，痢疾，便血，便秘，痔疮，脱肛；②月经不调，经闭；③腰脊强痛，下肢痿痹。

**操作：**向上斜刺 0.5~1 寸。

### 腰阳关（Yāoyángguān）

**定位：**后正中线上，第 4 腰椎棘突下凹陷中，约与髂嵴相平。

**主治：**①腰骶疼痛，下肢痿痹；②月经不调，赤白带下；③遗精，阳痿。

**操作：**向上斜刺 0.5~1 寸。多用灸法。

### 命门（Mìngmén）

**定位：**后正中线上，第 2 腰椎棘突下凹陷中。

**主治：**①腰脊强痛，下肢痿痹；②月经不调，赤白带下，痛经，经闭，不孕；③遗精，阳痿，精冷不育，小便频数；④小腹冷痛，腹泻。

**操作：**向上斜刺 0.5~1 寸。多用灸法。

### 悬枢（Xuánshū）

**定位：**后正中线上，第 1 腰椎棘突下凹陷中。

**主治：**①腰脊强痛；②腹胀，腹痛，完谷不化，腹泻，痢疾。

**操作：**向上斜刺 0.5~1 寸。

### 脊中（Jǐzhōng）

**定位：**后正中线上，第 11 胸椎棘突下凹陷中。

**主治：**①癫痫；②黄疸，腹泻，痢疾，小儿疳疾；③痔疮，脱肛，便血；④腰脊强痛。

**操作：**向上斜刺 0.5~1 寸。

**中枢（Zhōngshū）**

定位：后正中线上，第 10 胸椎棘突下凹陷中。

主治：①黄疸；②呕吐，腹满，胃痛，食欲不振；③腰背疼痛。

操作：向上斜刺 0.5～1 寸。

**筋缩（Jīnsuō）**

定位：后正中线上，第 9 胸椎棘突下凹陷中。

主治：①癫狂痫；②抽搐，脊强，背痛，四肢不收，筋挛拘急；③胃痛，黄疸。

操作：向上斜刺 0.5～1 寸。

**至阳（Zhìyáng）**

定位：后正中线上，第 7 胸椎棘突下凹陷中。

主治：①黄疸；②胸胁支满，咳嗽，气喘；③腰背疼痛，脊强。

操作：向上斜刺 0.5～1 寸。

**灵台（Língtái）**

定位：后正中线上，第 6 胸椎棘突下凹陷中。

主治：①咳嗽，气喘；②脊痛，项强；③疔疮。

操作：向上斜刺 0.5～1 寸。

**神道（Shéndào）**

定位：后正中线上，第 5 胸椎棘突下凹陷中。

主治：①心痛，心悸，怔忡，失眠，健忘；②中风不语，癫痫；③咳嗽，气喘；④腰脊强，肩背痛。

操作：向上斜刺 0.5～1 寸。

**身柱（Shēnzhù）**

定位：后正中线上，第 3 胸椎棘突下凹陷中，约与两侧肩胛冈高点相平。

主治：①身热头痛，咳嗽，气喘；②惊厥，癫狂痫；③腰脊强痛；④疔疮发背。

操作：向上斜刺 0.5～1 寸。

**陶道（Táodào）**

定位：后正中线上，第 1 胸椎棘突下凹陷中。

主治：①热病，疟疾；②恶寒发热，咳嗽，气喘，骨蒸潮热；③癫狂，脊强。

操作：向上斜刺 0.5～1 寸。

**大椎（Dàzhuī）**

定位：后正中线上，第 7 颈椎棘突下凹陷中。

主治：①热病，疟疾；②恶寒发热，咳嗽，气喘，骨蒸潮热，胸痛；③癫狂痫，小儿惊风；④项强，脊痛；⑤风疹，痤疮。

操作：向上斜刺 0.5～1 寸。

**哑门（Yǎmén）**

定位：正坐，头微前倾，后正中线上，入发际上 0.5 寸。

主治：①暴喑，舌缓不语；②中风，癫狂痫，癔症；③头重，头痛，颈项强急。

操作：正坐位，头微前倾，项部放松，向下颌方向缓慢刺入 0.5～1 寸，不可向上深刺，以免刺入枕骨大孔，伤及延髓。

**风府（Fēngfǔ）**

**定位：**正坐，头微前倾，后正中线上，入发际上1寸。

**主治：**①中风，癫狂痫，癔症；②眩晕，头痛，颈项强痛；③咽喉肿痛，失音，目痛，鼻衄。

**操作：**正坐位，头微前倾，项部放松，向下颌方向缓慢刺入0.5~1寸，不可向上深刺，以免刺入枕骨大孔，伤及延髓。

**脑户（Nǎohù）**

**定位：**风府穴直上1.5寸，当枕骨粗隆上缘凹陷处。

**主治：**头晕，项强，失音，癫痫。

**操作：**平刺0.5~0.8寸。

**强间（Qiángjiān）**

**定位：**脑户穴直上1.5寸，或当风府穴与百会穴连线的中点处。

**主治：**头痛，目眩，项强，癫狂。

**操作：**平刺0.5~0.8寸。

**后顶（Hòudǐng）**

**定位：**强间穴直上1.5寸，或百会穴直后1.5寸。

**主治：**头痛，眩晕，癫狂痫。

**操作：**平刺0.5~0.8寸。

**百会（Bǎihuì）**

**定位：**后发际正中直上7寸，或当头部正中线与两耳尖连线的交点处。

**主治：**①中风，痴呆，癫狂痫，癔症，瘛疭；②头风，头痛，眩晕，耳鸣；③惊悸，失眠，健忘；④脱肛，阴挺，腹泻。

**操作：**平刺0.5~0.8寸。升阳举陷可用灸法。

**前顶（Qiándǐng）**

**定位：**百会穴前1.5寸，或额前部发际正中直上3.5寸处。

**主治：**中风，头痛，眩晕，鼻渊，癫痫。

**操作：**平刺0.5~0.8寸。

**囟会（Xìnhuì）**

**定位：**前顶穴前1.5寸，或额前部发际正中直上2寸。

**主治：**头痛，眩晕，鼻渊，癫痫。

**操作：**平刺0.5~0.8寸。小儿前囟未闭者禁针。

**上星（Shàngxīng）**

**定位：**囟会穴前1寸，或额前部发际正中直上1寸。

**主治：**①头痛，目痛，鼻渊，鼻衄；②热病，疟疾；③癫狂。

**操作：**平刺0.5~0.8寸。

**神庭（Shéntíng）**

**定位：**额前部发际正中直上0.5寸。

**主治**：①癫狂痫，中风；②头痛，目眩，失眠，惊悸；③目赤，目翳，鼻渊，鼻衄。

**操作**：平刺 0.5~0.8 寸。

### 印堂（Yìntáng）

**定位**：在额部，当两眉头的中间。

**主治**：头痛、眩晕、鼻衄、鼻渊、小儿惊风、失眠。

**操作**：提捏局部皮肤，平刺 0.3~0.5 寸，或用三棱针点刺出血。可灸。

### 素髎（Sùliáo）

**定位**：鼻尖正中。

**主治**：①昏迷，惊厥，新生儿窒息；②鼻渊，鼻衄，喘息。

**操作**：向上斜刺 0.3~0.5 寸，或点刺出血。为急救要穴之一。

### 水沟（Shuǐgōu），又名人中

**定位**：在人中沟的上 1/3 与下 2/3 交界处。

**主治**：①昏迷，晕厥，中风，中暑，癔症，癫狂痫，急慢惊风；②鼻塞，鼻衄，面肿，口歪，齿痛，牙关紧闭；③闪挫腰痛。

**操作**：向上斜刺 0.3~0.5 寸，强刺激，或指甲掐按。为急救要穴之一。

### 兑端（Duìduān）

**定位**：上唇正中的尖端，红唇与皮肤交接处。

**主治**：①昏迷，晕厥，癫狂，癔症；②口歪，口噤，口臭，齿痛；③消渴嗜饮。

**操作**：向上斜刺 0.2~0.3 寸。

### 龈交（Yínjiāo）

**定位**：上唇系带与齿龈连接处。

**解剖**：有上唇系带；有上唇动、静脉；布有上颌内槽神经分支。

**主治**：①口歪，口噤，口臭，齿衄，齿痛，鼻衄，面赤颊肿；②癫狂，项强。

**操作**：向上斜刺 0.2~0.3 寸，或点刺出血。

## 二、任脉

### （一）经脉循行路线

《素问·骨空论》载：任脉者，起于中极之下[1]，以上毛际，循腹里，上关元[2]，至咽喉，上颐[3]，循面，入目。

**注：**

①中极之下：中极，穴名，在腹正中线脐下四寸。

②关元：穴名，在腹正中线脐下三寸。

③颐：指下颌部，承浆穴所在。《难经》有"上颐，循面，入目"六字。

### （二）主治病证概要

任脉腧穴主治少腹、脐腹、胃脘、胸、颈、咽喉、头面等局部疾病和相应的内脏疾病及部分神志病，部分腧穴有强壮作用，用于补虚。

**（三）本经腧穴简介（24 穴）**

**会阴（Huìyīn）**

**定位：** 男性在阴囊根部与肛门连线的中点；女性在大阴唇后联合与肛门连线的中点。

**主治：** ①溺水窒息，昏迷，癫狂痫；②小便不利，遗尿，阴痛，阴痒，脱肛，阴挺，痔疮；③遗精，月经不调。

**操作：** 直刺 0.5~1 寸。孕妇慎用。

**曲骨（Qūgǔ）**

**定位：** 前正中线上，脐下 5 寸，当耻骨联合上缘中点处。

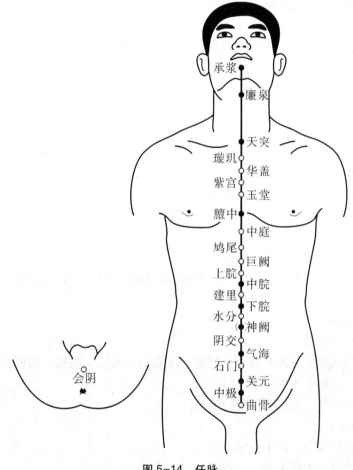

图 5-14　任脉

**主治：** ①少腹胀满，小便淋漓，遗尿；②阳痿，阴囊湿痒；③月经不调，痛经，赤白带下。

**操作：** 直刺 1~1.5 寸。孕妇慎用。

**中极（Zhōngjí），膀胱募穴**

**定位：** 前正中线上，脐下 4 寸。

**主治：** ①遗尿，小便不利，癃闭；②遗精，阳痿，不育；③月经不调，崩漏，阴挺，阴痒，不孕，产后恶露不止，带下。

操作：直刺 1~1.5 寸。孕妇慎用。

**关元（Guānyuán），小肠募穴**

定位：前正中线上，脐下 3 寸。

主治：①中风脱证，虚劳冷惫；②少腹疼痛，腹泻，痢疾，脱肛，疝气；③五淋，便血，尿血，尿闭，尿频；④遗精，阳痿，早泄，白浊；⑤月经不调，痛经，经闭，崩漏，带下，阴挺，恶露不尽，胞衣不下。

操作：直刺 1~1.5 寸。多用灸法。孕妇慎用。

**石门（Shímén），三焦募穴**

定位：前正中线上，脐下 2 寸。

主治：①腹胀，腹泻，痢疾，绕脐疼痛；②奔豚，疝气，水肿，小便不利；③遗精，阳痿；④经闭，带下，崩漏，产后恶露不止。

操作：直刺 1~1.5 寸。孕妇慎用。

**气海（Qìhǎi），肓之原穴**

定位：前正中线上，脐下 1.5 寸。

主治：①虚脱，形体羸瘦，脏气衰惫，乏力；②水谷不化，绕脐疼痛，腹泻，痢疾，便秘；③小便不利，遗尿；④遗精，阳痿，疝气；⑤月经不调，痛经，经闭，崩漏，带下，阴挺，产后恶露不止，胞衣不下；⑥水肿，气喘。

操作：直刺 1~1.5 寸。多用灸法。孕妇慎用。

**阴交（Yīnjiāo）**

定位：前正中线上，脐下 1 寸。

主治：①腹痛，水肿，疝气，小便不利；②月经不调，崩漏，带下。

操作：直刺 1~1.5 寸。孕妇慎用。

**神阙（Shénquè）**

定位：脐窝中央。

主治：①阳气暴脱，形寒神惫，尸厥，风痫；②腹痛，腹胀，腹泻，痢疾，便秘，脱肛；③水肿，鼓胀，小便不利。

操作：一般不针，多用艾炷隔盐灸法。

**水分（Shuǐfēn）**

定位：前正中线上，脐上 1 寸。

主治：①水肿，小便不利；②腹痛，腹泻，胃反吐食。

操作：直刺 1~1.5 寸。水病多用灸法。

**下脘（Xiàwǎn）**

定位：前正中线上，脐上 2 寸。

主治：①腹痛，腹胀，腹泻，呕吐，食谷不化；②小儿疳疾，痞块。

操作：直刺 1~1.5 寸。

**建里（Jiànlǐ）**

定位：前正中线上，脐上 3 寸。

**主治**：①胃痛，呕吐，食欲不振；②腹胀，腹痛；③水肿。

**操作**：直刺 1~1.5 寸。

### 中脘（Zhōngwǎn），胃之募穴；八会穴之腑会

**定位**：前正中线上，脐上 4 寸；或脐与胸剑联合连线的中点处。

**主治**：①胃痛，腹胀，纳呆，呕吐，吞酸，呃逆，疳疾，黄疸；②癫狂痫，脏燥，尸厥，失眠，惊悸，哮喘。

**操作**：直刺 1~1.5 寸。

### 上脘（shàngwǎn）

**定位**：前正中线上，脐上 5 寸。

**主治**：①胃痛，呕吐，呃逆，腹胀；②癫痫。

**操作**：直刺 1~1.5 寸。

### 巨阙（Jùquè），心之募穴

**定位**：前正中线上，脐上 6 寸；或胸剑联合下 2 寸。

**主治**：①癫狂痫；②胸痛，心悸；③呕吐，吞酸。

**操作**：向下斜刺 0.5~1 寸。不可深刺，以免伤及肝脏。

### 鸠尾（Jiūwěi），任脉络穴；膏之原穴

**定位**：前正中线上，脐上 7 寸；或剑突下，胸剑联合下 1 寸。

**主治**：①癫狂痫；②胸满，咳喘；③皮肤痛或瘙痒。

**操作**：向下斜刺 0.5~1 寸。

### 中庭（Zhōngtíng）

**定位**：胸剑联合的中点处。

**主治**：①胸腹胀满，噎嗝，呕吐；②心痛，梅核气。

**操作**：平刺 0.3~0.5 寸。

### 膻中（Dànzhōng），心包募穴；八会穴之气会

**定位**：前正中线上，平第 4 肋间隙；或两乳头连线与前正中线的交点处。

**主治**：①咳嗽，气喘，胸闷，心痛，噎嗝，呃逆；②产后乳少，乳痈。

**操作**：平刺 0.3~0.5 寸。

### 玉堂（Yùtáng）

**定位**：前正中线上，平第 3 肋间隙。

**主治**：①咳嗽，气喘，胸闷，胸痛，乳房胀痛；②喉痹，咽肿。

**操作**：平刺 0.3~0.5 寸。

### 紫宫（Zǐgōng）

**定位**：前正中线上，平第 2 肋间隙。

**主治**：咳嗽，气喘，胸痛。

**操作**：平刺 0.3~0.5 寸。

### 华盖（Huágài）

**定位**：前正中线上，胸骨角的中点处，平第 1 肋间隙。

**主治**：咳嗽，气喘，胸痛，喉痹。

操作：平刺 0.3~0.5 寸。

**璇玑 （Xuánjī）**

定位：前正中线上，胸骨柄的中央处。

主治：咳嗽，气喘，胸痛，咽喉肿痛。

操作：平刺 0.3~0.5 寸。

**天突 （Tiāntū）**

定位：胸骨上窝正中。

主治：①咳嗽，哮喘，胸痛，咽喉肿痛；②暴瘖，瘿气，梅核气，噎嗝。

操作：先直刺 0.2~0.3 寸，然后将针尖向下，紧靠胸骨柄后方刺入 1~1.5 寸。必须严格掌握针刺的角度和深度，以防刺伤肺和有关动、静脉。

**廉泉 （Liánquán）**

定位：微仰头，在喉结上方，当舌骨体上缘的中点处。

主治：①舌强不语，暴喑，喉痹，吞咽困难；②舌缓流涎，舌下肿痛，口舌生疮。

操作：向舌根斜刺 0.5~0.8 寸。

**承浆 （Chéngjiāng）**

定位：颏唇沟的正中凹陷处。

主治：①口歪，齿龈肿痛，流涎；②暴喑，癫狂。

操作：斜刺 0.3~0.5 寸。

## 三、冲脉

### （一）经脉循行路线

冲脉起于小腹内，下出于会阴部，向上行于脊柱内；其外行者经气冲与足少阴经交会，沿着腹部两侧，上行至胸中而散，并上达咽喉，环绕口唇；向下的一支，注入足少阴经，从气冲部分出，沿大腿内侧下行进入腘窝中，下行于小腿深部胫骨内侧，到足内踝后的跟骨上缘分出两支，与足少阴经并行；其中向前行的一支，从内踝后的深部跟骨上缘处分出，沿着足背进入大趾间（图 5-15）。

### （二）主治病证概要

冲脉主治腹部气逆而拘急。

### （三）经脉交会腧穴

会阴、阴交（任脉），气冲（足阳明胃经），横骨、大赫、气穴、四满、中注、肓俞、商曲、石关、阴都、通谷、幽门（足少阴肾经）。

## 四、带脉

### （一）经脉循行路线

带脉起于季胁部的下面，斜向下行到带脉、五枢、维道穴，横行绕身一周（图 5-16）。

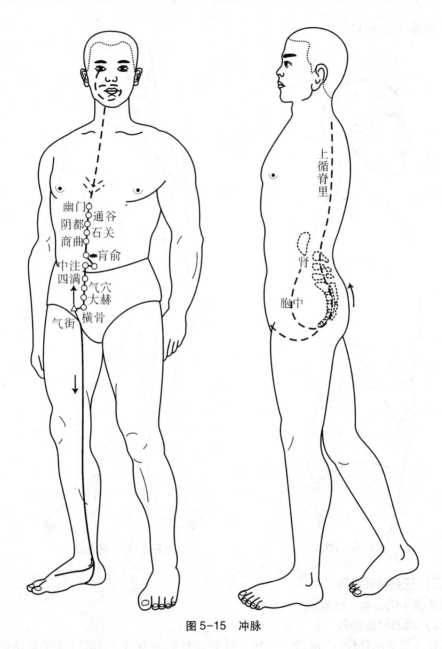

图 5-15　冲脉

## （二）主治病证概要
带脉主治腹满，腰部觉冷如坐水中。

## （三）经脉交会腧穴
带脉、五枢、维道（足少阳胆经）。

# 五、阴维脉

## （一）经脉循行路线
阴维脉起于小腿内侧，沿大腿内侧上行到腹部，与足太阴经相合，过胸部，与任脉会于颈部（图5-17）。

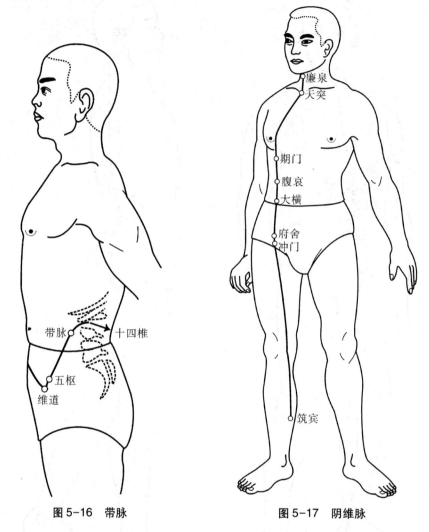

图 5-16　带脉　　　　　图 5-17　阴维脉

### （二）主治病证概要

阴维脉主治心痛、忧郁。

### （三）经脉交会腧穴

筑宾（足少阴肾经），府舍、大横、腹哀（足太阴脾经），期门（足厥阴肝经），天突、廉泉（任脉）。

## 六、阳维脉

### （一）经脉循行路线

阳维脉起于足跟外侧，向上经过外踝，沿足少阳经上行至髋关节部，经胁肋后侧，从腋后上肩，至前额，再到项后，合于督脉（图5-18）。

### （二）主要病证概要

阳维脉主治恶寒发热，腰痛。

## （三）经脉交会腧穴

金门（足太阳膀胱经），阳交（足少阳胆经），臑俞（手太阳小肠经），天髎（手少阳三焦经），肩井（足少阳胆经），头维（足阳明胃经），本神、阳白、头临泣、目窗、正营、承灵、脑空、风池（足少阳胆经），风府、哑门（督脉）。

# 七、阴跷脉

## （一）经脉循行路线

阴跷脉起于足舟骨的后方，上行内踝的上面，沿小腿、大腿的内侧直上，经过阴部，向上沿胸部内侧，进入锁骨上窝，上经人迎的上面，过颧部，到目内眦，与足太阳膀胱经和阳跷脉相会合（图5-19）。

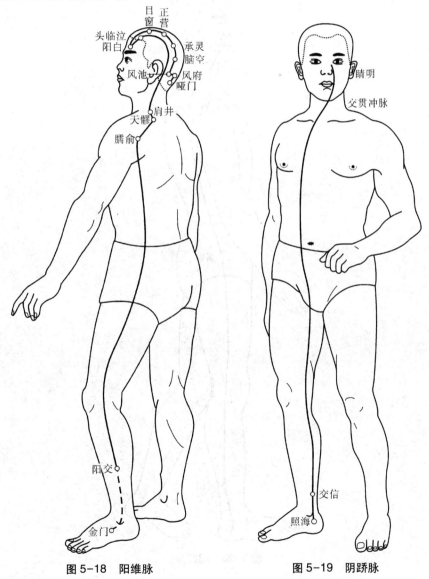

图 5-18　阳维脉　　　　　　　　图 5-19　阴跷脉

## （二）主要病证概要

阴跷脉主治多眠，癃闭。

## （三）经脉交会腧穴

照海、交信（足少阴肾经），睛明（足太阳膀胱经）。

# 八、阳跷脉

## （一）经脉循行路线

阳跷脉起于足跟外侧，经外踝上行腓骨后缘，沿股部外侧和胁后上肩，过颈部上挟口角，进入目内眦，再沿足太阳膀胱经上额，与足少阳经合于风池（图 5-20）。

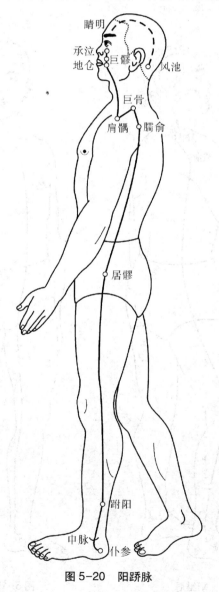

图 5-20　阳跷脉

## （二）主要病证概要

阳跷脉主治不眠，目痛从内眦始。

## （三）经脉交会腧穴

申脉、仆参、跗阳（足太阳膀胱经），居髎（足少阳胆经），臑俞（手太阳小肠经），肩髃、巨骨（手阳明大肠经），天髎（手少阳三焦经），地仓、巨髎、承泣（足阳明胃经），睛明（足太阳膀胱经）。

# 第三节　十五络脉

## 一、列缺——手太阴络脉

手太阴肺经的别行络脉，名曰列缺，起于腕关节上方桡骨茎突后的分肉之间，与手太阴本经并行，直入手掌中，散布于大鱼际部。它的病变，实证为手桡侧腕部锐骨和掌中发热，虚证为呵欠频作，小便失禁或频数，可取它的络穴列缺治疗。穴在距腕1.5寸处，别行于手阳明大肠经。

## 二、偏历——手阳明络脉

手阳明大肠经的别行络脉，名曰偏历，在腕关节后3寸偏历穴处分出，走向手太阴肺经；其支脉向上沿着臂膊，经肩髃穴上行至下颌角处，遍布于齿中；其支脉进入耳中，合于该部所聚的主脉。它的病变，实证为龋齿、耳聋，虚证为齿冷、经气闭阻不通畅，可取它的络穴偏历治疗。

## 三、丰隆——足阳明络脉

足阳明胃经的别行络脉，名曰丰隆，在距离外踝上8寸处分出，走向足太阴脾经；其支脉沿着胫骨外缘上行联络于头项部，与各经的经气相会合，再向下联络于咽喉部。它的病变，气逆则发生突然失音，实证为狂癫之疾，虚证为足缓不收，胫部肌肉萎缩，可取它的络穴丰隆治疗。

## 四、公孙——足太阴络脉

足太阴脾经的别行络脉，名曰公孙，在足大趾本节后1寸处分出，走向足阳明胃经；其支脉进入腹腔，联络于肠胃。它的病变，气上逆则发生霍乱，实证为腹内绞痛，虚证为鼓胀之疾，可取它的络穴公孙治疗。

## 五、通里——手少阴络脉

手少阴心经的别行络脉，名曰通里，在腕关节后1寸处分出上行，沿着手少阴本经入于心中，再向上联系舌根部，会属于目系。它的病变，实证为胸中支满阻隔，虚证为不能言语，可取它的络穴通里治疗。穴在腕关节后1寸，别行于手太阳小肠经。

## 六、支正——手太阳络脉

手太阳小肠经的别行络脉，名曰支正，在腕关节后5寸处，向内侧注入手少阴心经；其支脉上行经肘部，上络于肩髃穴部。它的病变，实证为关节弛缓，肘部萎废不用，虚证为皮肤赘生小疣，可取它的络穴支正治疗。

## 七、飞扬——足太阳络脉

足太阳膀胱经的别行络脉，名曰飞扬，在外踝上7寸处分出，走向足少阴肾经。它的病变，实证为鼻塞流涕，头背部疼痛，虚证为鼻流清涕、鼻出血，可取它的络穴飞扬治疗。

## 八、大钟——足少阴络脉

足少阴肾经的别行络脉，名曰大钟，在内踝后绕行足跟部，走向足太阳膀胱经。其支脉与足少阴本经并行向上而至于心包下，再贯穿腰脊。它的病变，气上逆则发生心胸烦闷，实证为二便不通，虚证为腰痛，可取它的络穴大钟治疗。

## 九、内关——手厥阴络脉

手厥阴心包经的别行络脉，名曰内关，在腕关节后2寸处，发出于两筋之间，走向手少阳三焦经。它沿着手厥阴本经向上联系于心包，散络于心系。心系的病变，实证为心痛，虚证为心中烦乱，可取它的络穴内关治疗。

## 十、外关——手少阳络脉

手少阳三焦经的别行络脉，名曰外关，在腕关节后2寸处分出，绕行于肩膊的外侧，上行进入胸中，会合于心包。它的病变，实证为肘部拘挛，虚证为肘部弛缓不收，可取它的络穴外关治疗。

## 十一、光明——足少阳络脉

足少阳胆经的别行络脉，名曰光明，在外踝上5寸处分出，走向足厥阴肝经，向下联络于足背部。它的病变，实证为足胫部厥冷，虚证为足软无力不能行走，坐而不能起立，可取它的络穴光明治疗。

## 十二、蠡沟——足厥阴络脉

足厥阴肝经的别行络脉，名曰蠡沟，在内踝上5寸处分出，走向足少阳胆经；其支脉经过胫部上行至睾丸部，终结于阴茎处。它的病变，气逆则发生睾丸肿胀、突发疝气，实证为阴茎挺长，阳强不倒，虚证为阴部暴痒，可取它的络穴蠡沟治疗。

## 十三、长强——督脉之络

督脉的别行络脉，名曰长强，挟脊旁膂肌上行至项部，散布于头上；再向下到两肩胛之间，分左右别行于足太阳膀胱经，深入贯穿于脊膂中。它的病变，实证为脊柱强直，虚证为头重、旋摇不定，此皆督脉的别络之过，可取它的络穴长强治疗。

### 十四、尾翳——任脉之络

任脉的别行络脉，名曰尾翳（也称鸠尾），从鸠尾向下，散布于腹部。它的病变，实证为腹部皮肤疼痛，虚证为腹部皮肤瘙痒，可取它的络穴尾翳（即鸠尾）治疗。

### 十五、大包——脾之大络

脾的大络，名曰大包，在渊腋穴下 3 寸处发出，散布于胸胁部。它的病变，实证为一身尽痛，虚证为周身肌肉关节松弛无力。此络脉像网络一样包络周身，如现血瘀，可取它的络穴大包治疗。

# 第四节　常用经外奇穴

## 一、头颈部穴

**四神聪（Sìshéncōng）**
**定位**：在顶部，当百会前后左右各 1 寸，共 4 穴。
**主治**：①头痛、眩晕、失眠、健忘、癫痫；②目疾。
**操作**：平刺 0.5～0.8 寸。可灸。

**鱼腰（Yúyāo）**
**定位**：在额部，瞳孔直上，眉毛中。
**主治**：①眉棱骨痛；②眼睑瞤动、眼睑下垂、目赤肿痛、目翳；③口眼㖞斜。
**操作**：平刺 0.3～0.5 寸。

**上明（Shàngmíng）**
**定位**：在额部，眉弓中点，眶上缘下。
**主治**：目疾。
**操作**：轻压眼球向下，向眶缘缓慢直刺 0.5～1.5 寸，不提插。

**太阳（Tàiyáng）**
**定位**：在颞部，当眉梢与目外眦之间，向后约一横指的凹陷处。
**主治**：①头痛；②目疾；③面瘫。
**操作**：直刺或斜刺 0.3～0.5 寸，或点刺出血。可灸。

**耳尖（Ěrjiān）**
**定位**：在耳郭的上方，当折耳向前，耳郭上方的尖端处。
**主治**：①目疾；②头痛；③咽喉肿痛。
**操作**：直刺 0.1～0.2 寸。可灸。

**球后（Qiúhòu）**
**定位**：在面部，当眶下缘外 1/4 与内 3/4 交界处。

主治：目疾。

操作：轻压眼球向上，向眶缘缓慢直刺0.5~1.5寸，不提插。

### 上迎香（Shàngyíngxiāng）

定位：在面部，当鼻翼软骨与鼻甲的交界处，近鼻唇沟上端处。

主治：鼻渊、鼻部疮疖。

操作：向内上方平刺0.3~0.5寸。

### 内迎香（Nèiyíngxiāng）

定位：在鼻孔内，当鼻翼软骨与鼻甲交界的黏膜上。

主治：①目赤肿痛、热病、中暑；②鼻疾、喉痹；③眩晕。

操作：用三棱针点刺出血。

### 夹承浆（Jiáchéngjiāng）

定位：在面部，承浆穴旁开1寸处。

主治：齿龈肿痛、口歪。

操作：斜刺或平刺0.3~0.5寸。

### 金津、玉液（Jīnjīn、Yùyè）

定位：在口腔内，当舌系带两侧静脉上，左为金津，右为玉液。

主治：①口疮、舌强、舌肿；②呕吐、消渴。

操作：点刺出血。

### 牵正（Qiānzhèng）

定位：在面颊部，耳垂前0.5~1寸处。

主治：口歪、口疮。

操作：向前斜刺0.5~0.8寸。可灸。

### 翳明（Yìmíng）

定位：在项部，当翳风后1寸。

主治：①头痛、眩晕、失眠；②目疾、耳鸣。

操作：直刺0.5~1寸。可灸。

### 安眠（Ānmián）

定位：在项部，当翳风穴与风池穴连线的中点。

主治：①失眠、头痛、眩晕；②心悸；③癫狂。

操作：直刺0.8~1.2寸。可灸。

## 二、胸腹部穴

### 子宫（Zǐgōng）

定位：在下腹部，当脐中下4寸，中极旁开3寸。

主治：①阴挺；②月经不调、痛经、崩漏；③不孕。

操作：直刺0.8~1.2寸。

### 三角灸（Sānjiǎojiǔ）

定位：以患者两口角之间的长度为一边，作等边三角形，将顶角置于患者脐心，底边呈水平线，两底角处是该穴。

**主治**：疝气、腹痛。

**操作**：艾炷灸 5~7 壮。

## 三、背部穴

**定喘（Dìngchuǎn）**

**定位**：在背部，当第 7 颈椎棘突下，旁开 0.5 寸。

**主治**：①哮喘、咳嗽；②肩背痛、落枕。

**操作**：直刺 0.5~0.8 寸。可灸。

**夹脊（Jiájǐ）**

**定位**：在背腰部，当第 1 胸椎至第 5 腰椎棘突下两侧，后正中线旁开 0.5 寸，一侧 17 穴，左右共 34 穴。

**主治**：适应范围较广，其中上胸部的穴位治疗心肺、上肢疾病；下胸部的穴位治疗胃肠疾病；腰部的穴位治疗腰腹及下肢疾病。

**操作**：直刺 0.5 寸，或用梅花针叩刺。可灸。

**胃脘下俞（Wèiwǎnxiàshū）**

**定位**：在背部，当第 8 胸椎棘突下，旁开 1.5 寸。

**主治**：①胃痛、腹痛、胸胁痛；②消渴。

**操作**：斜刺 0.3~0.5 寸。可灸。

**腰眼（Yāoyǎn）**

**定位**：在腰部，当第 4 腰椎棘突下，旁开约 3.5 寸凹陷中。

**主治**：①腰痛；②月经不调、带下；③虚劳。

**操作**：直刺 1~1.5 寸。可灸。

**十七椎（Shíqīzhuī）**

**定位**：在腰部，当后正中线上，第 5 腰椎棘突下。

**主治**：①腰腿痛、下肢瘫痪；②崩漏、月经不调；③小便不利。

**操作**：直刺 0.5~1 寸。可灸。

**腰奇（Yāoqí）**

**定位**：在骶部，当尾骨端直上 2 寸，骶角之间凹陷中。

**主治**：①癫痫、头痛、失眠；②便秘。

**操作**：向上平刺 1~1.5 寸。可灸。

## 四、上肢穴

**肩前（Jiānqián）**

**定位**：在肩部，正坐垂臂，当腋前皱襞顶端与肩髃穴连线的中点。

**主治**：肩臂痛、臂不能举。

**操作**：直刺 1~1.5 寸。可灸。

**肘尖（Zhǒujiān）**

**定位**：在肘后部，屈肘当尺骨鹰嘴的尖端。

主治：①瘰疬；②痈疽；③肠痈。

操作：艾炷灸 7~15 壮。

### 二白（Èrbái）

定位：在前臂掌侧，腕横纹上 4 寸，桡侧腕屈肌腱的两侧，一侧各 1 穴，一臂 2 穴，左右两臂共 4 穴。

主治：①痔疾、脱肛；②前臂痛、胸肋痛。

操作：直刺 0.5~0.8 寸。可灸。

### 中魁（Zhōngkuí）

定位：在中指背侧近侧指间关节的中点处。握拳取穴。

主治：噎膈、呕吐、食欲不振、呃逆。

操作：针刺 0.2~0.3 寸。艾炷灸 5~7 壮。

### 腰痛点（Yāotòngdiǎn）

定位：在手背侧，当第 2、第 3 掌骨及第 4、第 5 掌骨之间，当腕横纹与掌指关节中点处，一侧 2 穴，左右共 4 穴。

主治：急性腰扭伤。

操作：由两侧向掌中斜刺 0.5~0.8 寸。可灸。

### 落枕穴（Luòzhěnxué）

定位：在手背侧，当第 2、第 3 掌骨间，指掌关节后约 0.5 寸处。

主治：①落枕、手臂痛；②胃痛。

操作：直刺或斜刺 0.5~0.8 寸。

### 外劳宫（Wàiláogōng）

定位：左手背侧，当第 2、第 3 掌骨间，指掌关节后约 0.5 寸处（指寸）。

主治：①落枕、手臂肿痛；②脐风。

操作：直刺 0.5~0.8 寸。可灸。

### 八邪（Bāxié）

定位：在手背侧，微握拳，第 1 至第 5 指间，指蹼缘后方赤白肉际处，共 8 穴。

主治：①手背肿痛、手指麻木；②烦热、目痛；③毒蛇咬伤。

操作：斜刺 0.5~0.8 寸，或点刺出血。

### 四缝（Sìfèng）

定位：在第 2 至第 5 指掌侧，近端指关节的中央，一手 4 穴，左右共 8 穴。

主治：①小儿疳积；②百日咳。

操作：点刺出血，或挤出少许黄色透明黏液。

### 十宣（Shíxuān）

定位：在手十指尖端，距指甲游离缘 0.1 寸（指寸），左右共 10 穴。

主治：①昏迷；②癫痫；③高热、咽喉肿痛。

操作：浅刺 0.1~0.2 寸，或点刺出血。

## 五、下肢穴

**环中（Huánzhōng）**

定位：在臀部，环跳穴与腰俞穴连线的中点。

主治：坐骨神经痛、腰痛、腿痛。

操作：直刺 2~3 寸。可灸。

**百虫窝（Bǎichóngwō）**

定位：屈膝，在大腿内侧，髌底内侧端上 3 寸，即血海上 1 寸。

主治：①虫积；②风湿痒疹、下部生疮。

操作：直刺 1.5~2 寸。可灸。

**鹤顶（Hèdǐng）**

定位：在膝上部，髌底的中点上方凹陷处。

主治：膝痛、足胫无力、瘫痪。

操作：直刺 0.8~1 寸。可灸。

**膝眼（Xīyǎn）**

定位：屈膝，在髌韧带两侧凹陷处。在内侧的称内膝眼，在外侧的称外膝眼。

主治：①膝痛、腿痛；②脚气。

操作：向膝中斜刺 0.5~1 寸，或透刺对侧膝眼。可灸。

**胆囊（Dǎnnáng）**

定位：在小腿外侧上部，当腓骨小头前下方凹陷处（阳陵泉）直下 2 寸。

主治：①急慢性胆囊炎、胆石症、胆道蛔虫症；②下肢痿痹。

操作：直刺 1~2 寸。可灸。

**阑尾（Lánwěi）**

定位：在小腿前侧上部，当犊鼻下 5 寸，胫骨前缘旁开一横指。

主治：①急慢性阑尾炎；②消化不良；③下肢痿痹。

操作：直刺 1.5~2 寸。可灸。

**内踝尖（Nèihuáijiān）**

定位：在足内侧面，内踝凸起处。

主治：①牙痛、乳蛾；②小儿不语；③霍乱；④转筋。

操作：常用灸法。

**外踝尖（Wàihuáijiān）**

定位：在足外侧面，外踝凸起处。

主治：①脚趾拘急、踝关节肿痛；②脚气；③牙痛。

操作：常用灸法。

**八风（Bāfēng）**

定位：在足背侧，第 1 至第 5 趾间，趾蹼缘后方赤白肉际处，一足 4 穴，左右共 8 穴。

主治：①足跗肿痛、趾痛；②毒蛇咬伤；③脚气。

**操作**：斜刺 0.5~0.8 寸，或点刺出血。

腧穴理论是经络收放疗法最为主要的基础理论之一，临床上只有熟练掌握腧穴理论的基本内容，根据相关穴位的主治病证等选穴组方，并正确运用经络收放理论的基本操作方法，才能收到良好的治疗疾病的效果。

（李 民 李 杰）

# 第六章 经络收放疗法的取穴原则与手法

经络收放疗法的取穴原则是建立在五行学说、脏腑理论、经络理论和腧穴理论基础之上的，通过穴位的治疗作用，调解五脏六腑之间五行的平衡，疏通经络气血，从而起到防病治病的作用。本章主要介绍经络收放疗法的取穴原则和操作手法。

## 一、经络收放疗法的取穴原则

经络收放疗法基本的取穴原则是根据患者症状来确定治疗所用的腧穴。临床具体取穴时应遵循近部取穴、远部取穴和随证取穴三个方面。

### （一）近部取穴

近部取穴主要是根据腧穴都能治疗所在部位的局部和邻近部位的病症这一普遍规律提出的。近部取穴多用于治疗体表部位明显和较局限的症状，如鼻病取迎香，口歪取颊车、地仓，胃痛取中脘、梁门等。这种取穴方法简便，故应用比较广泛。如《灵枢·厥病》说："耳鸣，取耳前动脉。"《百症赋》说："悬颅、颔厌之中，偏头痛止。"

### （二）远部取穴

远部取穴主要是根据阴阳、五行、脏腑、经络学说等理论和腧穴的主治功能提出的，是在病痛较远的部位取穴，如腰痛取委中、昆仑，口齿痛取合谷等。临床具体在应用时，既可取所病脏腑的本经腧穴，也可取表里经或其他有关经脉中的腧穴。例如，胃痛取足三里或取与胃相表里的脾经公孙穴，以及与胃有关经脉的腧穴，如肝经的太冲、心包经的内关等。正如《灵枢·终始》中所说："病在上者，下取之，病在下者，高取之，病在头者，取之足，病在腰者，取之腘。"

### （三）随证取穴

随证取穴，也叫对证取穴，又称作辨证取穴，是根据中医理论和腧穴功能主治来取穴的。这与近部取穴和远部取穴有所不同。近部或远部取穴，都是以病痛部位为依据取穴，但临床上有些症状属于全身性的，如发热、自汗、盗汗、虚脱、失眠等全身证候，就可用随证取穴法。如《难经·四十五难》说："腑会太仓，脏会季胁，髓会绝骨，血会膈俞，骨会大杼，脉会太渊，气会膻中。"这些腧穴都与某一方面的病症有密切关系，临床上可以随症选取。例如，属气机失调的胸闷、气促等取膻中；血虚或慢性出血疾患取膈俞；筋病时取阳陵泉等。又如，外感发热取大椎、合谷、曲池等以清热解表；昏迷急救取人中、素髎、内关以醒神开窍；阴虚发热，盗汗，取阴郄、复溜以滋阴清热而止汗等。

以上三个取穴原则，在临床上既可单独选取，也可相互配合应用。如《灵枢·四时气》指出："腹中长鸣，气上冲胸，喘不能久立，邪在大肠，刺盲之源，巨虚上廉、三里。"既有近部取穴（盲之源，气海穴），又有远部取穴和随症取穴（巨虚上廉、三里）。这是近部、远部和随症取穴较为典型的方法。实证则多用放法以泄其邪气，虚证则多用收法以补其不足。

另外，在配穴时，应注意腧穴主治的协同作用，可以选择本经配穴、表里配穴、前后配穴、上下配穴和左右配穴等以加强疗效。经络收放疗法非常注重五输穴的应用，五输穴是指十二经穴分布在肘膝关节以下的五类腧穴，包括井穴、荥穴、输穴、经穴和合穴。五输穴分别配属五行，《灵枢·本输》指出阴经井穴属木、阳经井穴属金。《难经·六十四难》补全了阴阳各经五输穴的五行属性，即"阴井木，阳井金；阴荥火，阳荥水；阴俞土，阳俞木；阴经金，阳经火；阴合水，阳合土"，均依五行相生的顺序。十二经脉五输穴穴名及其五行属性见表6-1、表6-2。十二正经每经五穴，共六十穴，在《难经》中根据五输穴的主治性能与五行木、火、土、金、水的配合，并结合脏腑的五行属性，提出了"虚者补其母，实者泻其子"的五输穴应用方法。例如，肺在五行属金，肺经的实证，可以取肺经五输穴中性质属"水"的合穴尺泽，施以放法。因为金生水，水为金之子，取尺泽即体现了"实者泻其子"的治疗原则。肺经的虚证，可以取肺经五输穴中性质属土的输穴太渊，施以收法。因为土生金，土为金之"母"，取太渊即体现了"虚者补其母"的五输穴配穴原则。

### 表6-1 六阴经五输穴及五行属性

|  | 肺（金） | 肾（水） | 肝（木） | 心（火） | 脾（土） | 心包（相火） |
|---|---|---|---|---|---|---|
| 井（木） | 少商 | 涌泉 | 大敦 | 少冲 | 隐白 | 中冲 |
| 荥（火） | 鱼际 | 然谷 | 行间 | 少府 | 大都 | 劳宫 |
| 输（土） | 太渊 | 太溪 | 太冲 | 神门 | 太白 | 大陵 |
| 经（金） | 经渠 | 复溜 | 中封 | 灵道 | 商丘 | 间使 |
| 合（水） | 尺泽 | 阴谷 | 曲泉 | 少海 | 阴陵泉 | 曲泽 |

### 表6-2 六阳经五输穴及五行属性

|  | 大肠（金） | 膀胱（水） | 胆（木） | 小肠（火） | 胃（土） | 三焦（相火） |
|---|---|---|---|---|---|---|
| 井（金） | 商阳 | 至阴 | 窍阴 | 少泽 | 厉兑 | 关冲 |
| 荥（水） | 二间 | 通谷 | 侠溪 | 前谷 | 内庭 | 液门 |
| 输（木） | 三间 | 束骨 | 足临泣 | 后溪 | 陷谷 | 中渚 |
| 经（火） | 阳溪 | 昆仑 | 阳辅 | 阳谷 | 解溪 | 支沟 |
| 合（土） | 曲池 | 委中 | 阳陵泉 | 小海 | 足三里 | 天井 |

## 二、经络收放疗法的操作手法

经络收放理论认为，人体的经穴存在着开、闭、阖、收的不同状态，根据患者的病情和体质，分别施以收与放的手法，即可达到防病治病的目的。所谓收，指补法，是扶助人体正气的主要方法；所谓放，指泻法，是祛除邪气的主要方法。所以经络收放，贯穿着中医学扶正祛邪这一治疗原则的基本思想。

对于穴位的具体操作，顺时针方向为收法，即补法；逆时针方向为放法，即泻法。上顶为收法，即补法；下按为放法，即泻法。轻按为收法，即补法；重按为放法，即泻法。其中左转三圈，右转三圈为平补平泻法，主要用于对土穴的操作。因土在五行中居中央，又能生养万物，故经络收放疗法中称土穴为"生长之穴"。对于五行穴位中的金穴和火穴，施以收法，即补法；对于五行穴位中的木穴和水穴则施以放法，即泻法。这就是经络收放疗法的核心内容，即"金收、木放、火收、水放、土生长"。

对于骨质增生所致的疾病，经络收放疗法又有其特殊的治疗方法，即采用收放骨血、筋血和皮血的操作治疗方法。如在特定的穴位上，轻按三下为收骨血，重按四下为放骨血；在特定的穴位上，轻按两次为收筋血，重按四次为放筋血；而收放皮血则遵循左右上下的原则，对特殊穴位给以施术，即轻拿皮肉为收皮血，重拿皮肉为放皮血。如此操作，可使人体全身气血通畅，从而达到治疗疾病的目的。

（张广华　张全钦　张红钦　沈永良　吴金魁）

# 病证与治疗

# 第一章　颈椎病

颈椎病，又称颈肩综合征，是以颈部麻木不仁或肩臂麻木疼痛，严重者出现眩晕、瘫痪为主要临床表现的病证。临床以肩臂麻木疼痛占大多数，故又称颈臂综合征。

中医学对本病的诊疗有悠久的历史，本病属于中医学"痹证""骨痹""骨痛"等疾病的范畴。现代医学认识本病的历史并不长，在20世纪40年代，有人将颈椎骨质增生、颈椎间盘退行性改变及其所引起的临床症状，综合起来称为颈椎病。20世纪50年代以后，多数医家认为颈椎病是中老年人的常见病之一，其中绝大多数的患者可以通过手法、牵引、针灸、药物等治疗手段使临床症状得到缓解。

## 一、病因病机

### （一）内因

**1. 先天畸形、颈椎隐裂、颈体融合、颈椎管狭窄**　各种先天畸形虽在出生时已经存在，但出生后一般无临床症状。到40岁后，因精气始衰，临床发病人数逐渐增多，这说明先天畸形引起颈椎病的症状与年龄、劳损、外邪等各种因素有关。例如，先天性骨性椎管狭窄，在青年时期并无症状，而中年以后当继发骨质增生、黄韧带肥厚时，则诱发或加重了椎管狭窄的症状，从而出现相应临床症状。

**2. 肝肾亏虚，筋骨衰退**　肾藏精，主骨；肝藏血，主筋。《素问·上古天真论》认为："五八，肾气衰""七八，肝气衰，筋不能动""身体重，行步不正"。即论述了随着年龄的增长，脏气功能衰退，筋骨也会出现相应的功能障碍，出现各种临床症状，这说明肝肾亏虚是本病的重要内在原因。

### （二）外因

**1. 外伤所致**　急性颈椎外伤，是引起颈椎病的重要外因之一。颈椎的外伤性轻度骨折、轻微移位、颈部挫伤等，可伴有颈椎间盘的损伤及颈神经根的症状。

**2. 慢性劳损**　主要与患者长期从事某种职业有关。常见的如长期从事刺绣、缝纫、书写、操作计算机或打字等低头工作时，可引起颈椎关节囊、韧带等的松弛，从而加速颈椎的退行性变化而逐步发生临床症状。

**3. 风寒湿邪**　年老体虚、肌肤腠理不固、气血生成不足，使筋骨失于濡养，风寒湿等外邪则易于侵袭，外邪痹阻经络，经络气血瘀滞，引起麻木不仁等临床症状。

**4. 局部疮肿**　常见的有咽部、喉部及颈后部的对口、偏对口急性疮肿，因热毒壅滞，血败肉腐化脓，可波及邻近颈椎，引起颈椎小关节潮红、渗出、韧带松弛等变化，若刺激局部肌肉，则肌肉痉挛收缩，引起颈部疼痛、强直、斜颈，X线检查可见颈椎半脱位等。

### （三）病机

**1. 椎间盘退化**　人在 30 岁以后，颈椎纤维环弹力降低，可产生裂隙，软骨板也会出现变性，特别是髓核的含水量减少，弹性也逐步减小，最后可致椎间盘纤维化和钙化。椎间盘的退化导致椎间盘变薄，X 线检查可见椎间隙狭窄。本型辨证属肝肾亏虚，气血瘀滞者多。

**2. 小关节改变**　当颈椎间隙狭窄时，小关节承受的力增加，若时间过长可引起颈椎损害，使椎间孔相应变小。此型辨证属肝肾亏虚，气血瘀滞者多。

**3. 韧带的改变**　黄韧带在中年以后多有肥厚改变。显著肥厚时，可使椎管变小，脊髓后方受到压迫。前纵韧带、后纵韧带因急性外伤或慢性劳损，也可有微小撕裂，继发椎间盘纤维化或钙化。有钙化者，钙化影可以在 X 线片上明确显示。此型辨证属瘀血阻络，气血不足者多。

**4. 骨质增生**　由于椎间隙狭窄或韧带损伤引起血肿钙化，或小关节过度磨损，均可引起骨质增生。临床多以颈 5、颈 6 为好发部位。增生后形成骨刺即可发生临床症状，但骨质增生也有稳定颈椎关节的作用，这主要与骨质增生的部位有关。当颈椎侧后缘骨质增生时，可影响椎动脉的血流，从而出现相应临床症状。此型辨证多属风寒湿闭阻经络，气滞血瘀，经络不通所致。

## 二、临床表现

颈椎病的临床分型较多，目前较通行的分型有：落枕型（或称颈型）；痹证型（或称神经根型，即颈臂综合征）；痿证型（或称脊髓型）；眩晕昏厥型（或称椎动脉型）；五官型（或称交感神经型）。

在上述各型中，临床以落枕型及痹证型较多见，其余各型较少见。但对于痿证和眩晕病的患者要注意鉴别是否由颈椎病所引起。

### （一）落枕型颈椎病（颈型颈椎病）

落枕型颈椎病发作时，颈项部疼痛，有时延及上背部，不能俯仰旋转，并且反复发作。合并有眩晕或偏头痛者，每次发作三五天后，可有一段时间的缓解。这主要是由于中年以后，体质渐弱，肝肾之气渐亏，再兼气血亏虚或外伤劳损等因素，导致颈椎关节囊松弛，韧带钙化，进而椎间盘退化，骨刺形成等，从而引起颈背疼痛反复发作。

### （二）痹证型颈椎病（神经根型颈椎病）

痹证型颈椎病临床表现以一侧肩臂疼痛、麻木或肌肉萎缩为多见，或有两臂麻痛感。主要是由于颈部椎间盘退化、骨质增生、关节囊松弛、颈椎间孔变窄等刺激颈神经根，受风寒和劳累后症状加重。根据患者的主诉及临床症状的轻重不同，临证又可分为疼痛、麻木和萎缩三型。

**1. 疼痛型**　发病较急，颈、肩、臂、手等部位均感觉到疼痛、酸胀，肌力和肌张力有所减弱。大多数患者为一侧发病，头部可微向患侧偏，以减轻症状。咳嗽时有震动性疼痛，夜间症状加重，患者休息时常常选择某种卧位，如侧卧时患侧向上等。

**2. 麻木型**　发病较慢，肩臂和上胸背等部位麻木不仁，或兼有轻度疼痛。部分患者麻木以前臂及手为主，夜间症状较明显，白天可无症状。伴有皮肤痛、温度觉减退，但肌力和肌张力均正常。

**3. 萎缩型**　患侧上肢肌力明显减弱，大小鱼际肌肉萎缩松弛，肌力明显减退时影响正常劳动，严重者则会致残，但无疼痛酸麻等感觉。

### （三）痿证型颈椎病（脊髓型颈椎病）

痿证型颈椎病临床表现为肢体沉重逐渐加重，行走不便，步履蹒跚，肢冷不温。病久则见肌肉萎缩，严重者肢体萎废，步履蹒跚易倒，最后无力行走，形成瘫痪，部分患者可兼有二便失控。此为肝肾亏虚，兼气血不足，经脉空虚，筋骨失于濡养，宗筋弛纵所致。本型多为颈椎间盘突向椎管压迫脊髓，或椎体后方骨刺小关节增生，黄韧带肥厚和钙化，椎板增厚，使椎管狭窄压迫脊髓，或者影响脊髓的血液循环引起。其上肢症状常见的有麻木、酸胀、疼痛、发抖或无力感。可发生于一个手指或多个手指，有时仅五指尖部，手的尺侧或手背，有的发生于肩胛部、上臂或前臂，有的上肢远端及近端同时发生疼痛。其下肢症状常见有手一侧下肢或两侧下肢的神经机能障碍，有单纯下肢运动障碍症状，如无力、发抖、打软等，有表现为单侧下肢感觉障碍者，如双足感觉异常，双下肢发麻等。也有交叉症状，如出现一侧上肢和对侧下肢发麻、疼痛。四肢症状常见双下肢发木、无力，抬腿困难，步态不稳。可伴头痛、头晕或头皮痛等临床表现。

### （四）眩晕昏厥型颈椎病（椎动脉型颈椎病）

眩晕昏厥型颈椎病常见的临床症状有头目眩晕，尤其以体位性眩晕为特点，可伴头痛、性情急躁易怒、复视、眼震等表现。本型多为肾水不足，肝阳上亢所致。若肾气亏损，气血虚弱者，可见眩晕时作，恶心，呕吐，头重脚轻，走路不稳或发飘，或同时有偏头痛，呈胀痛或跳痛，与眩晕同时出现或交替发作，部分患者可合并有耳鸣、听力下降等症状。少数患者可有突然晕厥或跌倒，且较少发生。本病主要因钩椎关节处的骨质增生压迫导致椎动脉导管腔狭窄，椎动脉供血不足所致。

### （五）五官型颈椎病（交感神经型颈椎病）

五官型颈椎病临床症状多不典型，或眼睑无力，眼胀痛，易流泪；或耳鸣，听力下降；或感咽部不适，有异物感，易恶心；或皮肤多汗或少汗，血压不稳，忽高忽低，心跳加速等。

## 三、辨证诊断

### （一）诊断

根据患者的年龄、有无外伤史、主诉、症状等，临床进行辨证诊断。

**1. 体格检查**　首先应观察颈部外形，有些患者可因颈背部肌肉痉挛紧张而轻度强直，个别患者颈部轻度侧弯，可使对侧椎间孔扩大，从而缓解神经根压迫。如诊断颈部的骨质增生，上关节移位时，可使用仰头伸颈法。即仰头伸颈时出现疼痛、麻木或头晕、耳鸣，回到自然位置或低头屈颈位则症状消失或者缓解，以此可以断定颈部的增生或关节的突出移位。

**2. 触摸颈椎** 以第 7 颈椎棘突（大椎）定位，向上触摸以确定棘突的位置，检查棘突有无压痛、棘突两侧有无条索状硬结或压痛等症状。

**3. 颈部活动功能检查** 患者做前屈低头、后伸仰头、左右侧弯及左右旋转动作，观察活动是否灵活，功能有无障碍等。落枕型颈椎病和痹证型颈椎病常有一定程度的功能障碍，急性期功能障碍较重，慢性期的颈椎病患者，在活动颈部时，偶尔可闻及清晰的弹响声。

**4. 其他物理检查** 颈椎病患者可见侧弯试验阳性、击顶试验阳性、前斜角肌揉压试验阳性、屈颈试验阳性、伸颈试验阳性，或者肌力减弱，症状严重时可出现生理反射减弱，病理反射阳性等。

**5. 麻木区的测定与颈椎病变定位** 病变在第 3、第 4 颈椎之间者，如颈 3-4 椎间盘突出时，则麻木区和疼痛区位于颈根、肩部和上臂外侧，病程长者可致三角肌、肱二头肌萎缩；如颈 3-4 椎间隙狭窄，可压迫第 4 神经根出现颈部疼痛，后枕部疼痛，枕大神经压痛，枕部感觉障碍等症状。病变在第 4、第 5 颈椎之间者，如颈 4-5 椎间盘突出，麻木区和疼痛放射至拇指和上臂桡侧、拇指背外侧、手桡侧，病程较长者可致肱二头肌萎缩；如颈 4-5 椎间隙狭窄，可刺激颈 5 神经根，出现颈部疼痛，颈肩至上臂外侧和前臂桡侧再至腕部有放射疼痛及麻木等症状。病变在第 5、第 6 颈椎之间者，麻木区分布在上胸背部、肩部、前臂桡侧及拇指和示趾，如颈 5-6 椎间盘突出，麻木区和疼痛可放射至背和示趾、中指，病程较长者可致肱三头肌萎缩；如颈 5-6 椎间隙狭窄，可刺激颈 6 神经根，可沿颈部，颈肩至上臂外侧和前臂桡侧再至腕部疼痛和麻木并放射至拇指和示趾，肩胛内上缘有压痛，颈 5、颈 6 棘突常有压痛。病变在第 6、第 7 颈椎，第 1 胸椎之间的，麻木区偏于前臂尺侧及无名指和小指，如颈 6-7 椎间盘突出，麻木区和疼痛可放射至前臂尺侧无名指和小指，病程较长者可致肌肉萎缩；如颈 6、7 椎间隙狭窄，可刺激颈 7 神经根，麻痛症状沿颈部，颈肩顶至上臂外侧和前臂桡侧再至腕部及手中指，肱三头肌肌力减弱，肌腱反射减弱，偶有伸腕及伸指肌力减弱；如颈 7-胸 1 椎间隙狭窄，可刺激压迫颈 8 神经根，麻痛症状则沿上臂内侧至无名指和小指，肩胛内下缘有压痛点。

**6. 颈椎 X 线检查** 对于颈椎的骨质增生、椎间盘退变钙化、颈部软组织各韧带的钙化等，可以通过 X 线检查得到具体的结果。阅读颈椎 X 线片时要注意以下方面：

（1）颈椎生理弧度的改变：正常颈椎呈向前弧形曲度，颈椎病患者的生理弧度可减小、消失，甚至成角，反张的弧形弯曲等。多因颈项部的疼痛和椎间盘变性所引起。

（2）椎体边缘骨质增生：多见于第 5、第 6、第 7 颈椎的前后缘之上下角，临床上，后缘的骨质增生较前缘的骨刺更容易引发患者的症状。

（3）椎间隙变狭窄：多数患者是一个椎间隙变狭窄，但也有两个以上椎间隙同时变狭窄的，读片时可与相邻无明显狭窄的椎间隙作比较。椎间隙狭窄可因髓核变性、纤维环弹力降低、髓核突出等引起。

（4）椎间孔的变化：常见的变化有椎间孔狭窄、小关节增生或错缝、钩突骨刺等，可使椎间孔变形和变小，是临床引起颈臂综合征的最重要因素。

（5）韧带钙化：项韧带可出现条状或片状钙化，前纵韧带和后纵韧带也可出现点状钙化。韧带钙化表明颈椎的椎间盘已发生退行性变，同时亦可视为机体的保护性反应，可增加相应颈椎的稳定性。

以上五个方面是颈椎病患者 X 线片上的主要变化。具体到每个患者，其 X 线片常具有上述变化中的一项或多项。需要注意的是，颈椎病患者临床症状的轻重，与 X 线片上病理变化的轻重并无平行关系，临床上，有的患者症状较重，但 X 线片上骨刺等变化较轻；或 X 线片上骨刺显著增生，却并无临床症状。故临床诊断应以症状为主，结合 X 线片进行诊断。

### （二）鉴别

对于某些特殊类型的颈椎病，在临床诊断时还应注意与其他疾病的鉴别。

**1. 落枕型颈椎病与落枕** 落枕以青壮年人为多，患者无外伤史，很少反复发作。而落枕型颈椎病多发生于 30 岁以上的中年人和老年人，部分患者常有外伤病史，症状常持续存在或反复发作，X 线检查可见颈椎相关部位呈现退性行变化。

**2. 痹证型颈椎病与肩关节周围炎和颈肋** 肩关节周围炎多发于 50 岁以上的中老年人，疼痛以肩关节为主，以夜间静止时自发性疼痛加剧为特点，关节功能逐渐受限，活动到受限区域后出现相应疼痛。当病情严重时，可出现肩三角肌萎缩，但较神经麻痹、结核等病所致的肌肉萎缩症状要轻。颈肋与前斜角肌综合征，在青壮年中发病率较高，当患肢在下垂、后伸或提重时症状加重，疼痛自颈根部、肩部向上肢远端放射性串痛，或伴有皮肤过敏、烧灼麻木等异常表现。如果压迫锁骨下动脉，会出现上肢皮色苍白或青紫、手指发冷变白、麻木、脉弱或无脉等。患侧颈根部有硬性物隆起，锁骨上窝变浅，肌肉萎缩主要表现在前臂及手部小肌群，X 线检查显示有颈肋。

## 四、治疗方法

### （一）经络收放疗法治疗

**1. 痹证型颈椎病**

**处方**：土穴（合谷），水穴（手三里），土穴（曲池），木穴（后溪），木穴（肩髃），土穴（肩井），木穴（左风池），金穴（右风池）。

**定位**：合谷又名虎口。在手背第 1、第 2 掌骨之间，约平第 2 掌骨中点处，为手阳明大肠经原穴。简便取穴法：以一手的拇指指骨关节横纹，放在另一手拇、示指之间的指蹼缘上，当拇指尖下是穴。曲池位于屈肘成直角时，肘横纹外端与肱骨外上髁连线的中点，为手阳明大肠经穴。手三里在曲池穴下 2 寸处，也为手阳明大肠经穴。肩髃位于肩平举时，肩部出现两个凹陷之前方的凹陷中，属手阳明大肠经穴。后溪位于握拳时，在第 5 指掌关节后尺侧，横纹头赤白肉际处。肩井位于大椎、肩峰连线的中点，为足少阳胆经穴。风池位于胸锁乳突肌与斜方肌之间凹陷中，平风府穴处，为足少阳胆经穴。

**方义**：土穴合谷、土穴曲池、水穴手三里、木穴肩髃，属手阳明大肠经穴，以上四穴同属阳明。阳明为多气多血之经，手阳明大肠与手太阴肺相表里，共同参与水谷的腐熟、传导与布散。平补土穴而泻木穴，为抑木扶土之法，可振奋手阳明大肠经脉之气血，具有治疗上肢局部疾病的功能和治疗本经疾病的作用。木穴后溪，为手太阳小肠经穴，手太阳经所注为"输"，是五输穴之"输"，又是八脉交会穴之一，通督脉，可振奋手太阳经气，用泻法可通经脉，利血气。土穴肩井，为足少阳胆经穴，可治疗头项强痛、肩背疼痛、上肢不遂等病，用泻法以通少阳之脉。木穴左风池和金穴右风池，为足少阳胆经穴，可治颈项强痛等颈部疾病，补金穴泻木穴，以调少阳经气。全方金木水土相互配合，生克制化，三阳经合治，共取通经活血，活络止痛之功。

**操作要点：**土穴合谷、土穴曲池、土穴肩井，为生长之穴，施平补平泻法；水穴手三里、木穴后溪、木穴肩髃、木穴左风池为放穴，施以泻法；金穴右风池为收穴，施以补法。

**操作方法：**对于土穴合谷、土穴曲池和土穴肩井，以左转三圈、右转三圈为法，力度均匀，既不上顶，也不下压，即为平补平泻；对金穴右风池，以顺时针方向上顶轻按为法，即为补；对水穴手三里、木穴后溪、木穴肩髃、木穴左风池，以逆时针方向向下重按为法，即为泻。

**2. 混合型颈椎病** 包括落枕型颈椎病、痹证型颈椎病、眩晕昏厥型颈椎病。

**处方：**土穴（合谷），土穴（曲池），火穴（肩髎），水穴（肩髃），木穴（左太阳），金穴（右太阳），土穴（百会），木穴（右风池），金穴（左风池），水穴（左天柱），火穴（右天柱），土穴（太冲），水穴（肩髃）。

**定位：**合谷、曲池、风池（定位参见痹证型颈椎病）。肩髎为手少阳三焦经穴，位于肩峰后下方，上臂外展时，在肩髃穴后约 1 寸的凹陷中，主治肩臂疼痛拘挛不遂；太阳为经外奇穴，位于眉梢与目外眦之间向后约 1 寸的凹陷中，主治头面疾病；百会为督脉之穴，位于头顶正中，主治眩晕、中风失语等症；天柱为足太阳膀胱经穴，位于后发际正中直上 0.5 寸，旁开 1.3 寸，斜方肌外缘凹陷中，主治头痛、项强、肩背疼痛等症；太冲为足厥阴肝经穴，位于足背第 1、第 2 跖骨结合部之前的凹陷中，主治头痛、眩晕、口歪、麻木、下肢痿痹等症，为肝之原穴，足厥阴经所注为"输"，为肝经五输穴之一。

**方义：**土穴合谷、土穴曲池为大肠经穴，可主治上肢麻木、疼痛等症，土穴百会属督脉居头顶，可升提阳气。土穴太冲属肝经，为原穴，又为厥阴所注为"输"，厥阴肝主筋，可治筋骨疾病，以上四穴性质属土，主生长，故宜平补平泻。火穴肩髎为三焦经穴，治肩臂麻木，火穴右天柱为膀胱经穴，治肩背麻木，金穴右太阳为经外奇穴，本穴阳气多，可温养阳气，金穴左风池为胆经穴，可疏风通络，以上四穴性质属火属金，因金收为补，火收为补，故宜施行补法。水穴肩髃，木穴左太阳，木穴右风池，水穴左天柱，以上四穴性质属水属木，因木放为泻，水放为泻，故宜施行泻法。方中厥阴经穴与少阳经穴相配，可调理肝胆气机，运行经脉气血，阳明大肠经穴与太阳膀胱经穴相配，可通太阳与阳明经气，更配经外奇穴太阳，使三阳阳气充盛，气血通畅，则麻木疼痛诸症可解。全方金木水火土五行穴俱全，相互资生，又相互制化，共同调补肝肾，强筋壮骨，以达到治愈颈椎疾病的目的。

**操作要点：**土穴合谷、土穴曲池、土穴百会、土穴太冲，用平补平泻；火穴肩髎、火穴右天柱、金穴右太阳、金穴左风池，用补法；水穴肩髃、木穴左太阳、木穴右风池、水穴左天柱，用泻法。

操作方法：土穴合谷、土穴曲池、土穴百会、土穴太冲，以左转三圈、右转三圈为法，力度均匀，既不上顶，也不下压，即为平补平泻；对火穴肩髎、火穴右天柱、金穴右太阳、金穴左风池，以顺时针方向上顶轻按为法，即为补；对水穴肩髃、木穴左太阳、木穴右风池、水穴左天柱，以逆时针方向向下重按为法，即为泻。

### 3. 五官型颈椎病

**处方：**土穴（百会），木穴（左四神聪），金穴（右四神聪），火穴（上四神聪），水穴（下四神聪），木穴金穴（左风池），土穴（太冲），土穴（曲池），水穴（大椎），水穴（肝俞），木穴（肩髃）。

**加减：**伴眩晕、头痛、恶心者，加土穴（印堂）、土穴（风府）、水穴（外关）、火穴（内关）。

**定位：**百会、风池、太冲、曲池、肩髃（定位参见前文痹证型颈椎病和混合型颈椎病）；四神聪为经外奇穴，位于百会前、后、左、右各1寸处；大椎属督脉，位于第7颈椎棘突下；肝俞属足太阳膀胱经穴，位于第9胸椎棘突下，旁开1.5寸处；印堂为经外奇穴，位于两眉头连线的中点；风府为督脉经穴，位于后发际正中直上1寸处；外关为手少阳三焦经络穴，位于腕背横纹上2寸，桡骨与尺骨之间；内关为手厥阴心包经络穴，位于腕横纹上2寸，掌长肌腱与桡侧腕屈肌腱之间。

**方义：**土穴百会为督脉之穴，督脉总督一身阳气，主治眩晕、头痛、耳鸣等症，取平补平泻，可温养阳气，阳气充盛，则气血流通畅达；土穴太冲为足厥阴肝经穴，又为肝经原穴，是肝之元气经过和留止的部位，肝藏血主筋，可主治肝之气血不足，治肌肉筋骨麻木、疼痛之症，取平补平泻，可振奋肝之元气，补益肝血，疏经活络，气血双调；土穴曲池，为大肠经穴，取平补平泻，可治上肢麻木、疼痛等症。以上三穴为土穴，土主生长，故宜平补平泻，以生土气；水穴大椎，属督脉，主治头项强痛，可通阳泄热，解表疏风，安神健脑，故泻之以温通督脉阳气，疏风活血通络；水穴肝俞，属足太阳膀胱经，是肝之经气输注于背部的腧穴，又肝藏血主筋，太阳膀胱经走表，统摄营卫二气，故泻之以通经活络，疏通气血；水穴下四神聪，属经外奇穴，可治失眠、健忘、头痛、眩晕等症，健脑调神，清利头目。以上三穴为水穴，水主放，故用泻法以泄其邪气，通经活络。木穴肩髃，属大肠经穴，可疏通手阳明经脉，主治肩臂麻木疼痛；木穴右风池，属胆经穴，可疏风通络，主治颈项麻木疼痛；木穴左四神聪，位于巅顶，属奇穴，又头为诸阳之会，故可疏通阳经之气血。以上三穴性质属木，故泻之以通少阳阳明之经气，并可上疏头风，以通诸阳经之气血。金穴左风池，金穴右四神聪和火穴上四神聪为经外奇穴，性质属金属火，故收之以补诸阳之气血，而少阳又为少火，故金穴左风池又助少火生阳气。以上诸穴相配，金木水火土五行穴俱全，收放有序，补泻有度，从而达扶正祛邪，益气养血活血之功。

若伴眩晕、头痛、恶心者，加土穴印堂、土穴风府、水穴外关、火穴内关。土穴印堂为经外奇穴，主治头痛、眩晕偏于前额者；土穴风府为督脉经穴，亦可治疗头痛、眩晕偏于头项者；水穴外关为手少阳三焦经络穴，又是八脉交会穴之一，通阳维脉，泻之以通少阳之经气；火穴内关为手厥阴心包经络穴，又是八脉交会穴之一，通阴维脉，补之以助手厥阴之阳气。

**操作要点**：土穴百会、土穴太冲、土穴曲池、土穴印堂、土穴风府，以上五穴为土穴，土主生长，故操作宜平补平泻，以生土气；水穴大椎、水穴肝俞、水穴下四神聪、水穴外关，以上四穴为水穴，水主放，故操作宜用泻法以泄其邪气，通经活络；木穴肩髃、木穴右风池、木穴左四神聪，以上三穴性质属木，故操作宜用泻法以通经气；金穴左风池、金穴右四神聪、火穴上四神聪、火穴内关，以上诸穴，其性质属金属火，金与火主收，故操作宜用补法，以养诸阳之气血。

**操作方法**：土穴百会、土穴太冲、土穴曲池、土穴印堂、土穴风府，以左转三圈、右转三圈为法，力度均匀，既不上顶，也不下压，即为平补平泻；对金穴左风池、金穴右四神聪、火穴上四神聪、火穴内关，以顺时针方向上顶轻按为法，即为补；对水穴大椎、水穴肝俞、水穴下四神聪、水穴外关和木穴肩髃、木穴右风池、木穴左四神聪，以逆时针方向向下重按为法，即为泻。

### （二）传统手法治疗

**1. 舒筋手法**　采取点压、拿捏、弹拨、按摩等手法治疗颈椎病，临床上也具有较好疗效。手法治疗时间每次约20min，每次推拿应以患者有舒适感为宜。手法操作时要柔和稳重，以免引起疼痛不适。操作时应做到轻而不浮，重而不滞，使力量向深层渗透。理筋手法对落枕型颈椎病的疗效最为快速，一般手法结束，症状即可减轻。对于痹证型和眩晕型也有一定疗效，对于痿证型则见效较慢。

点压按摩的常用穴位，落枕型除经络收放所用穴位外，尚可选天柱、肺俞、曲垣、肩贞等穴；痹证型可取肩髎、肩髃、曲池、手三里、合谷、少海、神门等穴；眩晕型可取百会、太阳、大椎、风府、合谷等穴。除此之外，压痛明显之处及条索状硬结部位，可用选阿是穴，重点施行手法。

**2. 颈椎旋扳法**　包括提项法和端法，最早见于《医宗金鉴·正骨心法要诀·旋台骨》。本法的基本操作要点是：患者低坐位，使施术者易于操作。施术者站于患者背后，一手托住患者下颌，一手托住后枕部，嘱患者放松颈部肌肉。施术者两手徐徐用力，将患者头部向头顶部方向适量上提，然后使头部向一侧旋转，当旋转至接近限度时，施术者用适当力量使头部继续向该侧旋转5°~10°，这时多数患者可听到小关节弹响声，如无不良反应，可再作对侧方向旋转。效果明显者可隔日操作1次。如果旋转时患者感觉明显不适，或患者合作差者应停止操作。

作颈椎旋扳法时要注意以下四点：一是患者颈部肌肉必须松弛。如肌肉紧张，就很难提起头颈部；二是旋转时动作不宜快，可缓慢旋转；三是最后旋转5°~10°时心中和手中要有数，不能旋转过多；四是向侧方向旋转时，必须同时保持向患者头顶部作向上提的力量，则比较安全。在上提时，椎间孔和椎管内部不会因手法而增加压力，椎间孔反而会有所扩大，所以旋扳时颈神经及颈髓不会有受压的情况发生。

在临床具体应用时，颈椎旋扳法可单独使用，亦可与经络收放疗法和传统理筋手法同时配合使用。颈椎旋扳法以落枕型颈椎病的治疗效果最为明显，对痹证型和眩晕型也有疗效。

### （三）传统针灸治疗

针灸治疗对颈椎病患者有行气活血、和络止痛的作用，配合经络收放疗法则效果更佳。体针治疗，落枕型及痹证型多取风池、颈夹脊、曲池、合谷、手三里等穴。眩晕型则多使用耳针，常取皮质下、肾上腺、交感和神门等穴。水针治疗，多用红花、当归、川芎注射液 5mL 加 2% 利多卡因 2mL，作压痛点或条索状硬结区局部注射，间隔三四天重复注射 1 次，可减轻疼痛，逐步软化硬结。对于眩晕型颈椎病，可用红花、当归、川芎注射液 3mL 加 2% 利多卡因 1mL，注入两侧风池穴（左侧为木 2 穴，右侧为金 1 穴），临床有较好疗效。另外，复方丹参注射液 20mL 加入 10% 葡萄糖注射液 500mL 内静脉滴注，每天 1 次，6 天 1 疗程，对眩晕型颈椎病也有较好疗效。

### （四）牵引治疗

牵引治疗现代主要应用颌枕牵引。颌枕牵引的着力点在下颌及枕部，一般又称颈椎牵引。临床上可分为坐位牵引和卧位牵引两种，本法对多数颈椎病患者有效，但也有部分患者疗效反应不佳。布制的颌枕牵引带在牵引时，下颌的着力点常大于枕部的着力点，如果牵引使颈部轻度后仰，颈椎后部即得不到松解，以致影响疗效。所以具体操作时，应使颈部轻度前屈，或至少是直线位则较容易见效。

牵引重量一般从小重量开始，坐位牵引可用 2～3kg，如无反应可逐渐增加至 5kg。卧位牵引可从 5kg 开始，最重不超过 10kg。要注意由于患者颈部疼痛，项棘肌痉挛，牵引时未能完全放松颈部肌肉，则不易见效。操作时要注意避免损伤颞颌关节。

### （五）固定治疗

颈椎固定治疗，常用于颈部骨折和脱位患者的稳定期或恢复期，也适用于落枕型颈椎病患者，常用纸板与塑料、石膏围领和钢丝颈托固定。某些落枕型颈椎病患者颈背部明显酸痛不适，可有头部不能支持的主诉症状，应用围领或颈托，可使颈部获得固定，颈肌进入相对休息状态，可减少小关节的摩擦，减轻局部的病变，缓解症状。但是围领和颈托如果长期使用，则又可引起颈部肌肉的失用性萎缩，故应注意。

### （六）功能锻炼

颈椎病患者也可通过颈项的功能锻炼，增强局部肌力，滑利颈椎关节，缓解症状，使病情逐步好转。以下是常用的锻炼颈项功能的方法，作简要介绍，以供患者日常锻炼之用。

**1. 与项争力**　预备姿势：先作立正姿势，两脚稍微分开，两手撑腰。

第一步：头颈向右转，双目向右后方看。

第二步：还原至预备姿势。

第三步：低头看地（以下颌能触及胸骨柄为佳）。

第四步：还原至预备姿势。

注意：还原动作宜缓慢进行，以呼吸一次做一个动作为宜。

**2. 往后观看**　预备姿势同上，练习步骤如下。

第一步：头颈向右转，双目向右后方看。

第二步：还原至预备姿势。

第三步：头颈向左转，双目向左后方看。

第四步：还原至预备姿势。

注意：动作亦要配合呼吸，缓慢进行。

**3. 回头望月**　预备姿势同上，练习步骤如下。

第一步：头颈尽力向右后上方转，上身躯干也随同略向右转，双目转视右后上方，仰望天空。

第二步：还原至预备姿势。

第三步：头颈尽力向左后上方转，上身躯干也随同略向左转，双目转视左后上方，仰望天空。即与第一步动作相同，方向相反。

第四步：还原至预备姿势。

注意：呼吸一次做一个动作。

以上三种锻炼方法和动作，主要是练习患者颈部的伸屈与旋转功能，没有练习患者颈部侧弯的动作，因为侧弯动作可引起一侧椎间孔受压，产生副作用。对于轻症患者，侧弯无副作用时，也可以加练侧弯动作。其中，往后观看和回头望月，都是练习颈项旋转的动作，而往后观看的旋转角度更大一些，眩晕型颈椎病患者如有副作用，则不宜使用。

### （七）药物治疗

药物治疗也是临床治疗颈椎病的主要手段之一，临证应根据中医学整体观念、辨证论治的基本原则进行处方用药。临证具体应用时，可与上述多种方法配合使用。

**1. 落枕型颈椎病**　应舒筋活络，散风止痛，方用桂枝加葛根汤、葛根汤加活血通络之品，如归尾、地龙、乌蛇等。若在慢性期又体质虚弱、肝肾不足者，则宜补肝肾强筋骨，药用当归、熟地黄、川牛膝、山茱萸、茯苓、续断、杜仲、白芍、陈皮、五加皮等。

**2. 痹证型颈椎病**

（1）麻木型：应益气养血，活血通络，可用黄芪桂枝五物汤或当归四逆汤加味。

（2）疼痛型：应祛风散寒，舒筋通络，可用桂枝附子汤、附子汤加味。

**3. 眩晕昏厥型颈椎病**

（1）痰湿中阻：患者形体多胖，滋生痰湿，舌苔厚腻而润，脉濡缓。治以化痰祛湿，舒筋通络，方用二陈汤合半夏白术天麻汤加减。若偏痰热，见苔黄厚腻，方用温胆汤加减。

（2）气血两虚：患者形体虚弱，心悸气短，面色淡白，舌质淡，脉细弱，治当益气养血，舒筋通络，可用黄芪桂枝五物汤为基本方，加细辛、白芷、当归、鸡血藤、桑枝等。

**4. 痿证型颈椎病**　本型患者肢体局部广泛性萎缩，身疲乏力，肢体功能受限，舌质淡、体多胖而大，苔薄，脉沉细而弱，多为肝肾精血不足，根据阴阳虚损的程度不同，治以滋补肝肾，强筋壮骨，或于阴中求阳，或于阳中求阴。临证可选补阳还五汤、健步虎潜丸、六味地黄丸、肾气丸等加减治疗。

**5. 五官型颈椎病**　由于本型临床症状多不典型，故临床应以辨证论治的基本原则为基础，灵活选方用药。以眼睑无力，眼胀痛，易流泪为主者，当属脾虚肝旺，治以健脾疏肝，可用四逆散合补中益气汤加减；以耳鸣，听力下降为主者，多属肾精不足，或兼少阳风热，治当滋肾填精，和解少阳，可用小柴胡汤合六味地黄丸加减；以咽部不适，有异物感，易恶心为主者，多属气机郁滞，升降反常，治当疏理气机，调和中焦，可用半夏泻心汤合小柴胡汤加减；若皮肤多汗或少汗，血压不稳，忽高忽低，心跳加速为主者，多属营卫失调，心阴阳两虚，治以调和营卫，滋心阴、扶心阳，方可选用桂枝加附子汤合炙甘草汤加减。

（谢忠礼　左　刚）

# 第二章　肩关节周围疾病

肩关节周围疾病，根据疾病的性质和临床表现，主要包括肩部挫伤、冈上肌腱炎、冈上肌腱断裂、肱二头肌长头肌腱炎、肱二头肌肌腱炎和肌腱断裂、肩峰下滑囊炎、肩关节周围炎等。肩关节周围疾病多属中医学痹症和伤筋的范畴，是由于外邪侵袭经络，气血闭阻，运行不畅引起的，临床以肩周围麻木，酸痛，重着及屈伸不利，旋转不能为主要表现，根据发病原因和症状先后的表现及年龄特征，又称"肩痹""漏肩风""肩凝"和"五十肩"等。

肩关节是肩部和上肢运动的枢纽，在生理上，肩关节盂浅而小，因此肱骨头能在多个方向上大范围的自由活动，其稳定和牢固因素需要依靠关节内肌腱、关节囊外肌腱及韧带组织来加强，以满足机体生理活动的要求。

肩关节自身有着特殊的构造，共包含有 3 个解剖关节和 2 个关节性结构，即肩肱关节、肩锁关节、胸锁关节 3 个解剖关节和肩胸（肩胛骨与胸壁）及肩峰下滑囊（三角肌下滑囊）两个结构，由于这两个结构实际上起着关节的作用，故也称关节，所以肩关节实际上包含 5 个关节。解剖结构上，在关节囊外，有肩胛下肌（为内旋肌），冈上肌、冈下肌和小圆肌（为外旋肌），以上肌肉起稳定作用。浅部有喙肱韧带，起于喙突外缘，向前绕过结节间沟，终止于肱骨上，主要是防止肩极度外旋活动，并与盂肱韧带加强关节囊的前壁，盂肱韧带起于关节盂的内缘，止于肱骨小结节及解剖颈。在关节囊外侧还有较强的三角肌起稳定作用。

肩关节周围疾病的病因包括外因和内因两方面。

外因包括外力和六淫邪气。外力主要有直接外力和间接外力。直接外力所造成的肩关节周围疾病多发生在外力直接作用的局部，肩关节周围筋肉常被挤压碾挫，损伤严重者，可致断裂，短时间内局部出现肿胀、青紫等症状。间接外力多发生在外力直接作用以外的部位，常为大筋、柔筋，即肌肉、肌腱、关节囊等的撕裂伤，疼痛、肿胀、出血、瘀血、瘀斑等症状的出现一般较迟缓。另外，亦有积累性外力，其所致的肩关节周围疾病常与职业有关，多是由于反复发生或持久作用的微小力量渐积而成，可造成筋的慢性损伤，出现疼痛、筋挛、僵硬或筋结、条索等明显的临床症状，有些患者虽无明显的临床症状，但筋却有病理改变，当轻度劳累或感受风寒湿等邪气时便会产生疼痛。

从六淫邪气所致的病证来看，与肩关节周围疾病关系最密切的是风、寒、湿三邪。风、寒、湿三邪既是某些肩关节周围疾病的直接诱因，又是发病后出现并发症的病因，即《素问·痹论》所述"风寒湿三气杂至，合而为痹也"。其中以风邪为主者，常可出现上肢的游走性疼痛、抽搐、拘挛、颈项强直等表现。以寒邪为主者，常可出现上肢肩关节周围的固定性疼痛、肢体拘挛、筋脉收引、怕冷、四肢发凉等表现。若以湿邪为主者，则易见局部困重，固定性的局部酸重感或肿胀，病程缠绵难愈。

肩关节周围疾病的内因与年龄、体质、解剖生理特点和病理因素及七情均有关系。体质、年龄与肩关节周围疾病的关系，是随着年龄的增长，肝肾亏虚，气血不旺，因肝主筋，肾主骨，故出现筋骨不健，即使受轻微外力，也易发生疾病。生理上，肱二头肌腱细长并通过肱骨结节间沟较长的腱鞘，在肩关节运动时肌腱成角摩擦较大，故易发生劳损而致病。另外，年老体弱多病，缺少锻炼，使筋肉发生失用性或炎症性的退行性病理变化，导致其弹性和韧性降低，脆性增加，在轻微外力的作用下亦可造成肩关节伤筋。七情本是正常的生理活动，若七情太过或不及，则使内脏气机发生紊乱，从而使脏腑功能失调而产生疾病。如肝藏血主筋，怒伤肝，使肝气郁结而失于主筋，则筋僵不利；忧伤脾，脾主运化，为气血生化之源，主四肢，若思虑伤脾，则脾运失健，出现气血生化乏源，筋肉失养；肾藏精，主骨生髓，惊恐伤肾，则骨髓空虚，筋骨不健，关节肌肉运动不便，甚则出现骨萎肉陷等。另外，悲伤肺则气结，喜伤心则气缓，心主血脉，均可使气血运行不畅而发生肩关节周围疾病。

本章主要介绍临床常见的肩部挫伤、冈上肌腱炎、肱二头肌长头肌腱炎、肱二头肌肌腱炎、肩峰下滑囊炎、肩关节周围炎的临床诊疗。

# 第一节　肩部挫伤

肩部挫伤，也称肩部伤筋，是由于打击或碰撞等原因使人体肩部受伤引起的肩关节周围疾病之一，伤到关节者称为肩髃伤筋，本病是临床上最常见的肩关节疾病之一。

## 一、病因病机

本病任何年龄均可发生，挫伤常发生在肩部上方或外侧方，临床上常以闭合伤为其特点。一般认为，浅而轻者为伤，深而重者为创，合称创伤。如果劳伤久不复原，则称为损。临床上根据受伤的时间长短，又可分为新伤和陈伤两类。受伤后微小血管破裂，血溢脉外，停于皮下，相继出现一系列经筋功能紊乱的症状。中医则认为是气滞血瘀，脉络不通所致。

## 二、临床表现

受伤后，临床表现轻重不一。轻者出血易于消散吸收而痊愈，重者病变部位较深，并有组织纤维的断裂，局部瘀血红肿，皮下青紫斑块，肿胀疼痛并伴有压痛。关节功能活动受限，但多为暂时性功能受限。亦有少数临床症状较重的病例，可导致组织的部分纤维断裂或并发小的撕脱性骨折，症状往往迁延数日甚至数周。

## 三、辨证诊断

有明显外伤史，辨证属气滞血瘀，筋伤络闭。临证时，当根据临床症状首先判断筋断或不断，是否合并骨折。其次，通过仔细检查排除骨折，如怀疑骨折时可进行 X 线检查来确定。等创伤性炎症期过后，根据肩关节功能恢复情况，也可以帮助诊断。如炎症期过后，肩关节功能恢复不良，则可能伴有骨折。

临床上，多数患者对一般性创伤发生时多不在意，大多在休息之后开始出现症状，并且逐渐加重，有瘀肿或无瘀肿，但有压痛，5 天左右减轻，这是本病临床主要特点，根据这一临床特点，亦可有助于诊断。

在具体诊断时，要注意和肩部扭伤作鉴别。肩部扭伤多为间接外力所致，多发生于软组织和肌腱韧带等的起止点处或为关节一过性的挫动伤，扭挫混存肩部，则临床一般少见。

## 四、治疗方法

### （一）经络收放疗法治疗

**处方**：火穴（天宗），木穴（肩髃），火穴（肩髎），金穴（肩贞），土穴（肩井）。

**定位**：天宗在举臂时，肩胛骨岗下窝的中央，为手太阳小肠经穴，可治肩胛疼痛；肩髃位于肩平举时，肩部出现两个凹陷之前方的凹陷中，属手阳明大肠经穴，为手阳明经与阳跷脉的交会穴，可治肩臂挛痛不遂；肩髎为手少阳三焦经穴，位于肩峰后下方，上臂外展时，在肩髃穴后约 1 寸的凹陷中，主治肩臂疼痛拘挛不遂；肩贞位于腋后皱襞直上，肩胛骨下缘凹陷中，为手太阳小肠经穴，并且是手足太阳、阳维脉与阳跷脉的交会穴，主治肩臂疼痛；肩井位于大椎、肩峰连线的中点，为足少阳胆经穴，可治肩背疼痛，上肢不遂。

**方义**：木穴肩髃，属手阳明大肠经穴，主治上肢疼痛拘挛，用于肩部挫伤，以促进手阳明大肠经气旺盛，使气旺血行，经脉自通，肩关节疼痛自解。火穴天宗、金穴肩贞两穴同属手太阳小肠经穴，手太阳小肠经脉出肩解，绕肩胛，交肩上，故手太阳小肠经脉为治疗肩关节周围疾病的重要经脉之一，以上两穴均可治疗肩部局部疾病，施以补法，以补手太阳小肠经气，经气盛则经脉通，气血调和，流通如常，则疾病自解。火穴肩髎，为手少阳三焦经穴，手少阳三焦经脉循臑外，上肩，手少阳经气不通，则亦可出现肩部疾病，肩髎主治肩臂疼痛拘挛不遂，用补法使手少阳三焦经气充盛，气旺则血行，故可治疗气虚瘀血阻于经脉之证。土穴肩井，为足少阳胆经穴，可治肩背疼痛，上肢不遂。全方金、木、火、土四行穴位相互配合，生克制化，共取益气活血，通经和络止痛之功。

**操作要点**：土穴肩井，性质属土，故宜助其生长而用平补平泻之法；木穴肩髃，性质属木，故宜放其经气而用泻法，以祛瘀通经；火穴天宗、火穴肩髎、金穴肩贞，性质属火、属金，故宜收而用补法，以益气通经。

**操作方法**：对于土穴肩井，以左转三圈，右转三圈为法，力度均匀，既不上顶，也不下压，即为平补平泻；对火穴天宗，火穴肩髎，金穴肩贞，以顺时针方向上顶轻按为法，即为补；对木穴肩髃，以逆时针方向向下重按为法，即为泻。

### （二）传统手法治疗

一是用点法。点穴位与脉位，用以解痉。取穴第 2 掌骨侧头肺穴之间，或前膀肾脉（位于缺盆穴上 5 分）、肩胛暗脉（位于天宗穴上 5 分）或抬肩穴（位于肩峰下 1.5 寸）、举臂穴（位于抬肩穴下 2 寸）。

二是用搓法、搽法、揉法、按法，以理气活血，舒筋通络。

三是用拨筋法和弹筋法，以消瘀止痛，拨动同侧肩前筋或外侧筋及肩胛内上角诸筋，提弹斜方肌或胸大肌、腋后及腋下痛筋，从而达到治疗目的。

四是用旋肩法。操作时患者取坐位，术者位于患者身后，术者右手虎口背托于患者右腕上，再屈肘内收带动患者作屈肘动作，由下向胸前上举，再外旋外展后伸放下。重复几遍，动作幅度由小变大，患者肘关节的活动随术者肘关节的屈伸而屈伸。

对于受伤较重者，可采用固定法，用颈腕关节吊带悬挂胸前 3~7 天即可。

### （三）传统针灸治疗

毫针治疗可用局部取穴与远端取穴相结合的方法。肩部取肩髃、肩髎、肩贞、臑俞、颈臂、肩前等穴，远端可取阳陵泉、外关、会宗、三阳络等穴。针以泻法为宜，以活血通络。

### （四）功能锻炼

功能锻炼也是治疗肩部挫伤的常用方法之一，主要包括以下几种。

**1. 耸肩**　动作由小到大，速度由慢到快，适量而活跃，一般于吊带期内即可开始。

**2. 耸肩环绕**　臂侧平举，屈肘，以指松散接触肩部，按顺时针方向或逆时针方向环绕，动作适量。

**3. 展旋动作**　用单侧或双侧，手心始终向上，手自腰侧旋向后方伸直，移向侧方，屈肘，手心仍向上，手背从前方过头，伸肘，顺滑至侧方，再沿前方降下，手心仍向上，回复原势。然后，再进行第二次动作。双臂同时做亦可，展旋时配合左右弓箭步及上身的前俯后仰。

### （五）药物治疗

药物治疗包括外治和内治。

**1. 外用药**　一为膏药类，如麝香虎骨膏、关节止痛膏、伤湿止痛膏等。一为擦剂，如跌打万花油、正骨水、正红花油等。另外，也可选用藤类药物以活血散瘀，舒筋通络。

**2. 内服药**　应根据辨证论治的基本精神，确立治法。由于本病多为气滞血瘀所致，故临床可用身痛逐瘀汤加减，以理气活血散瘀。

### （六）离子导入疗法

离子导入疗法包括中药离子导入和直流电离子导入治疗两种。

**1. 中药离子导入**　需使用中药离子导入仪，又称多功能数码综合理疗机，是将中频药物导入和中频按摩融为一体的治疗方法，可促进皮肤电阻下降，扩张小动脉和毛细血管，改善局部血液循环，具有消炎、消肿、镇痛、疏通经络、松解粘连，调节和改善局部循环的作用。

**2. 直流电离子导入**　是使用直流电将药物离子通过皮肤、黏膜导入体内进行治疗的方法，称为直流电药物导入疗法。具体操作时需注意以下几个方面。

（1）要选择好需要的电极板和衬垫。金属电极板要平坦无缺裂，衬垫先煮沸到适当温度，再将电极板套在衬垫内，把需要的中药或西药药液浸湿药布，放在衬垫上作离子导入。

（2）在治疗时，要注意患者皮肤有无损害及皮肤是否完整。当有皮肤破损时，可用绝缘油绸覆盖治疗。

（3）在治疗时，患者体位要舒适，将衬垫根据治疗部位放于皮肤上连接输出导线，用夹子固定在电极板上，并用绷带或纱布将电板固定。

（4）要注意检查直流电流开关是否在正常位置、导线的正负极性、电极衬垫的正反面、导线的接头是否均正确无误。然后要告诉患者在治疗中应该有的正常感觉。切要记住，在治疗中不要出现针刺感。

（5）在治疗时，先接通电源，然后顺时针方向慢慢转动电位器，逐渐增加电量，并询问患者的感觉，直至达到需要的电流强度。

（6）患者在治疗中，感觉电极下有小部位刺痛或烧灼感时，应将电位器慢慢调节到零位，关闭电流，然后检查原因并处理后，再继续治疗。

治疗结束后，缓慢地逆时针方向转动电位器，待毫安表转到零位时，关闭电源。然后告诉患者，治疗后局部会有轻微的痒感，切勿用手抓破。

# 第二节　冈上肌腱炎

冈上肌腱炎又称肩扭伤，本病属中医学"伤筋"和"筋痹"的范畴。冈上肌在肩部属于肩袖的组成部分，冈上肌、冈下肌、小圆肌和肩胛下肌都起于肩胛骨，止于肱骨大结节和解剖颈，由于上述四肌腱彼此相连，形如袖套，故称肩袖。肩袖形如马蹄，有悬吊肱骨之作用。其中特别是冈上肌，还有协助三角肌外展的功能。冈上肌腱向上与肩峰下滑囊相连，向下与肩关节囊紧密相连。所以当病变时，往往可以互相波及。因为冈下肌收缩使肩外旋，肩胛下肌收缩使肩内旋，一旦冈上肌腱受伤，则给肩部的外展功能带来不同程度的影响，严重者导致肩部不能抬举。

## 一、病因病机

本病多发于青年人和中年人。开始时可为自发性，因为冈上肌居肩袖中央，受力于四方，是力量的交汇点，故也可由小的创伤积累而来。常见原因如反射性损伤或机械性损伤等，均可使气血瘀滞而出现炎性或退行性变化，而且或多或少、不同程度地累及到肩袖的其他组织，临床上轻则疼痛、关节不利，重则导致肌腱功能丧失、肩外展困难。

## 二、临床表现

冈上肌腱炎一般起病缓慢，症状多不明显，但当每次肩外展动作时，由于冈上肌腱都要通过肩峰与肱骨头所构成的狭小间隙，所以容易受到挤压而损伤。疼痛局限在肩部外侧，有时可下传至臂及手部，上至斜方肌，遇寒湿邪气，则易侵入肌腠，流注经筋，使症状加重，造成主动外展功能受阻，或因疼痛而受到限制。

体征有肱骨大结节或三角肌附着点压痛，外展运动中间范围在 60°～100°时疼痛明显，超过 120°再外展则"疼痛弧"消失。这是由于冈上肌腱外旋离开了与肩峰摩擦的关系。放下时上述症状特点重新出现。

X 线检查显示冈上肌腱偶见钙化、骨质疏松，多为组织变性后的一种晚期变化。

### 三、辨证诊断

冈上肌腱炎多有劳损病史，40 岁以后，冈上肌常常发生退变，疼痛在运动时明显，外展外旋受限，以患侧肩外展中间范围疼痛为本病最主要临床特点。可因年龄、工种、气候等因素诱发而加重。临床体征主要为局部压痛，肩外展抗阻力痛阳性。临床结合 X 线检查较易诊断。但在临证时，诊断中要注意与下列疾病的鉴别。

（1）与肩关节周围炎：肩关节周围炎包括职业性关节炎，如长期从事持物砍阀的工人，疼痛弧不仅限于中间范围，而且从开始活动到整个运动幅度内均有疼痛和局部压痛。

（2）与粘连性肩关节滑囊炎：粘连性肩关节滑囊炎活动开始时不痛，外展 70°以上则出现疼痛，超外展时则疼痛明显加重。

（3）与肩袖损伤：肩袖损伤多因投掷运动所致，如投掷铅球、标枪等运动，反弓痛为本病的特点，局部压痛放射至三角肌止点。

### 四、治疗方法

对于本病的治疗，应根据冈上肌腱炎小伤积累过劳的病因，发挥自愈的能力，临床上采用"小歇"的方法进行治疗，即所谓"予则立，不予则废"之法。

#### （一）经络收放疗法治疗

**处方**：土穴（合谷），水穴（肘髎），火穴（天宗），木穴（肩髃），火穴（肩髎），金穴（肩贞），土穴（肩井）。

**定位**：合谷在手背第 1、第 2 掌骨之间，约平第 2 掌骨中点处。简便取穴时，以一手的拇指指骨关节横纹，放在另一手拇、示趾之间的指蹼缘上，当拇指尖下是穴，为手阳明大肠经原穴，本穴主治病证较多，在此主要通大肠经脉之气以治肩痛。肘髎在屈肘时，曲池穴外上方 1 寸，在肱骨边缘，为手阳明大肠经穴，可治肘臂酸痛、麻木、挛急；天宗在举臂时，在肩胛骨岗下窝的中央，为手太阳小肠经穴，可治肩胛疼痛；肩髃位于肩平举时，肩部出现两个凹陷之前方的凹陷中，属手阳明大肠经穴，为手阳明经与阳跷脉的交会穴，可治肩臂挛痛不遂；肩髎为手少阳三焦经穴，位于肩峰后下方，上臂外展时，在肩髃穴后约 1 寸的凹陷中，主治肩臂疼痛拘挛不遂；肩贞位于腋后皱襞直上，肩胛骨下缘凹陷中，为手太阳小肠经穴，并且是手足太阳，阳维脉与阳跷脉的交会穴，主治肩臂疼痛；肩井位于大椎、肩峰连线的中点，为足少阳胆经穴，可治肩背疼痛，上肢不遂。

**方义**：土穴合谷、水穴肘髎、木穴肩髃三穴同属手阳明大肠经穴，手阳明大肠经上肩，主治上肢疼痛拘挛，同一经脉之穴，五行属性又各不相同，木、土、水之穴共存，施以水放、木放、土生长之法，共同促进手阳明大肠经气旺盛，使气旺血行，经脉自通。火穴天宗、金穴肩贞两穴同属手太阳小肠经穴，手太阳小肠经脉出肩解，绕肩胛，交肩上，为治疗肩关节周围疾病的重要经脉之一，以上两穴均可治疗肩部局部疾病，施以补法，以补手太阳小肠经气，经气盛则经脉通，气血调和，则疾病自解。火穴肩髎，为手少阳三焦经穴，手少阳三焦经脉循臑外，上肩，手少阳经气不通，则亦可出现肩部疾病，肩髎主治肩臂疼痛拘挛不遂，用补法使手少阳三焦经气充盛，气旺则血行，故可治疗气虚瘀血阻于经脉之证；土穴肩井，为足少阳胆经穴，可治肩背疼痛，上肢不遂。全方金、木、水、火、土五行穴位相互配合，生克制化，共取补益阳明，益气活血，通经和络止痛之功。

**操作要点**：土穴合谷、土穴肩井，两穴性质属土，故宜助其生长而用平补平泻之法；水穴肘髎、木穴肩髃，性质属水、属木，故宜放其经气而用泻法，以祛瘀通经；火穴天宗、火穴肩髎、金穴肩贞，性质属火、属金，故宜收而用补法，以益气通经。

**操作方法**：土穴合谷、土穴肩井，以左转三圈、右转三圈为法，力度均匀，既不上顶，也不下压为宜；对火穴天宗、火穴肩髎、金穴肩贞，以顺时针方向上顶轻按为法，即为补；对水穴肘髎，木穴肩髃，以逆时针方向向下重按为法，即为泻。

### （二）传统手法治疗

应根据急性期和慢性期不同的病期、病情的轻重等情况，随证治疗，帮助增强肌肉张力，恢复关节的运动功能。

**1. 摇肩法**　患者取坐位，医者站立在患侧，握住患者腕部，由前、上、侧、后、下，反正划大圈，范围由小变大，动作适量。

**2. 搓肩法**　医者取坐位，两掌分放患侧肩头前后，掌心相对搓揉，动作适量，拨动肩前经络，配合点按"制痛点"及肩胛暗脉，效果更好。

**3. 半量旋肩与牵抖法**　操作时，医者取坐位，双手握患者腕的两侧，松臂，在向下牵引动作同时，双臂用力均匀颤动3~5下。半量旋肩法主要用于解除粘连，而牵抖法主要用于调和筋伤。也可以使用抖臂方法，操作时医者右手拿住患者手掌背侧，手背面朝上，伸直位，然后用腕缓缓轻抖几下，再用腕臂合力重抖1~2下，形状像绳子的样子。

以上手法可综合运用，具有舒筋活络，通利关节，消肿止痛，活血和络之作用。

对于急性发作，病情较重的患者，也可以使用颈腕吊带，配合适当的休息来治疗。另外，急性期患者应避免做外展和外旋等用力动作，以防病情加重。

### （三）传统针灸治疗

传统毫针治疗与肩部挫伤的方法基本相同，取穴用局部与远端取穴相结合的方法，肩部取肩髃、肩髎、肩贞、臑俞、颈臂、肩前等穴，远端可取阳陵泉、外关、宗会、三阳络等穴。针以泻法为宜，也可用平补平泻法。

### （四）药物治疗

药物治疗包括外用药物治疗和内服药物治疗。

**1. 外用药**　主要有膏药类和擦剂，膏药类如麝香虎骨膏、关节止痛膏、伤湿止痛膏等；擦剂如跌打万花油、正骨水、正红花油等。另外，也可用展筋丹（人参、珍珠、琥珀、当归、冰片、乳香、没药、三七各 1.5g，血竭 6g，麝香 0.9g，牛黄 0.3g）外用揉捻。

**2. 内服药物** 应根据中医学辨证论治的基本精神，详辨症候并治疗。由于本病多为气滞血瘀所致，故临床可用身痛逐瘀汤加减，以理气活血散瘀。又由于肩部为手少阳三焦经脉和手太阳小肠经脉所过，故病变亦涉及太阳与少阳之经脉，因太阳与少阳经气不利，故临床可用桂枝汤或柴胡桂枝汤加舒筋活络之品治疗。对于血瘀重症，症见青肿紫暗疼痛、筋挛血脉壅滞者，可选加味补筋丸（五加皮 1 两，蛇床子 1 两，沉香 1 两，丁香 1 两，川牛膝 1 两，云苓 1 两，白莲蕊 1 两，肉苁蓉 1 两，菟丝子 1 两，当归（酒洗）1 两，熟地黄 1 两，牡丹皮 1 两，宣木瓜 1 两，怀山药 8 钱，人参 5 钱，广木香 3 钱）煎汤内服，本方可活血祛瘀，疏筋止痛。

### （五）其他疗法

对于冈上肌腱炎的治疗，也可采用局部注射的方法，如可用当归注射液或复方丹参注射液 2~4mL 于患侧肩部注射，或者用泼尼松 0.5mL 配 2% 利多卡因作局部封闭治疗。

对于无严重心脏疾病、晚期高血压病等无全身禁忌证的患者，可以使用温泉疗法，水温一般在 38~42℃，不要使用特殊的温泉配方。本法既能改善血液循环，抑制炎性渗出，又有促进代谢产物吸收，加速组织机能的恢复的作用。

# 第三节　肱二头肌长头肌腱炎

肱二头肌长头肌腱炎，是肩关节周围疾病的一种，属于中医学"肩痹"的范畴。

在解剖学上，肱二头肌长头，起于肩胛盂上及后唇粗隆，出关节囊，经过肱骨结节间沟肱二头肌长头肌腱鞘，短头起于喙突，止于前臂桡骨的肱二头肌结节粗隆，其腱鞘在肱骨结节间沟沿肱二头肌长头腱伸展，止于肱骨外科颈平面。造影的时候，可见腱鞘呈韭叶状，末端呈滴泪状，并与关节囊相通，平均宽度约为 0.9cm。本病多发于中年人，有时可与肩关节周围炎同时存在。

## 一、病因病机

本病常发生于长期反复过度活动的体力劳动者，因肱二头肌长头腱鞘经常受肌腱的刺激，则发生急性或慢性创伤性炎症，表现为局部充血、渗出、瘀肿，其腱的表面浆膜与鞘的内膜呈现病理性变化，进而出现组织变性、肥厚等病理演变。除此而外，肩袖损伤、钙盐沉积、肩关节囊内病变等，均可累及肱二头肌长头肌腱而发病。

## 二、临床表现

本病多发于中年人，肱二头肌腱鞘炎也常为本病的原因之一，某些年龄较大的患者，常与其他肩部疾病并存，如肱二头肌长头肌腱炎多与肩关节周围炎同时存在。急性期主要表现为三角肌保护性痉挛，局部肿胀，疼痛及压痛，活动时加重，休息后减轻。

检查时，压痛在肩前外侧，屈肘时抗阻力痛为阳性，肱二头肌收缩时，触摸局部可有捻发音感，当合并肩关节周围炎时，可见关节僵硬及肌肉萎缩。X线检查多用肩关节碘水造影，造影时可见肱二头肌长头腱鞘不完全闭锁。这与充血、炎症和不全粘连有关。

### 三、辨证诊断

临床应根据病史、发病年龄、症状与体征进行诊断。特别是当屈肘时，肱二头肌抗阻力痛阳性，同时局部可感到有细微的摩擦感为本病的最主要特征，即可诊断本病。

X线检查常无明显改变，多为阴性结果。但如果进行结节间沟切线位摄片可确定结节间沟是否平整，以及是否有增生性改变。对于某些慢性期患者可获得异常影像，造影可证明肱二头肌长头鞘不完全闭锁。在具体作诊断的时候，应注意和冻结肩及肱二头肌长头肌腱滑脱作鉴别。

**1. 与冻结肩**  冻结肩是肩关节周围炎的后期阶段，组织病变相当广泛，并且是多种组织呈现退行性改变。临床以夜间疼痛和多功能受限为特征，X线检查肩造影同样可见关节囊内及与关节囊交通的滑囊炎，这与本病的不全闭锁病变极为相似，故临床需要鉴别。

**2. 与肱二头肌长头肌腱滑脱**  肱二头肌长头肌腱滑脱的临床症状也呈缓慢进程，活动时局部疼痛及弹拨声响均较重，肱骨内旋位时，肩关节囊丧失外展、内收、外旋、内旋各个方向的活动。X线检查表现为慢性期，结节间沟切线位平片多有助于鉴别这两种病变。

### 四、治疗方法

#### （一）经络收放疗法治疗

**处方**：土穴（合谷），水穴（肘髎），火穴（手五里），火穴（天宗），木穴（肩髃），火穴（肩髎），金穴（肩贞），木穴（天泉），土穴（肩井）。

**定位**：合谷在手背第1、第2掌骨之间，约平第2掌骨中点处。简便取穴时，以一手的拇指指骨关节横纹，放在另一手拇、示趾之间的指蹼缘上，当拇指尖下是穴。合谷为手阳明大肠经原穴，本穴主治病证较多，在此主要通大肠经脉之气以治肩痛。肘髎在屈肘时，曲池穴外上方1寸，肱骨边缘，为手阳明大肠经穴，可治肘臂酸痛、麻木、挛急。手五里在曲池穴与肩髃穴连线上，曲池穴上3寸处，为手阳明大肠经穴，可治肘臂挛痛。天宗在举臂时，肩胛骨岗下窝的中央，为手太阳小肠经穴，可治肩胛疼痛。肩髃位于肩平举时，肩部出现两个凹陷之前方的凹陷中，属手阳明大肠经穴，为手阳明经与阳跷脉的交会穴，可治肩臂挛痛不遂。肩髎为手少阳三焦经穴，位于肩峰后下方，上臂外展时，在肩髃穴后约1寸的凹陷中，主治肩臂疼痛拘挛不遂。肩贞位于腋后皱襞直上，肩胛骨下缘凹陷中，为手太阳小肠经穴，并且是手足太阳、阳维脉与阳跷脉的交会穴，主治肩臂疼痛。天泉位于上臂掌侧，腋前皱襞下端水平线2寸，肱二头肌长短头之间，属手厥阴心包经穴，可主治臂痛。肩井位于大椎、肩峰连线的中点，为足少阳胆经穴，可治肩背疼痛，上肢不遂。

**方义：**土穴合谷、水穴肘髎、火穴手五里、木穴肩髃，同属手阳明大肠经穴，手阳明大肠经上肩，主治上肢疼痛拘挛，同一经脉之穴，五行属性又各不相同，木、火、土、水之穴共存，施以火收、水放、木放、土生长之法，共同促进手阳明大肠经经气旺盛，使气旺血行，则疼痛自解。火穴天宗、金穴肩贞两穴同属手太阳小肠经穴，手太阳小肠经脉出肩解，绕肩胛，交肩上，故手太阳小肠经脉为治疗肩关节周围疾病的重要经脉之一，以上两穴均可治疗肩部局部疾病，施以补法，以补手太阳小肠经气，经气盛则经脉通，则疾病自解。火穴肩髎，为手少阳三焦经穴，手少阳三焦经脉循臑外，上肩，手少阳经气不通，则亦可出现肩部疾病，肩髎主治肩臂疼痛拘挛不遂，用补法使手少阳三焦经气充盛，气旺则血行，故可治疗气虚瘀血阻于经脉之证；木穴天泉，属手厥阴心包经穴，本穴可舒筋活络，主治臂痛；土穴肩井，为足少阳胆经穴，可治肩背疼痛，上肢不遂。全方金、木、水、火、土五行穴位相互配合，生克制化，手三阳与足少阳经合治，共取补益阳明，益气活血，具有阴阳共调，通经和络止痛之功。

**操作要点：**土穴合谷、土穴肩井，两穴性质属土，故宜助其生长而用平补平泻之法；水穴肘髎、木穴肩髃、木穴天泉，性质属水、属木，故宜放其经气而用泻法，以祛瘀通经；火穴手五里、火穴天宗、火穴肩髎、金穴肩贞，性质属火、属金，故宜收而用补法，以益气通经。

**操作方法：**土穴合谷、土穴肩井，以左转三圈、右转三圈为法，力度均匀，既不上顶，也不下压为宜；对火穴手五里、火穴天宗、火穴肩髎、金穴肩贞，以顺时针方向上顶轻按为法，即为补；对水穴肘髎、木穴肩髃、木穴天泉、以逆时针方向向下重按为法，即为泻。

**（二）传统手法治疗**

**1. 拨筋法**　本法适于肩臂部，有舒筋活络，消炎镇痛的作用。患者取坐位，医者立于患侧肢体后方，一手扶住肩膀，一手以虎口骑架于三角肌上，四指在前，大拇指在后固定，用示趾和中指拨筋，自上而下，重复3~5次。然后换成肘托前臂，手握肩前方，使肩外展近90°，拇指屈曲，放于伤处，另一只手以掌心放置屈拇背上，以臂力推动拇指，用刮筋手法，力度透达深部，比较准确地用另侧臂力按压推动屈拇，以起到拨筋效果，力劲稳而柔，并于不同高度推刮3~4次。

**2. 推顺法**　本法操作简单，患者坐位，医者站立于患者侧面，一手握住患者手腕，另一手以虎口骑架于肩臂部，由远端至近端，用掌或指推数次或数十次。

**3. 牵抖法**　医者坐位，双手握住患者腕部双侧，在向下牵引的同时，双臂用力均匀颤动3~5次。

**（三）功能锻炼**

在手法治疗的同时，亦可配合功能锻炼，常用的功能锻炼有肩后旋运动和展肩运动两种。

**1. 肩后旋运动**　主要使用器械练习，方法如下：正立，两足分开与肩同宽，患臂在体后，健臂在体前分握滑轮绳索的两端，借助拉绳一上一下的交替动作进行练习。

具体练习的时候，动作宜缓慢，各进行 30~50 次为宜。另一种方法，持棍于体后，左右交替上拉，各做 3~5 次即可，或进行搓澡式训练亦可。

**2. 展肩运动** 以两手相嵌，扶于枕后，交替做两臂夹紧与展开动作，各进行 30~50 次为宜。

### （四）传统针灸治疗

毫针治疗与肩部挫伤基本相同，取穴用局部与远端取穴相结合的方法。肩部取肩髃、肩髎、肩贞、臑俞、颈臂、肩前等穴，远端可取阳陵泉、外关、宗会、三阳络等穴。辨证风气胜者加灸法，湿气胜者用温针，痛甚者加灸肾俞、关元以温阳散寒。针以泻法为宜，也可用平补平泻法。

水针治疗时，可在疼痛点注射当归注射液或者复方丹参注射液等，每次 2~4mL，也有较好的治疗效果。

### （五）药物治疗

药物治疗包括外用药物治疗和内服药物治疗两方面。

**1. 外用药物** 可使用息伤乐酊［防风 40g，白芷 40g，草乌（金银花甘草炙）20g，三七 9g，肉桂 20g，大黄 20g，血竭 20g，鸡血藤 60g，艾叶 40g，透骨草 75g，地黄 30g，薄荷油 15g，樟脑 30g，紫草 40g，雄黄 40g］进行中药离子透入治疗。也可使用狗皮膏药外贴，根据病情轻重，每天用微火烤贴 2~3 次即可。

**2. 内服药物** 由于本病多为气滞血瘀所致，故临床亦可用身痛逐瘀汤加减，以理气活血散瘀。又由于肩部为手少阳三焦经脉和手太阳小肠经脉所过，故病变亦涉及太阳与少阳之经脉，因太阳与少阳经气不利，故临床用桂枝汤或柴胡桂枝汤加舒筋活络之品治疗亦可。另外，也可内服正骨紫金丹（丁香 1 两，木香 1 两，血竭 1 两，儿茶 1 两，熟大黄 1 两，红花 1 两，当归头 2 两，莲肉 2 两，白茯苓 2 两，白芍 2 两，牡丹皮 5 钱，生甘草 3 钱），本方具有止痛化瘀作用。亦可内服骨痛丸（炒烫豹骨 65.8g，陈皮 65.8g，独活 32.9g，羌活 32.9g，五加皮 32.9g，木瓜 32.9g，白芷 32.9g，当归 32.9g，白芍 32.9g，酒制川牛膝 32.9g，酒浸麸炒川芎 32.9g，红花 32.9g，盐炙补骨脂 32.9g，续断 32.9g，麸炒青皮 32.9g，麸炒枳壳 32.9g，姜制厚朴 32.9g，制天南星 32.9g，麸炒苍术 32.9g，白术 32.9g，广藿香 32.9g，防风 32.9g，乌药 32.9g，佛手 32.9g，槟榔 32.9g，复方鸡血藤膏 32.9g，牡丹皮 32.9g，紫草 32.9g，甘松 13.2g），本方具有祛风除湿，散寒止痛，活血通络之功，可用于四肢疼痛，腰背肌酸软疼痛，屈伸不利等症，内服亦适合肱二头肌长头肌腱炎的治疗。

### （六）中药电熨治疗

草乌 3g，白芷 1g，羌活 2g，桂枝 3g，干姜 3g，制南星 2g，赤芍 3g，川芎 1g，当归 2g，乳香 1g，研末混匀装布袋，蒸热后贴敷患处，并以此作为电极衬垫，然后在布袋电极衬垫上放上铅板电极，接通电流，每次 30min，每天 1 次，2~3 周为一疗程。本法对于急性期患者有明显的消炎止痛效果。

### （七）手术治疗

手术治疗是对本病的最后治疗方法，对于非手术疗法无效的患者，可以考虑用手术方法治疗。具体的方法是在肱骨结节间沟下方将肱二头肌长头腱切断，钻孔自相缝合，或与肱二头肌短头缝合。

# 第四节　肱二头肌肌腱炎

肱二头肌肌腱炎是肩关节周围疾病中常见的劳损性质的病变，本病属于中医学"伤筋""伤痹"的范畴。在临床上，大多数肱二头肌肌腱炎常和肌腱断裂同时存在，肌腱断裂可因一次剧烈的肌肉收缩，或在劳损的基础上由轻微的外力而诱发，肌腱断裂在中医则属于"筋断筋绝"的范畴，病情较重。在一定程度上，肱二头肌肌腱炎常合并肌腱断裂，可视为同一疾病的两个不同阶段，具有前因后果的关系。二者的病位都在肱二头肌肌腱结节间沟处，而断裂还可以发生在肌腹与肌腱连接处。

## 一、病因病机

肱二头肌长头肌腱断裂临床上实属少见，短头断裂更属少见，但肌腱炎症常常由于该腱长期于结节间沟内不断过度活动，重复摩擦，积劳损伤所致。从发病年龄上看，本病多发生于40岁以上的体力劳动者。但肌腱断裂则常常发生于青壮年患者，这是由于肌肉的一次强力猛烈收缩，或由于慢性劳损引起，肌腱断裂往往在不知不觉中发生，而且病程较长，往往迁延数月或数年之久。其中病情较轻者，主要表现为炎性组织变性，统称为退变；病情较重者，在变性的组织中发生部分或完全性组织纤维断裂。

## 二、临床表现

本病起病缓慢，临床上一般先有轻度疼痛和活动僵滞的感觉。在较长时间范围内，属于生理过程中反复多次的一过性组织受损。当病变达到一定程度后，可出现损伤，这时多表现为急性发病，在肩的内前侧部，由一般不适转变为剧烈疼痛，有时可以听到组织撕裂的声音，随之出现肘部屈曲无力，继而肩部肿胀，出现皮下瘀斑等临床症状。体检可见结节间沟部压痛，重症患者特别明显，当屈肘时可有轻微的捻发音或摩擦感。组织纤维没有断裂时抗阻力试验尚可，如果组织纤维断裂，上臂屈曲即可出现"肿物隆起"，这是因为断裂部分的肌纤维收缩，并向远端移位所致，故肿胀上方呈凹陷状。如果是肌腹断裂，则出现两块隆起，中间出现间隙，抗阻力试验无力感或疼痛加重为阳性。

## 三、辨证诊断

本病有劳损的病史或者有明显的外伤史，在生理状态下，上肢处于自然下垂位时，肱二头肌长头腱与躯体构成一个大约90°的弯曲，此时临床症状较轻。当前臂旋转时屈肘无力，在内收时肱二头肌长头腱则由接近90°的自然下垂位变为锐角，结节间沟处趋于紧张，疼痛增加，此时临床症状加重，结节间沟处有明显压痛。病理表现上，加强结节间沟的横韧带和喙肱韧带出现变性、肿胀、肥厚等病变，沟内骨质增生，鞘管变狭窄。如果再加上长期劳损和外界寒冷刺激等，导致肱二头肌长头腱完全断裂后，则出现典型的临床表现，这有助于最后明确诊断。

## 四、治疗方法

### （一）经络收放疗法治疗

本病经络收放疗法与肱二头肌长头肌腱炎相同。

**处方**：土穴（合谷），水穴（肘髎），火穴（手五里），火穴（天宗），木穴（肩髃），火穴（肩髎），金穴（肩贞），木穴（天泉），土穴（肩井）。

**定位**：合谷在手背第 1、第 2 掌骨之间，约平第 2 掌骨中点处。简便取穴时，以一手的拇指指骨关节横纹，放在另一手拇、示趾之间的指蹼缘上，当拇指尖下是穴。合谷为手阳明大肠经原穴，本穴主治病证较多，在此主要通大肠经脉之气以治肩痛肘髎位于屈肘时，曲池穴外上方 1 寸，肱骨边缘，为手阳明大肠经穴，可治肘臂酸痛、麻木、挛急。手五里在曲池穴与肩髃穴连线上，曲池穴上 3 寸处，为手阳明大肠经穴，可治肘臂挛痛。天宗在举臂时，在肩胛骨岗下窝的中央，为手太阳小肠经穴，可治肩胛疼痛。肩髃位于肩平举时，肩部出现两个凹陷之前方的凹陷中，属手阳明大肠经穴，为手阳明经与阳跷脉的交会穴，可治肩臂挛痛不遂。肩髎为手少阳三焦经穴，位于肩峰后下方，上臂外展时，在肩髃穴后约 1 寸的凹陷中，主治肩臂疼痛拘挛不遂。肩贞位于腋后皱襞直上，肩胛骨下缘凹陷中，为手太阳小肠经穴，并且是手足太阳、阳维脉与阳跷脉的交会穴，主治肩臂疼痛。天泉位于上臂掌侧，腋前皱襞下端水平线 2 寸，肱二头肌长短头之间，属手厥阴心包经穴，可主治臂痛。肩井位于大椎、肩峰连线的中点，为足少阳胆经穴，可治肩背疼痛，上肢不遂。

**方义**：土穴合谷、水穴肘髎、火穴手五里、木穴肩髃，同属手阳明大肠经穴，手阳明大肠经上肩，主治上肢疼痛拘挛，同一经脉之穴，五行属性又各不相同，木、火、土、水之穴共存，施以火收、水放、木放、土生长之法，共同促进手阳明大肠经经气旺盛，使气旺血行，则疼痛自解。火穴天宗、金穴肩贞两穴同属手太阳小肠经穴，手太阳小肠经脉出肩解，绕肩胛，交肩上，故手太阳小肠经脉为治疗肩关节周围疾病的重要经脉之一，以上两穴均可治疗肩部局部疾病，施以补法，以补手太阳小肠经气，经气盛则经脉通，则疾病自解。火穴肩髎，为手少阳三焦经穴，手少阳三焦经脉循臑外，上肩，手少阳经气不通，则亦可出现肩部疾病，肩髎主治肩臂疼痛拘挛不遂，用补法使手少阳三焦经气充盛，气旺则血行，故可治疗气虚瘀血阻于经脉之证。木穴天泉，属手厥阴心包经穴，本穴可舒筋活络，主治臂痛。土穴肩井，为足少阳胆经穴，可治肩背疼痛，上肢不遂。全方金、木、水、火、土五行穴位相互配合，生克制化，手三阳与足少阳经合治，共取补益阳明，益气活血，具有阴阳共调，通经和络止痛之功。

**操作要点**：土穴合谷、土穴肩井，两穴性质属土，故宜助其生长而用平补平泻之法；水穴肘髎、木穴肩髃、木穴天泉，性质属水、属木，故宜放其经气而用泻法，以祛瘀通经；火穴手五里、火穴天宗、火穴肩髎、金穴肩贞，性质属火、属金，故宜收而用补法，以益气通经。

**操作方法**：土穴合谷、土穴肩井，以左转三圈、右转三圈为法，力度均匀，既不上顶，也不下压；对火穴手五里、火穴天宗、火穴肩髎、金穴肩贞，以顺时针方向上顶轻按为法，即为补；对水穴肘髎，木穴肩髃、木穴天泉，以逆时针方向向下重按为法，即为泻。

## （二）传统手法治疗

**1. 急性炎症期** 手法禁用。由于炎症期的组织脆弱，手法可加重病理改变，促使病情恶化，所以在完全断裂时禁用手法治疗。

**2. 慢性期** 可用揉、搓、摇等方法。以疏通通络，活血理气，但手法不宜太重。此时手法可以促进血液循环、组织代谢与修复。

**3. 恢复期** 使用旋肩的方法。本法主要用于功能恢复的后期，以利于肌肉关节功能的恢复。

**4. 固定** 对于需要手术的较重患者，术前可以用固定的方法治疗。用颈吊带 3 周左右，本法有制动作用，可以促进组织修复。在手术后石膏固定 4~6 周后去除。

## （三）传统针灸治疗

肱二头肌肌腱炎的毫针治疗与肩部挫伤基本相同，取穴用局部与远端取穴相结合的方法。肩部取肩髃、肩髎、肩贞、臑俞、颈臂、肩前等穴，远端可取阳陵泉、外关、宗会、三阳络等穴。对于肌腱断裂者，可用灸法。针以泻法为宜，也可用平补平泻法。

水针治疗主要用于肱二头肌长头肌腱炎。可在疼痛点注射当归注射液或者复方丹参注射液等，每次 2~4mL，有较好的治疗效果。

## （四）药物治疗

药物治疗包括外用药物治疗和内服药物治疗。

**1. 外用药** 可选用息伤乐酊剂［防风 40g，白芷 40g，草乌（金银花甘草炙）20g，三七 9g，肉桂 20g，大黄 20g，血竭 20g，鸡血藤 60g，艾叶 40g，透骨草 75g，地黄 30g，薄荷油 15g，樟脑 30g，紫草 40g，雄黄 40g］，进行中药离子透入。或用息伤乐酊剂加半导体间动电流疗法，于患部外擦息伤乐酊剂后，选择密波 3~5min，再用疏波 3~5min，交替应用，本法主要用于肱二头肌长头肌腱炎。亦可用狗皮膏外贴，或者用黄芪 10g、生南星 10g、白蔹 10g、生半夏 12g、茯苓 10g、鸡血藤 10g 共同研成细末，用蜂蜜和开水调敷患处。

**2. 内服药** 根据辨证论治的基本原则，灵活选方用药。因本病多属气虚血瘀，风寒湿等邪阻滞经络，故多用益气活血化瘀，疏风散寒，祛湿通络等法，成药可用正骨紫金丹（丁香 50g，木香 50g，血竭 50g，儿茶 50g，熟大黄 50g，红花 50g，当归头 100g，莲肉 100g，白茯苓 100g，白芍 100g，牡丹皮 25g，生甘草 30g），每次服 10g，或用化瘀汤（当归 9~15g，熟地 6~9g，酒炒白芍 6g，川芎 3g，肉桂 6g，去皮桃仁 3g，酒炒红花 2.4g；气滞，加香附、乌药、木香、砂仁），汤剂可用柴胡桂枝汤加减。

## （五）手术治疗

对于肱二头肌肌腱完全断裂者，可以考虑选用手术治疗。将肱二头肌肌腱远端与肱骨钻孔缝合，以减少在结节间沟挤压摩擦的机会。术后用长臂石膏固定于屈肘 90°位，前臂旋后位 4~6 周。肌腹和肌腱连接处断裂者，应早期缝合，并用石膏托固定。

如果是肌腱部分断裂或者是陈旧性病例，一般不宜采用手术治疗。

### （六）功能锻炼

对于恢复期的患者，可进行功能锻炼治疗，一般在术后 6 周进行。方法如下。

**1. 肩固定侧上举法** 患者站立，用吊环。锻炼时两手握环，健臂侧上举，患臂下垂，患侧肩用带子固定后，健臂开始下压，同时患臂上举，动作柔和，每次做 20~30 次为宜。亦可使用持环体后上拉的方法进行锻炼，方法同上，但患侧臂在体后下方，由健臂开始下拉，则患臂上升，动作宜柔和，不宜过猛。

**2. 肋木上举法** 本法与治疗肩关节周围炎基本相同。操作时，面对肋木站立，依次向上摸肋木，要尽量向上升，做 15~20 次，每日练习 2~3 次。

**3. 摇肩、晃肩与摆肩法** 摇肩指肩反正划圈，晃肩是肩弧形起伏，而摆肩是前后摆动。练习时，动作幅度由小到大，由低到高，宜轻而柔和，不宜过猛。

# 第五节　肩峰下滑囊炎

肩峰下滑囊炎，是由于肩峰下结构发生炎症所引起的病变。在生理上，肩峰下滑囊有双重性。其一，是与其他关节部滑囊一样，属于关节活动的一种缓冲组织，囊的外壁光滑，内壁被盖滑膜。其二，是肩峰下滑囊附属于肩关节中的功能性关节结构，能起到解剖关节相似的作用。因为肩峰下滑囊在三角肌之下，又称为三角肌下滑囊结构，作用于肩肱关节，能使肩肱关节滑利，减少磨损，不易于发生劳损。在关节活动过程中，当肩关节超外展的时候，肩峰下滑囊大部进入肩峰下，自然下垂时则大部分存在于三角肌下。肩峰下滑囊的上部为肩峰，与喙突靠牢；其底部为冈上肌；其下和各短小肌腱及肱骨大结节相连。当肩峰下滑囊发生病变时，则首先与其关联的冈上肌常同时出现病变。其次，同时出现肩关节功能的紊乱。

## 一、病因病机

肩峰下滑囊组织夹于肩关节肩峰和肱骨头之间，由于肩峰与肱骨头活动频繁，运动范围又大，故肩峰与肱骨头的间隙常常忽大忽小，在这一运动过程中，肩峰下滑囊由于长期反复的摩擦，则容易发生劳损。在急性期，由于炎症性渗出，出现肿胀、疼痛和滞动感。随着病程的增加，炎症变为慢性，由于慢性炎症的不断刺激，使组织增生肥厚，相互粘连，病变以囊内最为显著。由于滑囊病变而致滑囊失去了正常的缓冲功能，则影响了关节的展举及旋转活动，临床则出现活动痛和压痛，且常与邻近软组织慢性炎症同时存在，且互为因果，相互渗透传变。

## 二、临床表现

肩峰下滑囊炎发病后，肩外侧部位由不适发展到疼痛，临床上肿胀明显，在三角肌前缘有时会鼓出囊性肿块，肩部轮廓扩大。活动性疼痛主要在三角肌收缩和上肢外展时明显并且加剧，而肩峰下压痛为本病的重要临床体征，合并冈上肌腱炎时可出现外展中间疼痛弧征。

## 三、辨证诊断

本病的诊断可根据疼痛逐渐加重的特点以及肩峰下压痛的临床体征进行诊断。当肩外展和外旋时疼痛明显并加重，并可放射至肩胛部、颈部和手部，当肩内旋时疼痛减轻。当滑囊肥厚发生粘连时，关节功能明显受限，临床出现肩肱联运明显的肩胛骨与胸壁关节活动，晚期肩胛带肌肉萎缩时即可确诊。本病病初辨证多属气虚血瘀寒凝之证，晚期则出现痰瘀阻络，脾肾亏虚、阳明气血失于濡养之虚实互见或正虚邪实之候。

## 四、治疗方法

### （一）经络收放疗法治疗

本病经络收放疗法治疗同肩部挫伤。

**处方：** 火穴（天宗），木穴（肩髃），火穴（肩髎），金穴（肩贞），土穴（肩井）。

**定位：** 天宗在举臂时，肩胛骨岗下窝的中央，为手太阳小肠经穴，可治肩胛疼痛。肩髃位于肩平举时，肩部出现两个凹陷之前方的凹陷中，属手阳明大肠经穴，为手阳明经与阳跷脉的交会穴，可治肩臂挛痛不遂。肩髎为手少阳三焦经穴，位于肩峰后下方，上臂外展时，在肩髃穴后约 1 寸的凹陷中，主治肩臂疼痛、拘挛不遂。肩贞位于腋后皱襞直上，肩胛骨下缘凹陷中，为手太阳小肠经穴，并且是手足太阳、阳维脉与阳跷脉的交会穴，主治肩臂疼痛。肩井位于大椎、肩峰连线的中点，为足少阳胆经穴，可治肩背疼痛，上肢不遂。

**方义：** 木穴肩髃，属手阳明大肠经穴，主治上肢疼痛拘挛，用于肩部挫伤，以促进手阳明大肠经经气旺盛，使气旺血行，经脉自通，肩关节疼痛自解。火穴天宗、金穴肩贞两穴同属手太阳小肠经穴，手太阳小肠经脉出肩解，绕肩胛，交肩上，故手太阳小肠经脉为治疗肩关节周围疾病的重要经脉之一，以上两穴均可治疗肩部局部疾病，施以补法，以补手太阳小肠经气，经气盛则经脉通，气血调和，流通如常，则疾病自解。火穴肩髎，为手少阳三焦经穴，手少阳三焦经脉循臑外，上肩，手少阳经气不通，则亦可出现肩部疾病，肩髎主治肩臂疼痛、拘挛不遂，用补法使手少阳三焦经气充盛，气旺则血行，故可治疗气虚瘀血阻于经脉之证。土穴肩井，为足少阳胆经穴，可治肩背疼痛，上肢不遂。全方金、木、火、土四行穴位相互配合，生克制化，共取益气活血，通经和络止痛之功。

**操作要点：** 土穴肩井，性质属土，故宜助其生长而用平补平泻之法；木穴肩髃，性质属木，故宜放其经气而用泻法，以祛瘀通经；火穴天宗、火穴肩髎、金穴肩贞，性质属火、属金，故宜收而用补法，以益气通经。

**操作方法：** 土穴肩井，以左转三圈、右转三圈为法，力度均匀，既不上顶，也不下压为宜；火穴天宗、火穴肩髎、金穴肩贞，以顺时针方向上顶轻按为法，即为补；对木穴肩髃，以逆时针方向向下重按为法，即为泻。

### （二）传统手法治疗

传统手法治疗主要适用于亚急性期及慢性期，急性期禁用手法，以免使病情加重。

常用方法有旋肩法，与肩部挫伤手法治疗相同。操作时患者取坐位，施术者位于患者身后，施术者右手虎口背托于患者右腕上，再屈肘内收带动患者作屈肘动作，由下向胸前上举，再外旋外展后伸放下。重复几遍，动作幅度由小变大，患者肘关节的活动则随施术者肘关节的屈伸而屈伸。具体应用时，应先减量并观察患者接受手法治疗的反应。本法的目的在于使肩峰下滑囊在肩峰、三角肌与肱骨头之间进行间接按摩，促进炎症吸收与组织解粘及修复，从而起到治疗作用。

急性期可用颈吊带固定，休息3~7天。

### （三）功能锻炼

对于慢性期的患者，可进行功能锻炼治疗，方法如下。

**1. 耸肩环绕法** 与肩部挫伤的锻炼方法相同，即两臂平举，屈肘，以指松散接触肩部，按顺时针方向或逆时针方向环绕，动作适量。

**2. 大圆手法** 本法适用于肩臂部及腰部伤筋的功能锻炼。习者站马桩，下身不动，全臂用力，两手自胸前由内下、前上、外后、下内翻转，先是前臂旋后手心向内，然后是前臂旋前手心向外，方向相反，左起右落，相继进行，动作适量，次数不限。

**3. 肩上举法** 本法适用于肩、肘、腕部伤筋的功能锻炼。站立位，由低到高，双屈肘，两手臂相碰于胸前，手指朝上，贴胸向上，到达最高点，然后翻掌向两侧分开，外展放下并收回。第2次做法同前，但要求向上达到新的高度，比前一次高几厘米也是进步，并作为新起点的基数。当手指已超过头顶后，要增加去头后的方向，达到又一个新的"最高"，手心向外，从超外展至外展，放下收回即可。

### （四）传统针灸治疗

肱二头肌肌腱炎的毫针治疗与肩部挫伤基本相同，取穴用局部与远端取穴相结合的方法，肩部取肩髃、肩髎、肩贞、臑俞、颈臂、肩前等穴，远端可取阳陵泉、外关、宗会、三阳络等穴。对于肌腱断裂者，可用灸法。针以泻法为宜，也可用平补平泻法。灸法则用温和灸，每天2次，每次20~30min为宜。

### （五）药物治疗

药物治疗包括外用药物治疗和内服药物治疗。

**1. 外用药** 可选南星止痛膏或追风虎骨膏等外贴。

**2. 内服药** 应根据辨证论治的基本原则，辨证用药。成药可服正骨紫金丹（见第四节肱二头肌肌腱炎），每次服10g，或用化瘀汤（当归9~15g，熟地6~9g，酒炒白芍6g，川芎3g，肉桂6g，去皮桃仁3g，酒炒红花2.4g）等。因肩部为少阳经脉所经过，临床也可用柴胡桂枝汤加活血通络之品。

### （六）其他疗法

对于肩峰下滑囊炎的治疗，也可用拔罐的方法。此法主要用于陈旧性损伤，具有疏风散寒祛湿，活血通络的作用，可以促进伤筋恢复。

也可用息伤乐酊剂作中药离子透入治疗，操作方法详见肩部挫伤的治疗。

# 第六节 肩关节周围炎

肩关节周围炎为肩关节周围软组织退行性及炎症性病变，是临床上肩关节周围疾病中最为常见的疾病之一。一般认为肩部受凉、过度劳累、慢性劳损与本病的形成有密切关系。本病常见于中年以后，女性发病略多于男性。根据发病原因、先后症状的表现及发病的年龄特征，本病在中医上有"漏肩风""肩痹""肩凝""僵硬肩"和"五十肩"等名称。

## 一、病因病机

中医认为本病多由于年老体虚，肝肾亏虚，气血虚衰、肌肉筋骨失于濡养，再兼劳作伤损，风寒湿邪侵袭，导致筋失所养，痰浊瘀血阻于经脉，留着关节所致。故本病风寒湿外邪侵袭为标，肝肾气血不足，筋脉失养为本。

现代医学最早认为，外伤性肩峰下滑囊炎是本病的病因，并得到组织病理学的证实。以后随着研究的不断深入和发展，又提出了许多新的见解，如神经炎症学说、风湿病学说、冈上肌腱断裂学说、肱二头肌长头肌腱特发性脱位学说等。到20世纪，则先后提出钙化性肩峰下滑囊炎、肱二头肌肌腱滑膜炎、肩手综合征等种种学说，并相继提出60多种病名。由此足以显示肩关节周围炎病因病机复杂性的一面。但炎症过程则是本病的最基本表现。

## 二、临床表现

本病早期即出现单侧肩部酸痛，但偶尔也见两侧肩部同时受累发病者。疼痛可向颈部和上臂放散，或呈弥漫性疼痛。静止痛为本病的最重要临床特征，表现为日轻夜重，晚间往往可以痛醒，早晨起床肩关节稍微活动后，疼痛可以减轻。由于疼痛的原因，肩关节外展和内旋等活动明显受限，局部按压出现广泛性压痛。后期由于病变组织产生粘连，导致肩关节功能障碍加重，但疼痛程度则反而减轻。因此，本病早期以疼痛为主，后期以功能障碍为主。

在炎症的瘀滞期，即病变早期，初起以疼痛为主，表现为炎性充血性肿胀，缺血痉挛，纤维变性，甚至疤痕组织形成。继而进入冻结僵凝期，即后期，则以肩关节功能障碍受阻为主。在临床上，本病有以下临床特点：

**1. 诱因** 本病往往存在诱因，多为创伤、劳损或外感风寒湿邪等。如受凉或居处潮湿等可诱发。

**2. 发病年龄** 本病发病多在40岁以上，中老年人多见，集中出现在50岁前后，故又称"五十肩"。《素问·阴阳应象大论》云"人年四十而阴气自半"，故本病因肝肾亏虚，气虚血少，筋骨不健，肩部关节筋肉失于气血濡养，故此时为发病高峰。病发双侧肩关节者约占30%以上，多表现为一先一后，或同时发病，但一轻一重。

**3. 症状特点** 症状出现在单侧肩或双侧肩同时受累，以酸痛和夜间痛为特点，关节功能广泛受限，尤其以旋转和高举动作受限最为明显。夜间睡眠时，由于肩关节活动无意中超出受限功能范围，则出现疼痛或疼痛致醒，以及醒后的不适性疼痛，即前文所述夜间痛和夜间痛醒症状，在离床活动片刻后方能再度入睡。

**4. 体征特点**　局部压痛阳性，压痛范围虽较广泛，但仍以喙肱韧带和肱骨大结节处最为明显，肩前外侧压痛符合肱二头肌肌腱病变所在部位，肩峰部压痛为肩峰下滑囊病变等。并出现不同程度的肩关节功能受限，主要包括上举后伸、内收外展、内旋外旋与环行动作的单一解剖功能受限。另外是日常活动受限，如梳头、擦汗、叉腰、穿衣、脱袜等动作的肩关节复合功能受限。当出现内旋痛且抗阻力加重，是病变涉及胸大肌与肩胛下肌的表现，外旋痛则在冈上肌与三角肌等处。

**5. X线检查**　多数可见肱骨大结节皮质骨密度降低，或囊样变等种种变化，在健康肩中，以上病变发生率远低于肩关节周围炎的患者。

**6. 肩关节碘水造影检查**　肩关节碘水造影时，在肩锁关节内1cm，针尖略向后斜进针，可见关节囊边缘有炎性变化，关节腔狭窄，关节容积明显减少，是由于关节囊明显挛缩所致，关节囊腋窝皱襞变浅或消失，个别关节囊则出现裂隙，有造影剂渗漏现象。肱二头肌长头腱鞘及与关节囊相通的滑液囊，出现不完全闭锁的病理变化。

## 三、辨证诊断

本病根据有无诱因，发病年龄及临床症状和体征，即可做出诊断。诱因多为创伤、劳损或外感风寒湿邪等。发病多在40岁以上，老年多见。单发较多，双侧发病者较少。如果双侧发病，多为一轻一重。疼痛以夜间为重，功能广泛受限，病情逐渐加重。后期出现肩关节局部肌肉僵硬、严重者则出现肌萎缩等病变。临床在具体诊断时，要注意和下列疾病作鉴别诊断。

**1. 与肩袖损伤鉴别**　肩袖损伤一般多发于身体较健壮的人，有明显的外伤病史。在中老年人中，肩袖可出现自发性损伤，此时，肩外展和外旋力弱，局部压痛，X线检查多属正常，可见冈上肌腱钙化影，或大结节撕脱骨折，碘水造影剂自关节囊漏出等现象。这与肩关节周围炎则明显不同。

**2. 与失用性肩关节强直鉴别**　失用性肩关节强直多见于骨折固定后，或者见于老年多病，长期卧床的患者。本病病变较为单纯，由于"用进废退"所致，故"用则兴"，属手法治疗的适应证，用经络收放疗法和传统手法治疗均可迅速治愈。

**3. 与肩部扭伤鉴别**　肩部扭伤有明显的扭伤病史，多由于间接外力所致，常为肱二头肌长头扭伤，外展外旋屈肘动作时疼痛加重，若肩袖扭伤症状则以疼痛为主，同时影响肩的内旋与外旋的功能。

**4. 与冈上肌腱炎、肩峰下滑囊炎和肱二头肌长头腱鞘炎鉴别**　由于肩关节周围炎与冈上肌腱炎、肩峰下滑囊炎和肱二头肌长头腱鞘炎三种肩部病变存在着解剖和病理方面的联系，故临床亦需鉴别，临床主要以症状鉴别为主。

（1）冈上肌腱炎在肱骨大结节附近压痛。其特征症状为上肢外展上举活动在60°~120°时发生疼痛，不足和超越此范围，肩关节无疼痛感觉。

（2）肩峰下滑囊炎在肩部外侧疼痛，上臂旋转和外展时产生疼痛和活动受限。急性患者，因滑囊膨胀，出现三角肌前缘球形鼓出，患肩部轮廓扩大。

（3）肱二头肌长头腱鞘炎则以肱二头肌长头处疼痛肿胀和压痛为主，用力作屈肘活动时疼痛加剧，疼痛局部可有细碎的摩擦感。

## 四、治疗方法

肩关节周围炎的手法治疗运用范围较广，而且适合用于任何一期的治疗，本法可改善局部血液循环，促进代谢，消除症状，恢复功能，并且在恢复功能的过程中，可以解除肌肉组织的粘连障碍。正如《素问·举痛论》所云："按之则热气至，热气至则痛止矣。"肩关节周围炎应注意预防和治疗相结合的方法。人到中年以后，要注意预防本病的发生。活动时注意防止过猛、过快、过量的剧烈运动；凡活动要养成防伤习惯，如有推、拉、托、捡等动作时，防止用力过猛；另外，起居要注意保暖防寒等。

### （一）经络收放疗法治疗

**处方：**土穴（合谷），水穴（手三里），水穴（肘髎），火穴（手五里），火穴（天宗），木穴（肩髃），火穴（肩髎），金穴（肩贞），木穴（天泉），土穴（肩井），水穴（中府）。

**定位：**合谷在手背第1、第2掌骨之间，约平第2掌骨中点处。简便取穴时，以一手的拇指指骨关节横纹，放在另一手拇、示趾之间的指蹼缘上，当拇指尖下是穴。合谷为手阳明大肠经原穴，本穴主治病证较多，在此主要通大肠经脉之气以治肩痛。手三里在曲池穴下2寸处，为手阳明大肠经穴，可治上肢不遂。肘髎位于屈肘时，曲池穴外上方1寸，在肱骨边缘，为手阳明大肠经穴，可治肘臂酸痛、麻木、挛急。手五里在曲池穴与肩髃穴连线上，曲池穴上3寸处，为手阳明大肠经穴，可治肘臂挛痛。天宗在举臂时，肩胛骨岗下窝的中央，为手太阳小肠经穴，可治肩胛疼痛。肩髃位于肩平举时，肩部出现两个凹陷之前方的凹陷中，属手阳明大肠经穴，为手阳明经与阳跷脉的交会穴，可治肩臂挛痛不遂。肩髎为手少阳三焦经穴，位于肩峰后下方，上臂外展时，在肩髃穴后约1寸的凹陷中，主治肩臂疼痛、拘挛不遂。肩贞位于腋后皱襞直上，肩胛骨下缘凹陷中，为手太阳小肠经穴，并且是手足太阳，阳维脉与阳跷脉的交会穴，主治肩臂疼痛。天泉位于上臂掌侧，腋前皱襞上端水平线2寸，肱二头肌长短头之间，属手厥阴心包经穴，可主治臂痛。肩井位于大椎、肩峰连线的中点，为足少阳胆经穴，可治肩背疼痛，上肢不遂。中府位于胸前壁外上方，前正中线旁开6寸，平第1肋间隙处，属手太阴肺经穴，为肺的募穴，手足太阴经交会穴，可治肩背疼痛和上肢疾病。

**方义：**土穴合谷、水穴手三里、水穴肘髎、火穴手五里、木穴肩髃，同属手阳明大肠经穴，手阳明大肠经上肩，主治上肢疼痛拘挛，用于肩关节周围炎，取治痿独取阳明之意，同一经脉之穴，五行属性又各不相同，木、火、土、水之穴共存，施以火收水放，木放土生长之法，共同促进手阳明大肠经经气旺盛，使气旺血行，经脉自通，肩关节疼痛自解。火穴天宗、金穴肩贞同属手太阳小肠经穴，手太阳小肠经脉出肩解，绕肩胛，交肩上，故手太阳小肠经脉为治疗肩关节周围疾病的重要经脉之一，以上两穴均可治疗肩部局部疾病，施以补法，以补手太阳小肠经气，经气盛则经脉通，气血调和，流通如常，则疾病自解。火穴肩髎，为手少阳三焦经穴，手少阳三焦经脉循臑外，上肩，手少阳经气不通，则亦可出现肩部疾病，肩髎主治肩臂疼痛、拘挛不遂，用补法使手少阳三焦经气充盛，气旺则血行，故可治疗气虚、瘀血阻于经脉之证；木穴天泉，属手厥阴心包经穴，本穴可舒筋活络，主治臂痛；土穴肩井，为足少阳胆经穴，可治肩背疼痛，上肢不遂；水穴中府，属手太阴肺经穴，为肺的募穴，手足太阴经交会穴，可治肩背疼痛和上肢疾病。全方金、木、水、火、土五行穴位相互配合，生克制化，手三阳与足少阳经合治，阴经与手厥阴经与手太阴经合治，共取补益阳明，益气活血，兼滋太阴，阴阳共调，通经和络止痛之功。

**操作要点**：土穴合谷、土穴肩井，两穴性质属土，故宜助其生长而用平补平泻之法；水穴手三里、水穴肘髎、水穴中府、木穴肩髃、木穴天泉，五穴性质属水、属木，故宜放其经气而用泻法，以祛瘀通经；火穴手五里、火穴天宗、火穴肩髎、金穴肩贞，性质属火、属金，故宜收而用补法，以益气通经。

**操作方法**：对土穴合谷、土穴肩井，以左转三圈、右转三圈为法，力度均匀，既不上顶，也不下压为宜；对火穴手五里、火穴天宗、火穴肩髎、金穴肩贞，以顺时针方向上顶轻按为法，即为补；对水穴手三里、水穴肘髎、水穴中府、木穴肩髃、木穴天泉，以逆时针方向向下重按为法，即为泻。

### （二）传统手法治疗

肩关节周围炎的传统手法治疗主要介绍五种最常用的方法。

**1. 坐位三动作**

（1）内收：医师立于患者背侧，于肩前拨筋后，立于左侧贴靠左肩，左手伸至胸前，托握患者右肘，右手自身后放于右肩上。操作时左手向怀中提拉，右手掌根采用节律蹾法，下击右肩或者用拇指拨其肩前痛筋，在左手加大内收用力时，可以起到一定的缓解疼痛与转移注意力的作用，等内收达最大限度时，保持动作不动约2min，增加功能活动所出现的疼痛感即可缓解，是由于肌肉松弛之故。然后放松，重复做1次，随即出现一个新的高度功效，这种方法叫作镇定手法。争取最后的功能恢复达到患侧手能摸到对侧肩、侧颈、后颈、同侧颈项部。

（2）后伸摸棘：医师立于患肩背侧，左手扶肩，右手握腕，使肩后伸，并向上向脊柱两个方向缓缓摇动，当出现松解感时，医师立于肩外后侧，左手握腕，右手托于肘下，以稳住肩和上臂，并贴身，以减少不必要的活动带来的疼痛，任其自然地左手扶腕，腕与腰背相贴，在腰带上或腰带下均可，此时则需要做两个手法，以完成摸棘动作，肩前疼痛时配合拨肩前筋以帮助缓解疼痛。摸棘动作以中指触摸确定高度，左手扶腕一收一放，收即为前臂旋后，放即为前臂回至中立位，本法又叫吐纳手法，重复至十数遍后，中指触在某个棘突上时，疼痛即能忍受。镇定手法同前内收动作，重复1次结束。一般情况下，每重复1次即能增加1~3个棘突高度，本法效果明显。

（3）旋肩：与本章肩部挫伤节手法相同，请参阅。

**2. 仰卧位五动作**

（1）外旋：医师坐于患者患侧，左手垫于患者患肘下，并于床面固定，右手握住患侧腕屈肘旋转，内上外下，要领在向外恢复最低要求要达到外旋60°。利用杠杆原理，其动在肘，其用在肩，适量即可。也可由家属帮助，每天1次，每次约600下。临床中对本法和外旋动作较易忽视，往往影响治疗质量。

（2）外展：医师坐于患者患侧，转身面向患者头侧，效仿划船动作，医师一手握患腕，一手托患肘，松把推向外展，如果达到侧平举90°以上，要起身站立起来，扶上肢外展，并换左手握腕，右手压肘擦额而过。

（3）上举：即肩上举法。医师立于患侧，左手托腕掌心向上举，右手握肘，由下向上外方向摇动，要领在于向上加压。上举到当天最大程度稍过一点，作镇定手法。患者手心向内，肢体贴耳侧方向，称顺筋顺脉，以免放下时出现肩前脱位的失误。如果是在外上方，肌肉松弛后放回时，常会发生脱位。临床上，以患者靠床边进行镇定手法最为合适，力要稳。尤其将肘部置于靠医师腹部则效果更佳，还可以腾出压肘部的手，拇指压腋窝动脉以缓和疼痛，压脉要准。肢体远端发凉后，感觉低下，是因为动脉受压的缘故。运用时要注意避免太过与不及。

（4）梳头：右手轻握腕部，左手扶压肘部，作梳头动作。要领在于手领腕部去发际，进入发林。要求逐步做到手能放置枕后及摸到对侧耳尖，右手必须向下对肘施加适当的压力，一般做十数下即可。

（5）擦汗：患者仰卧，屈肘高举，医师右手扶其腕背，左手扶压肘关节部。操作要领在于始终突出以左手推肘接近额部为主，右手限制患者手腕不使到达头上，否则动作不准。衡量进度的标准为五分法：以腕背接触前额为劣；以前臂中下1/3接触头额为差；以前臂中段接触头额为好；以前臂中上1/3接触前额为良；以肘接触前额为优。

**3. 拔离松解粘连法** 主要用于关节肌肉组织的粘连，操作主要分两步进行。

（1）患者取坐位，医师一手按在患肩的上方，一手握住患肢的手腕，医师用双腿夹住患肢同侧的腿，并让患者手掌向内，根据患者肩部粘连的轻重，分别做前后活动。做完后，方法同前，再让掌心向后，向下后方牵拉。

（2）医师一手从患者的健侧拦过上肢胳膊，按住患者患侧肩臂上方，一手用五指扣住患者的五指，让患者患侧手掌朝向前方，让肩擦身过，适当用力上下拉动即可。

操作时，要做到心中有数，不可因手法粗暴而使组织损伤，要做到"刚中有柔，柔中有刚，刚柔相济"。

**4. 麻醉下解除粘连法** 是在麻醉下应用的手法，常用锁骨上臂丛麻醉。

（1）肩上举解除粘连法：适用于冻结肩的治疗。患者仰卧，医师立于患侧，一手握患者腕，一手握患者肘，上举达120°以上。操作要领，在重复1次镇定手法的基础上，助手爬位卧压骨盆上，用双手拉稳对侧床缘，医师在固定的同时，扶腕压肘向下，持续稳压到头，即超伸展位，此时可清楚听到撕粘响声，然后放松，随即将手放于枕后，并压腕压肘，也可出现较小的撕粘声，双手握腕上提松动约1min，疼痛感可以立即缓解。

（2）肩内收位解除粘连法：患者坐位，医师胸部紧贴健侧肩，医师握肘之手在前，扶压肩胛骨之手在后。解除粘连时，两手相对向怀中用力加压，随即可闻及声响，则解除粘连成功。力道不足者，可由助手在双手之上增加压力。

（3）分解粘连法：本法是指在内收位与上举位都存在粘连需要解除时应用的方法，宜分次进行，内收位解除后，再上举位解除，两次相间时间为5~7天。

**5. 拍打法**　即拍打肩部和上肩的四面。动作要领为，用轻中力度拍，用腕力有节奏地反复拍打3~5次。

**（三）功能锻炼**

功能锻炼是治疗肩关节周围炎症重要的一环，常用的方法如下：

**1. 肩外旋**　屈肘90°，端拳贴身，拳心向上，肘尖作为支点，如坐位，则肘尖靠背椅，仰卧则肘尖靠床，站立则肘尖靠墙，以便于内外摆动，外摆即为肩外旋。

**2. 肩上举**　仰卧或靠背椅练习，两手相嵌或不相嵌，利用肢体重量加上地心引力，使健肢带患肩则更容易收效。

**3. 肩外展**　双臂伸开，向侧平举方向砍去，一次手心向上，一次手心向下，练习数十次即可。

**4. 擦汗**　屈肘，翻臂肘尖朝上，做肘向前额擦汗动作，反复数次至十数次。

**5. 展旋**　大云手、叉腰等动作均可。

**（四）传统针灸治疗**

传统针灸治疗选用肩部邻近穴与远端穴相结合的方法或阿是穴。毫针刺用泻法，留针。取穴为肩髃、肩髎、肩前、疼痛阿是穴、条口、阳陵泉。随证配穴为：上臂痛，配臂臑、曲池；肩胛痛，配曲垣、天宗。也可使用耳针，主穴为肩区敏感点，配穴为皮质下和神门。

水针治疗，可以在压痛点注射10%葡萄糖注射液5mL，隔日注射1次，10次为1个疗程。对于肩关节周围炎，如果压痛点广泛，可选2~3处压痛点最明显处进行注射。

**（五）药物治疗**

药物治疗包括外用药物治疗和内服药物治疗。

**1. 外用药**　可选擦剂及胶布止痛膏类，如紫草油外涂，正红花油外涂，伤湿止痛膏外贴等。或生乌头适量磨醋外擦，适用于肢凉冷痛者。

**2. 内服药**　应根据辨证论治的基本原则，灵活选方用药，不可拘泥一方。一般在急性炎症期，多属风寒湿痹阻经络，气血不足者，可用蠲痹汤（羌活15g，姜黄15g，当归12g，黄芪24g，白芍18g，防风12g，甘草12g，生姜12g）合麻桂温筋汤（麻黄9g，桂枝12g，红花6g，白芷20g，细辛6g，赤芍12g，桃仁6g，伸筋草15g，葛根15g，威灵仙15g，木瓜15g，海桐皮15g，桑寄生15g，牛膝12g，甘草3g），或用柴胡桂枝汤加活血通络之品。

在慢性冻结僵凝期，多属气虚血瘀寒凝之证，则用活血舒筋汤（伸筋草15g，透骨草15g，独活15g，五加皮12g，三棱12g，莪术12g，秦艽12g，桂枝12g，牛膝10g，木瓜10g，红花10g，苏木10g），临床使用时可加地鳖虫，地龙，乌梢蛇等加强活血通络之效。

**（六）其他疗法**

其他疗法常用的有草乌头生物碱中药离子透入。极性为阳极，浓度为0.1%~0.3%，可消炎镇痛，主要适用于关节炎、神经痛等。另外，也可用电光疗法，主穴取肩髃、天宗、肩内陵；配穴取巨骨、曲池、四渎、肩髎。

（谢忠礼　张晓艳）

# 第三章　急性损伤性腰痛

腰痛，是指身后肋骨以下，股骨以上部位的疼痛。腰部尤其是腰骶部，经常处于负重状态，活动范围亦较大，所以损伤机会较多。另外，腰部先天发育变异较多，且容易发生退行性变，此亦为产生腰痛的重要内在因素，就其外在原因，除了急性外伤以外，中医认为尚有风寒湿热之邪侵袭。

急性损伤性腰痛，是指由各种急性损伤所引起的腰痛，且急性发病，中医列为腰部伤筋的范畴，古人认为此病乃由外伤以后血脉瘀阻所致。临床多见急性腰肌筋膜损伤、急性腰部韧带损伤和滑膜嵌顿（急性腰后关节扭伤）等等。本章主要介绍急性腰肌筋膜损伤、急性腰部韧带损伤、急性腰椎后关节滑膜嵌顿、腰椎间盘突出症和腰椎椎管狭窄症的辨证治疗。

## 第一节　急性腰肌筋膜损伤

腰部脊柱承担着身体二分之一以上的重量，从事着复杂的运动，然而其前方是腹腔，无骨性结构保护，其附近只有一些肌肉、筋膜和韧带，故在持重和运动过程中，脊柱本身及其周围软组织极易受到损伤，而脊柱周围肌肉筋膜的急性损伤即为急性腰肌筋膜损伤，俗称"闪腰岔气"。

对此，中医古代文献中亦有相关论述。《素问·刺腰痛论》："衡络之脉（即带脉）令人腰痛，不可以俯仰，仰则恐仆，得之举重伤腰。"指出了外伤与急性腰痛的关系。清代医家尤在泾云："瘀血腰痛者，闪挫及强力举重得之。盖腰者，一身之要，屈伸俯仰，无不由之。若一有损伤，则血脉凝泣，经络壅滞，令人卒痛不能转侧，其脉涩，日轻夜重者是也。"此论亦明确了急性腰痛的病因症状及病变特点。

本病多见于青壮年体力劳动者，儿童和老人少见，长期从事弯腰工作的重体力劳动者和平素缺乏体育锻炼者易发，90%的病变发生在腰骶部、两侧骶棘肌和骶髂关节处。

新病易治，久病难疗，复感风寒湿邪而兼痹证者，亦较难痊愈。

### 一、病因病机

本病多由间接外力所致，如腰部突然过度的后伸、前屈、扭转均可导致腰肌筋膜损伤。具体可分为以下几种情况：

**1. 劳动姿势不当**　即劳动时腰部用力姿势不当，如在膝关节伸直的情况下弯腰搬重物时，重心距离躯干中轴过远，因杠杆作用，增加了腰部肌肉所承担的力量，容易引起腰部扭伤。

**2. 突然不慎摔倒**　如在平滑的地面上行走失足或下楼梯时不慎滑倒的情况下，当处于腰部前屈下肢伸直位之时，因为股后肌肉的牵拉作用亦可造成腰肌筋膜的扭伤和撕裂。

**3. 突然平衡失调**　如两人抬重物动作不协调。多见两人合作搬抬重物时，一人上肩过快或下肩过早；或放下重物时动作先后不一致；或一人不慎滑手，而另一人无思想准备，瞬时处于不利的姿势下导致腰肌突然强力收缩而引起扭伤。再如肩挑重物途中突然失足，身体失去平衡，重心突然前移；或一手提重物的情况下，均易使对侧骶棘肌剧烈收缩亦可导致腰肌损伤。

**4. 举重伤及腰部**　双手举起重物时，需要腰肌用力。尤其是在举重过程中，第一步搬起重物已使腰肌受力很大，而突然举过头顶则更使腰肌骤然收缩，容易引起腰部扭伤。

临床上除上述原因外，本病还可见于其他情况。如当弯腰搬箱子时，箱子装满重物而误认为空箱时，因没有思想准备而肌肉突然用力亦可造成腰肌损伤。人在无思想准备的情况下，如弯腰、起立、打喷嚏等小动作亦可导致"闪腰岔气"。

在上述情况下，之所以会出现急性腰肌筋膜损伤，关键在于腰部屈曲时，先由脊柱两旁的背伸肌尤其是骶棘肌收缩，以抵抗体重和维持躯干的位置，此时如负重过大，肌肉即会强力收缩而易使肌纤维断裂。当腰部完全屈曲时，背伸肌不再收缩，此时主要靠韧带维持脊柱的位置，这时如负荷过大，则易造成腰部韧带拉伤，肌肉和韧带之间唇齿相依，如韧带拉伤后，弯腰过程中的支持力势必由肌肉来代偿，又会导致腰部肌肉筋膜的损伤。

## 二、临床表现

### （一）症状

（1）有明显的外伤史及自觉受伤表现的患者最初可感觉到腰部"咔嗒"声，随即产生腰部一侧或双侧剧烈的疼痛，同时伴有腰部难以俯仰屈伸转侧的表现。

（2）深呼吸、咳嗽等均能加重疼痛。

（3）患者常被动地以手扶腰，防止活动加重疼痛，严重者难以站立。

（4）腰部脊柱多向一侧倾斜。

（5）部分患者受伤当时疼痛不重，但休息一夜后腰部疼痛加剧。

（6）腰部疼痛具有明显的局限性，患者常能指出扭伤或疼痛区域。

（7）约50%的患者，同时有牵扯性下肢痛，其部位多为臀部，大腿根及其后部。

### （二）体征

（1）功能体态方面的改变：

1）患者面部常有痛苦或紧张表情，严重者头面汗出，卧位时，常以手撑腰方能翻身。

2）坐起时多先侧卧，然后以手支撑方可慢慢坐起。

3）行走时多腰部挺直，两手撑腰，步态缓慢。

4）躺下时，先慢慢坐下，然后侧卧，再转为仰卧位。

5）严重挫伤者局部常有肿胀和瘀斑，轻者无此表现。

（2）多数患者有明显的局限性压痛点，其压痛点多在腰骶关节、第三腰椎横突尖和髂嵴后部，压痛点代表组织损伤之所在。

（3）直腿抬高实验和骨盆旋转实验阳性。

（4）X线检查：单纯的腰肌筋膜损伤X线检查不显示任何病变。对于严重的腰扭伤患者，应拍腰骶部正、侧、斜三种不同方位的X线片，其目的在于排除关节突、腰椎峡部和横突骨折、骨质增生、肿瘤和结核等病变。

### 三、辨证诊断

#### （一）诊断要点

根据患者的年龄、性别、外伤史、主诉、症状及体征即可进行临床诊断。诊断要点如下。

（1）有明显的外伤史，患者多为男性青壮年。

（2）突然发病，腰部一侧或双侧剧烈疼痛，活动受限，不能自然翻身、坐立和行走。

（3）腰肌及臀肌痉挛，或可呈索条状僵硬，有明显压痛点，肌肉痉挛可引起脊柱生理曲线的改变。

（4）X线检查不显示任何病变。

#### （二）鉴别诊断

本病应与严重的棘上、棘间韧带断裂，棘突、关节突骨折，横突骨折，椎体压缩骨折，以及后纵韧带和椎间盘后部撕裂相鉴别，主要鉴别方法是X线检查。除了需要拍正位X线片外，必要时应缓慢让患者腰部屈曲，拍摄腰椎的侧位和斜位X线片，以排除上述病变。

**1. 与严重棘上、棘间韧带断裂鉴别**　严重棘上、棘间韧带断裂者，X线检查可见棘突间隙增宽，而本病X线检查不显示任何病变。

**2. 与棘突、关节突骨折等鉴别**　骨折患者X线检查可见明显的骨折表现，而急性腰肌筋膜损伤患者X线检查不显示任何病变。

**3. 与椎间盘后部撕裂鉴别**　本病与急性腰椎间盘纤维环破裂症不易鉴别，尤其是在未出现下肢放射痛之前更不易鉴别，此时可先积极治疗，然后根据病情发展再做鉴别。

急性腰肌筋膜损伤多见于青壮年。主要因肢体超限度负重，姿势不正确，动作不协调，突然失足，猛烈提物，活动时没有准备，活动范围过大等引起。临床表现为：①外伤后即出现腰背部疼痛，疼痛剧烈且波及范围大，为持续性，休息后不能缓解，咳嗽或打喷嚏时加重。②腰部僵硬，肌肉痉挛，活动受限，翻身困难，难以行走。③损伤部位有压痛点。④一般无下肢放射痛。⑤腰椎X线片显示腰椎骨质无异常。可见脊柱变直或有保护性侧凸。

椎间盘后部撕裂有三种类型：环状破裂、放射状破裂和纤维环边缘损伤。表现为：①疼痛弥散、位置较深，呈烧灼样、刀刺样疼痛，可有髋部和膝以上的放射性痛，伸屈、扭转身体疼痛加重。②一些患者感觉腰部无力、不稳，不能忍受久坐，从坐位站起疼痛加重，侧躺屈髋屈膝症状缓解。腰部活动变得缓慢，出现保护性动作，运动受限。③急性患者有抬重物受伤史。慢性腰痛患者，疼痛一般不剧烈。④典型特点是症状重、模糊，缺乏客观体征。许多患者被认为是功能性疾病或装病。临床上，常见许多严重疼痛的患者有难以忍受的疼痛，而体格检查正常。⑤通过病史和体格检查很难做出椎间盘源性腰痛的诊断。影像学表现：常规 X 线检查通常是阴性结果。慢性腰痛患者，可有一些间接的发现，包括椎间隙轻度狭窄、终板硬化、骨赘形成。屈伸位动力学可见腰椎不稳征象。CT 扫描和脊髓造影基本上是正常的。在高质量的 CT 片上，腰椎间盘纤维环低密度区可能显示纤维环的病理改变。MRI 和椎间盘造影术有助于明确诊断。

## 四、治疗方法

本病常见的中医证型包括气滞络阻和气阻血瘀两种。

### （一）经络收放疗法治疗

由于气滞络阻和气阻血瘀两种证型大多同时存在，故治疗以通泻法为主，本病多伴风寒湿邪侵袭，气滞、血瘀、络脉闭阻同时存在。病位主要在皮、肉、筋、骨、脉，病程长者，由实致虚，亦可伴有脏腑气血不足而因虚致瘀。通泻法除可祛邪外出之外，重在调理气血经络。通泻法选穴的主要特点，一是多选五输穴之井穴，因井穴为经络气血生发之所，可通达气机；二是多选俞穴和募穴，俞穴和募穴是脏腑经气输注于身体背部和汇聚于胸腹部之穴位，用之以调理脏腑气血。

**1. 气滞络阻**　治疗以行气活血通络为法。手法用经络收放点穴，多用泻法，选穴多为具有通、开、散、降等作用的穴位。本型以气滞为主，兼有络阻，多属于气滞腰痛的范围。

**处方：** 木穴（少商），木穴（隐白），木穴（涌泉），木穴（少冲），木穴（中冲），木穴（大敦），金穴（少泽），金穴（足窍阴），金穴（至阴），金穴（关冲），金穴（商阳），金穴（厉兑），水穴（箕门），土穴（足三里），土穴（阳陵泉），土穴（三阴交），土穴（委中），木穴（右环跳），金穴（左环跳），火穴（长强）。

**定位：** 少商属手太阴肺经，为井穴，位于拇指桡侧指甲角旁 0.1 寸处。隐白属足太阴脾经，为井穴，位于足大趾内侧趾甲角旁 0.1 寸处。涌泉属足少阴肾经，为井穴，当足趾跖屈时，位于足底（去趾）前 1/3 凹陷处。少冲属手少阴心经，为井穴，位于小指桡侧指甲角旁 0.1 寸处。中冲，属手厥阴心包经，为井穴，位于中指尖端的中央。委中为足太阳膀胱经合穴，在腘横纹中点，当股二头肌腱与半腱肌腱的中间。大敦为足厥阴肝经井穴，在足大趾末节外侧，距趾甲角 0.1 寸。少泽属手太阳小肠经井穴，位于小指尺侧指甲角旁 0.1 寸处。足窍阴属足少阳胆经井穴，位于第四趾外侧趾甲根角旁 0.1 寸处。至阴为足太阳膀胱经井穴，在足小趾末节外侧，距趾甲角 0.1 寸处。关冲属手少阳三焦经井穴，位于无名指尺侧指甲根角旁 0.1 寸处。商阳属手阳明大肠经井穴，位于示趾桡侧指甲角旁 0.1 寸处。厉兑属足阳明胃经井穴，位于第 2 趾外侧趾甲角旁约 0.1 寸处。箕门属足太阴脾经，在血海穴与冲门穴的连线上，血海穴直上 6 寸处。足三里属足阳明胃经合穴，胃之下合穴，位于犊鼻穴下 3 寸，胫骨前嵴外一横指处。阳陵泉属足少阳胆经合穴，八会穴之筋会，在小腿外侧，当腓骨头前下方凹陷处。三阴交属足太阴脾经，位于内踝尖上 3 寸，胫骨内侧面后缘。环跳位于股骨大转子高点与骶管裂孔连线的外 1/3 与内 2/3 交界处，属足少阳胆经。长强在尾骨端下，当尾骨端与肛门连线的中点处，隶属督脉。

**方义：** 木穴少商，属手太阴肺经井穴，为手太阴经气所出之所，肺主一身之气；木穴隐白，属足太阴脾经井穴，为足太阴脾经气所出之地，脾主升清，为气血生化之源，是气机升降的枢纽；木穴涌泉，属足少阴肾经井穴，为足少阴经气所出之所，肾主纳气；木穴少冲，属手少阴心经井穴，为手少阴心经气所出之所；木穴中冲，属手厥阴心包经，为手厥阴心包经气所出之所；木穴大敦，为足厥阴肝经井穴，为足厥阴肝经气所出之所，肝藏血主筋，本穴可激发足足厥阴肝之经气；金穴少泽，属手太阳小肠经井穴，为手太阳小肠经气所出之所；金穴足窍阴，属足少阳胆经井穴，为足少阳胆经气所出之所，足少阳胆主枢机；金穴至阴，为足太阳膀胱经井穴，为足太阳膀胱经气所出之所；金穴关冲，属手少阳三焦经井穴，为手少阳三焦经气所出之所；金穴商阳，属手阳明大肠经井穴，为手阳明大肠经气所出之所；金穴厉兑，属足阳明胃经井穴，为足阳明胃经气所出之。以上诸穴均为五输穴之井穴，可激发各经经气而理气行滞。水穴箕门，属足太阴脾经，可健脾益气；土穴委中，为足太阳膀胱经合穴，膀胱的下合穴，主治腰背痛，足太阳膀胱经循行于腰背部，是治疗腰背部疾病的要穴，故有"腰背委中求"之称；土穴足三里，属足阳明胃经合穴，胃之下合穴，为强身之要穴，可补后天胃气；土穴阳陵泉，属足少阳胆经合穴，胆之下合穴，八会穴之筋会，主治全身筋之疾病；土穴三阴交，属足太阴脾经，与足三里相配，调理一身之气血；右木左金穴环跳，属足少阳胆经，主治腰胯疼痛；火穴长强，属督脉，督脉为阳脉之海，总督一身阳气，循行于腰背正中，主治腰痛。以上诸穴金、木、水、火、土相配，调气机，补气血，壮腰强筋，理气通络，为治气滞络瘀腰痛之要方。

**操作要点：** 木穴少商、木穴隐白、木穴涌泉、木穴少冲、木穴中冲、木穴大敦、木穴右环跳、水穴箕门，性质属木、属水，为放穴，施以泻法；金穴少泽、金穴足窍阴、金穴至阴、金穴关冲、金穴商阳、金穴厉兑、金穴左环跳、火穴长强，性质属金、属火，为收穴，施以补法；土穴足三里、土穴阳陵泉、土穴三阴交、土穴委中，性质属土，为生长之穴，施平补平泻法。

**操作方法：** 对土穴足三里、土穴阳陵泉、土穴三阴交、土穴委中，以左转三圈、右转三圈为法，力度均匀，既不上顶，也不下压，即为平补平泻；对金穴少泽、金穴足窍阴、金穴至阴、金穴关冲、金穴商阳、金穴厉兑、金穴左环跳、火穴长强，以顺时针方向上顶轻按为法，即为补；对木穴少商、木穴隐白、木穴涌泉、木穴少冲、木穴中冲、木穴大敦、木穴右环跳、水穴箕门，以逆时针方向向下重按为法，即为泻。

**2. 气阻血瘀** 治疗以活血祛瘀为法。手法用经络收放点穴，多用通法。本型以血瘀为主，兼有气滞，多属于瘀血腰痛的范围。

**处方：** 木穴（后溪），土穴（神门），水穴（尺泽），土穴（章门），土穴（神阙），土穴（太溪），金穴（至阴），木穴（隐白），木穴（大敦），土穴（梁丘），土穴（伏兔），金穴（左肾俞），木穴（右肾俞），木穴（右环跳），金穴（左环跳），水穴（命门）。

**定位：** 后溪为手太阳小肠经输穴，八脉交会穴，通于督脉，在手掌尺侧，微握拳，第5指掌关节后尺侧的远侧掌横纹头赤白肉际处。神门属手少阴心经输穴和原穴，位于腕横纹尺侧端，尺侧腕屈肌腱的桡侧凹陷处。尺泽属手太阴经合穴，位于肘横纹中，肱二头肌腱桡侧凹陷处。章门属足厥阴肝经，为脾之募穴和八会穴之脏会，在侧腹部，当第十一肋游离端的下方。神阙属任脉，位于脐窝中央。太溪属足少阴肾经输穴和原穴，位于内踝高点与跟腱后缘连线的中点凹陷处。至阴属足太阳膀胱经井穴，在足小趾末节外侧，距指甲角0.1寸处。隐白属足太阴脾经井穴，足大趾内侧趾甲角旁0.1寸。大敦为足厥阴肝经井穴，在足大趾末节外侧，距指甲角0.1寸。梁丘为足阳明胃经郄穴，屈膝时，在髂前上棘与髌骨外上缘连线上，髌骨外上缘上3寸处。伏兔属足阳明胃经，在髂前上棘与髌骨外上缘连线上，髌骨外上缘上6寸处。肾俞属足太阳膀胱经，肾之背俞穴，位于第2腰椎棘突下，旁开1.5寸处。环跳属足少阳胆经，在股外侧部，侧卧屈股，当股骨大转子最凸点与骶管裂孔连线的外1/3与中1/3交点处。命门属督脉，在腰部后正中线上，第2腰椎棘突下凹陷中。

**方义：** 木穴后溪，为手太阳小肠经输穴，八脉交会穴，通于督脉，手太阳小肠经经气所注之处，可通手太阳小肠和督脉经气，主治腰背痛；土穴神门，属手少阴心经输穴和原穴，为手少阴心经气所注和元气经过和留止的部位，可通心之元气；水穴尺泽，属手太阴经合穴，为手太阴经气所盛之处，可宣开肺气；土穴章门，属足厥阴肝经，为脾之募穴和八会穴之脏会，可调五脏气血；土穴神阙，属任脉，可扶阳气，通血脉；土穴太溪，属足少阴肾经输穴和原穴，为少阴肾经气所注和元气经过和留止的部位；金穴至阴，属足太阳膀胱经井穴，可激发足太阳膀胱经气以通太阳膀胱之经；木穴隐白，属足太阴脾经井穴，可激发足太阴脾经气以通太阴脾经；木穴大敦，为足厥阴肝经井穴，可调理肝之经气；土穴梁丘，为足阳明胃经郄穴，是阳明胃经气深集的部位，主治急性疼痛性疾病；土穴伏兔，属足阳明胃经，足阳明胃为多气多血之经，通之以通阳明；左金右木穴肾俞，属足太阳膀胱经，肾之背俞穴，为肾之经气输注之处，主治腰痛；右木左金穴环跳，属足少阳胆经，主治腰胯疼痛。水穴命门，属督脉，可通督脉经气，主治腰脊强痛；以上诸穴金、木、水、土相配，活血理气，为治血瘀兼气滞之要方。

**操作要点：** 土穴神门、土穴章门、土穴神阙、土穴太溪、土穴梁丘、土穴伏兔，性质属土，为生长之穴，施平补平泻法；水穴尺泽、木穴后溪、木穴隐白、木穴大敦、水穴命门、木穴右环跳、木穴右肾俞，性质属木、属水，为放穴，施以泻法；金穴至阴、金穴左环跳、金穴左肾俞，性质属金，为收穴，施以补法。

**操作方法：** 对土穴神门、土穴章门、土穴神阙、土穴太溪、土穴梁丘、土穴伏兔，以左转三圈、右转三圈为法，力度均匀，既不上顶，也不下压，即为平补平泻；对水穴尺泽、木穴后溪、木穴隐白、木穴大敦、水穴命门、木穴右环跳、木穴右肾俞，以逆时针方向向下重按为法，即为泻；对金穴至阴、金穴左环跳、金穴左肾俞，以顺时针方向上顶轻按为法，即为补。

**（二）传统手法治疗**

**1. 按揉法** 患者仰卧，肢体放松，施术者以双手拇指或手掌，自肩部循脊柱两侧足太阳膀胱经从上而下按揉，至承扶穴改用揉捏，下至殷门、委中、承山，重复三次，此法可疏通气血，散瘀解痉止痛。

**2. 掌按指点法** 施术者以手掌按压命门、腰阳关穴，并用拇指点按肾俞、志室、大肠俞、环跳、阿是等穴，指点时应加按摩，可产生酸麻胀之感觉，此法亦可舒经活络，减轻疼痛。

**3. 提捏法** 患者俯卧，施术者站在患侧，将双手示趾、中指、无名指、小指置于一侧棘突旁，两手拇指置于骶棘肌外缘，各指方向与骶棘肌方向垂直，双手拇指与其余四指相对用力捏起骶棘肌，自上而下，反复3~4次，此法拉长肌纤维，松弛肌肉。如两侧肌肉均有损伤，可左右轮流进行。

**4. 滚法** 施术者用右手小鱼际及第3、4、5掌指关节背侧，以腕力和小臂的前屈旋转，反复滚动，顺其骶棘肌自上而下，反复3次，亦可达到舒筋活络止痛的功效。

**5. 搬腿按腰法** 施术者一手按于患处，另一手肘关节屈曲勾扶患者患侧大腿前下方，手掌托其大腿中部向上方提拔搬腿，随后摇晃拔伸，有时可听到响声。

**6. 揉摸法** 上法结束后，再以推拿揉摸之法自上而下，连续3次，以善其后。操作方法：施术者用手掌顺患者骶棘肌自上而下轻轻回旋揉动，要求手掌一般不移开患者的肌肤，且仅使其皮下组织随手掌的揉动而滑动。

以上手法治疗，以一日或两日一次为佳。

**（三）传统针刺和局部封闭治疗**

**1. 传统针刺治疗** 针刺对本病有较好的疗效，一般采用局部取穴、循经取穴和别经取穴三种配穴方法。具体操作如下。

（1）局部取穴配循经取穴：①以痛为俞，选择压痛最剧烈的压痛点亦即阿是穴进行针刺。②循经取穴：针刺委中、肾俞、命门、志室、大肠俞、腰阳关等穴位进行针刺，要求强刺激，留针15~20min，每5分钟行针一次，每日针刺1次为宜。

（2）别经取穴：①双侧外关配阿是穴，强刺激，留针15~20min；②取双侧后溪穴，强刺激，得气后要求患者缓慢活动腰部；③取腰扭伤Ⅰ穴和腰扭伤Ⅱ穴，大幅度强刺激，留针15~20min，每5min行针一次，针刺过程中要求患者缓慢活动腰部。其中腰扭伤Ⅰ穴在掌背3、4掌指关节近侧1.5cm处，腰扭伤Ⅱ穴在掌背3、4关节正中直上1.3寸。

**2. 局部封闭疗法** 较为严重的腰肌筋膜损伤患者，经手法针刺和药物治疗无效的情况下，方可考虑应用局部封闭的方法治疗。可以用1%利多卡因5~6mL加强的松龙12mg在压痛点明显处进行封闭，止痛效果较好。

**（四）药物治疗**

中医药治疗本病有较大优势，临床主要以辨证施治为基本原则。常见辨证分型如下。

**1. 气滞络阻** 常表现为腰痛时轻时重，痛无定处，重者腰部运动受限，行走困难，咳嗽时疼痛加重，舌苔薄，脉弦数。治宜理气通络，活血止痛，可选用《疡医大全》所载泽兰汤加味治疗，药用泽兰、当归、丹皮、赤芍、青木香、红花、桃仁、羌活、制乳没等。

**2. 气阻血瘀** 常表现为腰痛局限一处，局部瘀肿，压痛明显，腰部活动受限，部分患者可伴有腹部胀满，大便秘结，舌质紫暗有瘀点，脉弦紧。治宜活血化瘀，行气止痛，可选用大成汤加味治疗，药用大黄、芒硝、当归、木通、枳壳、厚朴、苏木、陈皮、红花、炙甘草等。

此外，亦可选用七厘散、跌打丸、三七片、云南白药等中成药进行治疗，疗效尚可。亦可选伤湿止痛膏、南星止痛膏等外贴患处。

# 第二节 急性腰部韧带损伤

腰部韧带主要包括前纵韧带、后纵韧带、黄韧带、棘间韧带，棘上韧带、横突间韧带及脊柱各关节囊韧带，这些韧带在一定程度上具有维持脊柱和腰部关节稳定性的作用，因为解剖位置的特殊性，使其容易发生组织变性，更易因突然受力过大而产生急性损伤，导致腰部疼痛及活动受限等临床表现，此即为腰部韧带损伤，属中医伤筋的范畴。在临床上，棘上韧带、棘间韧带和髂腰韧带急性损伤较为常见。

棘上韧带是架在各椎骨棘突上的索状纤维组织，自上而下纵行，韧性较强，但在腰骶部位比较薄弱，再加上此处恰为腰部活动范围较大的区域，因而此处易受损伤。

棘间韧带处于相邻棘突之间，其纤维较短，较棘上韧带脆弱。腰部日常的屈伸动作，使其经常受到牵引和挤压，易引起其变性，且变性程度与年龄的增长成正相关，由于正常情况下腰部承受压力较大，所以腰4、腰5和腰5、骶1之间的棘间韧带损伤发病率较高。

髂腰韧带起于髂嵴后部的内侧面，终止于第5腰椎横突，呈向内向下的斜行位置，具有限制第5腰椎的前屈和保护椎间盘的作用。腰部完全屈曲时，骶棘肌完全放松，脊柱的稳定性主要依靠韧带来维持，此时易造成该韧带的损伤。

急性腰部韧带损伤多见于青壮年体力劳动者，应积极救治，否则易转化成慢性劳损。

## 一、病因病机

### （一）弯腰搬取重物致伤

棘上韧带、棘间韧带、黄韧带及髂腰韧带均有限制脊柱过度前屈的作用，通常情况下会受到骶棘肌的保护而免受损伤，但在人体充分弯腰搬重物时，骶棘肌即处于松弛状态，而臀部肌肉和大腿后部肌肉强力收缩，此时上半身及重物的重量全部由韧带承担，此时易造成韧带的急性损伤。

### （二）高处摔下致伤

通常有两种情况：一是下肢伸展位摔伤。此时两侧股后肌紧张，骨盆后倾，腰骶部韧带易受强力牵拉而导致牵扯性损伤。二是下肢坐位、腰部前屈位摔伤。此时股后肌更为紧张，牵拉骨盆致其倾斜度更大，加上腰部处于前屈位，则腰后部韧带受力更大，极易导致损伤。

### （三）直接外力撞击致伤

直接外力作用于腰背部易使腰部过分前屈，或腰部直接受到外力挫伤，均可导致韧带受到强力牵拉而造成急性腰部韧带损伤，需要注意的是此类损伤往往合并有骨折、脱位或神经损伤。

临床上将急性腰部韧带损伤分为稳定性和非稳定性两大类：①稳定性损伤：韧带扭伤和撕裂，不伴有骨折或脱位，属轻度损伤；②非稳定性损伤：棘上、棘间韧带的撕裂，属中度损伤；韧带撕裂伴有棘突骨折、关节突骨折及关节囊撕裂者，属次重度损伤；后纵韧带撕裂和椎间盘后部撕裂者，属重度损伤。

## 二、临床表现

（1）多有明显的外伤史，如弯腰负重，搬取重物，或从高处摔下，或肩负重物突然失力，多突然发病。

（2）发病时患者常自觉腰部突发脆响声或有撕裂样感觉，随即局部突发疼痛，常呈撕裂样或刀割样，当即坐卧困难，偶伴有下肢放射性疼痛，之后可出现局部瘀斑肿胀。

（3）体格检查可见腰部肌肉痉挛，活动明显受限，前屈时疼痛加重；棘突和棘突间压痛明显；仰卧屈髋实验阳性。

（4）棘上韧带、棘间韧带断裂者，X线侧位片可见棘突间距增宽。需要注意的是，X线检查对棘上韧带和棘间韧带损伤有意义，而对一般韧带损伤多不能明确诊断。

## 三、辨证诊断

### （一）诊断要点

根据患者的外伤史、主诉、症状及体征即可进行临床诊断。诊断要点如下。

（1）多有明显外伤史。

（2）发病时腰部有撕裂样剧痛，活动受限，屈曲时疼痛加重。

（3）腰部棘上、棘间处压痛明显，腰部肌肉痉挛，仰卧屈髋实验阳性。

（4）X线检查可见棘突间距增宽。

### （二）鉴别诊断

**1. 与急性腰肌筋膜损伤鉴别**　二者往往合并存在，故临床不易鉴别。但腰肌筋膜损伤多在两侧骶棘肌和腰骶部筋膜分布区，其压痛浅而广泛，肌肉痉挛较明显，腰部韧带损伤压痛多局限而敏锐，如合并骨折则疼痛较重。

**2. 与腰椎间盘突出鉴别**　二者不易鉴别，需在治疗过程中观察其病情变化。一般可以从以下几点做出鉴别。

（1）急性腰部韧带损伤：①明确的外伤史。②腰背肌肉附着点压痛。③局部肌肉封闭后，疼痛缓解。④直腿抬高实验阴性。⑤影像学检查无明显异常。

（2）腰椎间盘突出症：有腰痛和放射性腿痛，大便、咳嗽时可加剧，休息时减轻。直腿抬高实验阳性，伴下肢神经系统症状。X 线检查显示脊柱侧凸，腰椎前突消失，椎间隙变窄，左右不对称。CT 及 MRI 检查有助于诊断。

## 四、治疗方法

本病急性期常表现为气滞血瘀，而缓解期常表现为肝肾不足。

### （一）经络收放疗法

#### 1. 气滞血瘀

**处方**：木穴（少商），木穴（隐白），木穴（涌泉），木穴（少冲），木穴（中冲），木穴（大敦），金穴（少泽），金穴（足窍阴），金穴（至阴），金穴（关冲），金穴（商阳），金穴（厉兑），水穴（箕门），土穴（足三里），土穴（阳陵泉），土穴（三阴交），土穴（委中），木穴（右环跳），金穴（左环跳），火穴（长强）。

**定位**：少商属手太阴肺经，为井穴，位于拇指桡侧指甲角旁 0.1 寸处。隐白属足太阴脾经，为井穴，位于足大趾内侧趾甲角旁 0.1 寸处。涌泉属足少阴肾经，为井穴，当足趾跖屈时，位于足底（去趾）前 1/3 凹陷处。少冲属手少阴心经，为井穴，位于小指桡侧指甲角旁 0.1 寸处。中冲属手厥阴心包经，为井穴，位于中指尖端的中央。委中为足太阳膀胱经合穴，在腘横纹中点，当股二头肌腱与半腱肌腱的中间。大敦为足厥阴肝经井穴，在足大趾末节外侧，距趾甲角 0.1 寸。少泽属手太阳小肠经井穴，位于小指尺侧指甲角旁 0.1 寸处。足窍阴属足少阳胆经井穴，位于第四趾外侧趾甲根角旁 0.1 寸处。至阴为足太阳膀胱经井穴，在足小趾末节外侧，距指甲角 0.1 寸处。关冲属手少阳三焦经井穴，位于无名指尺侧指甲根角旁 0.1 寸处。商阳属手阳明大肠经井穴，位于示趾桡侧指甲角旁 0.1 寸处。厉兑属足阳明胃经井穴，位于第 2 趾外侧趾甲角旁约 0.1 寸处。箕门属足太阴脾经，在血海穴与冲门穴的连线上，血海穴直上 6 寸处。足三里属足阳明胃经合穴，胃之下合穴，位于犊鼻穴下 3 寸，胫骨前嵴外一横指处。阳陵泉属足少阳胆经合穴，八会穴之筋会，在小腿外侧，当腓骨头前下方凹陷处。三阴交属足太阴脾经，位于内踝尖上 3 寸，胫骨内侧面后缘。环跳位于股骨大转子高点与骶管裂孔连线的外 1/3 与内 2/3 交界处，属足少阳胆经。长强在尾骨端下，当尾骨端与肛门连线的中点处，隶属督脉。

**方义**：木穴少商，属手太阴肺经井穴，为手太阴经气所出之所，肺主一身之气；木穴隐白，属足太阴脾经井穴，为足太阴脾经气所出之地，脾主升清，为气血生化之源，是气机升降的枢纽；木穴涌泉，属足少阴肾经井穴，为足少阴经气所出之所，肾主纳气；木穴少冲，属手少阴心经井穴，为手少阴心经气所出之所；木穴中冲，属手厥阴心包经井穴，为手厥阴心包经气所出之所；木穴大敦，为足厥阴肝经井穴，为足厥阴肝经气所出之所，肝藏血主筋，本穴可激发足厥阴肝之经气；金穴少泽，属手太阳小肠经井穴，为手太阳小肠经气所出之所；金穴足窍阴，属足少阳胆经井穴，为足少阳胆经气所出之所，足少阳胆主枢机；金穴至阴，为足太阳膀胱经井穴，为足太阳膀胱经气所出之所；金穴关冲，属手少阳三焦经井穴，为手少阳三焦经气所出之所；金穴商阳，属手阳明大肠经井穴，为手阳明大肠经气所出之所；金穴厉兑，属足阳明胃经井穴，为足阳明胃经气所出之。以上诸穴均为五输穴之井穴，可激发各经经气而理气行滞。水穴箕门，属足太阴脾经，健脾益气；土穴委中，为足太阳膀胱经合穴，膀胱的下合穴，主治腰背痛，足太阳膀胱经循行于腰背部，是治疗腰背部疾病的要穴，故有"腰背委中求"之称；土穴足三里，属足阳明胃经合穴，胃之下合穴，为强身之要穴，可补后天胃气；土穴阳陵泉，属足少阳胆经合穴，胆之下合穴，八会穴之筋会，主治全身筋之疾病；土穴三阴交，属足太阴脾经，与足三里相配，调理一身之气血；右木左金穴环跳，属足少阳胆经，主治腰胯疼痛；火穴长强，属督脉，督脉为阳脉之海，总督一身阳气，循行于腰背正中，主治腰痛。以上诸穴金、木、水、火、土相配，调气机，补气血，壮腰强筋，理气通络，为治气滞络瘀腰痛之要方。

**操作要点：** 木穴少商、木穴隐白、木穴涌泉、木穴少冲、木穴中冲、木穴大敦、木穴右环跳、水穴箕门，性质属木、属水，为放穴，施以泻法；金穴少泽、金穴足窍阴、金穴至阴、金穴关冲、金穴商阳、金穴厉兑、金穴左环跳、火穴长强，性质属金、属火，为收穴，施以补法；土穴足三里、土穴阳陵泉、土穴三阴交、土穴委中，性质属土，为生长之穴，施平补平泻法。

**操作方法：** 对土穴足三里、土穴阳陵泉、土穴三阴交、土穴委中，以左转三圈、右转三圈为法，力度均匀，既不上顶，也不下压，即为平补平泻；对金穴少泽、金穴足窍阴、金穴至阴、金穴关冲、金穴商阳、金穴厉兑、金穴左环跳、火穴长强，以顺时针方向上顶轻按为法，即为补；对木穴少商、木穴隐白、木穴涌泉、木穴少冲、木穴中冲、木穴大敦、木穴右环跳、水穴箕门，以逆时针方向向下重按为法，即为泻。

**2. 肝肾不足** 本型以肝肾亏虚为主，治疗以补益肝肾为法。手法用经络收放点穴，用补法。本法主要用于气、血、津液不足，脏腑阴阳虚损之证。本法有提升、回纳、振奋、养护、化生阳气之功，以及调和五脏、洒陈六腑之效，具有补益骨髓和强壮筋骨之效。

**处方：** 土穴（百会），金穴（膻中），木穴（气海），土穴（足三里），土穴（三阴交），木穴（血海），土穴（太白），木穴（右环跳），金穴（左环跳），金穴（左肾俞），木穴（右肾俞），水穴（命门）。

**定位：** 百会属督脉，位于后发际正中直上 7 寸，当头部正中线与两耳尖连线的交点处。膻中隶属任脉，在胸部，当前正中线上，平第 4 肋间，两乳头连线的中点。气海隶属任脉，在下腹部，前正中线上，当脐中下 1.5 寸。足三里属足阳明胃经合穴，胃之下合穴，位于犊鼻穴下 3 寸，胫骨前嵴外一横指处。三阴交属足太阴脾经，位于内踝尖上 3 寸，胫骨内侧面后缘。血海属足太阴脾经，屈膝时，在髌骨内上缘上 2 寸，当股四头肌内侧头的隆起处。简便取穴法：患者屈膝，医者以左手掌心按于患者右膝髌骨上缘，示趾、中指、无名指、小指向上伸直，拇指约呈 45° 斜置，拇指尖下是穴，对侧取法仿此。太白属足太阴脾经输穴和原穴，位于第 1 跖骨小头后缘，赤白肉际凹陷处。环跳属足少阳胆经，在股外侧部，侧卧屈股，当股骨大转子最凸点与骶管裂孔连线的外 1/3 与中 1/3 交点处。肾俞属足太阳膀胱经，肾之背俞穴，位于第 2 腰椎棘突下，旁开 1.5 寸处。命门，属督脉，在腰部后正中线上，第 2 腰椎棘突下凹陷中。

**方义：** 土穴百会，属督脉，可升举阳气；金穴膻中，属任脉，为心包募穴和八会穴之气会，可补一身之元气；木穴气海，属任脉，为肓之原穴，可补肾气，固先天之本；土穴足三里，属足阳明胃经合穴，胃之下合穴，可补益后天脾胃之气血；土穴三阴交，属足太阴脾经，与足三里相配，为补中焦脾胃之要穴，以后天资先天；木穴血海，属足太阴脾经，精血同源，使血旺则精足；土穴太白，属足太阴脾经输穴和原穴，为太阴脾之经气和元气所注之所；右木左金穴环跳，属足少阳胆经，主治腰胯疼痛；左金右木穴肾俞，属足太阳膀胱经，肾之背俞穴，为肾之经气输注之处，主治腰痛；水穴命门，属督脉，可通督脉经气，主治腰脊强痛；以上诸穴金木水土相配，以后天养先天，先天助后天，为治肝肾不足腰痛之方。

**操作要点：**木穴气海、木穴血海、木穴右环跳、木穴右肾俞、水穴命门，性质属木、属水，为放穴，施以泻法；金穴膻中、金穴左环跳、金穴左肾俞，性质属金，为收穴，施以补法；土穴百会、土穴足三里、土穴三阴交、土穴太白，性质属土，为生长之穴，施平补平泻法。

**操作方法：**对土穴百会、土穴足三里、土穴三阴交、土穴太白，以左转三圈、右转三圈为法，力度均匀，既不上顶，也不下压，即为平补平泻；对金穴膻中、金穴左环跳、金穴左肾俞，以顺时针方向上顶轻按为法，即为补；对木穴气海、木穴血海、木穴右环跳、木穴右肾俞、水穴命门，以逆时针方向向下重按为法，即为泻。

### （二）传统手法治疗

手法治疗主要适用于棘上韧带撕裂或棘上韧带于棘突上剥离者。具体操作方法：患者端坐，施术者坐于患者背后，先以双手拇指触摸棘突，找到棘上韧带剥离处，然后嘱咐患者稍向前弯腰，此时施术者以一手拇指按于棘上韧带上端，向上推按牵引，另一手拇指左右拨动已剥离韧带，找准剥离面，此时嘱咐患者直腰，双手拇指顺其脊柱纵轴方向顺压于原位。可反复顺压数次，使该韧带贴附于原位。

### （三）固定治疗

此法适用于棘上、棘间韧带断裂者，首先进行过伸复位，而后应予以固定。常用的固定方法有腰椎固定、竹帘固定、"工"形夹板固定和石膏固定，一般固定时间为4~5周。

### （四）功能锻炼

韧带损伤者，一般应卧床休息，休息时间应视病情而定，一般1周即可。韧带断裂者休息时间应延长到3~4周。韧带扭伤者，早期应进行腰背肌肉锻炼，以防长期卧床而导致腰背肌无力。如属不稳定损伤，应在韧带愈合后再进行肌肉锻炼，锻炼方式以仰卧式和俯卧式腰背肌锻炼为主。具体方法如下。

**1. 俯卧式腰背肌锻炼**

第一步：患者俯卧，头转向一侧。

第二步：两腿交替向后做过伸动作，共做五组。

第三步：两腿同时做过伸动作，共做五组。

第四步：两腿不动，上身躯体向后背伸，共做五组。

第五步：上身与两腿同时背伸，共做五组。

第六步：还原，自然呼吸。

### 2. 仰卧式腰背肌锻炼

第一步：患者仰卧，双手叉腰，双腿叉开，与肩同宽，半屈膝成90°。

第二步：以头部、双肘和双腿作为支撑，腰部用力缓慢挺起躯干做架桥动作，初步锻炼时4~6次即可，随后可逐步增加次数。

需要注意的是，腰背肌锻炼时，应当缓慢柔和，循序渐进，量力而行，不要急于求成。

### （五）传统针灸治疗

针灸治疗本病的优势主要体现在止痛方面，具体操作同急性腰肌筋膜损伤的针灸治疗。

**1. 局部取穴配循经取穴**

（1）以痛为俞，选择压痛最剧烈的压痛点亦即阿是穴进行针刺，用泻法。

（2）循经取穴：针刺委中、肾俞、命门、志室、大肠俞、腰阳关等穴位进行针刺，要求强刺激，留针15~20min，每5min行针一次，每日针刺1次为宜。

**2. 别经取穴**

（1）双侧外关配阿是穴，强刺激，留针15~20min。

（2）取双侧后溪穴，强刺激，得气后要求患者缓慢活动腰部。

（3）取腰扭伤Ⅰ穴和腰扭伤Ⅱ穴，大幅度强刺激，留针15~20min，每5min行针一次，针刺过程中要求患者缓慢活动腰部。其中腰扭伤Ⅰ穴在掌背3、4掌指关节近侧1.5cm处，腰扭伤Ⅱ穴在掌背3、4关节正中直上1.3寸。

### （六）药物治疗

**1. 内服药**

（1）急性期：以气滞血瘀为主要表现，腰部疼痛肿胀较为明显，活动亦明显受限，因此治疗上应以活血化瘀、消肿止痛为基本原则，临床上可选用大成汤加减进行治疗，药用大黄、芒硝、当归、木通、枳壳、厚朴、苏木、陈皮、红花、川断、杜仲、炙甘草等。或用复元活血汤、活血止痛汤等。

（2）缓解期：肿胀消退，腰痛隐隐，应以补肝肾强筋骨为主，可选用补肾壮筋汤加减治疗，药用当归、熟地、牛膝、山萸肉、茯苓、川断、杜仲、炒白芍、青皮、五加皮等。或用补肾活血汤、壮筋养血汤等加减治疗。

**2. 外用药：**

（1）用肉桂、川乌、草乌、吴茱萸、生姜、花椒等，研末潮热，用绢布包裹，熨痛处。

（2）可用冬乐膏、狗皮膏、伤湿止痛膏等外贴患处。

（3）肿痛严重者可外敷祛瘀消肿膏药。

### （七）手术治疗

对于非稳定性损伤，如棘上、棘间韧带完全断裂，且棘突间距较大者，应考虑进行手术治疗。

# 第三节　急性腰椎后关节滑膜嵌顿

急性腰椎后关节滑膜嵌顿又称腰椎后关节紊乱症或小关节综合征，俗称"闪腰"，多由扭腰不慎或弯腰猛然站立所致，此时易使小关节滑膜嵌入关节之间，造成小关节交锁或脱位，可产生剧烈腰痛。

本病临床上较常见，是引起腰痛的重要原因之一，青壮年多发，且男性多于女性。

## 一、病因病机

### （一）发病的基本条件

腰椎后关节特殊的解剖结构是发病的基本条件。腰椎后关节由上位椎骨的下关节突和下位椎骨的上关节突构成。关节面覆盖软骨，小关节腔周围由关节囊包绕，其内层为滑膜，能分泌滑液，有利于关节活动。腰椎后关节的关节突关节面的排列为半额状位和半矢状位，其横切面近似弧形，伸屈、侧弯、旋转均较为灵活。因为腰骶部活动范围较大，因此腰椎后关节亦较为松弛，其关节内部滑膜亦较为松弛，易于发生滑膜嵌顿。

### （二）发病的必要条件

剧烈的腰部动作是发病的必要条件。当突然扭腰、弯腰前屈或做旋转运动时，可使小关节间隙张开，此时关节内负压增大，滑膜即进入关节间隙中，如果再骤然伸展，关节滑膜就会被夹于关节间隙，造成小关节滑膜嵌顿或小关节半脱位，此时滑膜可因关节的挤压而造成损伤。由于滑膜和关节囊均有丰富的感觉和运动神经纤维，对于刺激极为敏感。所以，当滑膜嵌顿后必然产生充血和水肿，进而引起剧烈的疼痛和反射性痉挛，出现明显的临床症状。

## 二、临床表现

（1）多有骤然扭腰、弯腰或弯腰后突然直腰的经历。

（2）本病发生后立即出现难以忍受的剧痛，不敢活动，腰部后突不敢直立，全身肌肉陷入紧张状态，其中骶棘肌较为明显，多在棘突和棘突旁有压痛。

（3）站立时髋关节半屈位，需两手扶持以支撑，任何挤压已嵌顿滑膜的动作都会引起剧烈疼痛，腰后伸实验阳性，有时疼痛还可向臀部和大腿后部放射。

（4）X线检查：可能表现为腰椎后关节排列方向不对称，或有腰椎后突或侧弯，椎间隙左右宽窄不等。

## 三、辨证诊断

### （一）诊断要点

根据患者的外伤史、主诉、症状及体征即可进行临床诊断。诊断要点如下。

（1）多有明显的骤然扭腰、弯腰或弯腰后突然直腰的经历。

（2）损伤后腰部剧痛，轻微活动即疼痛加重。

（3）腰部僵直于屈曲位，后伸活动明显受限。骶棘肌、臀肌痉挛。

（4）患者在腰部相应的小关节区有显著压痛，在腰4、腰5或腰5、骶1棘突旁1.5～2cm处较为明显。

## （二）鉴别诊断

本病与急性腰扭伤鉴别：二者都有疼痛表现，但急性腰椎后关节滑膜嵌顿的疼痛程度远远超过急性腰扭伤；二者均有压痛，但急性腰椎后关节滑膜嵌顿压痛限于棘突或棘突旁，而且压痛点较深，而急性腰扭伤压痛点较表浅；急性腰椎后关节滑膜嵌顿患者腰部尚可略前屈，而腰扭伤患者腰部前屈运动明显受限。

# 四、治疗方法

本病急性期常表现为气滞血瘀，而缓解期常表现为肝肾不足、筋脉不通。

## （一）经络收放疗法治疗

### 1. 气滞血瘀

**处方**：木穴（少商），木穴（隐白），木穴（涌泉），木穴（少冲），木穴（中冲），木穴（大敦），金穴（少泽），金穴（足窍阴），金穴（至阴），金穴（关冲），金穴（商阳），金穴（厉兑），水穴（箕门），土穴（足三里），土穴（阳陵泉），土穴（三阴交），土穴（委中），木穴（右环跳），金穴（左环跳），火穴（长强）。

**定位**：少商属手太阴肺经，为井穴，位于拇指桡侧指甲角旁0.1寸处。隐白属足太阴脾经，为井穴，位于足大趾内侧趾甲角旁0.1寸处。涌泉属足少阴肾经，为井穴，当足趾跖屈时，位于足底（去趾）前1/3凹陷处。少冲属手少阴心经，为井穴，位于小指桡侧指甲角旁0.1寸处。中冲属手厥阴心包经，为井穴，位于中指尖端的中央。委中为足太阳膀胱经合穴，在腘横纹中点，当股二头肌腱与半腱肌腱的中间。大敦为足厥阴肝经井穴，在足大趾末节外侧，距指甲角0.1寸。少泽属手太阳小肠经井穴，位于小指尺侧指甲角旁0.1寸处。足窍阴属足少阳胆经井穴，位于第四趾外侧趾甲根角旁0.1寸处。至阴为足太阳膀胱经井穴，在足小趾末节外侧，距指甲角0.1寸处。关冲属手少阳三焦经井穴，位于无名指尺侧指甲根角旁0.1寸处。商阳属手阳明大肠经井穴，位于示趾桡侧指甲角旁0.1寸处。厉兑属足阳明胃经井穴，位于第2趾外侧趾甲角旁约0.1寸处。箕门属足太阴脾经，在血海穴与冲门穴的连线上，血海穴直上6寸处。足三里属足阳明胃经合穴，胃之下合穴，位于犊鼻穴下3寸，胫骨前嵴外一横指处。阳陵泉属足少阳胆经合穴，八会穴之筋会，在小腿外侧，当腓骨头前下方凹陷处。三阴交属足太阴脾经，位于内踝尖上3寸，胫骨内侧面后缘。环跳位于股骨大转子高点与骶管裂孔连线的外1/3与内2/3交界处，属足少阳胆经。长强在尾骨端下，当尾骨端与肛门连线的中点处，隶属督脉。

**方义**：木穴少商，属手太阴肺经井穴，为手太阴经气所出之所，肺主一身之气；木穴隐白，属足太阴脾经井穴，为足太阴脾经气所出之地，脾主升清，为气血生化之源，是气机升降的枢纽；木穴涌泉，属足少阴肾经井穴，为足少阴经气所出之所，肾主纳气；木穴少冲，属手少阴心经井穴，为手少阴心经气所出之所；木穴中冲，属手厥阴心包经井穴，为手厥阴心包经气所出之所；木穴大敦，为足厥阴肝经井穴，为足厥阴肝经气所出之所，肝藏血主筋，本穴可激发足厥阴肝之经气；金穴少泽，属手太阳小肠经井穴，为手太阳小肠经气所出之所；金穴足窍阴，属足少阳胆经井穴，为足少阳胆经气所出之所，足少阳胆主枢机；金穴至阴，为足太阳膀胱经井穴，为足太阳膀胱经气所出之所；金穴关冲，属手少阳三焦经井穴，为手少阳三焦经气所出之所；金穴商阳，属手阳明大肠经井穴，为手阳明大肠经气所出之所；金穴厉兑，属足阳明胃经井穴，为足阳明胃经气所出之所。以上诸穴均为五输穴之井穴，可激发各经经气而理气行滞。水穴箕门，属足太阴脾经，益气健脾；土穴委中，为足太阳膀胱经合穴，膀胱的下合穴，主治腰背痛，足太阳膀胱经循行于腰背部，是治疗腰背部疾病的要穴，故有"腰背委中求"之称；土穴足三里，属足阳明胃经合穴，胃之下合穴，为强身之要穴，可补后天胃气；土穴阳陵泉，属足少阳胆经合穴，胆之下合穴，八会穴之筋会，主治全身筋之疾病；土穴三阴交，属足太阴脾经，与足三里相配，调理一身之气血；右木左金穴环跳，属足少阳胆经，主治腰胯疼痛；火穴长强，属督脉，督脉为阳脉之海，总督一身阳气，循行于腰背正中，主治腰痛。以上诸穴金、木、水、火、土相配，调气机，补气血，壮腰强筋，理气通络，为治气滞络瘀腰痛之要方。

**操作要点：**木穴少商、木穴隐白、木穴涌泉、木穴少冲、木穴中冲、木穴大敦、木穴右环跳、水穴箕门，性质属木、属水，为放穴，施以泻法；金穴少泽、金穴足窍阴、金穴至阴、金穴关冲、金穴商阳、金穴厉兑、金穴左环跳、火穴长强，性质属金、属火，为收穴，施以补法；土穴足三里、土穴阳陵泉、土穴三阴交、土穴委中，性质属土，为生长之穴，施平补平泻法。

**操作方法：**对土穴足三里、土穴阳陵泉、土穴三阴交、土穴委中，以左转三圈、右转三圈为法，力度均匀，既不上顶，也不下压，即为平补平泻；对金穴少泽、金穴足窍阴、金穴至阴、金穴关冲、金穴商阳、金穴厉兑、金穴左环跳、火穴长强，以顺时针方向上顶轻按为法，即为补；对木穴少商、木穴隐白、木穴涌泉、木穴少冲、木穴中冲、木穴大敦、木穴右环跳、水穴箕门，以逆时针方向向下重按为法，即为泻。

**2. 肝肾不足，筋脉不通**　治疗以补益肝肾为法。手法用经络收放点穴，用补法。本型以肾虚为主，多属于肾虚腰痛的范围。

**处方：**土穴（百会），金穴（膻中），木穴（气海），土穴（足三里），土穴（三阴交），木穴（血海），土穴（太白），木穴（右环跳），金穴（左环跳），金穴（左肾俞），木穴（右肾俞），水穴（命门）。

**定位：**百会属督脉，位于后发际正中直上7寸，当头部正中线与两耳尖连线的交点处。膻中隶属任脉，在胸部，当前正中线上，平第4肋间，两乳头连线的中点。气海隶属任脉，在下腹部，前正中线上，当脐中下1.5寸。足三里属足阳明胃经合穴，胃之下合穴，位于犊鼻穴下3寸，胫骨前嵴外一横指处。三阴交属足太阴脾经，位于内踝尖上3寸，胫骨内侧面后缘。血海属足太阴脾经，屈膝时，在髌骨内上缘上2寸，当股四头肌内侧头的隆起处。简便取穴法：患者屈膝，医者以左手掌心按于患者右膝髌骨上缘，示趾、中指、无名指、小指向上伸直，拇指约呈45°斜置，拇指尖下是穴，对侧取法仿此。太白属足太阴脾经输穴和原穴，位于第1跖骨小头后缘，赤白肉际凹陷处。环跳属足少阳胆经，在股外侧部，侧卧屈股，当股骨大转子最凸点与骶管裂孔连线的外1/3与中1/3交点处。肾俞属足太阳膀胱经，肾之背俞穴，位于第2腰椎棘突下，旁开1.5寸处。命门属督脉，在腰部后正中线上，第2腰椎棘突下凹陷中。

**方义**：土穴百会，属督脉，可升举阳气；金穴膻中，属任脉，为心包募穴和八会穴之气会，可补一身之元气；木穴气海，属任脉，为肓之原穴，可补肾气，固先天之本；土穴足三里，属足阳明胃经合穴，胃之下合穴，可补益后天脾胃之气血；土穴三阴交，属足太阴脾经，与足三里相配，为补中焦脾胃之要穴，以后天资先天；木穴血海，属足太阴脾经，精血同源，使血旺则精足；土穴太白，属足太阴脾经输穴和原穴，为太阴脾之经气和元气所注之所；右木左金穴环跳，属足少阳胆经，主治腰胯疼痛；左金右木穴肾俞，属足太阳膀胱经，肾之背俞穴，为肾之经气输注之处，主治腰痛；水穴命门，属督脉，可通督脉经气，主治腰脊强痛。以上诸穴金、木、水、土相配，以后天养先天，先天助后天，为治肝肾不足之腰痛之方。

**操作要点**：木穴气海、木穴血海、木穴右环跳、木穴右肾俞、水穴命门，性质属木、属水，为放穴，施以泻法；金穴膻中、金穴左环跳、金穴左肾俞，性质属金，为收穴，施以补法；土穴百会、土穴足三里、土穴三阴交、土穴太白，性质属土，为生长之穴，施平补平泻法。

**操作方法**：对土穴百会、土穴足三里、土穴三阴交、土穴太白，以左转三圈、右转三圈为法，力度均匀，既不上顶，也不下压，即为平补平泻；对金穴膻中、金穴左环跳、金穴左肾俞，以顺时针方向上顶轻按为法，即为补；对木穴气海、木穴血海、木穴右环跳、木穴右肾俞、水穴命门，以逆时针方向向下重按为法，即为泻。

## （二）传统手法治疗

手法治疗为本病直接有效的治疗方法。如果诊断明确，施行手法后可收到立竿见影之效。其关键在于手法可以迅速解除滑膜嵌顿，使关节位置恢复正常，肌肉痉挛会随之缓解，疼痛亦会随之消失。具体操作如下。

（1）按摩：此法旨在放松肌肉痉挛，行气活血镇痛。施术时，嘱患者俯卧位，腹垫一软枕，在腰部自上而下轻度按摩3~5min。

（2）斜扳：此法可使腰部产生扭转力，旨在裂开关节突关节，使嵌顿的滑膜得以解脱。当进行腰部按摩后即可施行斜扳手法。施术时，嘱患者侧卧位，患侧在上，髋、膝关节屈曲，健侧髋、膝关节伸直，施术者站立于患者背侧，一手推臀，一手扳肩，两手相对用力使上身后旋，骨盆前旋，令患者腰部放松，活动至最大范围时，用力稳定推扳，此时常听到一声清脆的弹响，疼痛可瞬间减轻。

（3）背法：旨在使小关节间隙扩大，进而使滑膜嵌顿解脱达到治疗效果。施术时，施术者与患者靠背而立，施术者两肘分别挽住患者两肘，继而弯腰用臀部抵住患者腰骶部，屈髋，腰部用力后顶，使患者腰骶部伸展，同时将患者的身体左右摇摆，依靠腰部以下的重力，使腰椎各关节向下牵引，即可使小关节间隙扩大、滑膜嵌顿解除。

（4）牵抖：此法用意亦在于牵开小关节，达到解除滑膜嵌顿的效果。施术时，嘱患者俯卧位，令一助手拉住患者腋下，施术者握住患者两侧踝关节，做对抗牵引，持续1min左右，用力将患者身体上下抖动数次，即可达到治疗效果。

牵抖结束后，可辅以按摩手法 3min 左右，以达到舒筋活血，消肿止痛的效果。

除按摩手法外，其余任何一种方法对本病均有独立治疗作用，所以可择一而施之。经手法治疗，大多数患者可一次治愈，如症状明显，可再次施以手法治疗。

### （三）传统针刺治疗

手法治疗以后，如果疼痛不能明显缓解，可针刺进行止痛，具体操作如下。

（1）取委中穴，用三棱针点刺放血，其效尤佳，亦可配合针刺明黄穴。明黄穴定位：在大腿内侧中央，股骨内侧肌和缝匠肌之间，内收长肌中点，深层为内收短肌。要求针深 1.5~2 寸，留针 15~20min。

（2）针刺腕顺一、腕顺二穴亦有特效。其中腕顺一穴在小指掌骨外侧，距腕横纹 2.5 寸即是，腕顺二穴在小指掌骨外侧，距腕横纹 1.5 寸即是。二者均需针刺 1~1.5 寸，留针 15~20min，疗效显著。

（3）取腰扭伤Ⅰ穴和腰扭伤Ⅱ穴，大幅度强刺激，留针 15~20min，每 5min 行针一次，针刺过程中要求患者缓慢活动腰部。其中腰扭伤Ⅰ穴在掌背 3、4 掌指关节近侧 1.5cm 处，腰扭伤Ⅱ穴在掌背 3、4 关节正中直上 1.3 寸。

### （四）药物治疗

#### 1. 内服药

（1）急性期：局部肿胀、疼痛严重，活动明显受限者，属气滞血瘀，治宜活血化瘀、行气止痛，可用顺气活血汤加减治疗，药用苏梗、厚朴、砂仁、枳壳、归尾、红花、木香、赤芍、桃仁、苏木、香附等。

（2）缓解期：肿胀消退，腰痛隐隐，腰部活动不利者，应以补益肝肾、舒筋活络为主，可用补肾壮筋汤加减治疗，药用当归、熟地、牛膝、山萸肉、茯苓、川断、杜仲、炒白芍、青皮、五加皮等。

#### 2. 外用药

可选用舒筋活络药膏、消肿止痛药膏、坎离砂合活血止痛散外敷，以祛瘀消肿止痛，恢复期可配合热敷和熏洗。

### （五）功能锻炼

急性期可卧床休息 3~5 日，以利于水肿消除，随后可下床活动，锻炼腰背部肌肉，防止复发。具体操作如下。

#### 1. 俯卧式腰背肌锻炼

第一步：患者俯卧，头转向一侧。

第二步：两腿交替向后做过伸动作，共做五组。

第三步：两腿同时做过伸动作，共做五组。

第四步：两腿不动，上身躯体向后背伸，共做五组。

第五步：上身与两腿同时背伸，共做五组。

第六步：还原，自然呼吸。

#### 2. 仰卧式腰背肌锻炼

第一步：患者仰卧，双手叉腰，双腿叉开，与肩同宽，半屈膝成 90°。

第二步：以头部、双肘和双腿作为支撑，腰部用力缓慢挺起躯干做架桥动作，初步锻炼时 4~6 次即可，随后可逐步增加次数。

需要注意的是，腰背肌锻炼时，应当缓慢柔和，循序渐进，量力而行，切不可急于求成。

# 第四节　腰椎间盘突出症

腰椎间盘发生退行性变化以后，由于损伤、过劳等因素导致纤维环部分或全部破裂，进而连同髓核一并向外膨出，压迫神经根或脊髓引起腰痛和一系列神经相关症状，称为腰椎间盘突出症，亦称为腰椎间盘纤维环破裂症。本病为腰腿痛常见原因之一，其主要症状为腰痛及下肢痛。

中医古代文献中对本病亦有相关论述。如《素问·刺腰痛论》云："衡络之脉令人腰痛，不可以俯仰，仰则恐仆，得之举重伤腰。"又云："肉里之脉令人腰痛，不可以咳，咳则筋缩急。"程仲龄《医学心悟》云："腰痛拘急，牵引腿足。"上述文献均说明本病可由外伤引起，症状为腰痛合并下肢痛，咳嗽可加重。

本病多见于青壮年男性体力劳动者，近几年脑力劳动者的发病率亦呈攀升趋势，发病部位以腰 4、腰 5 之间为最多，腰 5、骶 1 次之，腰 3、腰 4 少见。

## 一、病因病机

本病的病因主要是椎间盘本身的退行性变化所致，再加某种外因，如外伤、慢性劳损，以及感受寒湿等，在内外两种因素的综合作用下，腰椎间盘纤维环发生破裂，以致髓核突出而发病。

### （一）内因

腰椎间盘退行性变化是本病的最主要内因，亦是导致本病的根本原因。正常情况下，腰部既要承受上身体重的压力，又要经常进行屈伸运动而受到磨损，尤其以下腰部为甚，因此在 30 岁左右，椎间盘就开始变性。如果纤维环与髓核的退行性变化一致时，多出现椎间盘变窄、椎间盘普遍突出。如果在这种平衡退变的同时软骨板亦骨化，则椎体趋向稳定，此时除腰部活动受限以外，并不产生腰痛。如果二者退行性变化不一致，纤维环变化较早且明显，其坚韧性减低，髓核压力不变，即使无明显外伤，亦可造成纤维环的破裂，从而引起本病的发生。

### （二）外因

**1. 腰椎间盘受到暴力损伤**　在椎间盘自然变性的基础上，如果再遭到较大的旋转或扭曲力，纤维环即可在后侧呈环形或辐射状断裂。环状破裂多位于椎间盘的周围部，在临床上可造成腰痛。辐射状破裂，多自髓核向外延续达椎间盘的边缘，但外层纤维环可保持完整，此时髓核可在较大的压力作用下被挤入裂隙内，以后腰部不断活动用力，则迫使髓核逐渐向外突出，压迫神经根，造成坐骨神经痛。成年及壮年时期，髓核的含水量高，膨胀性大，纤维环一旦破裂，髓核可因压力大而突出。老年后髓核脱水，膨胀力减小，虽纤维环破裂，髓核多不突出。

**2. 腰椎间盘的慢性劳损**　日常生活和工作中多次重复地轻微腰部损伤，如提举重物或经常弯腰活动，对腰椎间盘可产生唧筒式的挤压作用，这种挤压不断地作用于椎间盘，既可由量变到质变，也可使纤维环发生退行性变化，在此基础上如出现腰部外伤，更易造成纤维环的破裂而发病。

**3. 外感风寒湿热邪气**　不少椎间盘突出患者，无外伤及劳损病史，可因风寒湿或湿热之邪侵袭而发病。寒湿之邪，其性收引重浊，可引起小血管收缩和痉挛，从而影响局部的血液循环，进而导致椎间盘的营养不良而使椎间盘变性；另外肌肉紧张和痉挛可增加对椎间盘的压力，对已有变性改变的椎间盘，可造成进一步的损伤，因而可发生椎间盘突出。湿热之邪胶着难解，着于腰部，亦可发生椎间盘突出。

**4. 精神紧张**　在临床上亦可见到单纯因精神紧张而发病者，这是由于肌肉缺乏适当的松弛，增加了对椎间盘的压力，而使变性的椎间盘发生突出。

纤维环在身体后侧较为薄弱，加之腰 5、骶 1 平面的后纵韧带宽度明显变窄，尤其是两侧尤为薄弱，但下腰部又是承受压力最大的部位，这就更容易使髓核自两侧向后突出而发生本病。

## 二、临床类型

### （一）根据髓核突出方向分类

**1. 后突出**　发病机理是向后突出的髓核压迫神经根，产生下腰痛，此类突出临床较为多见。

**2. 前突出**　发病机理是髓核向前突出，而其前方是前纵韧带和腹腔，故此类突出无症状，亦无临床意义。

**3. 椎体内突出**　发病机理是髓核经过已闭塞的血管，向软骨板和椎体内突出，形成杯状缺口，此类多发生在青年期。

### （二）根据向后突出的具体部位分类

**1. 单侧型**　髓核突出和神经根受压只限于一侧，此型临床最为多见，表现为同侧的腰及下肢麻木疼痛。

**2. 双侧型**　髓核自后纵韧带两侧突出，两侧神经根皆受压迫，临床表现为两侧腰部和双侧下肢均出现麻木疼痛。

**3. 中央型**　椎间盘自后中部突出，一般不压迫神经根，而只压迫下行的马尾神经，产生马鞍区麻痹和大小便障碍等症状，如突出较明显亦可压迫神经根。

### （三）根据突出的程度分类

**1. 隐藏型**　此型为纤维环不完全破裂所致，此时其外层尚保持完整，髓核在受压的情况下向破裂软弱部分突出。在这种情况下，如椎间盘承受的压力较大，纤维环破裂较多，则髓核继续向外突出；如能适当休息，髓核完全可以回纳，破裂的纤维环亦可以愈合。本型有时亦可伴有坐骨神经痛，但经休息后可好转。

**2. 突出型**　纤维环裂隙较大，但不完全，外层尚保持完整，髓核突出较大，呈球形，此型可发展为破裂型，但通过适当手法治疗完全可以康复。

**3. 破裂型**　纤维环完全破裂，髓核可突入椎管内，临床症状较为严重，多呈持续性，一般需进行手术治疗。

## 三、临床表现

### （一）症状

本病最突出的表现为腰部疼痛及下肢沿坐骨神经的放射性疼痛。

**1. 腰痛** 来源于腰部组织的损伤，疼痛多在下腰部、腰骶部或局限于一侧，并因疼痛和肌肉痉挛而影响腰部屈伸活动，严重者影响患者的工作和生活，但经过充分的卧床休息多能缓解。亦可因劳累、受凉等因素而复发。

**2. 下肢放射性疼痛** 乃神经根受压所致，疼痛沿下肢坐骨神经或某个神经根的分布区向下放射，一般由臀部开始向下肢放射至大腿后侧、小腿外侧，乃至足背、足趾，一般疼痛部位固定，患者多能指出具体部位。

放射性疼痛多因站立、用力、咳嗽、喷嚏或运动而加剧，休息后可减轻，但亦有少数患者在站立、行走时疼痛减轻，而在夜间休息时疼痛加重，但经过充分休息后多能有所缓解。病程较久或神经根受压严重者，常伴有下肢麻木感，麻木区与受压神经根分布区域一致，但仅限于小腿的外侧或足部，中央型突出可发生鞍区麻木。部分患者可有下肢凉感，查体可发现患肢温度较健侧为低，亦有部分患者可累及足背动脉，表现为足背动脉搏动减弱。

根据放射性疼痛出现时间的不同，可分为以下几种情况：①腰部损伤的同时出现下肢放射痛。②腰部损伤数月乃至数周后才出现坐骨神经痛。③腰部损伤之初表现为腰痛，一两天后出现下肢放射性疼痛。下肢痛常伴有大腿、小腿及足部感觉异常。

### （二）体征

本病体征包括腰部和脊柱体征及神经根受压体征。

**1. 腰部和脊柱体征**

（1）姿势的异常：为了避免神经根受压，机体会本能地将腰部固定于某一姿势。受病变的严重程度及机体的自我调节能力的影响，腰部可出现过度前凸、变平或侧弯等异常姿势。①腰椎过度前凸：多由后外侧的小型突出所致。腰椎过度前凸可使马尾移位于椎管后部，从而避开了突出物的刺激和压迫，前凸幅度增大，可使腰椎间隙前宽后窄，有力地阻止了小型突出物继续向后移动，使破裂的纤维环松弛，有利于修复，同时也保护了后纵韧带。②腰椎曲线变平或倒转：此种姿势是由于较大的、足以阻止腰部后伸的后外侧或后方突出物所致，常伴有严重的坐骨神经痛和腰椎侧凸，任何使腰部伸直的动作均可加重下肢疼痛。③脊柱侧弯：发病率较高，约占椎间盘突出患者的80%以上。脊柱侧弯既可表现在患侧亦可表现在健侧。侧弯是一种松弛神经根，减轻疼痛的保护性反应，侧凸的方向可以表明突出物的位置与神经根的关系。一般情况下，突出物在神经根的前内侧时，为了使突出物躲开神经根，脊柱多偏向健侧，如突出物处于神经根的前外侧，脊柱必凸向患侧。但亦不尽然，如突出物在神经根的前外方，早期脊柱可凸向患侧，使神经根远离突出物，以减少压迫，同时凸出一侧间隙增宽，便于突出物部分回至椎间盘内，晚期突出物已固定粘连无回吸可能，脊柱即凸向健侧，使神经根松弛，以减少对神经根的挤压。

亦有学者认为，有无脊柱侧弯，以及其侧弯方向与侧弯程度与黄韧带的厚度和突出物大小存在关联，突出越多，黄韧带越肥厚，神经根承受的压力就越大，疼痛也会越严重。突出物位于神经根正前方时，神经根有时滑至突出物之前外方或前内方，因两者相对位置不定，所以脊柱侧弯方向也不固定，可凸向健侧，亦可凸向患侧，甚至不侧弯。当然，如突出物恰在马尾中央时，脊柱亦不侧弯。

（2）脊柱运动受限：脊柱屈曲、伸展、侧弯及旋转运动均有不同程度的受限，尤以屈曲和后伸运动受限最为严重。原因在于：脊柱屈曲时，椎间盘前部受到挤压，后部间隙随之增宽，髓核向后移位，使成熟型突出物的张力增大，同时脊髓上移牵拉神经根，疼痛增加使运动受限，当脊柱伸展时突出物增多，加之黄韧带移位，直接挤压突出物和神经根，此时疼痛加重而限制脊柱运动。

（3）压痛点和放射痛：压痛点多在腰椎棘突之间及椎旁 1~2cm 处，与突出物处于同一水平面，用力下压时，压力渗透至黄韧带、神经根和突出物，可引起下肢放射性疼痛，疼痛的部位与神经根分布的区域有关。此类放射性疼痛不同于一般扭伤或劳损引起的牵扯痛。

如卧位时压痛点不易找出，可采用站立位按压的方式寻找压痛点。具体方法是：嘱患者站立并使脊柱略向后伸，骶棘肌放松，施术者站于患者身后，以左手按于患者的髂前上棘处，右手拇指按压寻找压痛点。

**2. 神经根受压体征**

（1）直腿抬高试验、足部过度背屈试验、起坐伸膝试验、屈颈试验及颈静脉压迫试验均呈阳性表现。

（2）神经肌肉系统检查：突出物压迫神经根，可使其支配区域的感觉障碍，肌力减弱，腱反射减弱或消失，严重者可致肌肉萎缩。①腱反射：患者中有 70%~80% 的人都存在膝反射和跟腱反射的异常表现，反射可减弱、亢进或消失，查体时应两侧做一对比。神经根仅受到刺激时，往往表现为反射亢进；神经根受压但不严重时，往往表现为反射减弱；神经根受压严重时，反射消失。腱反射的表现与突出部位有关，腰4、腰5突出一般使膝反射改变；腰5、骶1突出多使跟腱反射发生改变。②肌力检查：股四头肌、腘绳肌、腓肠肌、胫骨前肌及趾长伸肌的肌力检查与本病密切相关。其中，股四头肌由第3腰神经支配，胫骨前肌、趾长伸肌由第5腰神经支配，腓肠肌、腘绳肌由第1骶神经支配，当这些肌肉的肌力减弱时，表明支配该肌肉的相应神经受累。足背伸肌和趾长伸肌肌力减弱，说明腰4、腰5椎间盘突出；足跖屈或立位单腿跷起肌力减弱，则为腰5、骶1椎间盘突出。③感觉异常：感觉包括痛觉、温度觉和触觉。神经根被压，其支配的区域就会有相应的改变。其感觉的改变随神经根受累的程度而有所不同，轻微的刺激可使感觉过敏，较重的刺激可使感觉减退。具体而言之，隐藏型突出一般不引起感觉障碍，突出物较小时可使神经根受刺激而致感觉过敏，较大的突出物压迫神经根或粘连者，多有明显的感觉减退。感觉障碍的区域与神经的分布密切相关，如腰4、腰5椎间盘突出感觉障碍常在小腿的外侧和足背，腰5、骶1椎间盘突出则会导致小趾、足外侧及小腿后侧感觉障碍。④肌肉萎缩：下肢肌肉萎缩是由神经营养障碍或因疼痛而失用引起的，表现为大腿、小腿的肌肉萎缩，两侧对比，肌肉萎缩程度与神经根受压程度和病程长短关系密切。

### （三）实验室检查

主要是为了排除结核、类风湿及脊髓瘤等，而本病血、尿一般项目检查多数情况下均属正常。具体的检查项目包括血常规、血沉、类风湿因子等，必要时进行腰穿，测定脑脊液压力并进行脑脊液常规检查，尿常规检查主要排除肾脏和痛风等疾病。

### （四）X 线检查

临床患者应常规拍摄腰椎正侧位 X 线片，侧位片可显示受累椎间隙变窄，有时前宽后窄，椎体上下缘骨质增生或腰椎前凸消失，正位片可见脊柱侧凸。X 线检查旨在排除腰椎其他病变，如结核、肿瘤、强直性脊柱炎和腰椎先天畸形等疾病，其本身对腰椎间盘突出诊断仅作参考。而 CT 检查和 MRI 检查则能清晰显示腰椎相关部位的病变。

### （五）特殊检查

在上述诊断方法不能明确诊断的情况下，可采用脊髓造影的检查方法。

椎间盘突出者，脊髓造影多显示在椎管一侧硬膜的外前方形成小而规则的充盈缺损或压迹，压迹的位置正对椎间隙。脊髓肿瘤，可随肿瘤的大小造成椎管的部分或完全梗阻，造影剂中可形成杯状缺口或充盈缺损，此类缺损常常与椎体相对，缺损的范围可延及临近的椎间隙和椎体，并且因肿瘤的部位不同，充盈缺损也有不同的类型。

其诊断可靠率为 29%～40%。目前常用的造影剂为碘苯酯，比较稀薄，人体反应小，易于抽出，亦可短时间内自行吸收。脊髓造影的优点在于能看到整个椎管的情况，可以用于鉴别肿瘤和椎管狭窄症。

## 四、辨证诊断

### （一）诊断要点

（1）好发于青壮年男性，有外伤、劳累及受凉或受湿的病史。

（2）腰部疼痛，有固定的棘间及椎旁压痛点，疼痛向臀部及下肢放射，腰后伸时按压压痛点则疼痛加重。

（3）持续或间歇性加重之单侧或双侧坐骨神经痛，可因咳嗽、喷嚏而发，直腿抬高或加强实验阳性。

（4）腰椎表现为侧弯、平直或后凸畸形，活动受限。

（5）病程长者，可出现患肢肌肉萎缩，感觉迟钝，踝及足踇指背伸肌力减弱，腱反射减弱或消失。

（6）X 线检查显示腰椎侧弯、平直，椎间隙不等或狭窄。

### （二）鉴别诊断

本病典型病例较易诊断，在特殊情况下，常与下列疾病分辨不清，故需进行鉴别。

**1. 与急性腰肌筋膜、韧带扭伤和小关节滑膜嵌顿鉴别**　急性腰肌筋膜、韧带扭伤和小关节滑膜嵌顿均有腰部剧烈疼痛，活动受限，腰肌痉挛，以及臀部和下肢牵扯性疼痛等临床表现，但这种牵扯性疼痛与椎间盘突出的坐骨神经痛有着本质的区别。椎间盘突出的疼痛是由突出物直接压迫神经根而引起的，具有典型的阳性体征。而急性腰肌筋膜等疾病疼痛的发生是因为分布于腰部软组织的神经与坐骨神经有牵连关系，故引起的是牵连性疼痛，因此临床上缺乏阳性体征，直腿抬高实验阳性，无感觉和反射改变，局部压痛点封闭可使疼痛消失。

**2. 与慢性腰肌劳损鉴别** 慢性腰肌劳损病程较长，症状较轻，压痛点广泛，疼痛与劳累、休息及外感风寒湿密切相关，可有骶棘肌板硬和下肢反射性疼痛的表现，X线检查无明显病理变化，且经休息、理疗、推拿可以治愈。腰椎间盘突出之腰痛有固定的棘间及椎旁压痛点，X线检查显示腰椎侧弯、平直、椎间隙不等或狭窄。

**3. 与腰椎结核鉴别** 腰椎结核常常存在腰痛和坐骨神经痛的表现，特别是腰椎后缘和关节突结核、其干酪样物可以凸向椎管或直接压迫神经根，从而引起腰痛或坐骨神经痛。特殊情况下与椎间盘突出难以鉴别，但结核一般存在午后低热，腰部强直，体重逐渐减轻，乏力等临床表现，化验可见血沉加快，结核菌素实验阳性，拍片可见肺部的原发病灶。腰椎拍片可以发现椎间隙变窄，椎体边缘模糊，有骨质破坏，有时亦可发现腰椎小关节破坏。而腰椎间盘突出并无骨质破坏，腰椎拍片即可予以鉴别。

**4. 与马尾神经肿瘤鉴别** 马尾神经肿瘤初期可累及一个神经根，表现为腰痛及下肢放射痛，但腰痛往往不甚严重。后期随着肿瘤的增大可累及多数神经根，则表现为两侧下肢疼痛，马鞍区麻木，肛门括约肌肌力减弱，卧床休息可使疼痛加重，行走疼痛反而减轻，腱反射早期亢进或减弱，晚期则完全消失，并有尿潴留现象。症状多为缓发，持续加重，腰穿显示不完全或完全梗阻。脑脊液呈黄色，蛋白、细胞含量均增高，脊髓造影或CT及MRI检查可明确诊断。腰椎间盘中央型突出亦可出现腰痛和下肢痛以及鞍区麻木等一系列类似症状，但脑脊液检查无明显病理改变。

**5. 与脊柱肿瘤鉴别** 脊柱肿瘤有良性和恶性之分，临床表现与肿瘤所在部位及性质有密切关系。凡属恶性者疼痛严重，由于肿瘤持续性破坏骨质，则表现为进行性马尾神经和神经根的压迫症状，腰痛和坐骨神经痛也是进行性加重，患者日趋消瘦。X线检查显示骨质破坏，腰椎间盘突出一般无骨质破坏。

**6. 与椎管狭窄症鉴别** 椎管狭窄症亦可引起神经根压迫症状，表现为间歇跛行，站立行走时症状加重，卧床及下蹲时症状减轻。X线检查显示椎管间隙减小，关节突肥大而靠近中线，椎管的矢状径和冠状径缩短。必要时可行椎管内造影，腰椎间盘突出患者X线检查一般不会见到椎间隙变小的改变。

**7. 与增生性脊柱炎鉴别** 增生性脊柱炎往往见于年龄较大者，且发病缓慢，表现为腰腿酸痛，劳累或阴雨天加重，晨起腰部板硬，活动后稍轻，腰部活动受限，有时伴腰部坐骨神经痛，压痛点不集中，直腿抬高试验阳性，腱反射无变化。X线检查显示椎间隙变窄，且椎体之前后缘有增生。椎间盘突出患者X线检查椎体无增生样改变，但有时这两种病变可同时存在。

**8. 与腰骶部先天畸形鉴别** 多表现为腰部隐隐作痛，活动后加剧，轻微外力可引起腰扭伤，X线检查有助于明确诊断。

**9. 与强直性脊柱炎鉴别** 强直性脊柱炎患者往往有外感风寒湿之病史，表现为腰背及骶髂关节疼痛，脊柱僵硬，脊柱活动受限，症状随天气变化而变化。X线检查，早期可见骶髂关节和小关节模糊，后期脊柱可现竹节样改变，而椎间盘突出患者X线检查腰骶部关节无类似变化，X线检查有助于明确诊断。

**10. 与梨状肌综合征鉴别**　梨状肌综合征的发生主要是由于梨状肌损伤导致该肌的痉挛、充血和水肿，进而压迫坐骨神经，或由坐骨神经在解剖上的变异而引起，但患者往往无腰痛或腰部阳性体征。主要表现为梨状肌局部有明显的压痛或放射痛，而且还可扪及该处肌肉的肿胀痉挛。局部封闭后，临床表现立即减轻或消失。而腰椎间盘突出主要以腰痛和下肢放射性疼痛为临床表现，且腰部阳性体征明显，据此可以明确鉴别。

## 五、治疗方法

腰椎间盘突出症的治疗方法很多，但临床上必须针对其病情、类型、年龄及发病的轻重缓急采取相应的疗法，方能取得较好的疗效。

本病的常见中医辨证分型包括气滞血瘀，寒湿阻络，肝肾亏虚，湿热阻滞四型。

### （一）经络收放法治疗

**1. 气滞血瘀**

**处方**：木穴（少商），木穴（隐白），木穴（涌泉），木穴（少冲），木穴（中冲），木穴（大敦），金穴（少泽），金穴（足窍阴），金穴（至阴），金穴（关冲），金穴（商阳），金穴（厉兑），水穴（箕门），土穴（足三里），土穴（阳陵泉），土穴（三阴交），土穴（委中），木穴（右环跳），金穴（左环跳），火穴（长强）。

**定位**：少商属手太阴肺经，为井穴，位于拇指桡侧指甲角旁 0.1 寸处。隐白属足太阴脾经，为井穴，位于足大趾内侧趾甲角旁 0.1 寸处。涌泉属足少阴肾经，为井穴，当足趾跖屈时，位于足底（去趾）前 1/3 凹陷处。少冲属手少阴心经，为井穴，位于小指桡侧指甲角旁 0.1 寸处。中冲属手厥阴心包经，为井穴，位于中指尖端的中央。委中为足太阳膀胱经合穴，在腘横纹中点，当股二头肌腱与半腱肌腱的中间。大敦为足厥阴肝经井穴，在足大趾末节外侧，距指甲角 0.1 寸。少泽属手太阳小肠经井穴，位于小指尺侧指甲角旁 0.1 寸处。足窍阴属足少阳胆经井穴，位于第四趾外侧趾甲根角旁 0.1 寸处。至阴为足太阳膀胱经井穴，在足小趾末节外侧，距指甲角 0.1 寸处。关冲属手少阳三焦经井穴，位于无名指尺侧指甲根角旁 0.1 寸处。商阳属手阳明大肠经井穴，位于示趾桡侧指甲角旁 0.1 寸处。厉兑属足阳明胃经井穴，位于第 2 趾外侧趾甲角旁约 0.1 寸处。箕门属足太阴脾经，在血海穴与冲门穴的连线上，血海穴直上 6 寸处。足三里属足阳明胃经合穴，胃之下合穴，位于犊鼻穴下 3 寸，胫骨前嵴外一横指处。阳陵泉属足少阳胆经合穴，八会穴之筋会，在小腿外侧，当腓骨头前下方凹陷处。三阴交属足太阴脾经，位于内踝尖上 3 寸，胫骨内侧面后缘。环跳位于股骨大转子高点与骶管裂孔连线的外 1/3 与内 2/3 交界处，属足少阳胆经。长强在尾骨端下，当尾骨端与肛门连线的中点处，隶属督脉。

**方义**：木穴少商，属手太阴肺经井穴，为手太阴经气所出之所，肺主一身之气；木穴隐白，属足太阴脾经井穴，为足太阴脾经气所出之所，脾主升清，为气血生化之源；木穴涌泉，属足少阴肾经井穴，为足少阴经气所出之所，肾主纳气；木穴少冲，属手少阴心经井穴，为手少阴心经气所出之所；木穴中冲，属手厥阴心包经井穴，为手厥阴心包经气所出之所；木穴大敦，为足厥阴肝经井穴，为足厥阴肝经气所出之所，肝藏血主筋，本穴可激发足厥阴肝之经气；金穴少泽，属手太阳小肠经井穴，为手太阳小肠经气所出之所；金穴足窍阴，属足少阳胆经井穴，为足少阳胆经气所出之所，足少阳胆主枢机；金穴至阴，为足太阳膀胱经井穴，为足太阳膀胱经气所出之所；金穴关冲，属手少阳三焦经井穴，为手少阳三焦经气所出之所；金穴商阳，属手阳明大肠经井穴，为手阳明大肠经气所出之所；金穴厉兑，属足阳明胃经井穴，为足阳明胃经气所出之所。以上诸穴均为五输穴之井穴，可激发各经经气而理气行滞。水穴箕门，属足太阴脾经；土穴委中，为足太阳膀胱经合穴，膀胱的下合穴，主治腰背痛，足太阳膀胱经循行于腰背部，是治疗腰背部疾病的要穴，故有"腰背委中求"之称；土穴足三里，属足阳明胃经合穴，胃之下合穴，为强身之要穴，可补后天胃气；土穴阳陵泉，属足少阳胆经合穴，胆之下合穴，八会穴之筋会，主治全身筋之疾病；土穴三阴交，属足太阴脾经，与足三里相配，调理一身之气血；右木左金穴环跳，属足少阳胆经，主治腰胯疼痛；火穴长强，属督脉，督脉为阳脉之海，总督一身阳气，循行于腰背正中，主治腰痛。以上诸穴金、木、水、火、土相配，调气机，补气血，壮腰强筋，理气通络，为治气滞络瘀腰痛之要方。

**操作要点：**木穴少商、木穴隐白、木穴涌泉、木穴少冲、木穴中冲、木穴大敦、木穴右环跳、水穴箕门，性质属木、属水，为放穴，施以泻法；金穴少泽、金穴足窍阴、金穴至阴、金穴关冲、金穴商阳、金穴厉兑、金穴左环跳、火穴长强，性质属金、属火，为收穴，施以补法；土穴足三里、土穴阳陵泉、土穴三阴交、土穴委中，性质属土，为生长之穴，施平补平泻法。

**操作方法：**对土穴足三里、土穴阳陵泉、土穴三阴交、土穴委中，以左转三圈、右转三圈为法，力度均匀，既不上顶，也不下压，即为平补平泻；对金穴少泽、金穴足窍阴、金穴至阴、金穴关冲、金穴商阳、金穴厉兑、金穴左环跳、火穴长强，以顺时针方向上顶轻按为法，即为补；对木穴少商、木穴隐白、木穴涌泉、木穴少冲、木穴中冲、木穴大敦、木穴右环跳、水穴箕门，以逆时针方向向下重按为法，即为泻。

**2. 寒湿阻络**　本证多属寒湿腰痛的范围，以温经通络，散寒除湿为法。手法用经络收放点穴之温通法。本法多用于寒湿阻滞，阳气虚弱之证。选穴多取壮气补火之穴，主要用于寒湿兼有阳虚之证。本法一方面有温养和温补作用，另一方面还有温通散寒除湿之效。

**处方：**木穴（气海），火穴（关元），土穴（太溪），土穴（委中），木穴（右环跳），金穴（左环跳），水穴（命门），金穴（左肾俞），木穴（右肾俞）。

**定位：**气海隶属任脉，在下腹部，前正中线上，当脐中下1.5寸。关元属任脉，在下腹部，前正中线上，当脐中下3寸。太溪为足少阴肾经输穴，在足内侧内踝后方，当内踝尖与跟腱之间的凹陷处。委中为足太阳膀胱经合穴，在腘横纹中点，当股二头肌腱与半腱肌腱的中间。环跳，属足少阳胆经，在股外侧部，侧卧屈股，当股骨大转子最凸点与骶管裂孔连线的外1/3与中1/3交点处。命门属督脉，在腰部后正中线上，第2腰椎棘突下凹陷中。肾俞属足太阳膀胱经，肾之背俞穴，位于第2腰椎棘突下，旁开1.5寸处。

**方义：**木穴气海，隶属任脉，为肓之原穴，有温阳益肾之功；火穴关元，隶属任脉，为小肠募穴，有温阳益肾之功；土穴太溪，为足少阴肾经输穴和原穴，是足少阴肾经气所注和元气经过以及留止的部位，有温肾养气之功；土穴委中，为足太阳膀胱经合穴，膀胱的下合穴，主治腰背痛，足太阳膀胱经循行于腰背部，是治疗腰背部疾病的要穴，故有"腰背委中求"之称；右木左金穴环跳，属足少阳胆经，主治腰胯疼痛；左金右木穴肾俞，属足太阳膀胱经，肾之背俞穴，为肾之经气输注之处，主治腰痛；水穴命门，属督脉，可通督脉经气，主治腰脊强痛。以上诸穴金、木、水、火、土相配，可温补肾阳，散寒除湿，有壮腰强筋之功，为治寒湿腰痛之要方。

**操作要点：**木穴气海、木穴右环跳、木穴右肾俞、水穴命门，性质属木、属水，为放穴，施以泻法；金穴左环跳、金穴左肾俞、火穴关元，性质属金、属火，为收穴，施以补法；土穴太溪、土穴委中，性质属土，为生长之穴，施平补平泻法。

**操作方法：**对土穴太溪、土穴委中，以左转三圈、右转三圈为法，力度均匀，既不上顶，也不下压，即为平补平泻；对金穴左环跳、金穴左肾俞、火穴关元，以顺时针方向上顶轻按为法，即为补；对木穴气海、木穴右环跳、木穴右肾俞、水穴命门，以逆时针方向向下重按为法，即为泻。

**3. 肝肾不足** 治疗以补益肝肾为法。手法用经络收放点穴，用补法。本型以肾虚为主，多属于肾虚腰痛的范围。

**处方：**土穴（百会），金穴（膻中），木穴（气海），土穴（足三里），土穴（三阴交），木穴（血海），土穴（太白），木穴（右环跳），金穴（左环跳），金穴（左肾俞），木穴（右肾俞），水穴（命门）。

**定位：**百会属督脉，位于后发际正中直上 7 寸，当头部正中线与两耳尖连线的交点处。膻中隶属任脉，在胸部，当前正中线上，平第 4 肋间，两乳头连线的中点。气海隶属任脉，在下腹部，前正中线上，当脐中下 1.5 寸。足三里属足阳明胃经合穴，胃之下合穴，位于犊鼻穴下 3 寸，胫骨前嵴外一横指处。三阴交属足太阴脾经，位于内踝尖上 3 寸，胫骨内侧面后缘。血海属足太阴脾经，屈膝时，在髌骨内上缘上 2 寸，当股四头肌内侧头的隆起处。简便取穴法：患者屈膝，医者以左手掌心按于患者右膝髌骨上缘，示趾、中指、无名指、小指向上伸直，拇指约呈 45°斜置，拇指尖下是穴，对侧取法仿此。太白属足太阴脾经输穴和原穴，位于第 1 跖骨小头后缘，赤白肉际凹陷处。环跳属足少阳胆经，在股外侧部，侧卧屈股，当股骨大转子最凸点与骶管裂孔连线的外 1/3 与中 1/3 交点处。肾俞属足太阳膀胱经，肾之背俞穴，位于第 2 腰椎棘突下，旁开 1.5 寸处。命门属督脉，在腰部后正中线上，第 2 腰椎棘突下凹陷中。

**方义：**土穴百会，属督脉，可升举阳气；金穴膻中，属任脉，为心包募穴和八会穴之气会，可补一身之元气；木穴气海，属任脉，为肓之原穴，可补肾气，固先天之本；土穴足三里，属足阳明胃经合穴，胃之下合穴，可补益后天脾胃之气血；土穴三阴交，属足太阴脾经，与足三里相配，为补中焦脾胃之要穴，以后天资先天；木穴血海，属足太阴脾经，精血同源，使血旺则精足；土穴太白，属足太阴脾经输穴和原穴，为太阴脾之经气和元气所注之所；右木左金穴环跳，属足少阳胆经，主治腰胯疼痛；左金右木穴肾俞，属足太阳膀胱经，肾之背俞穴，为肾之经气输注之处，主治腰痛；水穴命门，属督脉，可通督脉经气，主治腰脊强痛。以上诸穴金、木、水、土相配，以后天养先天，先天助后天，为治肝肾不足腰痛之方。

**操作要点：** 木穴气海、木穴血海、木穴右环跳、木穴右肾俞、水穴命门，性质属木、属水，为放穴，施以泻法；金穴膻中、金穴左环跳、金穴左肾俞，性质属金，为收穴，施以补法；土穴百会、土穴足三里、土穴三阴交、土穴太白，性质属土，为生长之穴，施平补平泻法。

**操作方法：** 对土穴百会、土穴足三里、土穴三阴交、土穴太白，以左转三圈、右转三圈为法，力度均匀，既不上顶，也不下压，即为平补平泻；对金穴膻中、金穴左环跳、金穴左肾俞，以顺时针方向上顶轻按为法，即为补；对木穴气海、木穴血海、木穴右环跳、木穴右肾俞、水穴命门，以逆时针方向向下重按为法，即为泻。

**4. 湿热阻滞**　本型多见腰部热痛，肢体酸软，舌质红，苔黄腻，脉濡而数或滑症状。治疗以清热利湿，通络止痛为法。手法用经络收放点穴清法，以选通达气机的穴位为主。

**处方：** 水穴（中府），土穴（曲池），火穴（劳宫），火穴（鱼际），火穴（列缺），土穴（太冲），土穴（气冲），土穴（委中），木穴（右环跳），金穴（左环跳），土穴（合谷）。

**定位：** 中府属手太阴肺经，肺之募穴，在胸外上方，前正中线旁开6寸，平第1肋间隙处。曲池属手阳明大肠经合穴，屈肘成直角时，在肘横纹外侧端与肱骨外上髁连线中点。劳宫属手厥阴心包经荥穴，位于掌心横纹中，第2、第3掌骨中间；或握拳，中指尖下是穴。鱼际属手太阴肺经荥穴，位于第1掌骨中点，赤白肉际处。列缺属手太阴肺经络穴，八脉交会穴，通于任脉，位于桡骨茎突上方，腕横纹上1.5寸，当肱桡肌与拇长展肌腱之间。简便取穴法：两手虎口自然平直交叉，一手示指按在另一手桡骨茎突上，指尖下凹陷中是穴。太冲属足厥阴肝经输穴和原穴，位于足背，第1、第2跖骨结合部之前凹陷中。气冲属足阳明胃经，在腹股沟稍上方，脐中下5寸，前正中线旁开2寸处。委中为足太阳膀胱经合穴，在腘横纹中点，当股二头肌腱与半腱肌腱的中间。环跳属足少阳胆经，在股外侧部，侧卧屈股，当股骨大转子最凸点与骶管裂孔连线的外1/3与中1/3交点处。合谷属手阳明大肠经原穴，又名虎口。在手背，第1、第2掌骨间，当第2掌骨桡侧的中点处。简便取穴：以一手的拇指指骨关节横纹，放在另一手拇、示趾之间的指蹼缘上，当拇指尖下是穴。

**方义：** 水穴中府，属手太阴肺经，肺之募穴，可宣开肺气，使气化则湿邪亦化；土穴曲池，属手阳明大肠经合穴，可通大肠之腑，具有良好的泄热作用；火穴劳宫，属手厥阴心包经荥穴，为手厥阴心包经气所溜之处，可泻心包之火；火穴鱼际，属手太阴肺经荥穴，为手太阴肺经气所溜之处，可开肺气以化湿；火穴列缺，属手太阴肺经络穴，八脉交会穴，通于任脉，可调理肺与大肠之气机，并可通利任脉经气；土穴太冲，属足厥阴肝经输穴和原穴，为足厥阴肝经气所注之处，又是肝之元气经过和留止的部位，可疏理气机；土穴气冲，属足阳明胃经，可清泻胃热；土穴委中，为足太阳膀胱经合穴，膀胱的下合穴，主治腰背痛，足太阳膀胱经循行于腰背部，是治疗腰背部疾病的要穴，故有"腰背委中求"之称；右木左金穴环跳，属足少阳胆经，主治腰胯疼痛；土穴合谷，属手阳明大肠经原穴，为大肠元气经过和留止的部位，可通大肠之腑，具有良好的泄热作用。以上诸穴金木水火土五行相配，生克制化，共同起清利湿热，通络止痛之功。

**操作要点：** 水穴中府、木穴右环跳，性质属木、属水，为放穴，施以泻法；火穴劳宫、火穴鱼际、火穴列缺、金穴左环跳，性质属金、属火，为收穴，施以补法；土穴曲池、土穴太冲、土穴气冲、土穴委中、土穴合谷，性质属土，为生长之穴，施平补平泻法。

**操作方法：** 对土穴曲池、土穴太冲、土穴气冲、土穴委中、土穴合谷，以左转三圈、右转三圈为法，力度均匀，既不上顶，也不下压，即为平补平泻；对火穴劳宫、火穴鱼际、火穴列缺、金穴左环跳，以顺时针方向上顶轻按为法，即为补；对水穴中府、木穴右环跳，以逆时针方向向下重按为法，即为泻。

**5. 伴下肢麻木** 腰椎间盘突出症由于压迫神经根，多伴有下肢麻木的症状，在上述分型证治的基础上，可加足太阳膀胱经穴位治疗。手法根据穴位五行属性分别施以补泻之法，以通太阳膀胱经脉。

可增加木穴右承扶、金穴左承扶、金穴左殷门、木穴右殷门、金穴左承山、木穴右承山、金穴左合阳、木穴右合阳。

承扶属足太阳膀胱经，位于臀横纹的中点，主治腰骶臀股部疼痛。殷门属足太阳膀胱经，在承扶穴与委中穴的连线上，承扶穴下 6 寸处，主治腰痛及下肢痿痹；承山属足太阳膀胱经，位于腓肠肌两肌腹之间凹陷的顶端处，约在委中穴与昆仑穴之间中点，主治腰腿拘急疼痛；合阳属足太阳膀胱经，在委中穴直下 2 寸处，主治腰脊强痛，下肢痿痹。

## （二）传统手法治疗

手法治疗具有活血化瘀、舒筋活络，整复腰椎畸形之功效，从而达到髓核复位、神经根压迫松解的目的，因而疗效较为满意。适用于初次发作，病程尚短，或病程虽长但症状较轻，单侧隐藏型和突出型，青壮年患者为宜。

**1. 按揉** 施术时，嘱患者俯卧，施术者站其身旁，以双手拇指自患者上背部沿脊柱两侧足太阳膀胱经循行路线下至臀部进行按摩，反复 3 次。

**2. 点压** 施术时，嘱患者俯卧，施术者右手在上，左手在下双手相叠，以手掌自患者第 1 胸椎开始，沿督脉按压至腰骶部，左手在按压时稍向足侧用力，反复 3 遍，然后再以拇指点按腰阳关、命门、环跳、承扶、委中等穴。

**3. 擦法** 施术者于患者背部足太阳膀胱经和督脉，自上而下施行滚法，直至下肢承山穴以下，反复 3 次。

上述三种手法旨在舒筋活络，调和气血，缓解肌肉痉挛，为以下所述手法做准备。

**4. 摇法** 施术者用床单一条，兜住患者的背部和腋窝部（腋窝需衬以棉垫），嘱助手拉住床单，另一助手双手紧握患者的双踝，二人持续用力作对抗牵引，旨在使患者腰椎间隙增宽。此时施术者双手相叠置于患者腰部，推摇患者的身躯，使之左右摇动，连续数次。

**5. 抖法** 施术时，施术者紧握患者双踝，在用力牵引的基础上，进行上下抖动，使患者的身体如波浪形，反复 3 次。亦可采用按抖法，即在两助手维持牵引的情况下，施术者双手相叠置于患者腰痛病灶进行按压抖动，30次左右。

**6. 俯卧扳法** 施术时，嘱患者俯卧，施术者一手按住其腰部，另一手托住患者对侧膝关节，使该侧下肢尽量后伸，同时两手交错用力，可听到清脆弹响声，左右各1次为宜。

**7. 斜扳** 此法可使腰部产生扭转力，旨在裂开关节突关节，使嵌顿的滑膜得以解脱。当进行腰部按摩后即可施行斜扳手法。施术时，嘱患者侧卧位，患侧在上，髋、膝关节屈曲，健侧髋、膝关节伸直，施术者站立于患者背侧，一手推臀，一手扳肩，两手相对用力使上身后旋，骨盆前旋，令患者腰部放松，活动至最大范围时，用力稳定推扳，此时常听到一声清脆的弹响，疼痛可瞬间减轻。

**8. 屈膝屈髋** 施术时，嘱患者仰卧，施术者一手扶住患者双足，另一手扶住膝下部位，使双侧膝关节和髋关节屈曲到一定的角度，然后逐渐加大屈髋程度，使大腿接近腹壁，用力下压双膝，使腰部极度屈曲。

**9. 震颤法** 在做完1、2、3手法后，可在局部进行浸润麻醉。然后嘱患者俯卧，施术者站在患者的腰旁，双手按压腰4、腰5，进行快速、有节奏地一压一放的震颤动作，大约200次/min，连续15～20min，每周1次。手法治疗后多有明显好转。

后续处理：手法治疗后，可用腰围固定腰部，并嘱患者平卧硬板床上。2～3日后可能出现腰痛加重的反应，并非本病所致，乃手法治疗的不良反应，大概1周后疼痛可明显减轻，而后可继续休息一段时间。另外在腰围的保护下，应积极进行腰背肌锻炼，并防止弯腰活动，2～3月后无复发者，方可从事正常工作。

手法治疗禁忌：①中央型突出的患者。②骨质增生明显，或突出物有钙化者。③病程长，多次手法治疗疗效不佳或反复发作者。

### （三）传统针刺治疗

手法治疗以后，如果疼痛不能明显缓解，可行针刺进行治疗，具体操作如下。

（1）针刺灵骨、大白：灵骨在手背拇指示趾之间，第1、第2掌骨结合处。大白穴即手阳明大肠经之三间穴，在手背拇指示趾间，当第1、第2掌骨中间之凹陷处。要求灵骨穴针深1.5～2寸，大白穴针深0.5～1寸，留针15～20min。

（2）取委中穴，用三棱针点刺放血，其效亦佳。

（3）本病如为肾虚所致者，可选中白、腕顺一进行针刺，其效尤佳。其中腕顺一穴在小指掌骨外侧，距腕横纹2.5寸即是；中白穴位于手背小指掌骨与无名指掌骨之间，距指掌关节0.5寸。要求腕顺一针刺1～1.5寸，中白针刺0.3～0.5寸，留针15～20min，疗效显著。

### （四）牵引治疗

目前多采用骨盆牵引，适用于本病不易使用推拿和其他疗法的患者，效果较好。施术时，嘱患者仰卧于牵引床上，骨盆处捆一较宽的骨盆带，在骨盆带的两侧稍偏后部位各系一绳索，通过床尾滑轮连于牵引锤上。牵引锤每个重5～10kg，并逐渐加重，以患者不感觉疼痛为宜。床尾抬高15～20cm，取头低脚高位，借体重做反牵引，每日2次，每次0.5～1h，一般需治疗3～4周时间。症状减轻后可在腰围的保护下下床活动，锻炼腰背部肌肉，逐渐恢复工作。

通过牵引可使椎间隙增大、后部张开，进而椎间盘空隙成为真空，此时在后纵韧带张力作用下有利于椎间盘组织回纳，同时牵引可使椎间孔空间变大，从而减轻对神经根的挤压。

**（五）药物治疗**

依据中医理论对本病进行辨证治疗亦能收到较好的效果，常见证型如下。

**1. 气滞血瘀型** 患者有明显外伤史，伤后即感腰部不能活动，疼痛难忍，脊柱侧弯。腰4、腰5或腰5、骶1一侧有明显压痛点，并向下肢放射，咳嗽时疼痛加重，后期可见下肢疼痛麻木，甚至肌肉萎缩，直腿抬高实验阳性，舌质紫暗，脉涩或弦数。此为气血瘀阻脉络，气血运行不畅，不通则痛。治宜活血化瘀，行气止痛，方选身痛逐瘀汤加减，药用牛膝、地龙、香附、羌活、当归、川芎、秦艽、杜仲、川断、炙甘草等。

**2. 寒湿阻络型** 无外伤史，而患者逐渐感到腰部重着疼痛，转侧不利，逐渐加重，脊柱侧弯，生理前凸消失，亦有椎旁压痛或放射痛。天气变化则加重，舌苔白腻，脉沉缓。治宜祛风散寒除湿，方选独活寄生汤加减。药用独活、桑寄生、秦艽、防风、细辛、川芎、当归、熟地黄、炒白芍、桂枝、茯苓、杜仲、牛膝、党参、炙甘草。

**3. 肝肾亏虚型** 此类患者素体禀赋不足，或长期患有慢性病，以致肝肾精血亏虚，经脉失养而致腰腿疼痛，酸重无力，缠绵数年，时轻时重。属肾阳虚者常伴有畏寒肢冷，面色㿠白，尿后余沥甚则不禁，喘息。肝肾阴虚者，多伴有头晕目眩，耳鸣耳聋，面色潮红，口燥咽干，五心烦热等。治宜补肾阴助肾阳，填精补髓，强筋壮骨。肾阳虚为主者宜用右归饮（熟地黄、山药、山萸肉、枸杞、菟丝子、杜仲、鹿角胶、当归、附子、肉桂），肝肾阴虚者宜用左归饮（山药、熟地黄、山萸肉、枸杞、牛膝、菟丝子、龟甲胶、鹿角胶），在具体应用时可酌情加入地龙、红花等活血通络药物。

**4. 湿热阻滞型** 腰痛之因于湿热者，或因外感湿热时邪，或因厚味饮食、脾胃失和以致湿热内蕴所致。湿热腰痛之证，临床见烦热，自汗口渴，小便赤涩，腰部酸痛沉重觉热，甚则肢节红肿，脉数，苔黄腻。治以清利湿热为主，用加味二妙散（炒苍术，炒黄柏，肉桂，半夏，制南星，炙远志，石菖蒲，金樱子，芡实，煅牡蛎，莲须，蛇床子，细辛），大分清饮（茯苓，泽泻，木通，猪苓，栀子，枳壳，车前子）等方。兼虚者，用七味苍柏散（苍术，黄柏，杜仲，补骨脂，川芎，当归，白术）。

**（五）手术治疗**

手术适应证：

1）疼痛严重，各种非手术疗法无效。

2）症状显著，屡次复发，缠绵难愈，严重影响工作、学习和生活的青壮年患者。

3）中央型突出，马尾神经压迫症状明显，有括约肌功能障碍者。

4）神经症状进展迅速，出现肌肉麻痹和垂足者。

5）有神经根粘连，表现为严重持久麻木或感觉异常者。

# 第五节　腰椎椎管狭窄症

腰椎椎管狭窄症是指腰椎椎管、神经根管或椎间孔的骨性或纤维性结构狭窄，引起马尾或神经根受压，从而造成以持续性腰腿痛和间歇性跛行为主要临床表现的疾病。

本病属中医腰腿痛的范畴。其发病除与先天肾精不足、肾气自然衰退及劳役伤肾等内因有关之外，还与反复的外伤，慢性劳损和感受风寒湿邪等外因有一定关系。

腰椎椎管狭窄症，与肾精不足有一定关系。如《灵枢·本神》曰："肾藏精。"《素问·宣明五气篇》云："肾主骨。"《素问·阴阳应象大论》云："肾生骨髓……在体为骨。"这些均说明肾之精气具有促进骨的生长发育的功能，因此凡是骨骼发育不良的疾病，在中医看来均属于肾精不足，无以充养骨髓所致，骨髓空虚则导致腰腿萎弱不能行，类似于本病的间歇跛行表现。

肾气的衰退和机体的慢性损伤，与现代医学的腰椎椎管狭窄症亦有一定关系。隋代巢元方《诸病源候论》云："夫腰痛，皆由伤肾气所为。"唐·孙思邈《千金要方》云："肾虚，役用伤肾是以痛。"此类情况相当于腰椎退行性变，如黄韧带肥厚，椎体后缘骨质增生、小关节突肥大等造成的腰椎椎管狭窄。

腰椎椎管狭窄症与风寒湿邪侵袭也有一定关系。风寒湿之邪外袭，从皮毛侵及经络，经络气血凝滞，也会发生腰腿痛。其病理机制当为风寒湿之邪侵袭机体，导致机体气血凝滞，营卫不得宣通，不通则痛。

腰椎椎管的解剖结构决定了本病易发。椎管由骨性段和骨连接段交替组成。椎体、椎弓根、椎板连续的骨环，由椎间盘、黄韧带相连接。椎管的前壁为椎间盘和后纵韧带，侧壁为椎弓根后关节和黄韧带的侧份，后壁为椎板和黄韧带。由此可见，椎管是由骨和结缔组织共同组成的"骨纤维性管道"。成人腰椎椎管的形状，在腰4、5平面由于椎体后缘向椎管内略凸，椎弓根粗短，关节突呈冠状位并向椎管内突进，为此使椎骨形成近三叶或三叶形。由于形态的改变，虽然腰4、腰5椎管的矢状径与横径均大于上部椎管，但管腔的容积却小于腰3以上。

腰椎椎管内神经的具体状况决定了本病临床的易发性。中央椎管内的硬膜囊，从腰1至骶1，其矢径和横径逐渐变小，终止于骶2平面。硬膜外间隙在不同的腰椎平面是不等的，其中间充满脂肪、疏松结缔组织、血管、淋巴等。腰5平面的脊神经根离开硬膜囊后，呈30°~40°角斜向下外，略偏前方出椎间孔，粗约3mm。神经根从硬膜囊到出椎间孔的一段称为"神经根管"，其内段为侧隐窝，外段为椎间孔。整个神经管道包绕在软组织中，实际是骨纤维性管道。侧隐窝的前壁是椎体和纤维环的后外侧，外壁为椎弓根的内侧面，后壁为上关节突和黄韧带的侧份，其外连椎间孔。椎间孔属短管状结构，从腰1至骶1管径逐渐变小而管道逐渐变长，且椎间孔的内口与侧隐窝相连接的部分最为狭窄，但是下腰部的坐骨神经比上腰部的骨神经又明显变粗，神经根活动缓冲的余地较小，在此部位，如果退行性病变使管道进一步狭窄时，神经即易受压。

腰椎椎管狭窄症根据发病部位可分为中央型、根管型和混合型三类，根据发病原因可分为先天性椎管狭窄症和获得性椎管狭窄症两类。本病好发于老年男性，且体力劳动者多发。

## 一、病因病机

### （一）先天性腰椎椎管狭窄

是指椎管本身由于先天遗传或后天发育因素导致椎管的管腔变窄，往往表现为椎管的前后径和横径呈均匀一致性狭窄，椎管的容积减少，任何组织进入椎管将进一步使其容量变小。如先天性椎弓根短小、椎弓根间距短小，两侧椎弓根在棘突处相交的角度减小、椎板肥厚等因素均可造成椎管的狭窄。先天性腰椎椎管狭窄症临床较为少见。

### （二）获得性腰椎椎管狭窄

构成椎管的组织退行性变化是造成椎管狭窄的主要原因，因此中年以后，随着腰椎的附件和软组织的退行性变化，发生椎管狭窄症的机会较多。

**1. 椎体及关节突骨质增生**  椎体后缘及关节突骨质唇样增生形成骨赘，可使椎管和椎间孔变窄。另外，长期劳损可致关节突退变肥大，甚至可形成球形结节，导致左右二关节间距离变窄，增生骨质可伸入椎间孔，这些退变和增生亦可导致椎管狭窄症。

**2. 椎板和椎弓根肥厚**  一般情况下，第 5 腰椎右侧椎板厚度为 $5.82 \pm 0.91$mm，左侧为 $5.83 \pm 0.91$mm，而发生退行性变化之后其厚度可达 $1.2 \sim 2.5$mm，此时肥厚的椎板可导致椎管的矢状径变小，从而使椎管狭窄。另外，椎弓根增厚可使椎管的横径变短，由于神经根紧贴椎弓根内缘，因此极易受到挤压。

**3. 黄韧带肥厚或松弛**  正常情况下，黄韧带在中线部位的厚度为 4mm，在侧隐窝部位的厚度为 2mm。在黄韧带增厚的情况下，椎管和侧隐窝的前后径均变小，进而产生神经受压的表现，此类病理表现在椎管狭窄症中占有重要地位。此外，黄韧带的松弛亦可导致椎管狭窄，原因在于当腰部后伸时松弛的黄韧带极易叠折进入椎管，继而产生神经受压的症状。

**4. 椎间盘萎缩**  由于椎间盘退行性变化，腰椎间盘逐渐萎缩，进而椎间隙变窄，韧带松弛，腰骶角增大，以致关节突退变，上下关节突失去挂钩作用，因而导致椎体向前、后及侧方滑脱，继而压迫神经。另外，椎间盘的退变，可使其本身向后或破裂突出，均可压迫马尾和神经根。

**5. 外伤**  凡是造成腰椎及其附件解剖关系失常的损伤，均可造成椎管狭窄，此即创伤后狭窄。如外伤引起的硬膜外血肿可产生粘连，形成硬膜束带导致椎管狭窄。此外，外伤骨折形成的骨痂在特殊情况下可突入椎管，造成相应部位的狭窄。

**6. 医源性椎管狭窄**  医源性椎管狭窄多见于骨移植或脊柱融合术后的患者。因为骨移植或脊柱融合可导致融合区的椎板增厚或黄韧带的肥厚，以及后关节突的膨大或骨质增生，因而使椎管狭窄。

除上述因素外，其他原因亦可导致本病的发生，如硬膜外软组织变性、椎管内静脉曲张、软骨发育不良、畸形性骨炎、骨质疏松等，原因虽然不一，但机理基本相同。

## 二、临床表现

### （一）症状

**1. 缓发持续性腰腿痛** 本病之腰腿痛症状可单独发作，亦可同时发作，单纯性下肢痛亦有单侧、双侧之别。如果腰腿痛并见，则腰痛多见于疾病早期，腿痛逐步出现，至晚期除马尾神经受压之外，同时因神经根受压可产生坐骨神经痛的临床表现。其腰痛多发作于站立位或走路过久之时，平躺、下蹲及骑自行车时疼痛多自行消失，局部多表现为酸胀疼痛，无固定压痛点，常采取强迫性前屈位，腰部后伸时疼痛加重，原因在于椎管狭窄产生后，椎管内的空间减小或消失，而腰部由屈到伸时，椎管后部的小关节囊和黄韧带被挤向椎管和神经根管，致使椎管内压急剧增高，进而导致患者伸腰受限。

**2. 间歇跛行** 是腰椎椎管狭窄症最突出的症状，也是诊断本病最重要的临床症状依据。常表现为走路或锻炼以后，出现单侧或双侧下肢麻木、沉重、疼痛、无力，行动持续则加重，休息或下蹲可减轻。原因在于运动可使椎管或神经根管相应的神经根部呈现充血，正常人可无症状，但椎管狭窄的患者由于其椎管内空间的减小，在这种情况下容易导致椎管内压增高，进而静脉瘀血，直接影响小血管的血液供应，继而出现缺血性神经炎，导致间歇跛行。充分休息后，造成这种缺血性神经炎的直接原因解除，所以症状可随之减轻或消除。

如属中央型狭窄，则表现为明显的马尾性间歇跛行，即腰部后伸时症状加重，弯腰时疼痛减轻，无明显根性神经痛，检查很少见阳性体征。

根管性狭窄有根性神经痛，而无明显间歇跛行。此型仅根据症状很难与单纯后外方椎间盘突出症相鉴别。

混合型腰椎椎管狭窄症既有间歇跛行亦有根性神经痛。

### （二）体征

与本病的症状多不一致，一般症状较重而体征并不明显，原因在于查体时患者多取卧位，此时其典型体征已消失或缓解，其具体表现有以下几方面：

（1）脊柱可有侧弯，生理前凸可减小，患者常呈腰部略向前屈的姿势，后伸明显受限，腰部过伸试验阳性，但放射性疼痛不明显。直腿抬高试验阳性，椎旁有明显压痛点，疼痛向下肢放射。

（2）肌力可减弱，腰 5 和骶 1 神经支配的肌肉更为明显，常表现为跗长伸肌肌力减弱。

（3）触觉和痛觉减退，可发生在一侧或双侧下肢，感觉变化主要表现在腰 5、骶 1 神经分布区，如小腿外侧和足背外侧等。

（4）膝反射和跟腱反射有时可减弱、消失或亢进。

（5）如果马尾神经受压，可出现鞍区麻痹或肛门括约肌松弛无力。

### （三）X 线检查

**1. 脊柱弧度的改变** 脊柱侧弯或生理前凸加大或减小，其生理前凸的加大或移行均能增加腰骶部劳损，导致椎间盘早期病变，此又可成为椎管狭窄症的诱因。

**2. 椎间隙变窄**　多见于腰 4、腰 5，腰 5、骶 1 次之，亦可有椎体滑脱现象，此为椎间盘退行性变化的表现，同时又是退变型椎管狭窄症的根源。

**3. 关节突关节退变肥大**　多见椎间盘退变萎缩，后关节互相重叠，关节肥大增生，甚至呈球形，小关节间隙狭窄模糊。这种变化多见于腰椎间盘退变萎缩的病例，由于椎间盘变窄，后关节互相重叠，长期劳损，以致关节肥大增生，甚至呈球形，小关节间隙狭窄模糊，关节突硬化，可导致左右关节之间的距离变窄。

**4. 广泛性骨质增生**　病变不限于一个节段，可表现为广泛腰椎椎管狭窄，椎板密度增高，椎板间隙变窄，椎弓根变短。

**5. 腰椎椎管中矢径短小**　腰椎椎管中矢径通常小于 12mm。目前基本公认的诊断标准是：腰椎椎管中矢径小于 12mm 可以作为诊断狭窄的标准，中矢径在 10~12mm 之间为相对狭窄，小于 10mm 为绝对狭窄。

### （四）椎管造影

椎管造影一般可表现多见正位像可见节段性对称狭窄或完全梗阻，完全梗阻断面常呈现帘幕状或毛刷状，梗阻部位在腰 4、腰 5 和腰 5、骶 1 多见，部分梗阻表现为狭窄处油柱呈点滴状通过，结果呈现葫芦状、哑铃状或灯笼状，少数病例表现有压迹；侧位缘可见碘柱呈笔尖状，若椎管内黄韧带肥厚则呈锯齿状压迹，有时呈藕节状改变。

椎管造影对诊断和手术定位有一定意义，一般在决定手术后才主张进行。造影方法：用碘苯酯 3~6mL，从腰 1、腰 2 椎间隙穿入，缓慢注入后，抬高床头观察造影剂下沉的情况。

## 三、辨证诊断

### （一）诊断要点

本病的诊断应当在全面了解病史、症状、体征及 X 线检查和必要的辅助检查的基础上，进行综合分析，方可得出正确诊断。因为本病的病因往往不是单一因素，狭窄的部位、范围和程度也各不相同，故而不能片面强调某一数据或表现得异常。其诊断要点如下。

（1）本病多发于中年以上体力劳动者。

（2）缓发性持续性的腰腿痛，其特点是站立或行走久时疼痛加重，休息后减轻。

（3）间歇跛行，此为腰椎椎管狭窄症的最突出症状，也是诊断本病的最重要依据。

（4）腰部过伸试验阳性，此为诊断腰椎椎管狭窄症的重要体征。

（5）查体可见直腿抬高试验阳性，下肢感觉障碍，腱反射迟钝及肌力减弱和肌肉萎缩等。

（6）X 线检查有异常发现，可表现为：①脊柱弧度的改变，前凸、加大或减小；②椎间隙变窄；③关节突关节退变肥大；④广泛性骨质增生；⑤腰椎椎管中矢径短小。

（7）椎管造影显示有部分或完全性梗阻。

具有以上症状和体征，以及 X 线检查和椎管造影方可明确诊断。

### （二）鉴别诊断

**1. 与血栓闭塞性脉管炎鉴别**　血栓闭塞性脉管炎属于缓慢性进行性动脉、静脉同时受累的全身性疾病，虽亦有下肢麻木、酸胀、疼痛，以及间歇跛行等类似腰椎椎管狭窄的症状，但其足背动脉和胫后动脉搏动减弱或消失，后期可产生肢体远端溃疡或坏死。腰椎椎管狭窄患者，其足背、胫后动脉搏动良好。

**2. 与腰椎间盘突出症鉴别**　腰椎间盘突出症多见于青壮年，30 岁左右发病，起病较急，反复发作，时好时坏，腰痛合并放射性腿痛，椎管内压力增高时，下肢串痛。在体征方面，多表现为脊柱侧弯，生理前凸变小，后伸受限，直腿抬高试验阳性，压痛点多在棘突旁 1~2cm 并向一侧下肢放射。中央型突出表现为压痛点居中且向两下肢放射。腰椎椎管狭窄症多见于 40 岁以上，起病缓慢，突出症状是马尾性间歇跛行，但椎管内压增高时，多无下肢串痛，一般"骑车可行几十里，步履百米也难行"，表明弯腰时椎管内间隙增大，症状可缓解，直腰时椎管间隙变小，症状可加重，并且症状重、体征轻是本病的临床特点。脊柱侧弯不明显，生理前凸一般不减小，腰部活动不受限，且背伸肌紧张程度也不如椎间盘突出症。

但需要注意的是，当腰椎间盘突出症和腰椎椎管狭窄症同时存在时，鉴别就比较困难。另外，侧隐窝狭窄和后外侧椎间盘突出临床表现基本相同，不易鉴别，只能在手术过程中加以鉴别。

## 四、治疗方法

腰椎椎管狭窄症病因复杂，其临床表现和体征也不相同，病程长短不一，病情轻重不同。因此在治疗上必须区分轻重缓急，辨证施治。

### （一）经络收放疗法治疗

本病急性期常表现为风寒湿邪侵袭和气滞血瘀，而缓解期常表现为肝肾不足，筋脉失养。具体治疗方法如下。

**1. 急性期（风寒湿邪侵袭，多属寒湿腰痛范围）**

**处方**：木穴（气海），火穴（关元），土穴（太溪），土穴（委中），木穴（右环跳），金穴（左环跳），水穴（命门），金穴（左肾俞），木穴（右肾俞）。

**定位**：气海隶属任脉，在下腹部，前正中线上，当脐中下 1.5 寸。关元隶属任脉，在下腹部，前正中线上，当脐中下 3 寸。太溪为足少阴肾经输穴，在足内侧内踝后方，当内踝尖与跟腱之间的凹陷处。委中为足太阳膀胱经合穴，在腘横纹中点，当股二头肌腱与半腱肌腱的中间。环跳属足少阳胆经，在股外侧部，侧卧屈股，当股骨大转子最凸点与骶管裂孔连线的外 1/3 与中 1/3 交点处。命门属督脉，在腰部后正中线上，第 2 腰椎棘突下凹陷中。肾俞属足太阳膀胱经，肾之背俞穴，位于第 2 腰椎棘突下，旁开 1.5 寸处。

**方义**：木穴气海，隶属任脉，为肓之原穴，有温阳益肾之功；火穴关元，属任脉，为小肠募穴，有温阳益肾之功；土穴太溪，为足少阴肾经输穴和原穴，有温肾养气之功；土穴委中，为足太阳膀胱经合穴，膀胱的下合穴，主治腰背痛，足太阳膀胱经循行于腰背部，是治疗腰背部疾病的要穴，故有"腰背委中求"之称；右木左金穴环跳，属足少阳胆经，主治腰胯疼痛；左金右木穴肾俞，属足太阳膀胱经，肾之背俞穴，为肾之经气输注之处，主治腰痛；水穴命门，属督脉，可通督脉经气，主治腰脊强痛。

以上诸穴金、木、水、火、土相配，可温补肾阳，散寒除湿，壮腰强筋，为治寒湿腰痛之要方。

**操作要点：** 木穴气海、木穴右环跳、木穴右肾俞、水穴命门，性质属木、属水，为放穴，施以泻法；金穴左环跳、金穴左肾俞、火穴关元，性质属金、属火，为收穴，施以补法；土穴太溪、土穴委中，性质属土，为生长之穴，施平补平泻法。

**操作方法：** 对土穴太溪、土穴委中，以左转三圈、右转三圈为法，力度均匀，既不上顶，也不下压，即为平补平泻；对金穴左环跳、金穴左肾俞、火穴关元，以顺时针方向上顶轻按为法，即为补；对木穴气海、木穴右环跳、木穴右肾俞、水穴命门，以逆时针方向向下重按为法，即为泻。

**2. 急性期（扭挫外伤，多属气滞血瘀型腰痛范围）**

**处方：** 木穴（后溪），土穴（神门），水穴（尺泽），土穴（章门），土穴（神阙），土穴（太溪），金穴（至阴），木穴（隐白），木穴（大敦），土穴（梁丘），土穴（伏兔），木穴（右环跳），金穴（左环跳），金穴（左肾俞），木穴（右肾俞），水穴（命门）。

**定位：** 后溪为手太阳小肠经输穴，八脉交会穴，通于督脉，在手掌尺侧，微握拳，第5指掌关节后尺侧的远侧掌横纹头赤白肉际。神门属手少阴心经输穴和原穴，位于腕横纹尺侧端，尺侧腕屈肌腱的桡侧凹陷处。尺泽属手太阴经合穴，位于肘横纹中，肱二头肌腱桡侧凹陷处。章门属足厥阴肝经，为脾之募穴和八会穴之脏会，在侧腹部，当第11肋游离端的下方。神阙属任脉，位于脐窝中央。太溪属足少阴肾经输穴和原穴，位于内踝高点与跟腱后缘连线的中点凹陷处。至阴属足太阳膀胱经井穴，在足小趾末节外侧，距指甲角0.1寸处。隐白属足太阴脾经井穴，足大趾内侧趾甲角旁0.1寸。大敦为足厥阴肝经井穴，在足大趾末节外侧，距指甲角0.1寸。梁丘为足阳明胃经郄穴，屈膝时，在髂前上棘与髌骨外上缘连线上，髌骨外上缘上3寸处。伏兔属足阳明胃经，在髂前上棘与髌骨外上缘连线上，髌骨外上缘上6寸处。肾俞属足太阳膀胱经，肾之背俞穴，位于第2腰椎棘突下，旁开1.5寸处。环跳属足少阳胆经，在股外侧部，侧卧屈股，当股骨大转子最凸点与骶管裂孔连线的外1/3与中1/3交点处；水穴命门，属督脉，在腰部后正中线上，第2腰椎棘突下凹陷中。

**方义：** 木穴后溪，为手太阳小肠经输穴，八脉交会穴，通于督脉，手太阳小肠经经气所注之处，可通手太阳小肠和督脉经气，主治腰背痛；土穴神门，属手少阴心经输穴和原穴，为手少阴心经气所注和元气经过和留止的部位，可通心之元气；水穴尺泽，属手太阴经合穴，为手太阴经气所盛之处，可宣开肺气；土穴章门，属足厥阴肝经，为脾之募穴和八会穴之脏会，可调五脏气血；土穴神阙，属任脉，可扶阳气，通血脉；土穴太溪，属足少阴肾经输穴和原穴，为少阴肾经气所注和元气经过和留止的部位；金穴至阴，属足太阳膀胱经井穴，可激发足太阳膀胱经气以通太阳膀胱之经；木穴隐白，属足太阴脾经井穴，可激发足太阴脾经气以通太阴脾经；木穴大敦，为足厥阴肝经井穴，可调理肝之经气；土穴梁丘，为足阳明胃经郄穴，是阳明胃经气深集的部位，主治急性疼痛性疾病；土穴伏兔，属足阳明胃经，足阳明胃为多气多血之经，通之以通阳明；左金右木穴肾俞，属足太阳膀胱经，肾之背俞穴，为肾之经气输注之处，主治腰痛；右木左金穴环跳，属足少阳胆经，主治腰胯疼痛；水穴命门，属督脉，可通督脉经气，主治腰脊强痛。以上诸穴金、木、水、土相配，活血理气为治血瘀兼气滞腰痛之要方。

**操作要点：**土穴神门、土穴章门、土穴神阙、土穴太溪、土穴梁丘、土穴伏兔、性质属土，为生长之穴，施平补平泻法；水穴尺泽、木穴后溪、木穴隐白、木穴大敦、水穴命门、木穴右环跳、木穴右肾俞，性质属木、属水，为放穴，施以泻法；金穴至阴、金穴左环跳、金穴左肾俞，性质属金，为收穴，施以补法。

**操作方法：**对土穴神门、土穴章门、土穴神阙、土穴太溪、土穴梁丘、土穴伏兔，以左转三圈、右转三圈为法，力度均匀，既不上顶，也不下压，即为平补平泻；对水穴尺泽、木穴后溪、木穴隐白、木穴大敦、水穴命门、木穴右环跳、木穴右肾俞，以逆时针方向向下重按为法，即为泻；对金穴至阴、金穴左环跳、金穴左肾俞，以顺时针方向上顶轻按为法，即为补。

**3. 缓解期（肾阳亏虚，多属肾虚腰痛范围）**

**处方：**土穴（百会），金穴（膻中），木穴（气海），土穴（足三里），土穴（三阴交），木穴（血海），土穴（太白），木穴（右环跳），金穴（左环跳），金穴（左肾俞），木穴（右肾俞），水穴（命门）。

**定位：**百会属督脉，位于后发际正中直上7寸，当头部正中线与两耳尖连线的交点处。膻中隶属任脉，在胸部，当前正中线上，平第4肋间，两乳头连线的中点。气海隶属任脉，在下腹部，前正中线上，当脐中下1.5寸。足三里属足阳明胃经合穴，胃之下合穴，位于犊鼻穴下3寸，胫骨前嵴外一横指处。三阴交属足太阴脾经，位于内踝尖上3寸，胫骨内侧面后缘。血海属足太阴脾经，屈膝时，在髌骨内上缘上2寸，当股四头肌内侧头的隆起处。简便取穴法：患者屈膝，医者以左手掌心按于患者右膝髌骨上缘，示趾、中指、无名指、小指向上伸直，拇指约呈45°斜置，拇指尖下是穴，对侧取法仿此。太白，属足太阴脾经输穴和原穴，位于第1跖骨小头后缘，赤白肉际凹陷处。环跳，属足少阳胆经，在股外侧部，侧卧屈股，当股骨大转子最凸点与骶管裂孔连线的外1/3与中1/3交点处。肾俞属足太阳膀胱经，肾之背俞穴，位于第2腰椎棘突下，旁开1.5寸处。命门属督脉，在腰部后正中线上，第2腰椎棘突下凹陷中。

**方义：**土穴百会，属督脉，可升举阳气；金穴膻中，属任脉，为心包募穴和八会穴之气会，可补一身之元气；木穴气海，属任脉，为肓之原穴，可补肾气，固先天之本；土穴足三里，属足阳明胃经合穴，胃之下合穴，可补益后天脾胃之气血；土穴三阴交，属足太阴脾经，与足三里相配，为补中焦脾胃之要穴，以后天资先天；木穴血海，属足太阴脾经，精血同源，使血旺则精足；土穴太白，属足太阴脾经输穴和原穴，为太阴脾之经气和元气所注之所；右木左金穴环跳，属足少阳胆经，主治腰胯疼痛；左金右木穴肾俞，属足太阳膀胱经，肾之背俞穴，为肾之经气输注之处，主治腰痛；水穴命门，属督脉，可通督脉经气，主治腰脊强痛。以上诸穴金木水土相配，以后天养先天，先天助后天，为治肝肾不足之腰痛之方。

**操作要点：**木穴气海、木穴血海、木穴右环跳、木穴右肾俞、水穴命门，性质属木、属水，为放穴，施以泻法；金穴膻中、金穴左环跳、金穴左肾俞，性质属金，为收穴，施以补法；土穴百会、土穴足三里、土穴三阴交、土穴太白，性质属土，为生长之穴，施平补平泻法。

**操作方法**：对土穴百会、土穴足三里、土穴三阴交、土穴太白，以左转三圈、右转三圈为法，力度均匀，既不上顶，也不下压，即为平补平泻；对金穴膻中、金穴左环跳、金穴左肾俞，以顺时针方向上顶轻按为法，即为补；对木穴气海、木穴血海、木穴右环跳、木穴右肾俞、水穴命门，以逆时针方向向下重按为法，即为泻。

**4. 缓解期（肾阴不足，多属肾虚腰痛范围）** 处方选穴同缓解期肾阳不足型，唯操作时加强滋阴之穴力度即可。

**5. 马尾神经受压（肝肾亏损，筋骨失养）** 处方选穴同缓解期肾阳不足型，唯操作时加强各穴力度即可。

**（二）传统手法治疗**

传统手法治疗可减轻腰部肌肉紧张，松解粘连，扩大椎管内间隙，消肿化瘀，减轻疼痛，使症状得以缓解甚至消失。

**1. 按揉** 施术时，嘱患者俯卧，医师站其身旁，以双手拇指自患者上背部沿脊柱两侧足太阳膀胱经循行路线下至臀部进行按摩，反复3次。

**2. 点压** 施术时，嘱患者俯卧，医师右手在上、左手在下，双手相叠，以手掌自患者第1胸椎开始，沿督脉按压至腰骶部，左手在按压时稍向足侧用力，反复3遍，然后再以拇指点按腰阳关、命门、环跳、承扶、委中等穴。

**3. 滚法** 医师于患者背部足太阳膀胱经和督脉，自上而下施行滚法，直至下肢承山穴以下，反复3次。

上述三种手法旨在舒筋活络，调和气血，缓解肌肉痉挛，为以下所述手法做准备。

**4. 斜扳** 施术时，嘱患者侧卧位，患侧在上，髋、膝关节屈曲，健侧髋、膝关节伸直，医师站立于患者背侧，一手推臀，一手扳肩，两手相对用力使上身后旋，骨盆前旋，令患者腰部放松，活动至最大范围时，用力稳定推扳，此时常听到一声清脆的弹响，疼痛可瞬间减轻。

此法可使腰部产生扭转力，旨在裂开关节突关节，使嵌顿的滑膜得以解脱。当进行腰部按摩后即可施行斜扳手法。

**5. 屈膝屈髋** 施术时，嘱患者仰卧，医师一手扶住患者双足，另一手扶住膝下部位，使双侧膝关节和髋关节屈曲到一定的角度，然后逐渐加大屈髋程度，使大腿接近腹壁，用力下压双膝，使腰部极度屈曲。

需要注意的是，以上手法均应轻柔操作，绝对禁用强烈的旋转手法，以防病情加重。

**（三）传统针刺和局部封闭治疗**

手法治疗以后，如果疼痛不能明显缓解，可行针刺或局部封闭进行止痛。

**1. 传统针刺治疗**

（1）针马快水穴：此穴位于目外眦直下颧骨下方凹陷处下0.4寸，约与鼻翼相平。要求针深0.1~0.3寸，留针15~20min。

（2）委中穴，用三棱针点刺放血。

（3）针刺灵骨、大白。灵骨在手背拇指示趾之间，第1、第2掌骨结合处，大白穴即手阳明大肠经之三间穴，在手背拇指示趾间，当第 1、第 2 掌骨中间之凹陷处。要求灵骨穴针深 1.5~2 寸，大白穴针深 0.5~1 寸，留针 15~20min。

（4）针刺中白、腕顺一穴，对中医辨证属肾虚者，其效尤佳。其中腕顺一穴在小指掌骨外侧，距腕横纹 2.5 分即是。中白穴位于手背小指掌骨与无名指掌骨之间，距指掌关节 0.5 寸。要求腕顺一针刺 1~1.5 寸，中白针刺 0.3~0.5 寸，留针 15~20min，疗效显著。

**2. 局部封闭疗法**　可进行硬膜囊外封闭，此法可松解粘连，消除肿胀，减少疼痛。常用醋酸氢化可的松 125mg 加 1% 利多卡因 10~20mL。每周 1 次，3 次为一个疗程。注意千万不可注入蛛网膜下腔，否则有生命危险。

**（四）固定治疗**

症状严重者，可以考虑采用屈曲型石膏背心或支架固定，从而限制腰骶过伸，进而减轻疼痛。

**（五）药物治疗**

**1. 辨证施治**　从临床表现来看，本病属于中医腰腿痛的范畴，主要是由于肾气不足、劳损久伤或风寒侵袭所致，继而风寒湿凝结不散，阻于脉络，不通则痛，治宜补肾健骨、祛风通络、活血化瘀。但根据临床表现之不同，又可将本病分为急性发作期和缓解期两大类。急性期多由外邪侵袭或扭伤瘀积所致，根据临床表现又有寒盛、风盛及瘀血之别。缓解期则以肾虚为主，具体可分为阳虚型和阴虚型。本病的治疗可以按以上分型及分期规律进行辨证施治。

（1）急性期（风寒湿邪侵袭）：本型素有腰椎椎管狭窄症的临床表现，如慢性腰腿痛及间歇跛行等。如突遭风寒湿邪侵袭，则症状突然加重，症见腰部冷痛，转侧不利，虽卧床亦不能减轻，酸胀重者拘急不舒，阴雨天气则症状加重，得温痛减，舌苔薄白，脉沉细，治宜祛风散寒除湿，温通经脉，方选甘姜苓术汤化裁。如风邪偏重者，则表现为痛无定处，痛多抽掣，上连脊背，牵引腿足，脉象浮弦，治宜祛风散寒，通络止痛，可选甘姜苓术汤加防风、秦艽、独活等。湿邪偏重者，则表现为腰背疼痛有沉重麻木感，阴天更甚，神情疲惫，可选甘姜苓术汤加炒薏苡仁、苍术等。寒邪偏重者，则腰冷如冰，喜热恶寒，得热痛减，可选甘姜苓术汤加炮附子、桂枝等。

又有平素肾气不足，又复感风寒湿邪气者，治宜驱邪通络为主，兼以益肾养血，可选用独活寄生汤，药用独活、寄生、秦艽、防风、细辛、川芎、当归、熟地黄、炒白芍、桂枝、杜仲、牛膝等。

（2）急性期（扭挫外伤）：此型素有原发或继发性椎管狭窄，多因运动不慎或扭挫伤而诱发。此型除有椎管狭窄表现外，又有新伤之气滞血瘀表现，如腰痛剧烈，疼痛拒按，不能转侧，腰部活动明显受限，立行困难，舌质紫暗，脉弦而涩。治宜行气活血，化瘀止痛，可选用身痛逐瘀汤加减，药用牛膝、地龙、香附、羌活、当归、川芎等。

（3）缓解期（肾阳亏虚）：除腰椎椎管狭窄的一般症状外，多表现出腰部隐隐作痛，酸软无力，绵绵不绝，喜温喜按，身体倦怠，腰膝无力，遇劳更甚，卧则减轻，面色㿠白，精神萎靡，神疲短气，手足不温，小便清白，舌质淡，脉沉细无力等症状。治疗上应着重温补肾阳，方用右归饮或肾气丸加味，药用熟地黄、怀山药、山萸肉、枸杞、菟丝子、鹿角胶、杜仲等。若下肢软弱无力，可用健步虎潜丸，药用龟甲胶、鹿角胶、黄狗骨、制首乌、川牛膝、杜仲、锁阳、当归、熟地黄、威灵仙、黄柏、党参、独活、炒白芍、川附子等。

（4）缓解期（肾阴不足）：除腰椎椎管狭窄的一般症状外，多表现出心烦失眠，口燥咽干，面颊潮红，五心烦热，耳鸣耳聋，脉细数无力，舌质红等症状，治宜滋补肾阴，方用左归丸或六味地黄丸加味。药用熟地黄、怀山药、山萸肉、枸杞、菟丝子、鹿角胶、龟板、川牛膝等。

属肾虚者临床应根据病情酌情用药，肾虚者大都阴阳两虚，所以不能绝对分开，而且本病又因椎管狭窄压迫马尾神经和神经根而产生一系列症状。肾虚是本，腰腿痛和间歇跛行是标，所以应在补肾的基础上酌情加用活血通络止痛之品。临床常选用三七、地龙、木香、乳香、没药、木瓜、伸筋草、鸡血藤、五加皮、延胡索之类。

（5）马尾神经受压（肝肾亏损，筋骨失养）：如马尾神经受压，出现尿频或失禁，大便困难，阳痿，鞍区麻木者，此为肝肾亏损，筋脉失养，任督失调所致，可选用阳和汤加减治疗，药用熟地鹿角胶、白芥子、补骨脂、龟板、杜仲、牛膝、肉苁蓉、益智仁、狗脊、炙甘草等。

**2. 外用药**

（1）膏药：一般选用具有活血化瘀、祛风散寒、通络止痛等作用的药物，如镇江膏、狗皮膏、虎骨膏等。

（2）热敷法：①坎离砂4~5袋，醋拌微湿，置于腰部外敷。②用醋糟、酒糟各1kg，装入布袋内，蒸热，取出后白酒拌，趁热置于腰部外敷，每日1次。此法具有活血止痛、软坚散结之功。

**（六）手术治疗**

经保守治疗无效，病程较长，并且临床症状逐步加重，行动困难，间歇跛行明显，有鞍区麻木，二便失禁，影响工作和生活者，应考虑手术治疗。但本病经中药辨证治疗同时结合经络收放治疗或传统手法治疗后，均可收到较好的治疗效果。

**（七）其他疗法**

（1）水针：可选用复方当归注射液2mL，维生素 $B_1$ 100mg、维生素 $B_{12}$ 100mg 穴位注射。常用穴位如环跳、承扶、殷门、委中、阳陵泉等穴交替进行，每日或隔日1次，2周一疗程，休息1周后可继续应用。

（2）物理疗法：可采用醋离子或乌头离子腰部局部透入，有一定疗效。此法适用于临床表现较轻，病程较短者，或者虽然病程较长，但症状体征类似腰椎椎管狭窄，但诊断依据不足者。

**（八）休息与功能锻炼**

病情较为严重者可卧床休息，以半卧位为佳。病情缓解后，应加强腹肌锻炼，增强腹肌力量，减轻腰肌紧张，使腰骶角减少，恢复正常姿势，以增大椎管内空间，缓解压迫，进而调整静脉回流，减轻疼痛。

（孙鸿昌）

# 第四章　慢性腰痛

慢性腰痛为临床常见症状之一，可见于各个年龄段，可伴发于临床各科疾病的过程中，皮肉筋骨，脏腑经络气血均可受累。

引起慢性腰痛的原因甚多，并且每种病因引起的疾病都有着不同的病理过程，为了执简驭繁，祖国医学将其归为三类：①外感风寒湿邪：外感风寒湿邪所致的腰痛，痛处怕冷喜暖，或坠胀酸重，腰部有如坐水中之感，疼痛常与天气变化有关，此因寒湿邪气阻于筋脉，气血不通之故。②内伤肾之精气：若内伤肾之精气，则腰背疼痛，绵绵不休，下肢酸软，不能久站，如兼见小便清利，形寒脉虚者，为肾阳虚；若兼见五心烦热，舌红少苔，脉象细数者，为肾阴虚。③外伤筋骨血脉：若因外伤引起者，则痛有定处，其部位或在一侧，或在腰背，按之则痛甚，转侧俯仰不利，为气滞血瘀所致。然而，在临床上腰痛并非由单一因素引起，往往是既有外邪，又有内伤，因此在治疗上也要全面考虑。

就具体发病原因而言，主要有以下几种：

（1）长期负荷过重引起的腰部劳损：如腰肌劳损、骶髂关节劳损，棘上或棘间韧带劳损等。

（2）姿势不良引起的慢性腰痛：如先天或后天脊柱侧弯症，骨盆过度倾斜症，下肢姿势不良的膝关节内外翻畸形、先天性髋脱位、扁平足等。

（3）骨关节的慢性炎症引起的慢性腰痛：如肥大性脊柱炎、类风湿性脊柱炎、强直性脊柱炎、脊椎骨骼炎、致密性骶髂关节炎、关节突关节慢性损伤性关节炎等。

（4）腰骶椎先天性畸形所引起的慢性腰痛：如隐性脊椎裂、第5腰椎骶化、第1骶椎腰化后关节面异常、椎弓峡部裂及脊柱滑脱症等。

（5）外伤后遗症：如腰椎压缩性骨折、腰部急性扭挫伤、腰椎间盘脱出症等。

（6）腹原性慢性腰痛：如老年人习惯性便秘、结肠痉挛症、慢性阑尾炎、术后肠粘连等。

（7）泌尿系统疾病引起的慢性腰痛：如慢性肾炎、尿路结石、前列腺结石及肿瘤等。

（8）妇科疾患引起的慢性腰痛：如盆腔器官引起的慢性炎症、子宫后屈后倾症。

（9）其他疾病：如脊髓痨、脊髓空洞症、流感、败血症、伤寒等也会引起慢性腰痛。

由此可见，慢性腰痛是常见病、多发病。鉴于腰部解剖结构复杂，病因多而临床表现又相似，较难鉴别。这就要求在临床上仔细检查，认真分析，首先分清是椎管外病变（腰部肌肉、韧带的劳损）、椎管内病变（椎间盘脱出症、硬脊膜外腔结缔组织增生、粘连性神经根炎、椎板增厚、椎体后缘骨质增生等），还是椎管内外混合病变，或是其他疾患等，如此才能选择正确的治疗方法。

在临床上，慢性腰痛多见于以下几种疾病：腰肌劳损、腰棘间韧带损伤、第三腰椎横突综合征、增生性脊柱炎、腰椎间盘炎等，本章将予以重点介绍。

# 第一节　腰肌劳损

腰肌劳损是引起慢性腰痛的常见疾患之一，临床缓慢起病，表现为腰部酸痛，病程缠绵，阴雨天气或劳动之后酸痛常常加重，适当休息可以缓解，有人称之为"功能性腰痛"或"腰背肌筋膜炎"等，主要病变在腰背肌纤维、筋膜等软组织，多见于青壮年，外伤史不明显，常与职业和工作环境有一定关系。

## 一、病因病机

### （一）急性腰肌扭伤失治误治

腰肌扭伤之后，未得到及时正确的治疗，或治疗方法不当，使受伤的软组织未能得到充分修复，致使局部无菌性炎症持续存在，产生的肌酸不能及时排出，刺激神经末梢引起疼痛。

### （二）腰肌慢性积累性损伤

多见于长期工作姿势不良的人群，如采煤工人长期弯腰工作，使腰背肌处于牵伸状态而发生疲劳性损伤，再如口腔科医生，上身长期固定于侧屈体位，久之引起脊柱侧弯，两侧腰肌牵拉力不均匀，一侧松弛，一侧紧张，极易出现一侧腰肌劳损。

### （三）腰骶椎或下肢畸形等

如隐性骶椎裂，致使棘上韧带失去附着点，从而减弱了腰骶关节的稳定性，增大了腰部肌肉的负担，或小儿麻痹后遗症下肢畸形，使走路时姿势不平衡，从而产生腰肌劳损。

此外，脊柱骨折之后，由于脊柱内平衡的破坏，从而引起外在平衡的失调，也会产生腰肌劳损。

总之，导致腰肌劳损的原因很多，但腰肌劳损的病理过程都是一样的，即筋膜肌肉发生水肿、渗出等无菌性炎症，久则发生粘连及纤维样变，若再遭受风寒湿邪侵袭则可使局部症状加重。

## 二、临床表现

腰背部酸痛或胀痛，休息后可减轻，劳累后则加重，若适当活动或经常改变体位会使症状减轻。

腰部疼痛常与天气变化有关，遇阴雨天、潮湿环境或感受风寒，疼痛均可加重。

腰背部功能活动范围一般正常，腰部外形也多无变化，有时部分患者可出现一侧或双侧骶棘肌板硬、压痛，压痛点常在骶骨后肌肉止点处或腰椎横突部。

X线检查多无异常发现，但少数患者在腰骶椎部位可有先天性变异或轻度骨质增生。

### 三、辨证诊断

#### （一）诊断要点

根据病史和临床表现，临床上对腰肌劳损的诊断一般并不困难。诊断要点如下：

（1）有腰部扭伤病史或腰部慢性劳损病史。

（2）慢性发病，腰部酸痛，劳累后加重，天气变化亦可加重，休息及轻度活动后症状可减轻。

（3）X线检查一般无异常发现，少数患者可有先天性变异或轻度骨质增生。

（4）实验室检查指标正常。

#### （二）鉴别诊断

主要与腰椎间盘突出症鉴别。慢性腰肌劳损病程较长，症状较轻，压痛点广泛，疼痛与劳累、休息及外感风寒湿密切相关，可有骶棘肌板硬和下肢放射性疼痛的表现，经休息、理疗、推拿可以治愈。腰椎间盘突出症亦有腰部疼痛，但有固定的棘间及椎旁压痛点，疼痛向臀部及下肢放射，腰后伸时按压压痛点则疼痛加重。可有持续或间歇性加重之单侧或双侧坐骨神经痛，可因咳嗽、打喷嚏等而诱发，直腿抬高或加强实验阳性，腰椎表现为侧弯、平直或后凸畸形，活动受限。X线检查显示腰椎侧弯、平直、椎间隙不等或狭窄。

### 四、治疗方法

本病的常见中医辨证分型包括外感风寒湿邪，内伤肾之精气，外伤筋骨血脉，肾虚血瘀寒凝四型，临床根据证型辨证施治。

#### （一）经络收放疗法

**1. 外感风寒湿邪**　即寒湿腰痛。

**处方：**木穴（气海），火穴（关元），土穴（太溪），土穴（委中），木穴（右环跳），金穴（左环跳），水穴（命门），金穴（左肾俞），木穴（右肾俞）。

**定位：**气海隶属任脉，在下腹部，前正中线上，当脐中下1.5寸。关元隶属任脉，在下腹部，前正中线上，当脐中下3寸。太溪为足少阴肾经输穴，在足内侧内踝后方，当内踝尖与跟腱之间的凹陷处。委中为足太阳膀胱经合穴，在腘横纹中点，当股二头肌腱与半腱肌腱的中间。环跳属足少阳胆经，在股外侧部，侧卧屈股，当股骨大转子最凸点与骶管裂孔连线的外1/3与中1/3交点处。命门属督脉，在腰部后正中线上，第2腰椎棘突下凹陷中。肾俞属足太阳膀胱经，肾之背俞穴，位于第2腰椎棘突下，旁开1.5寸处。

**方义：**木穴气海，隶属任脉，为肓之原穴，有温阳益肾之功；火穴关元，隶属任脉，为小肠募穴，有温阳益肾之功；土穴太溪，为足少阴肾经输穴和原穴，有温肾养气之功；土穴委中，为足太阳膀胱经合穴，膀胱的下合穴，主治腰背痛，足太阳膀胱经循行于腰背部，是治疗腰背部疾病的要穴，故有"腰背委中求"之称；右木左金穴环跳，属足少阳胆经，主治腰胯疼痛；左金右木穴肾俞，属足太阳膀胱经，肾之背俞穴，为肾之经气输注之处，主治腰痛；水穴命门，属督脉，可通督脉经气，主治腰脊强痛。以上诸穴金、木、水、火、土相配，可温肾阳，散寒湿，壮腰筋，为治寒湿腰痛之要方。

**操作要点：**木穴气海，木穴右环跳，木穴右肾俞，水穴命门，性质属木、属水，为放穴，施以泻法；金穴左环跳，金穴左肾俞，火穴关元，性质属土金属火，为收穴，施以补法；土穴太溪，土穴委中，性质属土，为生长之穴，施平补平泻法。

**操作方法：**对土穴太溪，土穴委中，手法以左转三圈，右转三圈，力度均匀，既不上顶，也不下压，即为平补平泻；对金穴左环跳，金穴左肾俞，火穴关元，以顺时针方向上顶轻按为法，即为补；对木穴气海，木穴右环跳，木穴右肾俞，水穴命门，以逆时针方向向下重按为法，即为泻。

**2. 内伤肾之精气**　多属肾虚腰痛。

**处方：**土穴（百会），金穴（膻中），木穴（气海），土穴（足三里），土穴（三阴交），木穴（血海），土穴（太白），木穴（右环跳），金穴（左环跳），金穴（左肾俞），木穴（右肾俞），水穴（命门）。

**定位：**百会属督脉，位于后发际正中直上 7 寸，当头部正中线与两耳尖连线的交点处。膻中隶属任脉，在胸部，当前正中线上，平第 4 肋间，两乳头连线的中点。气海隶属任脉，在下腹部，前正中线上，当脐中下 1.5 寸。足三里属足阳明胃经合穴，胃之下合穴，位于犊鼻穴下 3 寸，胫骨前嵴外一横指处。三阴交属足太阴脾经，位于内踝尖上 3 寸，胫骨内侧面后缘。血海属足太阴脾经，屈膝时，在髌骨内上缘上 2 寸，当股四头肌内侧头的隆起处。简便取穴法：患者屈膝，医者以左手掌心按于患者右膝髌骨上缘，示趾、中指、无名指、小指向上伸直，拇指约呈 45° 斜置，拇指尖下是穴，对侧取法仿此。太白属足太阴脾经输穴和原穴，位于第 1 跖骨小头后缘，赤白肉际凹陷处。环跳属足少阳胆经，在股外侧部，侧卧屈股，当股骨大转子最凸点与骶管裂孔连线的外 1/3 与中 1/3 交点处。肾俞属足太阳膀胱经，肾之背俞穴，位于第 2 腰椎棘突下，旁开 1.5 寸处。命门属督脉，在腰部后正中线上，第 2 腰椎棘突下凹陷中。

**方义：**土穴百会，属督脉，可升举阳气；金穴膻中，属任脉，为心包募穴和八会穴之气会，可补一身之元气；木穴气海，属任脉，为肓之原穴，可补肾气，固先天之本；土穴足三里，属足阳明胃经合穴，胃之下合穴，可补益后天脾胃之气血；土穴三阴交，属足太阴脾经，与足三里相配，为补中焦脾胃之要穴，以后天资先天；木穴血海，属足太阴脾经，精血同源，使血旺则精足；土穴太白，属足太阴脾经输穴和原穴，为太阴脾之经气和元气所注之处；右木左金穴环跳，属足少阳胆经，主治腰胯疼痛；左金右木穴肾俞，属足太阳膀胱经，肾之背俞穴，为肾之经气输注之处，主治腰痛；水穴命门，属督脉，可通督脉经气，主治腰脊强痛。以上诸穴金、木、水、土相配，以后天养先天，先天助后天，为治肝肾不足之腰痛之方。

**操作要点：**木穴气海、木穴血海、木穴右环跳、木穴右肾俞、水穴命门，性质属木、属水，为放穴，施以泻法；金穴膻中、金穴左环跳、金穴左肾俞，性质属金，为收穴，施以补法；土穴百会、土穴足三里、土穴三阴交、土穴太白，性质属土，为生长之穴，施平补平泻法。

**操作方法**：对土穴百会、土穴足三里、土穴三阴交、土穴太白，以左转三圈、右转三圈为法，力度均匀，既不上顶，也不下压，即为平补平泻；对金穴膻中、金穴左环跳、金穴左肾俞，以顺时针方向上顶轻按为法，即为补；对木穴气海、木穴血海、木穴右环跳、木穴右肾俞、水穴命门，以逆时针方向向下重按为法，即为泻。

**3. 外伤筋骨血脉**　多属气滞血瘀型腰痛。

**处方**：木穴（后溪），土穴（神门），水穴（尺泽），土穴（章门），土穴（神阙），土穴（太溪），金穴（至阴），木穴（隐白），木穴（大敦），土穴（梁丘），土穴（伏兔），金穴（左肾俞），木穴（右肾俞），木穴（右环跳），金穴（左环跳），水穴（命门）。

**定位**：后溪为手太阳小肠经输穴，八脉交会穴，通于督脉，在手掌尺侧，微握拳，第5指掌关节后尺侧的远侧掌横纹头赤白肉际。神门属手少阴心经输穴和原穴，位于腕横纹尺侧端，尺侧腕屈肌腱的桡侧凹陷处。尺泽属手太阴经合穴，位于肘横纹中，肱二头肌腱桡侧凹陷处。章门属足厥阴肝经，为脾之募穴和八会穴之脏会，在侧腹部，当第11肋游离端的下方。神阙属任脉，位于脐窝中央。太溪属足少阴肾经输穴和原穴，位于内踝高点与跟腱后缘连线的中点凹陷处。至阴属足太阳膀胱经井穴，在足小趾末节外侧，距趾甲角0.1寸处。隐白属足太阴脾经井穴，足大趾内侧趾甲角旁0.1寸。大敦为足厥阴肝经井穴，在足大趾末节外侧，距趾甲角0.1寸。梁丘为足阳明胃经郄穴，屈膝时，在髂前上棘与髌骨外上缘连线上，髌骨外上缘上2寸处。伏兔属足阳明胃经，在髂前上棘与髌骨外上缘连线上，髌骨外上缘上6寸处。肾俞属足太阳膀胱经，肾之背俞穴，位于第2腰椎棘突下，旁开1.5寸处。环跳属足少阳胆经，在股外侧部，侧卧屈股，当股骨大转子最凸点与骶管裂孔连线的外1/3与中1/3交点处。命门属督脉，在腰部后正中线上，第2腰椎棘突下凹陷中。

**方义**：木穴后溪，为手太阳小肠经输穴，八脉交会穴，通于督脉，手太阳小肠经经气所注之处，可通手太阳小肠和督脉经气，主治腰背痛；土穴神门，属手少阴心经输穴和原穴，为手少阴心经气所注和元气经过和留止的部位，可通心之元气；水穴尺泽，属手太阴经合穴，为手太阴经气所盛之处，可宣开肺气；土穴章门，属足厥阴肝经，为脾之募穴和八会穴之脏会，可调五脏气血；土穴神阙，属任脉，可扶阳气，通血脉；土穴太溪，属足少阴肾经输穴和原穴，为少阴肾经气所注和元气经过和留止的部位；金穴至阴，属足太阳膀胱经井穴，可激发足太阳膀胱经气以通太阳膀胱之经；木穴隐白，属足太阴脾经井穴，可激发足太阴脾经气以通太阴脾经；木穴大敦，为足厥阴肝经井穴，可调理肝之经气；土穴梁丘，为足阳明胃经郄穴，是阳明胃经气深集的部位，主治急性疼痛性疾病；土穴伏兔，属足阳明胃经，足阳明胃为多气多血之经，通之以通阳明；左金右木穴肾俞，属足太阳膀胱经，肾之背俞穴，为肾之经气输注之处，主治腰痛；右木左金穴环跳，属足少阳胆经，主治腰胯疼痛；水穴命门，属督脉，可通督脉经气，主治腰脊强痛。以上诸穴金、木、水、土相配，活血理气，为治血瘀兼气滞腰痛之要方。

**操作要点：**土穴神门、土穴章门、土穴神阙、土穴太溪、土穴梁丘、土穴伏兔，性质属土，为生长之穴，施平补平泻法；水穴尺泽、木穴后溪、木穴隐白、木穴大敦、水穴命门、木穴右环跳、木穴右肾俞，性质属木、属水，为放穴，施以泻法；金穴至阴、金穴左环跳、金穴左肾俞，性质属金，为收穴，施以补法。

**操作方法：**对土穴神门、土穴章门、土穴神阙、土穴太溪、土穴梁丘、土穴伏兔，以左转三圈、右转三圈为法，力度均匀，既不上顶，也不下压，即为平补平泻；对水穴尺泽、木穴后溪、木穴隐白、木穴大敦、水穴命门、木穴右环跳、木穴右肾俞，以逆时针方向向下重按为法，即为泻；对金穴至阴、金穴左环跳、金穴左肾俞，以顺时针方向上顶轻按为法，即为补。

**4. 肾虚血瘀寒凝**　处方治疗与外感风寒湿邪型相同，唯操作时加强温肾之穴的力度即可。

### （二）传统手法治疗

传统手法治疗主要用沿骶棘肌方向可用搓法、揉法、弹筋法等方法，从而达到舒筋活血，解痉止痛，解除粘连，消除炎症的目的。

**1. 搓法**　医师用右手小鱼际及第3、第4、第5掌指关节背侧，以腕力和小臂的前屈旋转，反复搓动，顺腰部自上而下，反复3次，亦可达到舒筋活络止痛的功效。

**2. 揉法**　医师用手掌顺患者骶棘肌自上而下轻轻回旋揉动，要求手掌一般不移开患者的肌肤，且仅使其皮下组织随手掌的揉动而滑动，反复3次。

**3. 弹筋法**　医师将患者腰部肌肉拿捏提起，然后迅速放开，反复3次，可起到舒筋活络，解痉止痛的功效。

以上手法治疗，以1日或2日1次为佳。

### （三）传统针刺和局部封闭治疗

手法治疗以后，如果疼痛不能明显缓解，可行针刺或局部封闭进行止痛。

**1. 传统针刺治疗**

（1）委中穴，用三棱针点刺放血。

（2）针刺灵骨、大白。灵骨在手背拇指示趾之间，第1、第2掌骨结合处，大白穴即手阳明大肠经之三间穴，在手背拇指示趾间，当第1、第2掌骨中间之凹陷处。要求灵骨穴针深1.5~2寸，大白穴针深0.5~1寸，留针15~20min。

（3）取双侧后溪穴，强刺激，得气后要求患者缓慢活动腰部。

（4）本病如为肾虚所致者，可选中白、腕顺一进行针刺，其效尤佳。其中腕顺一穴在小指掌骨外侧，距腕横纹2.5寸即是；中白穴位于手背小指掌骨与无名指掌骨之间，距指掌关节0.5寸。要求腕顺一针刺1~1.5寸，中白针刺0.3~0.5寸，留针15~20min，疗效显著。

**2. 局部封闭疗法：**用0.5%普鲁卡因10mL加强的松龙0.5mL痛点注射，每周1次，3次为1疗程。

### （四）功能锻炼

加强腰背肌锻炼在疾病的恢复期具有重要作用，方法主要包括拱桥式、俯卧背伸式。

**1. 俯卧式腰背肌锻炼**

第一步：患者俯卧，头转向一侧。

第二步：两腿交替向后做过伸动作，共做五组。

第三步：两腿同时做过伸动作，共做五组。

第四步：两腿不动，上身躯体向后背伸，共做五组。

第五步：上身与两腿同时背伸，共做五组。

第六步：还原，自然呼吸。

**2. 仰卧式腰背肌锻炼**

第一步：患者仰卧，双手叉腰，双腿叉开，与肩同宽，半屈膝成90°。

第二步：以头部、双肘和双腿作为支撑，腰部用力缓慢挺起躯干做架桥动作，初步锻炼时4~6次即可，随后可逐步增加次数。

需要注意的是，腰背肌锻炼时，应当缓慢柔和，循序渐进，量力而行。

**（五）药物治疗**

**1. 内服药** 内服中药以常见症候为依据，以辨证论治为原则遣方用药，临证时多加壮腰健肾，活血通络之品，则可提高疗效。

（1）外感风寒湿邪：外感风寒湿的腰痛，痛处怕冷喜暖，或坠胀酸重，腰部有如坐水中之感，疼痛常与天气变化有关，因寒湿邪气阻于筋脉，气血不通之故，治宜祛风散寒除湿，温通经脉，方选甘姜苓术汤加减，药用炙甘草、干姜、云苓、白术、防风、细辛、制附子等。

（2）内伤肾之精气：若内伤肾之精气，则腰背疼痛，绵绵不休，下肢酸软，不能久站，如兼见小便清利，形寒脉虚者，为肾阳虚，治宜温补肾阳，方选桂附地黄丸加减。药用肉桂、制附子、熟地黄、山萸肉、山药、云苓、丹皮、泽泻等；若兼见五心烦热，舌红少苔，脉象细数者，为肾阴虚治宜滋补肾阴，方选六味地黄丸加味。药用熟地黄、山药、山萸肉、丹皮、云苓、泽泻、牛膝等。

（3）外伤筋骨血脉：若因外伤引起者，则痛有定处，其部位或在一侧，或在腰背，按之则痛甚，转侧俯仰不利，为气滞血瘀所致，治宜活血化瘀，行气止痛，方选身痛逐瘀汤加减。药用牛膝、地龙、香附、羌活、秦艽、当归、川芎、川断、杜仲、桃仁、红花、炙甘草等。

（4）肾虚血瘀寒凝：腰背疼痛，痛有定处，其部位或在一侧，或在腰背，按之则痛甚，小便清利，怕冷恶风，得温痛减，不能久站，面色青苍，舌质黯淡，苔薄白，脉细弱。此属肾虚血瘀寒凝，治宜补肾活血，祛风散寒，方选独活寄生汤加减。药用独活、桑寄生、秦艽、防风、细辛、川芎、当归、熟地黄、炒白芍、桂枝、云苓、杜仲、牛膝、党参、炙甘草等。

**2. 外用药** 可用热敷灵或驱寒止痛砂外敷，可起到温经通络，舒筋活血，缓解肌肉痉挛，减轻疼痛，促进恢复的作用。

**（六）其他疗法**

（1）用当归注射液，丹参注射液，或维生素$B_1$、维生素$B_{12}$ 0.2~0.4mL穴位注射，间隔 1~3 日 1 次，6 次为 1 个疗程，循经或临经取穴，可分为 2~3 组交替进行封闭。

（2）理疗：如红外线、超短波、热浴等。

# 第二节 腰棘间韧带损伤

腰棘间韧带损伤，主要是指腰椎棘突之间的韧带发生变性、撕裂或松弛，从而产生慢性腰部疼痛，所以腰棘间韧带损伤也是慢性腰痛的常见原因之一。

腰棘间韧带是一种致密的胶原结缔组织，其功能是将相邻的棘突连接在一起，靠其韧力来加强脊柱的稳定性。正常情况下，腰棘间韧带可以辅助棘上韧带与黄韧带以限制脊柱过度前屈活动，正常情况下由于骶棘肌的保护而不易受损，然而因其变性或过于牵伸，亦常常受累，从而导致损伤。

## 一、病因病机

### （一）外伤失治

正常生理功能状态下，人体主要靠臀部肌肉和大腿后部肌肉的收缩，以腰椎为杠杆，腰骶关节为支点将重物提起，当人体充分弯腰搬移重物时，由于此时骶棘肌处于松弛状态，失去对腰棘间韧带的保护作用，使着力点全部落于韧带上，这样就容易导致棘间韧带的损伤，伤后若久治不愈就容易形成慢性腰痛。

### （二）自然变性

30 岁以后的青壮年人，棘间韧带会发生不同程度的退变，由于组织变性使其韧性降低，轻度损伤即可将其撕裂，导致腰部疼痛。

### （三）慢性劳损

多见于长期弯腰工作者。长期弯腰工作之人，棘间韧带亦经常受力，久之则易形成慢性劳损，导致腰痛。

## 二、临床表现

腰部疼痛，疼痛位于两棘突之间，尤其多见于腰 5、骶 1 之间，多表现为酸痛，劳累后加重，休息后减轻，弯腰时加重，后伸腰时减轻。局部注射利多卡因疼痛可以暂时缓解。卧床休息时腰部垫一小枕，保持腰部轻度后伸，则感到舒适。

问诊时一般会发现患者具有长期劳损病史或腰部扭伤病史：①长期劳损病史：长期弯腰工作，造成棘间韧带的慢性劳损，自觉腰部无力酸痛。②腰部扭伤病史：部分患者有腰部扭伤史，特别是弯腰搬重物史，开始为突发性腰痛，呈撕裂样，经治未愈而遗留慢性腰部疼痛。

## 三、辨证诊断

根据病史和棘突间局限性压痛，可以明确诊断。诊断要点如下。

（1）腰部扭伤病史或慢性劳损病史。

（2）疼痛位于两棘突之间，尤其多见于腰5、骶1之间，多表现为酸痛，劳累后加重，休息后减轻，弯腰时加重，后伸腰时减轻。

## 四、治疗方法

本病的常见中医辨证分型包括：肾阳不足；肾阴亏损；气滞血瘀。

### （一）经络收放疗法

**1. 肾阳不足**

**处方**：土穴（百会），金穴（膻中），木穴（气海），土穴（足三里），土穴（三阴交），木穴（血海），土穴（太白），木穴（右环跳），金穴（左环跳），金穴（左肾俞），木穴（右肾俞），水穴（命门）。

**定位**：百会属督脉，位于后发际正中直上7寸，当头部正中线与两耳尖连线的交点处。膻中隶属任脉，在胸部，当前正中线上，平第4肋间，两乳头连线的中点。气海隶属任脉，在下腹部，前正中线上，当脐中下1.5寸。足三里，属足阳明胃经合穴，胃之下合穴，位于犊鼻穴下3寸，胫骨前嵴外一横指处。三阴交属足太阴脾经，位于内踝尖上3寸，胫骨内侧面后缘。血海属足太阴脾经，屈膝时，在髌骨内上缘上2寸，当股四头肌内侧头的隆起处。简便取穴法：患者屈膝，医者以左手掌心按于患者右膝髌骨上缘，示趾、中指、无名指、小指向上伸直，拇指约呈45°斜置，拇指尖下是穴，对侧取法仿此。太白，属足太阴脾经输穴和原穴，位于第1跖骨小头后缘，赤白肉际凹陷处。环跳属足少阳胆经，在股外侧部，侧卧屈股，当股骨大转子最凸点与骶管裂孔连线的外1/3与中1/3交点处。肾俞属足太阳膀胱经，肾之背俞穴，位于第2腰椎棘突下，旁开1.5寸处。命门，属督脉，在腰部后正中线上，第2腰椎棘突下凹陷中。

**方义**：土穴百会，属督脉，可升举阳气；金穴膻中，属任脉，为心包募穴和八会穴之气会，可补一身之元气；木穴气海，属任脉，为肓之原穴，可补肾气，固先天之本；土穴足三里，属足阳明胃经合穴，胃之下合穴，可补益后天脾胃之气血；土穴三阴交，属足太阴脾经，与足三里相配，为补中焦脾胃之要穴，以后天资先天；木穴血海，属足太阴脾经，精血同源，使血旺则精足；土穴太白，属足太阴脾经输穴和原穴，为太阴脾之经气和元气所注之处；右木左金穴环跳，属足少阳胆经，主治腰胯疼痛；左金右木穴肾俞，属足太阳膀胱经，肾之背俞穴，为肾之经气输注之处，主治腰痛；水穴命门，属督脉，可通督脉经气，主治腰脊强痛。以上诸穴金、木、水、土相配，以后天养先天，先天助后天，为治肝肾不足腰痛之方。

**操作要点**：木穴气海、木穴血海、木穴右环跳、木穴右肾俞、水穴命门，性质属木、属水，为放穴，施以泻法；金穴膻中、金穴左环跳、金穴左肾俞，性质属金，为收穴，施以补法；土穴百会、土穴足三里、土穴三阴交、土穴太白，性质属土，为生长之穴，施平补平泻法。

**操作方法**：对土穴百会、土穴足三里、土穴三阴交、土穴太白，以左转三圈、右转三圈为法，力度均匀，既不上顶，也不下压，即为平补平泻；对金穴膻中、金穴左环跳、金穴左肾俞，以顺时针方向上顶轻按为法，即为补；对木穴气海、木穴血海、木穴右环跳、木穴右肾俞、水穴命门，以逆时针方向向下重按为法，即为泻。

**2. 肾阴亏损**

处方选穴同缓解期肾阳不足型，唯操作时加强滋阴之穴力度即可。

**3. 气滞血瘀**

**处方**：木穴（后溪），土穴（神门），水穴（尺泽），土穴（章门），土穴（神阙），土穴（太溪），金穴（至阴），木穴（隐白），木穴（大敦），土穴（梁丘），土穴（伏兔），金穴（左肾俞），木穴（右肾俞），木穴（右环跳），金穴（左环跳），水穴（命门）。

**定位**：后溪为手太阳小肠经输穴，八脉交会穴，通于督脉，在手掌尺侧，微握拳，第5指掌关节后尺侧的远侧掌横纹头赤白肉际。神门属手少阴心经输穴和原穴，位于腕横纹尺侧端，尺侧腕屈肌腱的桡侧凹陷处。尺泽属手太阴经合穴，位于肘横纹中，肱二头肌腱桡侧凹陷处。章门属足厥阴肝经，为脾之募穴和八会穴之脏会，在侧腹部，当第11肋游离端的下方。神阙属任脉，位于脐窝中央。太溪属足少阴肾经输穴和原穴，位于内踝高点与跟腱后缘连线的中点凹陷处。至阴属足太阳膀胱经井穴，在足小趾末节外侧，距指甲角0.1寸处。隐白属足太阴脾经井穴，足大趾内侧趾甲角旁0.1寸。大敦为足厥阴肝经井穴，在足大趾末节外侧，距趾甲角0.1寸。梁丘为足阳明胃经郄穴，屈膝时，在髂前上棘与髌骨外上缘连线上，髌骨外上缘上2寸处。伏兔属足阳明胃经，在髂前上棘与髌骨外上缘连线上，髌骨外上缘上6寸处。肾俞属足太阳膀胱经，肾之背俞穴，位于第2腰椎棘突下，旁开1.5寸处。环跳属足少阳胆经，在股外侧部，侧卧屈股，当股骨大转子最凸点与骶管裂孔连线的外1/3与中1/3交点处。命门属督脉，在腰部后正中线上，第2腰椎棘突下凹陷中。

**方义**：木穴后溪，为手太阳小肠经输穴，八脉交会穴，通于督脉，手太阳小肠经经气所注之处，可通手太阳小肠和督脉经气，主治腰背痛；土穴神门，属手少阴心经输穴和原穴，为手少阴心经气所注和元气经过和留止的部位，可通心之元气；水穴尺泽，属手太阴经合穴，为手太阴经气所盛之处，可宣开肺气；土穴章门，属足厥阴肝经，为脾之募穴和八会穴之脏会，可调五脏气血；土穴神阙，属任脉，可扶阳气，通血脉；土穴太溪，属足少阴肾经输穴和原穴，为少阴肾经气所注和元气经过和留止的部位；金穴至阴，属足太阳膀胱经井穴，可激发足太阳膀胱经气以通太阳膀胱之经；木穴隐白，属足太阴脾经井穴，可激发足太阴脾经气以通太阴脾经；木穴大敦，为足厥阴肝经井穴，可调理肝之经气；土穴梁丘，为足阳明胃经郄穴，是阳明胃经气深集的部位，主治急性疼痛性疾病；土穴伏兔，属足阳明胃经，足阳明胃为多气多血之经，通之以通阳明；左金右木穴肾俞，属足太阳膀胱经，肾之背俞穴，为肾之经气输注之处，主治腰痛；右木左金穴环跳，属足少阳胆经，主治腰胯疼痛；水穴命门，属督脉，可通督脉经气，主治腰脊强痛。以上诸穴金、木、水、土相配，活血理气，治血瘀兼气滞腰痛之要方。

**操作要点**：土穴神门、土穴章门、土穴神阙、土穴太溪、土穴梁丘、土穴伏兔，性质属土，为生长之穴，施平补平泻法；水穴尺泽、木穴后溪、木穴隐白、木穴大敦、水穴命门、木穴右环跳、木穴右肾俞，性质属木、属水，为放穴，施以泻法；金穴至阴、金穴左环跳、金穴左肾俞，性质属金，为收穴，施以补法。

操作方法：对土穴神门、土穴章门、土穴神阙、土穴太溪、土穴梁丘、土穴伏兔，以左转三圈、右转三圈手法，力度均匀，既不上顶，也不下压，即为平补平泻；对水穴尺泽、木穴后溪、木穴隐白、木穴大敦、水穴命门、木穴右环跳、木穴右肾俞，以逆时针方向向下重按为法，即为泻；对金穴至阴、金穴左环跳、金穴左肾俞，以顺时针方向上顶轻按为法，即为补。

### （二）传统手法治疗

传统手法治疗可局部施行点、按手法。

**1. 双拇叠按法**　施术时，患者取俯卧位，医师站立于患者一侧，嘱令患者放松，然后用一手拇指依次按在患者的腰阳关、肾俞、命门等穴位上用力，另一手拇指重叠按在其指背上助力，得气后，按而留之，3～10s，反复3次，可起到疏通经络，解痉止痛之效。

**2. 拇指点法**　施术时，患者取俯卧位，医师站立于患者一侧，嘱令患者放松，然后医师腕关节伸直或屈曲60°～90°，拇指伸直，四指握拳，拇指内侧紧贴于示趾桡侧并用力捏紧，以拇指端用力分别点按腰阳关、肾俞、命门等穴位，要求先轻后重，由浅而深地缓缓向下用力，得气后，按而留之，3～10s，反复3次，亦可起到疏通经络，解痉止痛之效。

### （三）传统针刺和局部封闭疗法

**1. 传统针刺治疗**

1）取委中穴，用三棱针点刺放血，有较好疗效，亦可配合针刺明黄穴。明黄穴定位：大腿内侧中央，股骨内侧肌和缝匠肌之间，内收长肌中点，深层为内收短肌。针刺深度1.5～2.5寸，留针30min。

2）针刺腕顺一、腕顺二穴亦有特效。其中腕顺一穴在小指掌骨外侧，距腕横纹2.5寸，腕顺二穴在小指掌骨外侧，距腕横纹1.5寸。二者均需针刺1～1.5寸，留针30min。

3）针刺灵骨、三间。灵骨在手背拇指示趾之间，第1、第2掌骨结合处，三间穴在手背拇指示趾间，当第1、第2掌骨中间之凹陷处。要求灵骨穴针深1.5～2寸，大白穴针深0.5～1寸，留针30min。

**2. 局部封闭疗法**　用泼尼松0.5mL加2%利多卡因4mL进行痛点封闭，每周1次，3次为1个疗程。

### （四）药物治疗

本病主要与慢性劳损有关，兼有外伤的因素存在，因此临床上主要从肾虚和血瘀两方面论治。

**1. 肾阳不足**　表现为腰背疼痛，绵绵不休，下肢酸软，不能久站，小便清白，形寒脉虚者，治宜温补肾阳，方选桂附地黄丸加减。药用肉桂、制附子、熟地黄、山萸肉、山药、云苓、丹皮、泽泻、川断、杜仲等。

**2. 肾阴亏损**　表现为腰背疼痛，绵绵不休，下肢酸软，不能久站，五心烦热，舌红少苔，脉象细数者，治宜滋补肾阴，方选六味地黄丸加味。药用熟地黄、山药、山萸肉、丹皮、茯苓、泽泻、牛膝、木瓜等。

**3. 气滞血瘀**：有外伤病史，腰部疼痛，痛有定处，其部位或在一侧，或在腰背，按之则痛甚，转侧俯仰不利，为气滞血瘀所致，治宜活血化瘀，行气止痛，方选身痛逐瘀汤加减。药用牛膝、地龙、香附、羌活、秦艽、当归、川芎、川断、杜仲、桃仁、红花、熟地黄、肉苁蓉、炙甘草等。

### （五）手术治疗

对长期保守治疗无效，疼痛严重而影响工作者，可进行脊椎融合术。

# 第三节　腰椎横突综合征

腰椎横突综合征是以第三腰椎横突部位明显压痛为特点的慢性腰痛，多发生于第三腰椎，亦称"腰三横突周围炎"或"腰三横突滑囊炎"。

本病多见于青壮年，大多数患者有扭伤史。主要由于突然弯腰，或长期弯腰工作时，腰背部肌肉收缩可使肥大的横突周围软组织被牵拉，此时附于横突上的深筋膜容易被撕裂而造成慢性纤维组织炎性变化或肌疝，部分患者可因肌肉上下滑动于腰三横突形成保护性滑囊，然而一旦发生炎性变化即产生局部疼痛。

## 一、病因病理

### （一）长期腰肌劳损

第三腰椎横突是所有腰椎横突中最长者，附着的肌肉也最多，除后面的骶棘肌、腰方肌之外，前面还有腰大肌，因此第三腰椎横突是肌肉收缩运动的一个重要支点。在长期的弯腰劳动中，肌肉附着处产生慢性牵拉性损伤，造成多数小肌疝，同时腰神经感觉支也会受牵拉而产生疼痛，引起局部肌肉痉挛或慢性劳损，使第三腰椎横突周围发生水肿、渗出、纤维增生等慢性炎症，或形成第三腰椎横突滑膜炎等。

### （二）突然弯腰损伤

突然弯腰的情况下，第三腰椎周围的肌肉筋膜容易被撕裂，进而可出现损伤性炎症或肌疝等，临床则导致腰部疼痛。

## 二、临床表现

腰部一侧或两侧的慢性疼痛，晨起或弯腰时疼痛加重，稍事活动后疼痛即可减轻，疼痛多呈持续性，少数患者主诉疼痛向臀部或大腿外侧至膝关节外侧放射。

第三腰椎横突部位有明显压痛，有时可触及纤维性的软组织硬结，在腰2、腰3椎旁或骶部常有麻木区或过敏区。

X线检查除第三腰椎明显过长外，有时左右横突不对称，或向后倾斜。

## 三、辨证诊断

### （一）诊断要点

根据病史和临床表现，一般均能正确诊断，诊断要点如下。

（1）有急性腰部扭伤病史或腰部慢性劳损病史。

（2）腰部一侧或两侧的慢性疼痛，晨起或弯腰时疼痛加重，稍事活动后疼痛即可减轻，疼痛多呈持续性，少数患者主诉疼痛向臀部或大腿外侧至膝关节外侧放射。

（3）第三腰椎横突部位有明显压痛，有时可触及一纤维性的软组织硬结，在腰2、腰3椎旁或骶部常有麻木区或过敏区。

（4）X线检查除第三腰椎明显过长外，有时左右横突不对称，或向后倾斜。

## （二）鉴别诊断

主要与腰肌劳损鉴别：腰肌劳损压痛范围较大，除腰部外，腰骶部或臀部有时也有压痛。与腰肌劳损不同，腰三横突综合征压痛比较局限，往往表现为第三腰椎横突部位有明显压痛，有时可触及一纤维性的软组织硬结，在腰2、腰3椎旁或骶部常有麻木区或过敏区。

## 四、治疗方法

本病的常见中医辨证分型包括外感风寒湿邪型、内伤肾之精气型、外伤筋骨血脉型、肾虚血瘀寒凝型。

### （一）经络收放疗法

**1. 外感风寒湿邪**　即寒湿腰痛。

**处方**：木穴（气海），火穴（关元），土穴（太溪），土穴（委中），木穴（右环跳），金穴（左环跳），水穴（命门），金穴（左肾俞），木穴（右肾俞）。

**定位**：气海隶属任脉，在下腹部，前正中线上，当脐中下1.5寸。关元隶属任脉，在下腹部，前正中线上，当脐中下3寸。太溪为足少阴肾经输穴，在足内侧内踝后方，当内踝尖与跟腱之间的凹陷处。委中为足太阳膀胱经合穴，在腘横纹中点，当股二头肌腱与半腱肌腱的中间。环跳属足少阳胆经，在股外侧部，侧卧屈股，当股骨大转子最凸点与骶管裂孔连线的外1/3与中1/3交点处。命门属督脉，在腰部后正中线上，第2腰椎棘突下凹陷中。肾俞属足太阳膀胱经，肾之背俞穴，位于第2腰椎棘突下，旁开1.5寸处。

**方义**：木穴气海，隶属任脉，为肓之原穴，有温阳益肾之功；火穴关元，隶属任脉，为小肠募穴，有温阳益肾之功；土穴太溪，为足少阴肾经输穴和原穴，有温肾养气之功；土穴委中，为足太阳膀胱经合穴，膀胱的下合穴，主治腰背痛，足太阳膀胱经循行于腰背部，是治疗腰背部疾病的要穴，故有"腰背委中求"之称；右木左金穴环跳，属足少阳胆经，主治腰胯疼痛；左金右木穴肾俞，属足太阳膀胱经，肾之背俞穴，为肾之经气输注之处，主治腰痛；水穴命门，属督脉，可通督脉经气，主治腰脊强痛。以上诸穴金、木、水、火、土相配，可温肾阳，散寒除湿，壮腰强筋之功，为治寒湿腰痛之要方。

**操作要点**：木穴气海、木穴右环跳、木穴右肾俞、水穴命门，性质属木、属水，为放穴，施以泻法；金穴左环跳、金穴左肾俞、火穴关元，性质属金、属火，为收穴，施以补法；土穴太溪、土穴委中，性质属土，为生长之穴，施平补平泻法。

**操作方法**：对土穴太溪、土穴委中，以左转三圈、右转三圈为法，力度均匀，既不上顶，也不下压，即为平补平泻；对金穴左环跳、金穴左肾俞、火穴关元，以顺时针方向上顶轻按为法，即为补；对木穴气海、木穴右环跳、木穴右肾俞、水穴命门，以逆时针方向向下重按为法，即为泻。

**2. 内伤肾之精气** 多属肾虚腰痛。

**处方：**土穴（百会），金穴（膻中），木穴（气海），土穴（足三里），土穴（三阴交），木穴（血海），土穴（太白），木穴（右环跳），金穴（左环跳），金（左肾俞），木穴（右肾俞），水穴（命门）。

**定位：**百会属督脉，位于后发际正中直上7寸，当头部正中线与两耳尖连线的交点处。膻中隶属任脉，在胸部，当前正中线上，平第4肋间，两乳头连线的中点。气海隶属任脉，在下腹部，前正中线上，当脐中下1.5寸。足三里属足阳明胃经合穴，胃之下合穴，位于犊鼻穴下3寸，胫骨前嵴外一横指处。三阴交属足太阴脾经，位于内踝尖上3寸，胫骨内侧面后缘。血海属足太阴脾经，屈膝时，在髌骨内上缘上2寸，当股四头肌内侧头的隆起处。简便取穴法：患者屈膝，医者以左手掌心按于患者右膝髌骨上缘，示趾、中指、无名指、小指向上伸直，拇指约呈45°斜置，拇指尖下是穴，对侧取法仿此。太白属足太阴脾经输穴和原穴，位于第1跖骨小头后缘，赤白肉际凹陷处。环跳属足少阳胆经，在股外侧部，侧卧屈股，当股骨大转子最凸点与骶管裂孔连线的外1/3与中1/3交点处。肾俞属足太阳膀胱经，肾之背俞穴，位于第2腰椎棘突下，旁开1.5寸处。命门属督脉，在腰部后正中线上，第2腰椎棘突下凹陷中。

**方义：**土穴百会，属督脉，可升举阳气；金穴膻中，属任脉，为心包募穴和八会穴之气会，可补一身之元气；木穴气海，属任脉，为肓之原穴，可补肾气，固先天之本；土穴足三里，属足阳明胃经合穴，胃之下合穴，可补益后天脾胃之气血；土穴三阴交，属足太阴脾经，与足三里相配，为补中焦脾胃之要穴，以后天资先天；木穴血海，属足太阴脾经，精血同源，使血旺则精足；土穴太白，属足太阴脾经输穴和原穴，为太阴脾之经气和元气所注之所；右木左金穴环跳，属足少阳胆经，主治腰胯疼痛；左金右木穴肾俞，属足太阳膀胱经，肾之背俞穴，为肾之经气输注之处，主治腰痛；水穴命门，属督脉，可通督脉经气，主治腰脊强痛。以上诸穴金、木、水、土相配，以后天养先天，先天助后天，为治肝肾不足之腰痛之方。

**操作要点：**木穴气海、木穴血海、木穴右环跳、木穴右肾俞、水穴命门，性质属木、属水，为放穴，施以泻法；金穴膻中、金穴左环跳、金穴左肾俞，性质属金，为收穴，施以补法；土穴百会、土穴足三里、土穴三阴交、土穴太白，性质属土，为生长之穴，施平补平泻法。

**操作方法：**对土穴百会、土穴足三里、土穴三阴交、土穴太白，以左转三圈、右转三圈手法，力度均匀，既不上顶，也不下压，即为平补平泻；对金穴膻中、金穴左环跳、金穴左肾俞，以顺时针方向上顶轻按为法，即为补；对木穴气海、木穴血海、木穴右环跳、木穴右肾俞、水穴命门，以逆时针方向向下重按为法，即为泻。

**3. 外伤筋骨血脉** 多属气滞血瘀型腰痛。

**处方：**木穴（后溪），土穴（神门），水穴（尺泽），土穴（章门），土穴（神阙），土穴（太溪），金穴（至阴），木穴（隐白），木穴（大敦），土穴（梁丘），土穴（伏兔），金穴（左肾俞），木穴（右肾俞），木穴（右环跳），金穴（左环跳），水穴（命门）。

**定位：** 后溪为手太阳小肠经输穴，八脉交会穴，通于督脉，在手掌尺侧，微握拳，第5指掌关节后尺侧的远侧掌横纹头赤白肉际。神门属手少阴心经输穴和原穴，位于腕横纹尺侧端，尺侧腕屈肌腱的桡侧凹陷处。尺泽属手太阴经合穴，位于肘横纹中，肱二头肌腱桡侧凹陷处。章门属足厥阴肝经，为脾之募穴和八会穴之脏会，在侧腹部，当第11肋游离端的下方。神阙属任脉，位于脐窝中央。太溪属足少阴肾经输穴和原穴，位于内踝高点与跟腱后缘连线的中点凹陷处。至阴属足太阳膀胱经井穴，在足小趾末节外侧，距趾甲角0.1寸处。隐白属足太阴脾经井穴，足大趾内侧趾甲角旁0.1寸。大敦为足厥阴肝经井穴，在足大趾末节外侧，距趾甲角0.1寸。梁丘为足阳明胃经郄穴，屈膝时，在髂前上棘与髌骨外上缘连线上，髌骨外上缘上2寸处。伏兔属足阳明胃经，在髂前上棘与髌骨外上缘连线上，髌骨外上缘上6寸处。肾俞属足太阳膀胱经，肾之背俞穴，位于第2腰椎棘突下，旁开1.5寸处。环跳属足少阳胆经，在股外侧部，侧卧屈股，当股骨大转子最凸点与骶管裂孔连线的外1/3与中1/3交点处。命门属督脉，在腰部后正中线上，第2腰椎棘突下凹陷中。

**方义：** 木穴后溪，为手太阳小肠经输穴，八脉交会穴，通于督脉，手太阳小肠经经气所注之处，可通手太阳小肠和督脉经气，主治腰背痛；土穴神门，属手少阴心经输穴和原穴，为手少阴心经气所注和元气经过和留止的部位，可通心之元气；水穴尺泽，属手太阴经合穴，为手太阴经气所盛之处，可宣开肺气；土穴章门，属足厥阴肝经，为脾之募穴和八会穴之脏会，可调五脏气血；土穴神阙，属任脉，可扶阳气，通血脉；土穴太溪，属足少阴肾经输穴和原穴，为少阴肾经气所注和元气经过和留止的部位；金穴至阴，属足太阳膀胱经井穴，可激发足太阳膀胱经气以通太阳膀胱之经；木穴隐白，属足太阴脾经井穴，可激发足太阴脾经气以通太阴脾经；木穴大敦，为足厥阴肝经井穴，可调理肝之经气；土穴梁丘，为足阳明胃经郄穴，是阳明胃经气深集的部位，主治急性疼痛性疾病；土穴伏兔，属足阳明胃经，足阳明胃为多气多血之经，通之以通阳明；左金右木穴肾俞，属足太阳膀胱经，肾之背俞穴，为肾之经气输注之处，主治腰痛；右木左金穴环跳，属足少阳胆经，主治腰胯疼痛；水穴命门，属督脉，可通督脉经气，主治腰脊强痛。以上诸穴金、木、水、土相配，活血理气，治血瘀兼气滞腰痛之要方。

**操作要点：** 土穴神门、土穴章门、土穴神阙、土穴太溪、土穴梁丘、土穴伏兔，性质属土，为生长之穴，施平补平泻法；水穴尺泽、木穴后溪、木穴隐白、木穴大敦、水穴命门、木穴右环跳、木穴右肾俞，性质属木、属水，为放穴，施以泻法；金穴至阴、金穴左环跳、金穴左肾俞，性质属金，为收穴，施以补法。

**操作方法：** 对土穴神门、土穴章门、土穴神阙、土穴太溪、土穴梁丘、土穴伏兔，以左转三圈、右转三圈为法，力度均匀，既不上顶，也不下压，即为平补平泻；对水穴尺泽、木穴后溪、木穴隐白、木穴大敦、水穴命门、木穴右环跳、木穴右肾俞，以逆时针方向向下重按为法，即为泻；对金穴至阴、金穴左环跳、金穴左肾俞，以顺时针方向上顶轻按为法，即为补。

**4. 肾虚血瘀寒凝**　处方治疗与外感风寒湿邪型大致相同，唯操作时加强温肾之穴的力度即可。

### （二）传统手法治疗

手法治疗可先用滚法使腰部肌肉放松，再用拇指按压第三腰椎横突尖部，并揉按数分钟，最后捋顺腰肌。

**1. 搔法**　医师用右手小鱼际及第3、第4、第5掌指关节背侧，以腕力和小臂的前屈旋转，顺其腰部患处自上而下，反复搔动，连续3次，亦可达到舒筋活络止痛的功效。

**2. 揉法**　医师用手掌顺腰部患处自上而下轻轻回旋揉动，要求手掌一般不移开患者的肌肤，且仅使其皮下组织随手掌的揉动而滑动，连续3次。

**3. 捋顺法**　医师用手掌顺患者脊柱从颈部到骶椎往下推"捋"，然后再从患者腰骶部顺脊柱往上推"顺"，反复3次。

以上手法治疗，以每日或2日1次为佳。

### （三）传统针刺和局部封闭治疗

**1. 传统针刺治疗**

（1）以痛为俞，选择压痛最剧烈的压痛点亦即阿是穴进行针刺。

（2）针刺委中、肾俞、命门、志室、大肠俞、腰阳关等穴位进行针刺，要求强刺激，留针30min，每5min行针1次，每日针刺1次为宜。

（3）取委中穴，用三棱针点刺放血，有较好疗效，亦可配合针刺明黄穴。明黄穴定位：大腿内侧中央，股骨内侧肌和缝匠肌之间，内收长肌中点，深层为内收短肌。要求针深1.5~2.5寸，留针15~20min。

（4）针刺腕顺一、腕顺二穴亦有特效。其中腕顺一穴在小指掌骨外侧，距腕横纹2.5寸即是，腕顺二穴在小指掌骨外侧，距腕横纹1.5寸即是。二者均需针刺1~1.5寸，留针15~20min，疗效显著。

**2. 局部封闭疗法**：常用封闭疗法：用泼尼松0.25~0.5mL加0.5%利多卡因5~10mL行第三腰椎横突周围封闭，有较好疗效。一般1周1次，2~3次为1个疗程。但要求注射部位准确，切勿过深，避免误伤血管和神经。

### （四）功能锻炼

**1. 俯卧式"燕飞"**

第一步：患者俯卧，头转向一侧。

第二步：两腿交替向后做过伸动作，共做五组。

第三步：两腿同时做过伸动作，共做五组。

第四步：两腿不动，上身躯体向后背伸，共做五组。

第五步：上身与两腿同时背伸，共做五组。

第六步：还原，自然呼吸。

**2. 站立式腰部肌肉康复练习**

第一步：患者站立，两足分开与肩同宽。

第二步：两手拇指向后叉腰并以拇指尖部顶按腰三横突。

第三步：腰部自然旋转，持续 5~10min。

第四步：腰部后伸，双手拇指捻散腰部以放松肌肉。

第五步：还原，自然呼吸。

**（五）药物治疗**

本病的药物治疗同腰肌劳损，具体内容如下：

**1. 辨证论治**

（1）外感风寒湿邪：外感风寒湿的腰痛，痛处怕冷喜暖，或坠胀酸重，腰部有如坐水中之感，疼痛常与天气变化有关，因寒湿邪气阻于筋脉，气血不通之故，治宜祛风散寒除湿，温通经脉，方选甘姜苓术汤加减，药用炙甘草、干姜、云苓、白术、防风、细辛、制附子等。

（2）内伤肾之精气：若内伤肾之精气，则腰背疼痛，绵绵不休，下肢酸软，不能久站，如兼见小便清利，形寒脉虚者，为肾阳虚，治宜温补肾阳，方选桂附地黄丸加减，药用肉桂、制附子、熟地黄、山萸肉、山药、云苓、丹皮、泽泻等；若兼见五心烦热，舌红少苔，脉象细数者，为肾阴虚，治宜滋补肾阴，方选六味地黄丸加味，药用熟地黄、山药、山萸肉、丹皮、茯苓、泽泻、牛膝等。

（3）外伤筋骨血脉：若因外伤引起者，则痛有定处，其部位或在一侧，或在腰背，按之则痛甚，转侧俯仰不利，为气滞血瘀所致，治宜活血化瘀，行气止痛，方选身痛逐瘀汤加减，药用牛膝、地龙、香附、羌活、秦艽、当归、川芎、川断、杜仲、桃仁、红花、炙甘草等。

（4）肾虚血瘀寒凝：腰背疼痛，痛有定处，其部位或在一侧，或在腰背，按之则痛甚，小便清利，怕冷恶风，得温痛减，不能久站，面色青苍，舌质黯淡，苔薄白，脉细弱。此属肾虚血瘀寒凝，治宜补肾活血，祛风散寒，方选独活寄生汤加减，药用独活、桑寄生、秦艽、防风、细辛、川芎、当归、熟地黄、炒白芍、桂枝、云苓、杜仲、牛膝、党参、炙甘草等。

**2. 外用药** 可用热敷灵或驱寒止痛砂外敷，可起到温经通络，舒筋活血，缓解肌肉痉挛，减轻疼痛，促进恢复的作用。

**（六）手术治疗**

手术治疗主要用于非手术治疗无效，疼痛严重的病例，用手术切除部分腰 3 横突及腰 2、腰 3 神经感觉支。

# 第四节 增生性脊柱炎

增生性脊柱炎是一种以软骨退变，骨质增生为主的骨关节炎。亦称"肥大性脊柱炎""老年性脊柱炎"或"腰椎骨刺"。本病一般无临床症状，仅有少数患者可出现慢性腰痛。本病多见于中老年人，男性多于女性，胖人、体力劳动者及运动员等发病较早。

## 一、病因病机

病因尚不清楚，但一般认为属中年人的椎体及周围软组织的老化，发生退行性变化。表现为椎体软骨变性，椎体下沉，椎间隙变窄，椎体边缘骨刺形成，椎间小关节增生等，这与长期负重，慢性积累性损伤有密切关系。另外也与肥胖和内分泌障碍有关。严重者椎间盘软化，小关节软骨均发生变性，软化，变薄，耗损，椎体滑脱，椎间孔变小，神经根受到牵拉和压迫。后关节突增生发生套叠，椎体出现假性滑脱。虽然椎间隙有增生，但不造成脊柱骨性强直。

## 二、临床表现

（1）慢性腰痛：中年人逐渐发生腰背痛，无明显外伤史，一般疼痛不剧烈，仅仅感到腰部酸痛，不灵活，甚至钝痛不适，或有束缚感。早晨起床或久坐站起时，疼痛不适感更为明显，稍事活动后疼痛可减轻或消失，但过度劳累后疼痛加重。有时疼痛可向臀部和大腿部放射，阴雨天症状加重。引起疼痛的原因可能是韧带牵拉、关节摩擦、小关节滑膜炎性变，或神经根受骨刺刺激及小关节假性脱位等。

（2）脊柱变形：主要是圆背（亦称寒背），同时腰椎的生理前凸减小或消失，脊柱活动受限。X线检查，腰椎体边缘唇形变，或骨刺形成，椎间隙变窄或不对称，有的形成骨桥，椎体下沉，后关节套叠，在过伸、中立及过屈腰部的侧位X线片中，椎体有滑移现象，呈阶梯状改变，即所谓假性脱位。

此外，患者有时可出现腰部棘突叩击痛，两侧腰肌紧张、压痛，沿臀上神经和坐骨神经的径路亦可有压痛，甚至出现坐骨神经根刺激症状，如直腿抬高试验、拉塞克征、克尔匮格征阳性，下肢腱反射减弱，感觉障碍，肌力降低等。

## 三、辨证诊断

### （一）诊断要点

根据患者的年龄、病史、临床表现和X线检查，一般不难诊断。诊断要点如下。

（1）患者多为中老年人。

（2）慢性腰痛，无外伤病史，一般疼痛不剧烈，仅仅感到腰部酸痛，不灵活，甚至钝痛不适，或有束缚感。早晨起床或久坐站起时，疼痛不适感更为明显，稍事活动后疼痛可减轻或消失，但过度劳累后疼痛加重。

（3）脊柱变形：主要是圆背，同时腰椎的生理前凸减小或消失，脊柱活动受限。

（4）X线检查：腰椎体边缘唇形变，或骨刺形成，椎间隙变窄或不对称，有的形成骨桥，椎体下沉，后关节套叠，在过伸、中立及过屈腰部的侧位X线片中，椎体有滑移现象，呈阶梯状改变，即所谓假性脱位。

### （二）鉴别诊断

主要与强直性脊柱炎鉴别：增生性脊柱炎患者发病年龄一般在40岁以上，而后者的发病年龄一般在40岁以下；本病脊柱活动一般不受限，而后者早期即出现脊柱强直，活动明显受限；本病椎体轮廓清晰，而后者椎体模糊呈竹节状改变；本病椎体边缘有骨刺，而后者则多无；本病小关节增生较为清晰，而后者增生模糊；本病前纵韧带无变化，而后者前纵韧带多已钙化；本病血沉、抗"O"正常，而后者在急性发作期血沉、抗"O"均增高。

## 四、治疗方法

增生性脊柱炎患者的腰痛不易根治，是一种老化的表现，不可避免。因此在治疗上应注意改善日常生活与工作条件，保持正常的脊柱姿势和功能活动，防止肌肉过于疲劳和韧带损伤。本病的常见中医辨证分型包括瘀血内阻和肝肾不足两型。

### （一）经络收放疗法

#### 1. 瘀血内阻

**处方**：木穴（后溪），土穴（神门），水穴（尺泽），土穴（章门），土穴（神阙），土穴（太溪），金穴（至阴），木穴（隐白），木穴（大敦），土穴（梁丘），土穴（伏兔），金穴（左肾俞），木穴（右肾俞），木穴（右环跳），金穴（左环跳），水穴（命门）。

**定位**：后溪为手太阳小肠经输穴，八脉交会穴，通于督脉，在手掌尺侧，微握拳，第5指掌关节后尺侧的远侧掌横纹头赤白肉际。神门属手少阴心经输穴和原穴，位于腕横纹尺侧端，尺侧腕屈肌腱的桡侧凹陷处。尺泽属手太阴经合穴，位于肘横纹中，肱二头肌腱桡侧凹陷处。章门属足厥阴肝经，为脾之募穴和八会穴之脏会，在侧腹部，当第11肋游离端的下方。神阙属任脉，位于脐窝中央。太溪属足少阴肾经输穴和原穴，位于内踝高点与跟腱后缘连线的中点凹陷处。至阴属足太阳膀胱经井穴，在足小趾末节外侧，距趾甲角0.1寸处。隐白属足太阴脾经井穴，足大趾内侧趾甲角旁0.1寸。大敦为足厥阴肝经井穴，在足大趾末节外侧，距趾甲角0.1寸。梁丘为足阳明胃经郄穴，屈膝时，在髂前上棘与髌骨外上缘连线上，髌骨外上缘上2寸处。伏兔属足阳明胃经，在髂前上棘与髌骨外上缘连线上，髌骨外上缘上6寸处。肾俞属足太阳膀胱经，肾之背俞穴，位于第2腰椎棘突下，旁开1.5寸处。环跳属足少阳胆经，在股外侧部，侧卧屈股，当股骨大转子最凸点与骶管裂孔连线的外1/3与中1/3交点处。命门属督脉，在腰部后正中线上，第2腰椎棘突下凹陷中。

**方义**：木穴后溪，为手太阳小肠经输穴，八脉交会穴，通于督脉，手太阳小肠经经气所注之处，可通手太阳小肠和督脉经气，主治腰背痛；土穴神门，属手少阴心经输穴和原穴，为手少阴心经气所注和元气经过和留止的部位，可通心之元气；水穴尺泽，属手太阴经合穴，为手太阴经气所盛之处，可宣开肺气；土穴章门，属足厥阴肝经，为脾之募穴和八会穴之脏会，可调五脏气血；土穴神阙，属任脉，可扶阳气，通血脉；土穴太溪，属足少阴肾经输穴和原穴，为少阴肾经气所注和元气经过和留止的部位；金穴至阴，属足太阳膀胱经井穴，可激发足太阳膀胱经气以通太阳膀胱之经；木穴隐白，属足太阴脾经井穴，可激发足太阴脾经气以通太阴脾经；木穴大敦，为足厥阴肝经井穴，可调理肝之经气；土穴梁丘，为足阳明胃经郄穴，是阳明胃经气深集的部位，主治急性疼痛性疾病；土穴伏兔，属足阳明胃经，足阳明胃为多气多血之经，通之以通阳明；左金右木穴肾俞，属足太阳膀胱经，肾之背俞穴，为肾之经气输注之处，主治腰痛；右木左金穴环跳，属足少阳胆经，主治腰胯疼痛；水穴命门，属督脉，可通督脉经气，主治腰脊强痛。以上诸穴金、木、水、土相配，活血理气，为治血瘀兼气滞腰痛之要方。

**操作要点**：土穴神门、土穴章门、土穴神阙、土穴太溪、土穴梁丘、土穴伏兔，性质属土，为生长之穴，施平补平泻法；水穴尺泽、木穴后溪、木穴隐白、木穴大敦、水穴命门、木穴右环跳、木穴右肾俞，性质属木、属水，为放穴，施以泻法；金穴至阴、金穴左环跳、金穴左肾俞，性质属金，为收穴，施以补法。

**操作方法**：对土穴神门、土穴章门、土穴神阙、土穴太溪、土穴梁丘、土穴伏兔，以左转三圈、右转三圈为法，力度均匀，既不上顶，也不下压，即为平补平泻；对水穴尺泽、木穴后溪、木穴隐白、木穴大敦、水穴命门、木穴右环跳、木穴右肾俞，以逆时针方向向下重按为法，即为泻；对金穴至阴、金穴左环跳、金穴左肾俞，以顺时针方向上顶轻按为法，即为补。

**2. 肝肾不足**

**处方**：土穴（百会），金穴（膻中），木穴（气海），土穴（足三里），土穴（三阴交），木穴（血海），土穴（太白），木穴（右环跳），金穴（左环跳），金（左肾俞），木穴（右肾俞），水穴（命门）。

**定位**：百会属督脉，位于后发际正中直上7寸，当头部正中线与两耳尖连线的交点处。膻中隶属任脉，在胸部，当前正中线上，平第4肋间，两乳头连线的中点。气海隶属任脉，在下腹部，前正中线上，当脐中下1.5寸。足三里属足阳明胃经合穴，胃之下合穴，位于犊鼻穴下3寸，胫骨前嵴外一横指处。三阴交属足太阴脾经，位于内踝尖上3寸，胫骨内侧面后缘。血海属足太阴脾经，屈膝时，在髌骨内上缘上2寸，当股四头肌内侧头的隆起处。简便取穴法：患者屈膝，医者以左手掌心按于患者右膝髌骨上缘，示趾、中指、无名指、小指向上伸直，拇指约呈45°斜置，拇指尖下是穴，对侧取法仿此。太白属足太阴脾经输穴和原穴，位于第1跖骨小头后缘，赤白肉际凹陷处。环跳属足少阳胆经，在股外侧部，侧卧屈股，当股骨大转子最凸点与骶管裂孔连线的外1/3与中1/3交点处。肾俞属足太阳膀胱经，肾之背俞穴，位于第2腰椎棘突下，旁开1.5寸处。命门属督脉，在腰部后正中线上，第2腰椎棘突下凹陷中。

**方义**：土穴百会，属督脉，可升举阳气；金穴膻中，属任脉，为心包募穴和八会穴之气会，可补一身之元气；木穴气海，属任脉，为肓之原穴，可补肾气，固先天之本；土穴足三里，属足阳明胃经合穴，胃之下合穴，可补益后天脾胃之气血；土穴三阴交，属足太阴脾经，与足三里相配，为补中焦脾胃之要穴，以后天资先天；木穴血海，属足太阴脾经，精血同源，使血旺则精足；土穴太白，属足太阴脾经输穴和原穴，为太阴脾之经气和元气所注之所；右木左金穴环跳，属足少阳胆经，主治腰胯疼痛；左金右木穴肾俞，属足太阳膀胱经，肾之背俞穴，为肾之经气输注之处，主治腰痛；水穴命门，属督脉，可通督脉经气，主治腰脊强痛。以上诸穴金、木、水、土相配，以后天养先天，先天助后天，为治肝肾不足腰痛之方。

**操作要点**：木穴气海、木穴血海、木穴右环跳、木穴右肾俞、水穴命门，性质属木、属水，为放穴，施以泻法；金穴膻中、金穴左环跳、金穴左肾俞，性质属金，为收穴，施以补法；土穴百会、土穴足三里、土穴三阴交、土穴太白，性质属土，为生长之穴，施平补平泻法。

**操作方法**：对土穴百会、土穴足三里、土穴三阴交、土穴太白，以左转三圈、右转三圈为法，力度均匀，既不上顶，也不下压，即为平补平泻；对金穴膻中、金穴左环跳、金穴左肾俞，以顺时针方向上顶轻按为法，即为补；对木穴气海、木穴血海、木穴右环跳、木穴右肾俞、水穴命门，以逆时针方向向下重按为法，即为泻。

### （二）传统手法治疗

传统手法治疗可选点夹脊穴及环跳、委中、承山等，然后用捻揉、推扳、扇打、劈扣、提拿等手法。目的是改善局部血液循环和缓解肌肉痉挛，舒筋活血，解痉止痛。若有假性或滑脱者可用手法复位。

### （三）传统针灸治疗

1. 取委中穴，用三棱针点刺放血，可显著改善腰椎骨质增生引起的腰痛，亦可配合针刺明黄穴。明黄穴定位：在大腿内侧中央，股骨内侧肌和缝匠肌之间，内收长肌中点，深层为内收短肌。要求针深 1.5~2.5 寸，留针 15~20min。

2. 针刺腕顺一、腕顺二穴亦有特效。其中腕顺一穴在小指掌骨外侧，距腕横纹 2.5 寸即是，腕顺二穴在小指掌骨外侧，距腕横纹 1.5 寸即是。二者均需针刺 1~1.5 寸，留针 15~20min，疗效显著。

### （四）牵引

在急性发作期可行腰背支架和骨盆牵引，以减低椎间盘内压力，缓解疼痛。患者仰卧，首先用帆布制成的束带状布兜缚在骨盆周围，为防止布兜压伤髂嵴部皮肤，布兜内可衬以泡沫海绵，然后用两根粗牵引绳通过布兜两侧下方的环形部分与床尾的滑轮进行向下的纵向牵引，在牵引时宜垫高床尾，利用自身的体重进行反牵引。牵引重量一般每侧 5~15kg，每日牵引 1~2 次，每次 30~40min。

### （五）药物治疗

**1. 辨证论治**

（1）瘀血内阻：慢性腰痛，疼痛不剧烈，仅仅感到腰部酸痛，不灵活，甚至钝痛不适，或有束缚感，且痛有定处，按之痛甚，此为瘀血内阻所致，治宜活血化瘀，舒筋活络，方选血府逐瘀汤加味。药用当归、生地、桃仁、红花、枳壳、赤芍、柴胡、川芎、牛膝、川断、杜仲、木瓜、鸡血藤、炙甘草等。

（2）肝肾不足：慢性腰痛，表现为腰部酸痛，不灵活，甚至钝痛不适，或有束缚感。属肾阳虚者常伴有畏寒肢冷，面色㿠白，尿后余沥甚则不禁，喘息。肝肾阴虚者，多伴有头晕目眩，耳鸣耳聋，面色潮红，口燥咽干，五心烦热等。治宜补肾阴助肾阳，填精补髓，强筋壮骨。肾阳虚为主者宜用右归饮（熟地黄、山药、山萸肉、枸杞、菟丝子、杜仲、鹿角胶、当归、附子、肉桂），肝肾阴虚者宜用左归饮（山药、熟地黄、山萸肉、枸杞、牛膝、菟丝子、龟甲胶、鹿角胶），在具体应用时可酌情加入地龙、红花、牛膝、鸡血藤等活血通络药物。

**2. 外治法** 可用坎离砂、热敷灵等腰部热敷，以减轻椎旁肌痉挛。

除上述治疗方法外，还可用红外线、超短波进行理疗，亦建议休息时用硬板床，并轻度屈髋屈膝，以减少腰椎前凸和关节韧带的张力，从而减轻疼痛。

### （六）手术治疗

高龄患者手术适应证很少，除非长期保守治疗无效，有脊髓、神经根严重压迫症状者，方可考虑手术。常用方法包括：①脊椎融合术，腰骶关节融合常用。②骨赘切除，主要切除椎体后方骨刺。③椎间盘髓核摘除术。④椎管减压术，主要用于椎管狭窄症。

（周　全）

# 第五章　膝关节病

膝关节病，是以膝关节及其周围组织出现疼痛、肿胀、甚至功能障碍为主要临床表现的病症。膝关节病不是独立的病种，在病理学上，本病包括膝关节及周围软组织病变、软骨病变、骨病变及其他疾病所致的膝关节病变，以上病变均属于膝关节病的范畴。在临床类型上，膝关节病包括膝关节脱位、膝关节错缝，其属于关节脱位与错缝的范畴；髌腱断裂和伸筋装置损伤、膝关节创伤性滑膜炎、膝关节内外侧副韧带损伤、膝交叉韧带断裂、膝关节半月板损伤、髌下脂肪垫损伤、髌前滑囊炎、腘窝囊肿，以上属于膝关节伤筋的范畴；由骨折引起的膝关节病则属于骨折的范畴；另外，膝关节病还包括膝关节骨关节炎、风湿性关节炎和类风湿性关节炎的膝关节表现，以及膝关节结核等疾病。本章主要讨论伤筋所致的膝关节各种疾病和中医对膝关节病的辨证论治。

膝关节中医称"膝骱"，在生理上，膝关节是人体最大的屈戌关节，又名滑车关节，由股骨的两髁半球状关节面及胫骨平台及髌骨组成，骨性结构不稳定。膝关节的主要功能是负重和伸屈运动，由关节囊、内、外侧副韧带、交叉韧带和膝周围的肌肉等连接。前方股四头肌经髌骨向下形成髌腱，止于胫骨结节部。内侧为半膜肌、半腱肌和缝匠肌等。外侧为髂胫束。后侧为股二头肌、腘肌、腓肠肌等。筋骨之间形成众多的滑液囊，因此中医有"膝为筋之府"之称。故临床上膝部伤筋最为多见。

根据中医理论，本病多属于"筋"的病变，多属于"痹证"的范畴。如《素问·脉要精微论》曰："膝者，筋之府。屈伸不能，行则偻附，筋将惫矣。"现代中医临床多称本病为"膝痹"，是以膝部疼痛，或伴有沉重、酸软、肿胀、骨鸣、屈伸不利等为主要表现的病症。

## 第一节　髌腱断裂和伸筋装置损伤

髌腱断裂属于中医伤科之伤筋疾病，多发于中老年以上的膝关节且伴有新赘生物或劳损的患者，或者已经发生退行性病变的关节。生理上，髌腱属于伸筋装置的组成部分，由股四头肌延展而来，临床上常将髌腱断裂和伸筋装置损伤合并辨证论治。

### 一、病因病机

伸筋装置损伤是发生在膝关节劳损、股四头肌肌腱或者髌韧带的退行性病变的基础上，同时又遭受暴力而造成的疾病。临床上，伸筋装置的损伤上段包括髂前下棘撕脱性骨折，股四头肌的撕裂及筋膜损伤；中段包括髌骨骨折，股四头肌扩张部腱膜断裂和损伤；下段包括髌腱断裂和损伤、胫骨结节部撕脱性骨折。从损伤性质来分，包括骨折和筋伤，筋伤又分为筋断损伤和筋不断损伤。这几种损伤所涉及的生理功能、病因病机和临床辨证分型基本是相同的。

骨折多为间接暴力引起。当患者跌倒时，若膝关节半屈曲，髌骨正处于股骨滑车面的顶点，股四头肌为了维持关节的位置，用力收缩，髌骨因外力骤然增加与股骨滑车支点撞击，即发生骨折。故所谓失足跪倒而发生髌骨骨折者，并非因髌骨与地面撞击所致，实因在患者膝着地前髌骨已经折断，患者因膝关节无力而跪倒。此骨折多发生在跳跃运动，高处坠下或失足滑倒时。

损伤多发生在下肢负重时。突然暴力使膝关节屈曲，或者在股四头肌发力，肌肉肌腱处于紧张状态时，由前方遭受暴力打击，在装置的薄弱环节发生损伤。这种损伤暴力由肌肉收缩的间接暴力、打击的直接暴力或两种暴力的复合作用造成。

## 二、临床表现

遭受暴力或在运动的过程中突然发生膝关节或损伤部位的疼痛，伤膝在疼痛发生的一瞬间即有无力感。症见膝部或损伤部疼痛、肿胀，股四头肌腱膜或髌腱部有局限性压痛和功能障碍。

体格检查见膝关节伸膝运动无力。如果在伸膝运动中给予小腿部以力量或阻力以抵抗伸膝运动，若膝关节不能伸直或有剧烈的疼痛反应，即是伸膝抗阻力试验阳性。髌腱或股四头肌、肌腱、断裂者由于近侧端的回缩，可触到有似小结节的感觉，即中医称的"筋结"。断裂束的上方有条索样的感觉即"筋僵"，而断处又有空虚感。尤其发生在髌骨表面时，因腱膜腱纤维断裂的收缩，用指横向触诊，可感觉到腱膜表面不平整。

## 三、辨证诊断

根据明显的外伤病史，局部肿胀、疼痛、有皮下瘀血斑形成，尤其伸膝无力和伸膝抗阻力试验阳性体征即可确诊。

触诊时，若断裂部有空虚感，而断裂处之收缩处有结节感，即为股四头肌或肌腱、髌韧带断裂。前者中医诊为"伤筋"，后者诊为"筋断"。若股部肌肉肌腱遭受断裂时，一般损伤范围较广，膝的抗阻力和伸膝功能常表现为丧失。

髌腱断裂是股四头肌伸膝装置损伤的一个部位，在一个损伤机制下可造成筋断或撕脱骨折两种损伤。骨折有股直肌造成的髂前下棘撕脱骨折、髌骨撕脱骨折，髌骨撕脱骨折有髌骨上极、下极和髌骨三个不同平面的骨折。在下部可发生胫骨结节撕脱骨折。而筋断伤可发生于股四头肌肌腹部分或为股四头肌肌腱断裂，或髌骨上部分肌腱断裂和髌腱断裂伤等。

本病进行鉴别诊断时应根据损伤局部的位置，如软组织部位、骨骼部位、骨骼与软组织相连接的部位加以区别。髌骨骨折，触诊可以触到分离的两个骨块，将两个骨块归挤时，骨块相碰，可以闻及骨擦音；胫骨结节撕脱骨折，则可触及撕脱的结节骨块，髌韧带的弹性感消失，分离处有空虚感。一般的肌腱断裂，由近端的肌收缩而引起的"筋结"，筋结的硬肿程度和撕脱骨折块是不同的。而肌腱的远端由于肌肉的收缩，是不会形成筋结的，但肌的功能则会发生障碍。

X线对骨折或伤筋的诊断和治疗有重大意义。例如膝关节的侧位相，可以确定髌骨是否骨折和骨折的具体情况，如果损伤在股四头肌腹部，伸膝无力与对侧相比，髌骨会位于比正常低的水平位置；如果损伤在髌肌腱或以下的水平断裂，侧位膝关节相髌骨回缩于比正常高的水平位置。

一般由于撕脱暴力引起的髌骨骨折，都合并有髌韧带或股四头肌腱的撕裂或断裂损伤。髂前下棘撕脱骨折就有可能不伴有严重的肌腱断裂或损伤。临床上较为少见的是胫骨结节撕脱骨折。临床发现侧位膝关节相，髌骨显示处于异常高的水平时，多是由于创伤引起的。胫骨结节新生骨的形成则提示原始断裂损伤部位，胫骨上骺未成熟部分可能为撕脱，这也是引起高髌骨的一种类型。触诊时断端部有空落感，收缩处又有结节感，即为股四头肌断裂，属于中医的"筋断"症。

## 四、治疗方法

### （一）手术治疗

**1. 髌腱断裂**　由于本病多发生于45岁以上的人，和膝关节的劳损，伸膝装置的退行性改变，遭损伤后发生回缩，不能自发性修复有关。故一经确诊为髌腱断裂，可采用手术治疗。手术前的准备是用被动方法将挛缩的股四头肌腱及髌腱伸张，使两断端靠近，对合。也可用丝线或用钢丝缝合，要注意恢复髌骨关节面的正常水平位置。切口要选择稍偏中线的一侧。术中要进行韧带缝合，使髌下韧带和胫骨结节重新连接，手术后要用长腿石膏托固定6周。

**2. 胫骨结节的撕脱骨折或髂前下棘由肌肉牵拉造成的撕脱骨折**　一般进行关节切开复位手术，并用钢丝内固定。术后做常规长腿石膏固定。

**3. 肌腱或肌肉纤维断裂的手术治疗**　部分患者在肿胀期可用醋调消肿散瘀散外敷，伤肢要固定于伸膝10°位。且4周内不能做股四头肌的功能锻炼，要完全放松。

### （二）经络收放疗法治疗

经络收放疗法具有解除痉挛，消肿镇痛，理筋正骨，滑利关节和分离粘连的作用，主要用于肌腱或肌肉纤维断裂在4周后肿胀消退期，亦可结合其他手法，将筋结推展、抚平，来促进膝关节功能的早日恢复。

**处方**：木穴（梁丘），木穴（血海），水穴（犊鼻），金穴（鹤顶），土穴（太冲），水穴（申脉），土穴（三阴交），火穴（解溪），土穴（阳陵泉），水穴（阴陵泉），土穴（足三里），木穴（膝关），土穴（伏兔），金穴（委阳），土穴（委中）。

**定位**：梁丘在屈膝位，髂前上棘与髌骨外上缘连线上，髌骨外上缘上2寸处，为足阳明经郄穴。血海在屈膝位，施术者以左手掌心按于患者右膝髌骨上缘，示趾、中指、无名指、小指向上伸直，拇指约呈45°斜置，拇指尖下是穴，属足太阴脾经。犊鼻又名外膝眼，在髌韧带外侧凹陷中，属足阳明胃经。鹤顶在膝上部，髌底的中点上方凹陷处，为经外奇穴。太冲位于足背，第1、第1跖骨结合部之前凹陷中，为足厥阴肝经输穴和原穴。申脉位于外踝直下方凹陷中，属足太阳膀胱经穴，为八脉交会穴之一，通于阳跷脉。三阴交位于内踝尖上3寸，胫骨内侧面后缘，属足太阴脾经穴，与足厥阴肝经和足少阴肾经交于此穴。解溪位于足背踝关节横纹中央凹陷处，当拇长伸肌腱与趾长伸肌腱之间，为足阳明胃经穴。阳陵泉位于腓骨小头前下方凹陷中，为足少阳胆经合穴、胆之下合穴、八会穴之筋会。阴陵泉位于胫骨内侧髁下方凹陷处，为足太阴脾经合穴。足三里位于犊鼻穴即外膝眼下3寸，胫骨前嵴外一横指处，为足阳明胃经合穴、胃之下合穴。膝关位于胫骨内上髁后下方，阴陵泉穴后1寸处，属足厥阴肝经。伏兔在髂前上棘与髌骨外上缘连线上，髌骨外上缘上6寸处，为足阳明胃经穴。委阳位于腘横纹外侧端，当股二头肌腱的内侧，属足太阳膀胱经穴，为三焦下合穴。委中位于腘横纹中点，当股二头肌腱与半腱肌肌腱的中间处，属足太阳膀胱经合穴、膀胱下合穴。

**方义**：木穴梁丘、水穴犊鼻属足阳明胃经穴，且梁丘为胃经郄穴，二穴主治膝肿痛，下肢麻痹不遂，屈伸不利之症，用泻法以疏通足阳明经气；木穴血海、水穴阴陵泉，属足太阴脾经，且阴陵泉为足太阴脾经合穴，主治膝痛，血海具有活血作用，用泻法以活血止痛；木穴膝关，属足厥阴肝经，主治膝髌肿痛，下肢痿痹；水穴申脉，属足太阳膀胱经穴，为八脉交会穴之一，通于阳跷脉，用泻法可治腰腿酸痛；土穴太冲，为足厥阴肝经输穴和原穴，用平补平泻法，可激发本经元气，主治下肢痿痹，足跗肿痛；土穴三阴交，属足太阴脾经穴，用平补平泻法，可平补肝、脾、肾之阴，主治下肢痿痹；土穴阳陵泉，为足少阳胆经合穴、胆之下合穴、八会穴之筋会，用平补平泻法，为治疗膝关节病的要穴，可治疗膝肿痛，下肢痿痹麻木；土穴足三里，为足阳明胃经合穴、胃之下合穴，用平补平泻法，可振奋阳明经气，益气血生化之源，具有益气活血止痛之功，主治下肢痿痹；土穴伏兔，为足阳明胃经穴，用平补平泻法，主治下肢痿痹，腰痛膝冷；土穴委中，属足太阳膀胱经合穴、膀胱下合穴，用平补平泻法，主治腰背痛，下肢痿痹；金穴鹤顶，为经外奇穴，用补法可治膝痛、足胫无力；金穴委阳，属足太阳膀胱经穴，为三焦下合穴，用补法可治腰脊强痛，腿足挛痛；火穴解溪，为足阳明胃经穴，用补法，可治下肢痿痹，踝关节病。以上诸穴相配，补泻结合，具有益气养血、活血止痛消肿之功，故为治疗膝关节病的主要穴位。

**操作要点**：木穴梁丘、水穴犊鼻、木穴血海、水穴阴陵泉、木穴膝关、水穴申脉，性质属木、属水，为放穴，故施以泻法，以疏通各经气血；土穴太冲、土穴三阴交、土穴阳陵泉、土穴足三里、土穴伏兔、土穴委中，性质属土，施以平补平泻法，以滋助气血；金穴鹤顶、金穴委阳、火穴解溪，性质属金、属火，施以补法，以补气养血通络。

**操作方法**：对土穴太冲、土穴三阴交、土穴阳陵泉、土穴足三里、土穴伏兔、土穴委中，以左转三圈、右转三圈为法，力度均匀，既不上顶，也不下压，即为平补平泻；对金穴鹤顶、金穴委阳、火穴解溪，以顺时针方向上顶轻按为法，即为补；对木穴梁丘、水穴犊鼻、木穴血海、水穴阴陵泉、木穴膝关、水穴申脉，以逆时针方向向下重按为法，即为泻。

### （三）功能锻炼

髌腱断裂可在解除石膏固定后，进行膝关节功能恢复运动时，在医生的指导下进行循序渐进的运动锻炼或进行膝关节的功能锻炼，同时还可进行一定的热疗、理疗等肢体局部的治疗。对于恢复肢力，防止粘连，稳定关节有重要作用。

### （四）药物治疗

急性损伤初期，局部肿胀明显，中医辨证多属瘀血阻络，可选用跌打丸（三七、当归、白芍、赤芍、桃仁、红花、血竭、北刘寄奴、骨碎补、续断、苏木、牡丹皮、制乳香、制没药、姜黄、醋制三棱、防风、甜瓜子、炒枳实、桔梗、甘草、关木通、煅自然铜、土鳖虫）或活血丸（土鳖虫、血竭、西红花、制乳香、制没药、牛膝、白芷、儿茶、骨碎补、杜仲、续断、苏木、当归、生地、川芎、煅自然铜、桃仁、大黄、炙马钱子、朱砂、冰片），若辨证属瘀血兼有湿热者，可用大成汤（大黄、芒硝、甘草、陈皮、红花、当归、苏木、本通、枳壳、厚朴）和三妙丸（炒苍术、炒黄柏、牛膝）合用。

恢复期多属瘀血阻络，可用新伤续断汤（当归尾、地鳖虫、乳香、没药、丹参、醋煅自然铜、骨碎补、泽兰叶、延胡索、苏木、续断、桑枝、桃仁）；如辨证为下元虚损，筋骨痿软者，则用健步虎潜丸（龟胶、鹿角胶、何首乌、川牛膝、杜仲、锁阳、威灵仙、当归、黄柏、人参、羌活、白芍、白术、熟地黄、川附子、生姜、黄连、甘草）。

# 第二节　膝关节创伤性滑膜炎

膝关节创伤性滑膜炎是以膝关节充血、积液为主要临床表现的疾病，有急性创伤性和慢性劳损性炎症两种。慢性滑膜炎女性多见，肥胖者更为多见。中医属"痹证"的范畴。急性创伤性滑膜炎多为关节积血，多由经脉损伤，气滞血瘀所致，以损伤部位出血为主要临床表现。

## 一、病因病机

膝关节的关节囊是人体最大的两个滑膜腔，内有滑膜覆盖。滑膜血管丰富，滑膜细胞分泌滑液，来营养没有血管的关节软骨，使关节面润滑，减少摩擦，滑液为黏蛋白碱性液体，可防止酸性代谢产物的有害作用。

滑膜炎是滑膜受到刺激后的反应，滑膜分泌物的失调导致滑膜腔积液。刺激分为内外两种因素，外在性因素以急性损伤、慢性损伤或者手术损伤等机械性损伤为主，是创伤性滑膜炎的主要发病因素。

慢性滑膜炎多由急性创伤性滑膜炎失治转化而来，或其他的慢性劳损导致滑膜的炎症渗出，中医多属于"痹证"范围，为风寒湿三气侵袭而发病，辨证中挟湿者较多见。膝关节滑膜炎不仅影响关节功能，还可以造成关节进行性器质性损伤，严重者滑膜发生粘连，从而丧失膝关节功能。

## 二、临床表现

（1）急性损伤：膝关节有血肿，血肿多在伤后即时或之后 1~2h 内发生，膝及小腿部有大面积的瘀血斑。触诊时皮肤或肿胀处有紧张感，浮髌试验阳性。常有全身症状，如瘀血引起的发热，创伤局部热剧。本病常是其他损伤的并发症。

（2）慢性劳损或损伤性膝关节滑膜炎：此为急性滑膜炎处理不当所致，多见于老年人，肥胖者，体质多湿者，或伴有膝内翻、膝外翻或其他膝部畸形者，或有膝关节骨质增生者等。患者主诉多为两腿沉重不适，膝部伸屈困难，但被动运动无明显障碍，疼痛不剧烈，局部无红热现象，膝关节功能检查一般无明显阳性体征。常见髌韧带两侧膝眼处隆起，饱满，触诊时松软，甚则有囊性感，如关节腔积液超过 10mL 则浮髌试验阳性。

## 三、辨证诊断

本病多由创伤或劳损所致，膝关节肿胀，浮髌试验阳性。X 线检查显示，膝关节的骨与关节结构无明显异常，仅为关节肿胀，可鉴别是否合并骨折。损伤后即出现肿胀者，多为瘀血所致，而损伤后期积液多为滑膜之炎症引起。辨证中若膝部肿胀、积液重者多为湿痹；膝部沉重怕冷，则为寒痹；膝部有青紫瘀斑则为瘀血。

## 四、治疗方法

对于慢性滑膜炎，要针对病因进行治疗，尤其是慢性损伤引起的膝滑膜炎，要避免损伤或重复损伤机制的运动。若是运动员，要适当减轻或停止训练。具体治疗方法分述如下。

### （一）经络收放疗法治疗

**处方**：木穴（梁丘），木穴（血海），水穴（犊鼻），金穴（鹤顶），土穴（太冲），水穴（申脉），土穴（三阴交），火穴（解溪），土穴（阳陵泉），水穴（阴陵泉），土穴（足三里），木穴（膝关），土穴（开穴，伏兔），金穴（委阳），土穴（委中）。

**定位**：梁丘在屈膝位，髂前上棘与髌骨外上缘连线上，髌骨外上缘上 2 寸处，为足阳明经郄穴。血海在屈膝位，施术者以左手掌心按于患者右膝髌骨上缘，示趾、中指、无名指、小指向上伸直，拇指约呈 45°斜置，拇指尖下是穴，属足太阴脾经。犊鼻又名外膝眼，在髌韧带外侧凹陷中，属足阳明胃经。鹤顶在膝上部，髌底的中点上方凹陷处，为经外奇穴。太冲位于足背，第 1、第 2 跖骨结合部之前凹陷中，为足厥阴肝经输穴和原穴。申脉位于外踝直下方凹陷中，属足太阳膀胱经穴，为八脉交会穴之一，通于阳跷脉。三阴交位于内踝尖上 3 寸，胫骨内侧面后缘，属足太阴脾经穴，与足厥阴肝经和足少阴肾经交于此穴。解溪位于足背踝关节横纹中央凹陷处，当拇长伸肌腱与趾长伸肌腱之间，为足阳明胃经穴。阳陵泉位于腓骨小头前下方凹陷中，为足少阳胆经合穴、胆之下合穴、八会穴之筋会。阴陵泉位于胫骨内侧髁下方凹陷处，为足太阴脾经合穴。足三里位于犊鼻穴即外膝眼下 3 寸，胫骨前嵴外一横指处，为足阳明胃经合穴、胃之下合穴。膝关位于胫骨内上髁后下方，阴陵泉穴后 1 寸处，属足厥阴肝经。伏兔在髂前上棘与髌骨外上缘连线上，髌骨外上缘上 6 寸处，为足阳明胃经穴。委阳位于腘横纹外侧端，当股二头肌腱的内侧，属足太阳膀胱经穴，为三焦下合穴。委中位于腘横纹中点，当股二头肌腱与半腱肌肌腱的中间处，属足太阳膀胱经合穴、膀胱下合穴。

**方义：** 木穴梁丘、水穴犊鼻，属足阳明胃经穴，且梁丘为胃经郄穴，二穴主治膝肿痛，下肢麻痹不遂，屈伸不利之症，用泻法以疏通足阳明经气；木穴血海、水穴阴陵泉，属足太阴脾经，且阴陵泉为足太阴脾经合穴，主治膝痛，血海具有活血作用，用泻法以活血止痛；木穴膝关，属足厥阴肝经，主治膝髌肿痛，下肢痿痹；水穴申脉，属足太阳膀胱经穴，为八脉交会穴之一，通于阳跷脉，用泻法，可治腰腿酸痛；土穴太冲，为足厥阴肝经输穴和原穴，用平补平泻法，可激发本经元气，主治下肢痿痹，足跗肿痛；土穴三阴交，属足太阴脾经穴，用平补平泻法，可平补肝、脾、肾之阴，主治下肢痿痹；土穴阳陵泉，为足少阳胆经合穴、胆之下合穴、八会穴之筋会，用平补平泻法，为治疗膝关节病的要穴，可治疗膝肿痛，下肢痿痹麻木；土穴足三里，为足阳明胃经合穴、胃之下合穴，用平补平泻法，可振奋阳明经气，益气血生化之源，具有益气活血止痛之功，主治下肢痿痹；土穴伏兔，为足阳明胃经穴，用平补平泻法，主治下肢痿痹，腰痛膝冷；土穴委中，属足太阳膀胱经合穴、膀胱下合穴，用平补平泻法，主治腰背痛，下肢痿痹；金穴鹤顶，为经外奇穴，用补法，可治膝痛、足胫无力；金穴委阳，属足太阳膀胱经穴，为三焦下合穴，用补法，可治腰脊强痛，腿足挛痛；火穴解溪，为足阳明胃经穴，用补法，可治下肢痿痹，踝关节病。以上诸穴相配，补泻结合，具有益气养血、活血止痛消肿之功，故为治疗膝关节病的主要穴位。

**操作要点：** 木穴梁丘、水穴犊鼻、木穴血海、水穴阴陵泉、木穴膝关、水穴申脉，以上诸穴性质属木、属水，为放穴，故施以泻法，以疏通各经气血；土穴太冲、土穴三阴交、土穴阳陵泉、土穴足三里、土穴伏兔、土穴委中，以上诸穴性质属土，施以平补平泻法，以滋助气血；金穴鹤顶、金穴委阳、火穴解溪，以上诸穴性质属金、属火，施以补法，以补气养血通络。

**操作方法：** 对土穴太冲、土穴三阴交、土穴阳陵泉、土穴足三里、土穴（开穴）伏兔、土穴委中，以左转三圈、右转三圈为法，力度均匀，既不上顶，也不下压，即为平补平泻；对金穴鹤顶、金穴委阳、火穴解溪，以顺时针方向上顶轻按为法，即为补；对木穴梁丘、水穴犊鼻、木穴血海、水穴阴陵泉、木穴膝关、水穴申脉，以逆时针方向向下重按为法，即为泻。

### （二）功能锻炼

早期首先以石膏托固定膝部于 10° 伸直位，或用夹板固定，进行膝关节制动和休息。尽早进行股四头肌的收缩锻炼，对消除积液和防止股四头肌的萎缩和变形有积极作用。

在治疗中特别要强调的是进行股四头肌的锻炼，对于慢性膝关节滑膜炎有重要意义。若在制动休息期间，不进行股四头肌锻炼，股四头肌会很快萎缩。当好转之后关节持重时，萎缩的股四头肌在没有足够肌力保护下持重活动，极易引起再损伤和滑膜液渗出。这样容易形成损伤→滑膜渗出→休息→股四头肌萎缩→再损伤的恶性循环。对于股四头肌的锻炼，中医可用导引、练功的方法进行治疗。如以蹬空增力式锻炼股四头肌肌力，以白鹤展翅式恢复和保持较好的膝关节功能等。

### （三）药物治疗

应根据中医辨证论治的基本原则进行辨证论治。本病在急性创伤性炎症期以损伤瘀血为主，证属血瘀气滞，气机不畅。若素体湿重者，舌苔淡白偏腻，当用祛瘀止痛除湿之法，以祛瘀止痛汤（当归、赤芍、川芎、红花、桃仁、泽兰、三棱、木通、降香、甘草）加减治疗。若以肿胀为主的，可选用消肿一号（当归、赤芍、泽兰、益母草、萆薢、车前子、木通、苏木、陈皮、连翘），重在活血利湿。

慢性劳损性关节滑膜炎，临床多采用痹证挟湿的治疗原则进行辨证施治。脾虚者，以健脾利湿消除肿胀，宜选用健脾利湿汤（党参、白术、茯苓、猪苓、泽泻、山药、扁豆、肉豆蔻、熟地黄、麦冬、五味子、陈皮、通草、车前子、肉桂、葛根）。如寒邪较重者，以散寒祛风除湿，宜用乌头汤（麻黄、芍药、黄芪、炙甘草、川乌）。如风邪较盛者，以祛风除湿，消除肿胀，宜用蠲痹汤（羌活、独活、桂枝、秦艽、海风藤、桑枝、当归、川芎、乳香、木香、甘草）。如寒邪有化热之势者，宜用桂枝芍药知母汤（桂枝、芍药、甘草、麻黄、生姜、白术、知母、防风、炮附子）加减。

### （四）其他疗法

**1. 封闭抽吸法**　对于积液严重者，可以在无菌环境下进行关节抽液，抽液后随即注入醋酸氢化泼尼松 0.5mL 加 2%利多卡因 2mL 进行膝关节加压包扎（在关节周围放置棉花垫，最好用弹性绷带包扎）1～2 周。若在急性血肿期可以将膝关节的瘀血尽量抽吸干净。然后将关节加压包扎，这对消肿、防止关节粘连有积极作用。

**2. 关节矫形**　对于关节有畸形、负重线不适当者，要做关节矫形，这样既是矫形，亦是对滑膜炎的一种积极的治疗。对于一些顽固的滑膜炎，要进行滑膜切除术，但会给膝关节的功能留下障碍。

另外，理疗对于慢性滑膜炎也有积极作用。

# 第三节　膝关节内外侧副韧带损伤

膝关节中医称为"膝骱"，是人体行走、站立之主要负重之骱，骨骱为筋之会，而膝骱有筋之府之称，可见筋在膝骱的构成中是极为重要的。膝骱之内、外侧副韧带在维持、保护膝骱的稳定性和膝的屈伸运动等起着重要的作用。膝部伤筋以侧副韧带为多见，侧副韧带中又以内侧副韧带损伤最为多见。

## 一、病因病机

临床上内侧副韧带损伤多发生在膝关节轻度屈曲，股骨作向内旋转运动之时，或当足部固定位，胫骨忽然向外旋转和外翻位运动损伤时，可致膝内侧间隙拉宽，韧带发生扭伤或断裂。如果是强大的旋转暴力，则易合并内侧半月板和前交叉韧带的损伤。

其病理变化分为韧带扭伤、部分断裂和完全断裂三种。损伤局部出现血肿，影响关节屈伸运动，完全断裂者多为纵行的破裂，可致使关节内侧失去联系，从而使关节失去稳定性。

膝关节外侧面比内侧面受到暴力的机会多，所以内侧副韧带损伤的发病率就比外侧高。膝内侧受到的暴力损伤一般较轻，部位一般多在腓骨头处撕裂。如果暴力大损伤严重，可伴有关节囊的撕裂，腘绳肌及腓总神经的损伤。内侧副韧带损伤严重者，常合并半月板和交叉韧带损伤。

膝关节内、外侧韧带损伤，在中医上称为"虎眼里缝伤筋"（即内侧副韧带损伤）和"虎眼外缝伤筋"（即外侧副韧带损伤）。

## 二、临床表现

### （一）膝关节内侧韧带损伤

膝关节内侧韧带损伤后，膝关节成半屈曲位，即 135°位。主动或被动活动都不能伸直或屈曲，关节局部肿胀，皮下瘀血，继而出现广泛性的膝及膝下部位的瘀斑，膝内侧压痛明显，小腿外展时其痛加重。若是韧带断裂伤，在关节间隙可以触及筋之凹陷处及两端筋挛之结节。合并半月板损伤者，膝部出现交锁痛。合并半月板和前交叉韧带或胫骨棘的撕脱骨折伤者，为膝部严重的损伤，称为"膝关节三联症"。膝部血肿严重，可以抽出膝关节瘀血中常有脂肪球。晚期出现关节不稳定，膝关节积液、交锁现象，及股四头肌萎缩现象等。膝关节内侧挤压试验阳性。

X 线检查，在膝极度外翻位摄片可见膝内侧关节间隙异常增宽，或合并胫骨棘撕脱骨折。应拍两膝关节片来对照比较。

### （二）膝关节外侧韧带损伤

外侧韧带损伤，局部疼痛，肿胀，一般病情较内侧损伤轻。如关节囊不破裂，则不出现关节积血。做膝关节内侧挤压试验，如系韧带扭伤则疼痛加剧。如系韧带断裂则有异常活动，因为组织结构关系，一般外侧韧带损伤不合并外侧半月板损伤，而易合并腓总神经损伤，临床可见足下垂及小腿外侧下三分之一及足背外侧面的感觉障碍等。

X 线检查，在膝关节强力的内翻位作双膝关节对照摄影，伤膝的外侧关节间隙增宽或腓骨小头撕脱骨折。

在鉴别诊断膝内、外侧副韧带损伤时，主要鉴别有无合并损伤。鉴别诊断要考虑患者损伤时的体位、暴力的性质和大小，结合临床症状和 X 线检查。

## 三、辨证诊断

根据损伤暴力的方向和患者膝关节所在的体位来判断损伤情况，若膝关节内侧压痛、肿胀，膝外翻试验（使内侧韧带牵拉）出现阳性，则可诊断为膝内侧副韧带损伤，损伤严重者，可出现关节不稳定。膝外侧韧带损伤时与此相反。据此，可做出诊断。

本病的损伤，常合并有胫骨棘部的撕脱骨折或交叉韧带损伤，内侧韧带损伤常合并内侧半月板损伤，或外侧韧带损伤引起的腓骨小头部骨折等，需要结合膝关节正侧位的 X 线检查，以便鉴别诊断。

## 四、治疗方法

根据损伤的程度和并发症的情况采用不同的治疗方法。挫伤或部分撕裂伤者，一般采用保守治疗；完全断裂伤或合并半月板损伤，或合并有交叉韧带损伤或胫骨棘撕脱骨折者多采用手术治疗。

### （一）经络收放疗法治疗

本法主要用于损伤较轻的患者或者损伤后期以阻止肌肉粘连。

**处方**：木穴（梁丘），木穴（血海），水穴（犊鼻），金穴（鹤顶），土穴（太冲），水穴（申脉），土穴（三阴交），火穴（解溪），土穴（阳陵泉），水穴（阴陵泉），土穴（足三里），木穴（膝关），土穴（开穴，伏兔），金穴（委阳），土穴（委中）。

**定位**：梁丘在屈膝位，髂前上棘与髌骨外上缘连线上，髌骨外上缘上 2 寸处，为足阳明经郄穴。血海位于屈膝位，施术者以左手掌心按于患者右膝髌骨上缘，示趾、中指、无名指、小指向上伸直，拇指约呈 45°斜置，拇指尖下是穴，属足太阴脾经。犊鼻又名外膝眼，在髌韧带外侧凹陷中，属足阳明胃经。鹤顶在膝上部，髌底的中点上方凹陷处，为经外奇穴。太冲位于足背，第 1、第 2 跖骨结合部之前凹陷中，为足厥阴肝经输穴和原穴。申脉位于外踝直下方凹陷中，属足太阳膀胱经穴，为八脉交会穴之一，通于阳跷脉。三阴交位于内踝尖上 3 寸，胫骨内侧面后缘，属足太阴脾经穴，与足厥阴肝经和足少阴肾经交于此穴。解溪位于足背踝关节横纹中央凹陷处，当拇长伸肌腱与趾长伸肌腱之间，为足阳明胃经穴。阳陵泉位于腓骨小头前下方凹陷中，为足少阳胆经合穴、胆之下合穴、八会穴之筋会。阴陵泉位于胫骨内侧髁下方凹陷处，为足太阴脾经合穴。足三里位于犊鼻穴即外膝眼下 3 寸，胫骨前嵴外一横指处，为足阳明胃经合穴、胃之下合穴。膝关位于胫骨内上髁后下方，阴陵泉穴后 1 寸处，属足厥阴肝经。（开穴）伏兔在髂前上棘与髌骨外上缘连线上，髌骨外上缘上 6 寸处，为足阳明胃经穴。委阳位于腘横纹外侧端，当股二头肌腱的内侧，属足太阳膀胱经穴，为三焦下合穴。委中位于腘横纹中点，当股二头肌腱与半腱肌肌腱的中间处，属足太阳膀胱经合穴、膀胱下合穴。

**方义**：木穴梁丘、水穴犊鼻均属足阳明胃经穴，且梁丘为胃经郄穴，二穴主治膝肿痛，下肢麻痹不遂，屈伸不利之症，用泻法以疏通足阳明经气；木穴血海、水穴阴陵泉，属足太阴脾经，且阴陵泉为足太阴脾经合穴，主治膝痛，血海具有活血作用，用泻法以活血止痛；木穴膝关，属足厥阴肝经，主治膝髌肿痛，下肢痿痹；水穴申脉，属足太阳膀胱经穴，为八脉交会穴之一，通于阳跷脉，用泻法可治腰腿酸痛；土穴太冲，为足厥阴肝经输穴和原穴，用平补平泻法可激发本经元气，主治下肢痿痹，足跗肿痛；土穴三阴交，属足太阴脾经穴，用平补平泻法可平补肝、脾、肾之阴，主治下肢痿痹；土穴阳陵泉，为足少阳胆经合穴、胆之下合穴、八会穴之筋会，为治疗膝关节病的要穴，用平补平泻法可治疗膝肿痛，下肢痿痹麻木；土穴足三里，为足阳明胃经合穴、胃之下合穴，用平补平泻法，可振奋阳明经气，益气血生化之源，具有益气活血止痛之功，主治下肢痿痹；土穴伏兔，为足阳明胃经穴，用平补平泻法，主治下肢痿痹，腰痛膝冷；土穴委中，属足太阳膀胱经合穴、膀胱下合穴，用平补平泻法，主治腰背痛，下肢痿痹；金穴鹤顶，为经外奇穴，用补法可治膝痛、足胫无力；金穴委阳，属足太阳膀胱经穴，为三焦下合穴，用补法，可治腰脊强痛，腿足挛痛；火穴解溪，为足阳明胃经穴，用补法，可治下肢痿痹，踝关节病。以上诸穴相配，补泻结合，具有益气养血活血止痛消肿之功，故为治疗膝关节病的主要穴位。

操作要点：木穴梁丘、水穴犊鼻、木穴血海、水穴阴陵泉、木穴膝关、水穴申脉，以上诸穴性质属木、属水，为放穴，故施以泻法，以疏通各经气血；土穴太冲、土穴三阴交、土穴阳陵泉、土穴足三里、土穴伏兔、土穴委中，以上诸穴性质属土，施以平补平泻法，以滋助气血；金穴鹤顶、金穴委阳、火穴解溪，以上诸穴性质属金、属火，施以补法，以补气养血通络。

操作方法：对土穴太冲、土穴三阴交、土穴阳陵泉、土穴足三里、土穴伏兔、土穴委中，以左转三圈、右转三圈为法，力度均匀，既不上顶，也不下压，即为平补平泻；对金穴鹤顶、金穴委阳、火穴解溪，以顺时针方向上顶轻按为收法，即为补；对木穴梁丘、水穴犊鼻、木穴血海、水穴阴陵泉、木穴膝关、水穴申脉，以逆时针方向向下重按为放法，即为泻。

### （二）传统手法治疗

传统手法治疗主要用于韧带损伤或撕裂伤的晚期，在外伤初期可用轻手法将扭伤的韧带捋顺抚平，对于有筋挛结节者，使其散开舒展并促进消肿。晚期手法，主要是解除粘连，恢复膝关节的正常功能。

**1. 内侧韧带损伤**　需要三个人合作完成。嘱患者坐于床边，两腿自然下垂，施术者一人坐于患侧，两手扶伤之大腿，另一人于患者之背后扶其两肩。主要施术医生半蹲位于患者之前方。以右膝伤为例，施术者左手握于膝部，示趾卡住髌骨固定之。另一手拿其小腿的下端，使小腿下垂牵引之。膝关节由内向外摇晃6~7次，然后施术者站起，身体向外，拿小腿之手倒手变成向外牵拉，扶膝之手变握膝之内侧，使膝关节屈曲旋转于90°位，扶膝之手沿关节间隙推顺其筋。按以上手法施1次复1次。将患肢伸直，施术者双手掌在膝关节两侧捋顺、捻散。

**2. 外侧韧带损伤**　患者侧卧于床上，伤肢在上，医师让助手固定大腿下端，勿使晃动。医师一手拿膝，拇指按其骨骱，另一手握踝，作小腿摇法，晃动膝部，再与助手相对用力牵引。然后将膝关节屈曲，撤去助手，使膝关节与髋关节尽力屈曲，握膝之手的拇指用力向膝内侧归挤按压，将伤肢伸直，医生拇指在伤处行捋顺、捻散法。

### （三）固定治疗

对于侧副韧带断裂，关节呈现不稳定状态者，尽量将膝关节内的血肿抽净，再用弹力绷带包扎，以石膏固定于膝关节功能位，4~5周后解除固定，进行功能锻炼。

### （四）功能锻炼

损伤轻的患者在第2、3天后可作股四头肌的功能锻炼，以防止肌肉萎缩和软组织粘连。膝关节的功能锻炼可以消除和防止膝关节腔积液。损伤后期或手术后的患者，膝关节功能没有完全恢复的，可作膝关节伸屈锻炼运动及肌力锻炼，如蹬车等。同时配合外洗药物和按摩手法，可促进膝关节功能恢复。功能锻炼亦可结合经络收放疗法进行治疗，有利于患者的康复。

**（五）药物治疗**

损伤的初期，中医辨证属气滞血瘀者多，故治法当以活血化瘀为主，可用复元活血汤加减。后期肿胀，有关节腔积液者，辨证多属脾虚湿阻，宜用健脾利湿法治疗，可用参苓白术散合五苓散。

**（六）手术治疗**

膝部损伤，若出现内侧或外侧韧带断裂者，或合并有交叉韧带损伤，或半月板损伤者，要进行手术治疗。对断裂的韧带及破损的关节囊进行修补，半月板损伤则可一并切除。如外侧韧带损伤合并有腓总神经损伤，如已确定为断裂者，要尽早进行手术探查，行神经吻合术。如胫骨棘撕脱骨折和韧带附着的髁部撕脱骨折，要作固定术。尤其属关节内骨折的，骨折端一定要达到解剖对位，以免韧带部发生松弛现象。

# 第四节　膝交叉韧带断裂

膝交叉韧带包括前交叉韧带和后交叉韧带两条，相当于中医骨骺的"内连筋"，即组成关节上下两端的连接之筋。前交叉韧带起于胫骨髁间棘的前部，向上、向右止于股骨外侧髁内侧的陷窝内。后交叉韧带起于胫骨髁间棘之后方，向上、向前止于股骨内侧髁外面的陷窝内。两韧带相互交叉，前交叉韧带主要限制胫骨向前移动加强内侧韧带的支持力和功能，防止膝关节过度外展，在伸膝160°~180°时，有重要的作用。后交叉韧带是避免膝的过度弯曲，同时也防止胫骨在股骨下之任何向后滑动力量。由于交叉韧带的存在，股骨、胫骨间不能进行前后滑动，从而起到稳定膝关节结构的作用。

## 一、病因病机

交叉韧带深居于关节内，周围有其他韧带和肌腱保护，故不易单独受伤，往往为合并损伤。

在临床上，前交叉韧带的损伤远多于后交叉韧带。如膝受外展力的作用引起内侧韧带断裂合并前交叉韧带断裂。或腿处于伸直位，暴力使胫骨向前滑脱和股骨向后滑脱的损伤，都可引起前交叉韧带的损伤或断裂。

后交叉韧带损伤多在屈膝位胫骨被猛力向后推时，可能造成后交叉韧带的损伤，有时合并膝后脱位，交叉韧带断裂多在起止点，或起止点的撕脱骨折，在中间部位断裂的较少见。

## 二、临床表现

交叉韧带的损伤，常是复合损伤中的一部分，有明显的外伤史。一般伤后立即感觉关节有错动感、组织有撕裂感及疼痛，关节内积血，功能障碍，膝关节成半屈曲位，膝关节抽屉试验阳性。X线正侧位检查，侧位须屈膝90°，并用手法推拉，观察对照正侧位片。一般正位有胫骨棘撕脱性骨折，侧位由于交叉韧带松弛，可见胫骨移位。

### 三、辨证诊断

膝交叉韧带损伤，一般有明显的外伤病史，患者关节肿胀明显，有明显错位感。早期急性损伤的炎症期，因疼痛和肿胀，会影响进一步的检查。在肿胀和疼痛消失后，患者自觉关节不稳、无力，上下台阶有错落感，膝抽屉试验为阳性。向前有过度活动提示前交叉韧带损伤，向后有过度活动则提示后交叉韧带损伤。

### 四、治疗方法

一般怀疑有交叉韧带损伤断裂时，首先必须进行保守治疗，用石膏托固定膝关节于 140°~150° 位，使韧带处于松弛状态，以便修复。同时进行股部肌肉的锻炼。若是单纯的韧带损伤断裂者，可以保守治疗，一般不影响生活工作。

损伤初期，中药治疗以活血化瘀，消肿止痛为主。内服桃红四物汤，可消肿止痛，防止关节粘连。晚期滑膜炎时，可用三妙丸。伤肢无力者可用健步虎潜丸。晚期通过股四头肌的锻炼，关节的稳定性仍然较差，影响工作及生活的，可以行韧带修补术。在胫骨棘撕脱骨折时，可行骨折的缝合固定术，来增强膝关节的稳定性，使膝关节的功能恢复正常。经络收放疗法方法如下。

**处方：** 木穴（梁丘），木穴（血海），水穴（犊鼻），金穴（鹤顶），土穴（太冲），水穴（申脉），土穴（三阴交），火穴（解溪），土穴（阳陵泉），水穴（阴陵泉），土穴（足三里），木穴（膝关），土穴（伏兔），金穴（委阳），土穴（委中）。

**定位：** 梁丘在屈膝位，髂前上棘与髌骨外上缘连线上，髌骨外上缘上 2 寸处，为足阳明经郄穴。血海位于屈膝位，施术者以左手掌心按于患者右膝髌骨上缘，示趾、中指、无名指、小指向上伸直，拇指约呈 45° 斜置，拇指尖下是穴，属足太阴脾经。犊鼻又名外膝眼，在髌韧带外侧凹陷中，属足阳明胃经。鹤顶在膝上部，髌底的中点上方凹陷处，为经外奇穴。太冲位于足背，第 1、第 2 跖骨结合部之前凹陷中，为足厥阴肝经输穴和原穴。申脉位于外踝直下方凹陷中，属足太阳膀胱经穴，为八脉交会穴之一，通于阳跷脉。三阴交位于内踝尖上 3 寸，胫骨内侧面后缘，属足太阴脾经穴，与足厥阴肝经和足少阴肾经交于此穴。解溪位于足背踝关节横纹中央凹陷处，当拇长伸肌腱与趾长伸肌腱之间，为足阳明胃经穴。阳陵泉位于腓骨小头前下方凹陷中，为足少阳胆经合穴、胆之下合穴、八会穴之筋会。阴陵泉位于胫骨内侧髁下方凹陷处，为足太阴脾经合穴。足三里位于犊鼻穴即外膝眼下 3 寸，胫骨前嵴外一横指处，为足阳明胃经合穴、胃之下合穴。膝关位于胫骨内上髁后下方，阴陵泉穴后 1 寸处，属足厥阴肝经。伏兔在髂前上棘与髌骨外上缘连线上，髌骨外上缘上 6 寸处，为足阳明胃经穴。委阳位于腘横纹外侧端，当股二头肌腱的内侧，属足太阳膀胱经穴，为三焦下合穴。委中位于腘横纹中点，当股二头肌肌腱与半腱肌肌腱的中间处，属足太阳膀胱经合穴、膀胱下合穴。

**方义：** 木穴梁丘、水穴犊鼻均属足阳明胃经穴，且梁丘为胃经郄穴，二穴主治膝肿痛，下肢麻痹不遂，屈伸不利之症，用泻法以疏通足阳明经气；木穴血海、水穴阴陵泉，属足太阴脾经，且阴陵泉为足太阴脾经合穴，主治膝痛，血海具有活血作用，用泻法以活血止痛；木穴膝关，属足厥阴肝经，主治膝髌肿痛，下肢痿痹；水穴申脉，属足太阳膀胱经穴，为八脉交会穴之一，通于阳跷脉，用泻法，可治腰腿酸痛；土穴太冲，为足厥阴肝经输穴和原穴，用平补平泻法，可激发本经元气，主治下肢痿痹，足跗肿痛；土穴三阴交，属足太阴脾经穴，用平补平泻法，可平补肝、脾、肾之阴，主治下肢痿痹；土穴阳陵泉，为足少阳胆经合穴、胆之下合穴、八会穴之筋会，用平补平泻法，为治疗膝关节病的要穴，可治疗膝肿痛，下肢痿痹麻木；土穴足三里，为足阳明胃经合穴、胃之下合穴，用平补平泻法，可振奋阳明经气，益气血生化之源，具有益气活血止痛之功，主治下肢痿痹；土穴伏兔，为足阳明胃经穴，用平补平泻法，主治下肢痿痹，腰痛膝冷；土穴委中，属足太阳膀胱经合穴、膀胱下合穴，用平补平泻法，主治腰背痛，下肢痿痹；金穴鹤顶，为经外奇穴，用补法可治膝痛，足胫无力；金穴委阳，属足太阳膀胱经穴，为三焦下合穴，用补法，可治腰脊强痛，腿足挛痛；火穴解溪，为足阳明胃经穴，用补法，可治下肢痿痹，踝关节病。以上诸穴相配，补泻结合，具有益气养血活血止痛消肿之功，故为治疗膝关节病的主要穴位。

**操作要点：** 木穴梁丘、水穴犊鼻、木穴血海、水穴阴陵泉、木穴膝关、水穴申脉，以上诸穴性质属木、属水，为放穴，故施以泻法，以疏通各经气血；土穴太冲、土穴三阴交、土穴阳陵泉、土穴足三里、土穴（开穴）伏兔、土穴委中，以上诸穴性质属土，施以平补平泻法，以滋助气血；金穴鹤顶、金穴委阳、火穴解溪，以上诸穴性质属金属火，施以补法，以补气养血通络。

**操作方法：** 对土穴太冲、土穴三阴交、土穴阳陵泉、土穴足三里、土穴伏兔、土穴委中，以左转三圈、右转三圈为法，力度均匀，既不上顶，也不下压，即为平补平泻；对金穴鹤顶、金穴委阳、火穴解溪，以顺时针方向上顶轻按为法，即为补；对木穴梁丘、水穴犊鼻、木穴血海、水穴阴陵泉、木穴膝关、水穴申脉，以逆时针方向向下重按为法，即为泻。

# 第五节　半月板损伤

膝关节内有内侧和外侧两个半月板，分别位于胫骨平台内外髁关节面上，半月板是一种纤维软骨组织，其血液循环极差，它有内外两缘、前后两角。在半月板的解剖结构和形态上，内侧半月板较大，呈"C"形，如镰刀状，前三分之二窄，后三分之一宽，内缘薄并游离于关节内，外缘增厚，与胫骨平台边缘有冠状韧带连接，其体部与内侧副韧带相连以限制其过度移动。前角附着于前交叉韧带的前方，胫骨棘间隆突的前方，并有横韧带与外侧半月板前角相连。后角附着于后交叉韧带、髁间隙的后方。外侧半月板较小而厚，呈"O"形，前后等宽，外缘不与外侧副韧带相连，后面有腘绳肌与关节囊韧带分隔，有部分纤维绕过后交叉韧带的后面，附着在股骨内髁的外面，形成韧带，又称外侧半月板韧带，其前角附着在胫骨髁间棘之前，后角附着于髁间棘隆突之间。

半月板的内缘薄而外缘厚，类似于中医的"吞口筋"，起着加深关节，增加稳定性和接触面的作用。同时，半月板深入关节内，分隔于关节面，有缓和关节的冲力，减轻关节的相互磨损，均匀分布关节液的作用。正常情况下的半月板是紧黏合在胫骨平台的关节面上，膝关节在运动的过程中是不移动的，只有在膝关节屈曲135°位时，关节作内旋或外旋运动，半月板才有轻微的移动，为半月板在这一体位上容易受伤的主要原因。

### 一、病因病机

膝关节在屈曲135°左右体位时，强力作外翻或内翻，内旋或外旋运动时，半月板上面粘住股骨髁部随之活动，下面与胫骨平台之间形成旋转摩擦力。若动作突然，力量很大，关节面之间对半月板的压力也很大，在旋转碾挫力超过了半月板所能允许的活动范围时，则发生损伤。如篮球运动员在转身跳跃投篮时，旋转动作在一瞬间完成，具有强大的爆发力，易使半月板损伤。长期的蹲位劳作，易使半月板后角损伤。另外，由于半月板的血管分布较少，血液流通差，除边缘性的损伤有部分可获得自愈外，其他部分损伤一般不容易修复。

### 二、临床表现

半月板损伤的临床表现主要有疼痛、肿胀、响音和交锁现象。

疼痛局限于膝关节内、外侧，影响膝关节的屈伸运动。

肿胀出现于伤后几小时内，关节肿胀显著，后期肿胀不明显。

损伤当时可出现"清脆"的关节响音，如指弹墙声。慢性期，膝关节伸屈时有响音，而且患者可自己做出。响声必须伴有关节疼感或交锁症状，如果不伴有疼痛或交锁无固定的角度，则不一定是半月板损伤。

交锁现象，即患者走路时，膝关节突然被"卡住"，膝置于某一固定体位，既不能伸直，又不能屈曲。交锁的同时关节有酸疼感即为膝关节交锁现象。如将膝关节稍微屈伸活动，有时可发生响音，此后交锁自解。交锁现象可以反复出现，且患者可自动做出，每次发作，膝关节都在同一体位上。

体格检查时，膝关节内侧或外侧间隙有明显压痛，如有关节积液，可出现浮髌试验阳性的体征。若是慢性患者可出现股四头肌萎缩，尤其以股四头肌内侧头更为显著。半月板损伤的仰卧旋转检查即麦氏征阳性。膝关节旋转提拉或旋转挤压试验即研磨试验阳性。膝关节重力屈伸试验阳性。半月板重力试验即侧卧挤压试验阳性。

### 三、辨证诊断

无论内侧半月板或外侧半月板损伤，多数有膝关节外伤史，局限性疼痛，部分患者有打软腿或膝关节交锁现象。股四头肌萎缩、膝关节间隙压痛，膝在过伸或过屈、被动的内收或外展时可引起膝关节间隙和位置固定的局限性疼痛。麦氏征大多数为阳性，膝研磨试验部分患者也可出现阳性体征。

X线检查，作为一种常规检查，膝部X线检查不能显示半月板损伤，因此直接诊断意义不大，但可以排除膝关节的骨性病变或其他疾患。

膝关节造影检查及关节镜检查，仅用于部分疑难病例时作为补充检查。

膝关节造影分充气造影、碘水造影及气和碘水混合造影三种，后两种常用，可以确定半月板损伤的部位，在诊断半月板损伤中有一定价值。

膝关节镜检查，对关节内结构可提供直观现象。对不典型的半月板损伤有应用价值，尤其对外侧半月板的观察较好而对内侧半月板的观察欠清晰。

有明显的体征和外伤史，检查膝关节半月板损伤的试验出现阳性时，诊断半月板损伤并不困难，但临床上主要诊断半月板损伤的位置，对于确立治疗方案很重要。本病的鉴别诊断，主要是要与关节内游离体所致的交锁现象和响音鉴别。

关节内游离体也能引起关节活动时突然出现交锁和响音，但由于游离体在关节内随意活动，因此关节运动受阻的位置也随之变化，而不像半月板有固定的角度和体位发生交锁。X 线检查中，游离体是骨性的，常常显示明显。

## 四、治疗方法

半月板软骨撕裂的治疗，要首先了解半月板的解剖损伤情况。半月板本身并无血管，损伤不宜修复，但是半月板的边缘部分通常有较好的血液供应，因此有一定的愈合能力。

### （一）经络收放疗法治疗

**处方**：木穴（梁丘），木穴（血海），水穴（犊鼻），金穴（鹤顶），土穴（太冲），水穴（申脉），土穴（三阴交），火穴（解溪），土穴（阳陵泉），水穴（阴陵泉），土穴（足三里），木穴（膝关），土穴（伏兔），金穴（委阳），土穴（委中）。

**定位**：梁丘在屈膝位，髂前上棘与髌骨外上缘连线上，髌骨外上缘上 2 寸处，为足阳明经郄穴。血海位于屈膝位，施术者以左手掌心按于患者右膝髌骨上缘，示趾、中指、无名指、小指向上伸直，拇指约呈 45°斜置，拇指尖下是穴，属足太阴脾经。犊鼻又名外膝眼，在髌韧带外侧凹陷中，属足阳明胃经。鹤顶在膝上部，髌底的中点上方凹陷处，为经外奇穴。太冲位于足背，第 1、第 2 跖骨结合部之前凹陷中，为足厥阴肝经输穴和原穴。申脉位于外踝直下方凹陷中，属足太阳膀胱经穴，为八脉交会穴之一，通于阳跷脉。三阴交位于内踝尖上 3 寸，胫骨内侧面后缘，属足太阴脾经穴，与足厥阴肝经和足少阴肾经交于此穴。解溪位于足背踝关节横纹中央凹陷处，当拇长伸肌腱与趾长伸肌腱之间，为足阳明胃经穴。阳陵泉位于腓骨小头前下方凹陷中，为足少阳胆经合穴、胆之下合穴、八会穴之筋会、阴陵泉位于胫骨内侧髁下方凹陷处，为足太阴脾经合穴。足三里位于犊鼻穴即外膝眼下 3 寸，胫骨前嵴外一横指处，为足阳明胃经合穴、胃之下合穴。膝关位于胫骨内上髁后下方，阴陵泉穴后 1 寸处，属足厥阴肝经。伏兔在髂前上棘与髌骨外上缘连线上，髌骨外上缘上 6 寸处，为足阳明胃经穴。委阳位于腘横纹外侧端，当股二头肌腱的内侧，属足太阳膀胱经穴，为三焦下合穴。委中位于腘横纹中点，当股二头肌腱与半腱肌肌腱的中间处，属足太阳膀胱经合穴、膀胱下合穴。

**方义**：木穴梁丘、水穴犊鼻均属足阳明胃经穴，且梁丘为胃经郄穴，二穴主治膝肿痛，下肢麻痹不遂，屈伸不利之症，用泻法以疏通足阳明经气；木穴血海、水穴阴陵泉，属足太阴脾经，且阴陵泉为足太阴脾经合穴，主治膝痛，血海具有活血作用，用泻法以活血止痛；木穴膝关，属足厥阴肝经，主治膝髌肿痛，下肢痿痹；水穴申脉，属足太阳膀胱经穴，为八脉交会穴之一，通于阳跷脉，用泻法可治腰腿酸痛；土穴太冲，为足厥阴肝经输穴和原穴，用平补平泻法可激发本经元气，主治下肢痿痹，足跗肿痛；土穴三阴交，属足太阴脾经穴，用平补平泻法，可平补肝、脾、肾之阴，主治下肢痿痹；土穴阳陵泉，为足少阳胆经合穴、胆之下合穴、八会穴之筋会，用平补平泻法，为治疗膝关节病的要穴，可治疗膝肿痛，下肢痿痹麻木；土穴足三里，为足阳明胃经合穴、胃之下合穴，用平补平泻法，可振奋阳明经气，益气血生化之源，具有益气活血止痛之功，主治下肢痿痹；土穴伏兔，为足阳明胃经穴，用平补平泻法，主治下肢痿痹，腰痛膝冷；土穴委中，属足太阳膀胱经合穴、膀胱下合穴，用平补平泻法，主治腰背痛，下肢痿痹；金穴鹤顶，为经外奇穴，用补法，可治膝痛、足胫无力；金穴委阳，属足太阳膀胱经穴，为三焦下合穴，用补法，可治腰脊强痛，腿足挛痛；火穴解溪，为足阳明胃经穴，用补法，可治下肢痿痹，踝关节病。以上诸穴相配，补泻结合，具有益气养血活血止痛消肿之功，故为治疗膝关节病的主要穴位。

**操作要点：**木穴梁丘、水穴犊鼻、木穴血海、水穴阴陵泉、木穴膝关、水穴申脉，以上诸穴性质属木、属水，为放穴，故施以泻法，以疏通各经气血；土穴太冲、土穴三阴交、土穴阳陵泉、土穴足三里、土穴伏兔、土穴委中，以上诸穴性质属土，施以平补平泻法，以滋助气血；金穴鹤顶、金穴委阳、火穴解溪，以上诸穴性质属金、属火，施以补法，以补气养血通络。

**操作方法：**对土穴太冲、土穴三阴交、土穴阳陵泉、土穴足三里、土穴伏兔、土穴委中，以左转三圈、右转三圈为法，力度均匀，既不上顶，也不下压，即为平补平泻；对金穴鹤顶、金穴委阳、火穴解溪，以顺时针方向上顶轻按为法，即为补；对木穴梁丘、水穴犊鼻、木穴血海、水穴阴陵泉、木穴膝关、水穴申脉，以逆时针方向向下重按为法，即为泻。

### （二）传统手法治疗

手法治疗主要目的是在发生关节交锁时，用手法解除。在患者发生关节交锁并不能自行解除缓解时，进行手法治疗。嘱患者坐于床边，医生将其膝关节牵引，来扩大关节间隙，同时进行小腿轻度的旋转，即可解除交锁。

### （三）固定治疗

第1次受伤后，若为半月板损伤边缘型的，要用石膏托和夹板固定膝于170°位，休息4~5周，同时进行下肢肌肉的主动收缩锻炼。半月板边缘型损伤大部分可自行痊愈。

### （四）药物治疗

应根据中医辨证论治的基本原则，进行施治。损伤初期，关节腔内积血，肿胀明显，证属瘀血内阻，应将积血抽出，并内服桃红四物汤等活血化瘀剂。若是晚期有滑膜炎，或手术后膝关节出现创伤性滑膜炎、关节积液者，辨证多属气滞血瘀湿阻之证，可用健脾利湿之法，同时辅以活血化瘀理气之品。若有关节炎症状，可服用舒筋丸；

晚期有骨质增生者，可用骨刺丸。

### （五）手术治疗

产生疼痛、交锁的半月板损伤，一经确诊而无法自行修复者，要尽早采用手术方法治疗，将损伤半月板切除。

手术时患者呈膝关节屈曲位，根据内外侧半月板损伤，切口从髌韧带内侧缘、胫骨前缘斜向后上方。半月板切除时要尽量完整。切除后一定要检查交叉韧带是否有损伤。若半月板破碎时，要做麦氏征试验，以防后角部切除不完全。止血要充分，术后以石膏托固定。术后1周开始锻炼股四头肌的收缩活动。有膝关节肿胀者，宜服三妙丸和五皮饮，对消除膝关节滑膜炎症有一定作用。不要过早下地活动，也不要过早负重，在术后2~3周后，检查膝部，如确无积液，关节亦无压痛及异常活动，即可下地活动。之后逐渐负重活动，一旦发现伤膝关节有积液反应时，应立即停止活动，给以治疗，如经络收放治疗、导引、理疗、中药等。如术后造成膝关节滑膜炎，成为慢性炎症后，则需要长期使用内服中药治疗。

# 第六节　髌下脂肪垫损伤

髌下脂肪垫，位于髌韧带下和两侧，这种损伤多见于运动员及膝关节运动较多的人，女性发病率高于男性，在临床上多和中医的痹证同时存在。

## 一、病因病机

本病多因反复的膝关节挫、碰、扭引起，伤后发生水肿、机化，逐渐发生增厚、疼痛和肿胀。

## 二、临床表现

患者站立或运动时膝关节过伸，发生酸疼无力，髌韧带及其两膝眼的部位肿胀、膨隆，有压痛。体检时，一为过伸试验阳性。即患者平卧位，膝关节伸直平放，医生一手拿伤肢踝部，一手按压膝部，使膝关节过伸，如在髌下脂肪处有疼痛则为阳性。二为髌腱松弛压痛试验阳性。即患者平卧，膝伸直，医生一拇指放在内膝眼或外膝眼处，另一手掌根放在前一拇指的指背上，患者放松股四头肌，使髌腱松弛，医生逐渐用力向下压拇指，按压处有明显疼痛感，若让患者收缩股四头肌，使髌腱紧张，重复以上做法，压力要均匀相等，出现疼痛减轻者，即是髌腱松弛压痛试验阳性。

X线检查，膝关节侧位相可见脂肪支架纹理增强，由髌骨下向股胫关节放射排列。

## 三、辨证诊断

根据临床表现和体征即可诊断。但要注意和膝关节的滑膜炎积液导致的关节肿胀相区别。髌腱松弛压痛试验阳性者，即可确定为脂肪垫损伤而使其变性肥厚所致。

在临床上，本病主要和髌骨软骨病作鉴别诊断。本病与髌骨软骨病都是由慢性劳损或偶尔一次急性损伤引起的疾病。髌骨软骨病，膝关节过伸时有疼痛感，特别是对髌骨加压时更为明显。膝关节半屈曲位时，由髌骨与股骨髁部压力的增加，而引起膝关节的酸痛感或打软腿。而脂肪垫损伤是在膝关节伸直位或过伸时症状最明显。

## 四、治疗方法

### （一）经络收放疗法治疗

**处方：**木穴（梁丘），木穴（血海），水穴（犊鼻），金穴（鹤顶），土穴（太冲），水穴（申脉），土穴（三阴交），火穴（解溪），土穴（阳陵泉），水穴（阴陵泉），土穴（足三里），木穴（膝关），土穴（伏兔），金穴（委阳），土穴（委中）。

**定位：**梁丘屈膝位，在髂前上棘与髌骨外上缘连线上，髌骨外上缘上 2 寸处，为足阳明经郄穴。血海位于屈膝位，医者以左手掌心按于患者右膝髌骨上缘，示指、中指、无名指、小指向上伸直，拇指约呈 45°斜置，拇指尖下是穴，属足太阴脾经。犊鼻又名外膝眼，在髌韧带外侧凹陷中，属足阳明胃经。鹤顶在膝上部，髌底的中点上方凹陷处，为经外奇穴。太冲位于足背，第 1、第 2 跖骨结合部之前凹陷中，为足厥阴肝经输穴和原穴。申脉位于外踝直下方凹陷中，属足太阳膀胱经穴，为八脉交会穴之一，通于阳跷脉。三阴交位于内踝尖上 3 寸，胫骨内侧面后缘，属足太阴脾经穴，与足厥阴肝经和足少阴肾经交于此穴。解溪位于足背踝关节横纹中央凹陷处，当拇长伸肌腱与趾长伸肌腱之间，为足阳明胃经穴。阳陵泉位于腓骨小头前下方凹陷中，为足少阳胆经合穴、胆之下合穴、八会穴之筋会。阴陵泉位于胫骨内侧髁下方凹陷处，为足太阴脾经合穴。足三里位于犊鼻穴即外膝眼下 3 寸，胫骨前崤外一横指处，为足阳明胃经合穴、胃之下合穴。膝关位于胫骨内上髁后下方，阴陵泉穴后 1 寸处，属足厥阴肝经。伏兔在髂前上棘与髌骨外上缘连线上，髌骨外上缘上 6 寸处，为足阳明胃经穴。委阳位于腘横纹外侧端，当股二头肌腱的内侧，属足太阳膀胱经穴，为三焦下合穴。委中位于腘横纹中点，当股二头肌腱与半腱肌肌腱的中间处，属足太阳膀胱经穴、膀胱下合穴。

**方义：**木穴梁丘、水穴犊鼻均属足阳明胃经穴，且梁丘为胃经郄穴，二穴主治膝肿痛，下肢麻痹不遂，屈伸不利之症，用泻法以疏通足阳明经气；木穴血海、水穴阴陵泉，属足太阴脾经，且阴陵泉为足太阴脾经合穴，主治膝痛，血海具有活血作用，用泻法以活血止痛；木穴膝关，属足厥阴肝经，主治膝髌肿痛，下肢痿痹；水穴申脉，属足太阳膀胱经穴，为八脉交会穴之一，通于阳跷脉，用泻法，可治腰腿酸痛；土穴太冲，为足厥阴肝经输穴和原穴，用平补平泻法，可激发本经元气，主治下肢痿痹，足跗肿痛；土穴三阴交，属足太阴脾经穴，用平补平泻法，可平补肝、脾、肾之阴，主治下肢痿痹；土穴阳陵泉，为足少阳胆经合穴、胆之下合穴、八会穴之筋会，用平补平泻法，为治疗膝关节病的要穴，可治疗膝肿痛，下肢痿痹麻木；土穴足三里，为足阳明胃经合穴、胃之下合穴，用平补平泻法，可振奋阳明经气，益气血生化之源，具有益气活血止痛之功，主治下肢痿痹；土穴伏兔，为足阳明胃经穴，用平补平泻法，主治下肢痿痹，腰痛膝冷；土穴委中，属足太阳膀胱经合穴、膀胱下合穴，用平补平泻法，主治腰背痛，下肢痿痹；金穴鹤顶，为经外奇穴，用补法，可治膝痛、足胫无力；金穴委阳，属足太阳膀胱经穴，为三焦下合穴，用补法，可治腰脊强痛，腿足挛痛；火穴解溪，为足阳明胃经穴，用补法，可治下肢痿痹，踝关节病。以上诸穴相配，补泻结合，具有益气养血活血止痛消肿之功，故为治疗膝关节病的主要穴位。

**操作要点：**木穴梁丘、水穴犊鼻、木穴血海、水穴阴陵泉、木穴膝关、水穴申脉，以上诸穴性质属木、属水，为放穴，故施以泻法，以疏通各经气血；土穴太冲、土穴三阴交、土穴阳陵泉、土穴足三里、土穴伏兔、土穴委中，以上诸穴性质属土，施以平补平泻法，以滋助气血；金穴鹤顶、金穴委阳、火穴解溪，以上诸穴性质属金属火，施以补法，以补气养血通络。

**操作方法：**对土穴太冲、土穴三阴交、土穴阳陵泉、土穴足三里、土穴伏兔、土穴委中，以左转三圈、右转三圈为法，力度均匀，既不上顶，也不下压，即为平补平泻；对金穴鹤顶、金穴委阳、火穴解溪，以顺时针方向上顶轻按为法，即为补；对木穴梁丘、水穴犊鼻、木穴血海、水穴阴陵泉、木穴膝关、水穴申脉，以逆时针方向向下重按为法，即为泻。

### （二）传统手法治疗

**1. 推按法**  推按法分指推法和掌推法两种。患者取平卧位，膝关节稍屈，腘窝下垫一约10cm高的小枕头，医生以拇指推两膝眼处，以有酸胀感为度，手法着力不宜过重。二是用掌推法，用医生的手掌根部，对着患处的髌韧带处，作轻度揉捻、压、推，逐渐从轻到重，以局部有酸、胀、热感为度。

**2. 散法**  将患肢屈曲至135°位，医生以拇、食两指分别于内外膝眼处及伏兔、犊鼻处指压点穴3~5min。然后拇指捋散两膝眼处由韧带向两侧散捋。用手掌捻散膝的两侧，再将小腿及大腿的肌肉理顺，施术后膝部有酸热舒适感。

### （三）药物治疗

辨证属瘀血者多，用活血散结、消肿止痛的药物，如用活血散加化筋散醋调外敷患处。

### （四）其他疗法

可用封闭的方法。患者平卧位，以脂肪垫压痛最明显处进针，常规消毒，用泼尼松0.5mL加2%盐酸利多卡因2mL封闭，每周1次，3次为1个疗程。

# 第七节  髌前滑囊炎

滑囊，又称为滑液囊，是一个由结缔组织形成的封闭式囊。在形态上，其壁薄，内壁是滑膜，位于肌腱与肌腱、肌腱与骨骼的活动处。在功能上，有减轻肌腱与肌腱、肌腱与骨骼的摩擦，散发热量的作用。

膝关节由于其结构上的原因，周围形成了许多滑囊，前方有髌前囊、髌上囊和髌韧带上下部囊，髌前滑囊90%以上的人都有，位于皮下，覆盖在髌骨的下一半。膝内侧与膝外侧各肌腱韧带与骨连接均有滑囊，如外有腓肠肌腱外侧滑囊、腓侧副韧带和股四头肌腱间滑囊。内侧如腓肠肌腱内侧囊、半膜肌腱与胫骨内髁间的滑囊等。膝关节周围滑囊的特点是部分滑囊和关节相通，已经是膝关节滑膜腔的组成部分。部分滑囊和关节不相通，随其解剖部位的形态不一，其形状也不一样。

## 一、病因病机

髌前滑膜炎，分为急性和慢性两种，有伴有感染和不伴有感染之不同。本病和患者所从事的职业有关。膝关节剧烈运动或者长时间的摩擦或压迫刺激均可造成滑囊炎，而小的创伤或潮湿环境是重要的诱发因素。一般伴有感染者，多为临近组织有感染病灶而诱发。临床上多见急性创伤性滑囊炎和慢性劳损引起的慢性滑囊炎两种。

## 二、临床表现

在症状表现上，膝关节髌骨前下部出现局限性肿胀。本病的发生与患者的职业有很大关系，如矿工、地毯工、擦洗地板工等长时间或者经常采用跪姿势的工种和以膝关节为主支持全部体重的工种多发。本病有单发和双发之分。触诊膝部肿胀部位时有波动感，如髌前有硬的皮肤裂缝，多是由于感染性滑囊炎感染引起的。患者做患肢直腿抬高试验，若抬高后肿胀位置大小保持不变，则肿胀不在关节内；若抬高后关节积液向髌上囊流动且变小，则肿胀在关节内。

## 三、辨证诊断

根据患者的病史、职业、临床表现即可诊断。若合并有感染病灶时可做常规的实验和 X 线检查，来排除膝关节或髌骨结核病变或感染性病变。

## 四、治疗方法

### （一）经络收放疗法治疗

**处方**：木穴（梁丘），木穴（血海），水穴（犊鼻），金穴（鹤顶），土穴（太冲），水穴（申脉），土穴（三阴交），火穴（解溪），土穴（阳陵泉），水穴（阴陵泉），土穴（足三里），木穴（膝关），土穴（开穴，伏兔），金穴（委阳），土穴（委中）。

**定位**：梁丘屈膝位，在髂前上棘与髌骨外上缘连线上，髌骨外上缘上 2 寸处，为足阳明经郄穴。血海位于屈膝位，医者以左手掌心按于患者右膝髌骨上缘，示趾、中指、无名指、小指向上伸直，拇指约呈 45°斜置，拇指尖下是穴，属足太阴脾经。犊鼻又名外膝眼，在髌韧带外侧凹陷中，属足阳明胃经。鹤顶在膝上部，髌底的中点上方凹陷处，为经外奇穴。太冲位于足背，第 1、第 2 跖骨结合部之前凹陷中，为足厥阴肝经输穴和原穴。申脉位于外踝直下方凹陷中，属足太阳膀胱经穴，为八脉交会穴之一，通于阳跷脉。三阴交位于内踝尖上 3 寸，胫骨内侧面后缘，属足太阴脾经穴，与足厥阴肝经和足少阴肾经交于此穴。解溪位于足背踝关节横纹中央凹陷处，当拇长伸肌腱与趾长伸肌腱之间，为足阳明胃经穴。阳陵泉位于腓骨小头前下方凹陷中，为足少阳胆经合穴、胆之下合穴、八会穴之筋会。阴陵泉位于胫骨内侧髁下方凹陷处，为足太阴脾经合穴。足三里位于犊鼻穴即外膝眼下 3 寸，胫骨前嵴外一横指处，为足阳明胃经合穴、胃之下合穴。膝关位于胫骨内上髁后下方，阴陵泉穴后 1 寸处，属足厥阴肝经。（开穴）伏兔在髂前上棘与髌骨外上缘连线上，髌骨外上缘上 6 寸处，为足阳明胃经穴。委阳位于腘横纹外侧端，当股二头肌腱的内侧，属足太阳膀胱经穴，为三焦下合穴。委中位于腘横纹中点，当股二头肌腱与半腱肌肌腱的中间处，属足太阳膀胱经合穴、膀胱下合穴。

**方义：** 木穴梁丘、水穴犊鼻均属足阳明胃经穴，且梁丘为胃经郄穴，二穴主治膝肿痛，下肢麻痹不遂，屈伸不利之症，用泻法以疏通足阳明经气；木穴血海、水穴阴陵泉，属足太阴脾经，且阴陵泉为足太阴脾经合穴，主治膝痛，血海具有活血作用，用泻法以活血止痛；木穴膝关，属足厥阴肝经，主治膝髌肿痛，下肢痿痹；水穴申脉，属足太阳膀胱经穴，为八脉交会穴之一，通于阳跷脉，用泻法，可治腰腿酸痛；土穴太冲，为足厥阴肝经输穴和原穴，用平补平泻法，可激发本经元气，主治下肢痿痹，足跗肿痛；土穴三阴交，属足太阴脾经穴，用平补平泻法，可平补肝、脾、肾之阴，主治下肢痿痹；土穴阳陵泉，为足少阳胆经合穴、胆之下合穴、八会穴之筋会，用平补平泻法，为治疗膝关节病的要穴，可治疗膝肿痛，下肢痿痹麻木；土穴足三里，为足阳明胃经合穴、胃之下合穴，用平补平泻法，可振奋阳明经气，益气血生化之源，具有益气活血止痛之功，主治下肢痿痹；土穴伏兔，为足阳明胃经穴，用平补平泻法，主治下肢痿痹，腰痛膝冷；土穴委中，属足太阳膀胱经合穴、膀胱下合穴，用平补平泻法，主治腰背痛，下肢痿痹；金穴鹤顶，为经外奇穴，用补法，可治膝痛、足胫无力；金穴委阳，属足太阳膀胱经穴，为三焦下合穴，用补法，可治腰脊强痛，腿足挛痛；火穴解溪，为足阳明胃经穴，用补法，可治下肢痿痹，踝关节病。以上诸穴相配，补泻结合，具有益气养血活血止痛消肿之功，故为治疗膝关节病的主要穴位。

**操作要点：** 木穴梁丘、水穴犊鼻、木穴血海、水穴阴陵泉、木穴膝关、水穴申脉，以上诸穴性质属木、属水，为放穴，故施以泻法，以疏通各经气血；土穴太冲、土穴三阴交、土穴阳陵泉、土穴足三里、土穴伏兔、土穴委中，以上诸穴性质属土，施以平补平泻法，以滋助气血；金穴鹤顶、金穴委阳、火穴解溪，以上诸穴性质属金、属火，施以补法，以补气养血通络。

**操作方法：** 对土穴太冲、土穴三阴交、土穴阳陵泉、土穴足三里、土穴（开穴）伏兔、土穴委中，以左转三圈、右转三圈为法，力度均匀，既不上顶，也不下压，即为平补平泻；对金穴鹤顶、金穴委阳、火穴解溪，以顺时针方向上顶轻按为法，即为补；对木穴梁丘、水穴犊鼻、木穴血海、水穴阴陵泉、木穴膝关、水穴申脉，以逆时针方向向下重按为法，即为泻。

**（二）药物治疗**

根据中医辨证论治的原则，结合病因及诱发因素，进行辨证施治。若属寒湿凝滞所致，当健脾利湿、祛风散寒，可用健脾除湿汤加减；若有外伤史，属于瘀血阻滞的，可用消肿一号（当归尾、赤芍、泽兰、益母草、草薢、车前子、木通、苏木、陈皮、连翘），或其他活血化瘀之品。若伤处有红肿热痛等病灶感染，可用仙方活命饮等清热解毒之品，同时辅以活血。

**（三）手术治疗**

对于慢性滑囊炎，在无手术禁忌证的情况下，可以行手术切除术，但手术后固定时间不宜过长，以免形成粘连。

### （四）其他疗法

**1. 抽吸加压包扎**　对于非感染因素所致髌前滑囊炎，若为急性创伤引起的，在没有感染的情况下，可在无菌操作下，通过穿刺抽吸干净滑囊的滑液。术后用棉垫及弹力绷带包扎，以促进愈合。对于急性创伤后的出血性滑膜炎，上述治疗更为重要，注意瘀血要抽吸干净，否则会出现滑囊壁肥厚和粘连，影响膝关节的功能。对于慢性滑囊炎，也可在抽吸干净后，向滑囊中注入泼尼松 0.5mL 加 2%盐酸利多卡因 2mL 封闭，以减少渗出。

**2. 排脓抗感染治疗**　对于感染性滑囊炎的治疗，要注意膝关节休息，可局部热敷或外敷金黄散，并配合抗生素抗感染治疗。若穿刺发现已化脓者，则应尽早切开排脓，切口宜在滑囊两侧，以防止影响膝关节功能。若伴有高热、口渴、汗出等要给予输液，补充多种维生素和广谱抗菌治疗。对抽吸的脓液要进行细菌培养和药敏试验，以便选择适合的抗生素。

# 第八节　膝关节骨关节炎

膝关节骨关节炎属于骨关节炎的一种，是由于各种原因所引起的膝关节软骨的非炎症性退行性变和关节边缘骨赘形成，临床以膝关节疼痛、活动受限和关节畸形等为主要症状表现的疾病。对于骨关节炎，以往又称肥大性骨关节炎、退行性关节炎、变应性骨关节炎、增生性骨关节炎或骨关节病等。根据本病的临床表现，应属于中医学"骨痹"的范畴。

## 一、病因病机

### （一）病因

本病的病因主要包括创伤、关节面不平衡、炎症和其他疾病所致等。①创伤：微小的创伤可导致膝关节骨关节炎的发生，经常的膝部受伤及髌骨半脱位可造成髌骨关节炎，并可扩展到全膝关节。由于关节的创伤可产生关节游离体，或者关节骨软骨瘤等病。②关节面不平衡：如膝内翻比膝外翻容易造成膝关节骨关节炎。③炎症：可由慢性类风湿性炎症引起，类风湿性炎症可破坏膝关节的软骨面。④其他疾病所致的膝关节骨关节炎：如膝内游离体、干脆性骨软骨炎等。

### （二）病机

膝关节骨关节炎病始于关节软骨，在软骨受压部位软骨变粗糙、变薄，并有小块脱落，甚至骨质硬化。在没有压力的部位关节软骨增殖，钙化产生骨赘，脱落后形成游离体，滑膜增生并渗出大量液体，造成膝关节积液和浮髌试验阳性的体征。

## 二、临床表现

本病的临床表现主要有膝关节疼痛、僵硬和肿胀。疼痛经常出现于行动损伤之后，如果是髌股间损伤，则上下楼梯时加重，休息后则感到关节僵硬，坐后突然起身可以导致关节剧痛，有时有滑脱感。疼痛和僵硬逐渐发展，临床上也可能有缓解期，游离体则较少产生。

大多成年人可出现膝关节肿胀，股四头肌萎缩，关节液不多，无局部红热现象，滑膜不增厚，膝关节周围有压痛。关节活动有轻微限制，勉强过度活动时有疼痛。活动髌骨关节有疼痛。X线检查可发现关节边缘骨赘形成。

### 三、辨证诊断

根据患者临床表现，如膝关节疼痛、肿胀、僵硬，结合X线检查即可诊断。临床上要与其他原因所致的膝关节病相鉴别。

### 四、治疗方法

#### （一）经络收放疗法治疗

**处方**：木穴（梁丘），木穴（血海），水穴（犊鼻），金穴（鹤顶），土穴（太冲），水穴（申脉），土穴（三阴交），火穴（解溪），土穴（阳陵泉），水穴（阴陵泉），土穴（足三里），木穴（膝关），土穴（开穴，伏兔），金穴（委阳），土穴（委中）。

**定位**：梁丘屈膝位，在髂前上棘与髌骨外上缘连线上，髌骨外上缘上2寸处，为足阳明经郄穴。血海位于屈膝位，医者以左手掌心按于患者右膝髌骨上缘，示趾、中指、无名指、小指向上伸直，拇指约呈45°斜置，拇指尖下是穴，属足太阴脾经。犊鼻又名外膝眼，在髌韧带外侧凹陷中，属足阳明胃经。鹤顶在膝上部，髌底的中点上方凹陷处，为经外奇穴。太冲位于足背，第1、第2跖骨结合部之前凹陷中，为足厥阴肝经输穴和原穴。申脉位于外踝直下方凹陷中，属足太阳膀胱经穴，为八脉交会穴之一，通于阳跷脉。三阴交位于内踝尖上3寸，胫骨内侧面后缘，属足太阴脾经穴，与足厥阴肝经和足少阴肾经交于此穴。解溪位于足背踝关节横纹中央凹陷处，当拇长伸肌腱与趾长伸肌腱之间，为足阳明胃经穴。阳陵泉位于腓骨小头前下方凹陷中，为足少阳胆经合穴、胆之下合穴、八会穴之筋会。阴陵泉位于胫骨内侧髁下方凹陷处，为足太阴脾经合穴。足三里位于犊鼻穴即外膝眼下3寸，胫骨前嵴外一横指处，为足阳明胃经合穴、胃之下合穴。膝关位于胫骨内上髁后下方，阴陵泉穴后1寸处，属足厥阴肝经。伏兔在髂前上棘与髌骨外上缘连线上，髌骨外上缘上6寸处，为足阳明胃经穴。委阳位于腘横纹外侧端，当股二头肌腱的内侧，属足太阳膀胱经穴，为三焦下合穴。委中位于腘横纹中点，当股二头肌腱与半腱肌肌腱的中间处，属足太阳膀胱经合穴、膀胱下合穴。

**方义**：木穴梁丘、水穴犊鼻均属足阳明胃经穴，且梁丘为胃经郄穴，二穴主治膝肿痛，下肢麻痹不遂，屈伸不利之症，用泻法以疏通足阳明经气；木穴血海、水穴阴陵泉，属足太阴脾经，且阴陵泉为足太阴脾经合穴，主治膝痛，血海具有活血作用，用泻法以活血止痛；木穴膝关，属足厥阴肝经，主治膝髌肿痛，下肢痿痹；水穴申脉，属足太阳膀胱经穴，为八脉交会穴之一，通于阳跷脉，用泻法，可治腰腿酸痛；土穴太冲，为足厥阴肝经输穴和原穴，用平补平泻法，可激发本经元气，主治下肢痿痹，足跗肿痛；土穴三阴交，属足太阴脾经穴，用平补平泻法，可平补肝、脾、肾之阴，主治下肢痿痹；土穴阳陵泉，为足少阳胆经合穴、胆之下合穴、八会穴之筋会，用平补平泻法，为治疗膝关节病的要穴，可治疗膝肿痛，下肢痿痹麻木；土穴足三里，为足阳明胃经合穴、胃之下合穴，用平补平泻法，可振奋阳明经气，益气血生化之源，具有益气活血止痛之功，主治下肢痿痹；土穴伏兔，为足阳明胃经穴，用平补平泻法，主治下肢痿痹，腰痛膝冷；土穴委中，属足太阳膀胱经合穴、膀胱下合穴，用平补平泻法，主治腰背痛，下肢痿痹；金穴鹤顶，为经外奇穴，用补法，可治膝痛、足胫无力；金穴委阳，属足太阳膀胱经穴，为三焦下合穴，用补法，可治腰脊强痛，腿足挛痛；火穴解溪，为足阳明胃经穴，用补法，可治下肢痿痹，踝关节病。以上诸穴相配，补泻结合，具有益气养血活血止痛消肿之功，故为治疗膝关节病的主要穴位。

**操作要点：** 木穴梁丘、水穴犊鼻、木穴血海、水穴阴陵泉、木穴膝关、水穴申脉，以上诸穴性质属木、属水，为放穴，故施以泻法，以疏通各经气血；土穴太冲、土穴三阴交、土穴阳陵泉、土穴足三里、土穴伏兔、土穴委中，以上诸穴性质属土，施以平补平泻法，以滋助气血；金穴鹤顶、金穴委阳、火穴解溪，以上诸穴性质属金、属火，施以补法，以补气养血通络。

**操作方法：** 对土穴太冲、土穴三阴交、土穴阳陵泉、土穴足三里、土穴伏兔、土穴委中，以左转三圈、右转三圈为法，力度均匀，既不上顶，也不下压，即为平补平泻；对金穴鹤顶、金穴委阳、火穴解溪，以顺时针方向上顶轻按为法，即为补；对木穴梁丘、水穴犊鼻、木穴血海、水穴阴陵泉、木穴膝关、水穴申脉，以逆时针方向向下重按为法，即为泻。

### （二）药物治疗

中医应根据辨证论治的基本原则，辨别疾病的寒热虚实来辨证论治。临床辨证中，本病以寒湿阻滞，瘀血阻络者多，故治以散寒除湿，温阳活血为法，用乌头汤合独活寄生汤加减。

疼痛明显时，可给止痛剂如布洛芬缓释片内服，亦可局部注射泼尼松封闭，并局部进行按摩、热敷，或者远红外治疗均可。平时注意伸筋锻炼和理疗亦有效。

## 第九节　中医对膝关节病的辨证论治

膝关节病中有一部分疾病属于全身疾病的一部分，如现代医学中的风湿性关节炎、类风湿性关节炎所致的膝关节疼痛肿胀僵硬等。中医学中的历节所引起的膝关节病，也属于全身疾病的一部分。中医多将此类疾病归于"痹证"的范畴。本节主要论述上述疾病所致膝关节病的辨证论治。

### 一、病因病机

膝关节病外因多由风、寒、湿、热四种病邪侵袭。内因多为素体虚弱、肝肾亏虚、气血不足。如《诸病源候论》言："肾居下焦，主腰脚，其气荣润骨髓，今肾虚受风寒，故令膝冷也。"并指出"久不已，则脚酸疼屈弱"。《医宗金鉴》指出下焦素虚，风、寒、湿邪侵袭为本病发病的主要原因。本病初起多以风寒湿热等邪气外袭或劳损外伤所致为主。病久则病邪入里，涉及脏腑，导致气血不足、肝肾亏虚，多表现为虚证，或虚实夹杂。

**（一）外因**

引起膝关节病的外因主要为六淫外邪，其中以风、寒、湿、热四种病邪为主。其中风邪常与寒湿之邪或湿热之邪相兼为病，引起风寒湿痹和风湿热痹。

**1. 风寒湿邪侵袭人体**　由于居处潮湿、冒雨涉水、气候变化、寒冷侵袭等原因，在人体正气不足时，风寒湿邪乘虚侵入肌肤经络，使经脉凝滞壅塞，闭阻不通，气血运行不畅，形成痹证。风寒湿邪侵于膝部筋骨肌肉，邪瘀痹阻，则关节疼痛肿大，形成膝关节病。

**2. 感受风湿热邪或风寒湿邪郁久化热**　感受风湿热邪或风寒湿邪日久不解，郁而化热，邪留经络关节，可变为风湿热痹。风湿热邪侵淫于膝，湿热痹阻，膝关节出现红肿疼痛、发热等症，形成膝关节病。

**（二）内因**

气血津液不足，人体抗病能力低下是引起痹证的先决条件。当先天禀赋不足，肝肾亏虚，或房劳过度，损伤肝肾，导致肝血亏虚，肾气不足，筋骨失养，或平素体虚、年老肾虚、久病等可导致气血亏虚；或脾胃素虚，饮食内伤，脾运失健，气血生化不足，均可导致膝关节的病变。

**（三）劳损外伤**

久站、久行等导致膝关节过度负重、劳损，可导致膝部气血运行受阻，痰浊瘀血停滞，造成膝关节病变；或暴力损伤、跌扑闪挫等损伤膝部关节，气血逆乱，气血不利，久则出现筋骨关节肌肉失养，造成膝关节病变。

## 二、临床表现

本病起病缓慢，病程长，早期表现为关节疼痛，发僵且以晨起为重，病情反复发作，手足小关节肿大变形多见，同时有膝关节、髋关节、踝关节和脊骨关节受累者，病变关节活动受限。肝肾真阴不足者，有潮热盗汗，五心烦热，舌红少津苔少等阴虚症状；阳气不足者，则见畏寒肢冷，舌淡苔薄白，脉沉细弱等阳虚症状。

**1. 风寒湿痹**　临床根据主要症状不同，风寒湿痹又分为行痹、痛痹和着痹三种，但三者常常合并存在。如《素问·痹论》所说："风寒湿三气杂至，合而为痹也。其风气胜者为行痹；寒气胜者为痛痹；湿气胜者为着痹也。"因以风邪善行而数变，故痹痛游走不定而为行痹；因寒邪凝滞，使气血凝滞不通，故疼痛剧烈者为痛痹；因湿邪黏滞重着，故使肌肤关节麻木重着，痛有定处者为着痹。

（1）行痹：关节疼痛，游走不定，甚则屈伸不利。或伴有恶风寒发热，舌苔薄白，脉浮。其病机为风寒湿邪且以风邪侵袭为主。

（2）痛痹：关节疼痛或冷痛，且痛处固定，遇寒疼痛加重，得热则减，膝部重着。甚则屈伸不利，难以行走，局部皮色不红，触之冰凉，舌质暗，苔薄白，脉弦紧。其病机为风寒湿邪且以寒邪侵袭为主。

（3）着痹：关节重着酸痛，或有肿胀，痛有定处，手足沉重，活动不便，肌肤麻木不仁，舌质暗，苔白腻，脉濡缓。其病机为风寒湿邪且以湿邪侵袭为主。

**2. 风湿热痹**　一般通称热痹，其发病较急，全身症状明显，且邪气极易内舍脏腑，形成脏腑痹，以致病情多变复杂。其主症有关节疼痛重着，局部灼热红肿，膝关节肿大，局部热感，得冷稍舒。关节活动时或有骨鸣，屈伸不利，甚则步履艰难，伴发热、恶风、口渴、烦闷不安。舌质红，苔黄腻，脉滑数，或濡数。

**3. 肝肾亏虚**　主要临床表现为膝部关节疼痛、肿胀，腰膝酸软。甚则膝部屈伸不利，步履艰难。或伴头晕耳鸣。舌暗红，苔薄白而少，脉沉细无力。主要病机为肝肾亏虚，不能养骨柔筋。

**4. 气血不足**　主要临床表现为膝部关节麻木疼痛无力，伴面色淡白无华，少气，动则尤甚。舌质淡，苔薄白，脉细弱。主要病机为气血不足，不能荣养肌肉筋骨。

**5. 瘀血痹阻**　主要临床表现为膝部关节刺痛，固定不移，痛处拒按，局部肿胀可有瘀斑，僵硬，骨鸣，面色黧黑。舌紫暗有瘀点，苔薄，脉沉涩或弦细。本证主要由瘀血阻滞，脉络不通所致。

### 三、辨证诊断

根据临床表现和起病情况，本病中医不难诊断。一般情况，本病多发于体力劳动者、肥胖者、年长者及长期站立工作者，常因感受外邪及劳损外伤而致。另外，关节局部疼痛，伴有沉重、酸软、肿胀、僵硬、骨鸣、屈伸不利等，并部分患者伴有屈伸时摩擦音。实验室检查和影像学有助于诊断。X 线检查可见发病关节的病理改变，实验室主要进行免疫学相关检查，如类风湿因子等。

辨证首先要辨清实证与虚证之不同。外伤或感受外邪而致者多实证；体虚者，肝血不足，肾精亏虚，脾失健运，气血不足而致者，多虚证。实者，多发病急，疼痛及肿胀明显；虚者，多病程长，疼痛程度较轻。若肝肾不足，气血亏虚，复受外邪或外伤者，多属于虚实夹杂之症。其次，要辨清病邪，实证中要辨清风寒湿与风湿热之不同；风寒湿中要辨清风、寒、湿多少之不同。风盛者，则痛处游走不定；寒盛者，则关节局部凉麻疼，疼痛剧烈，畏风寒；湿盛者，关节多肿胀，肢体有沉重感；热盛者，则关节局部有灼热感，口干，便干；瘀血者，可见膝关节处有针刺样疼痛，且固定不移，疼痛剧烈。虚证中要辨清是肝肾不足为主，还是气血不足为主。肝肾不足者，多见腰酸膝软，舌质偏红，苔少；气血不足者，多见乏力、气短，舌质淡。总之，本病病位在膝，与肝、脾、肾关系密切。基本病机是外邪痹阻，气血瘀阻，筋骨失养。有虚证如肝肾亏虚、气血不足证，也有实证如风寒湿热外邪侵袭或虚实夹杂证，临床要根据不同的病性，采用相应的治疗措施。

### 四、治疗方法

由于本病以肝肾亏虚为本，治疗时应兼用补肝肾，强筋骨的药物。病初，邪盛证实者，当祛邪活血通络为原则；久病，邪少正虚者，当滋补肝肾，益气养血，祛瘀通络为原则。《医学心悟》对本病的治疗概括为"治行痹者，散风为主，而以除寒祛湿佐之，大抵参以补血之剂，所谓治风先治血，血行风自灭也。治痛痹者，散寒为主，而以疏风燥湿佐之，大抵参以补火之剂，所谓热则流通，寒则凝塞，通则不痛，痛则不通也。治着痹者，燥湿为主，而以祛风散寒佐之，大抵参以补脾之剂，盖土旺则能胜湿，而气足自无顽麻也"。确属经验之谈，临床当遵循之。

**1. 行痹**　以祛风通络，散寒除湿为法。以《宣明论方》所载防风汤（防风、甘草、当归、杏仁、赤茯苓、肉桂各 30g，秦艽、黄芩、葛根各 9g，麻黄 15g）去杏仁、黄芩，加独活、川牛膝、汉防己、萆薢，以通经活络，祛湿止痛。对于膝关节肿大，苔薄黄，外邪有化热之象者，可寒温并用，以《金匮要略》桂枝芍药知母汤加减。

**2. 痛痹**　以温经散寒，祛风除湿为法。以《金匮要略》所载乌头汤（麻黄、芍药、黄芪、炙甘草各 9g，川乌 6g）加减。临床应用时，加豨莶草、独活，以加强祛风散寒除湿；加当归，以养血活血通络；加蜈蚣，以通络止痛；加鸡血藤、海风藤、透骨草，以祛风宣痹通络；若湿邪亦较盛者，加薏苡仁、萆薢，以祛湿通络。

**3. 着痹**　以除湿通络，祛风除湿为法。以《类证治裁》所载薏苡仁汤（薏苡仁 10g、苍术 10g、羌活 10g、独活 10g、乌头 5g、麻黄 10g、桂枝 6g、当归 10g、川芎 10g、生姜 10g、甘草 10g）加减。关节肿胀者，加汉防己、萆薢，以祛湿通络；肌肤不仁者，加海桐皮、豨莶草，以祛风通络。

**4. 热痹**　以清热利湿，祛风通络为法。以《金匮要略》所载白虎桂枝汤（知母 18g、炙甘草 6g、石膏 30g、粳米 6g、桂枝 9g）加减。可加忍冬藤、青风藤、海风藤等，以加强通络止痛作用。热痹变化多端，若皮肤有红斑者，为热入营分，可加丹皮、生地、赤芍等，以凉血养营。

**5. 肝肾亏虚**　以滋补肝肾，强筋健骨为法。以《备急千金要方》所载独活寄生汤（独活 15g，桑寄生、杜仲、牛膝、细辛、秦艽、茯苓、肉桂心、防风、川芎、人参、甘草、当归、芍药、干地黄各 10g）加减。对疼痛较剧者，可酌加制川乌、制草乌、白花蛇等，以疏风通络，活血止痛；寒邪偏盛者，酌加附子、干姜，以温阳散寒；湿邪偏盛者，去地黄，酌加防己、薏苡仁、苍术，以祛湿消肿；正虚不甚者，可减地黄、人参。

**6. 气血不足**　以益气养血，温阳行痹为法。以《金匮要略》所载黄芪桂枝五物汤（黄芪三两、芍药三两、桂枝三两、生姜六两、大枣十二枚）加减，气虚重者，加人参、白术，以益气健脾；血虚重者，加熟地黄、当归，以养血活血；疼痛者，加青风藤、海风藤、乌梢蛇等，以活络止痛。

**7. 瘀血阻络**　以活血化瘀，通络止痛为法。以《医林改错》所载身痛逐瘀汤（秦艽 3g、川芎 6g、桃仁 9g、红花 9g、甘草 6g、羌活 3g、没药 6g、当归 9g、灵脂 6g、香附 3g、牛膝 9g、地龙 6g）加减。若关节红肿热痛、身体重着、舌苔厚腻等湿热偏重，可于上方中加苍术、黄柏，以清热燥湿；若病久气虚，症见面色㿠白、眩晕耳鸣、心悸气短、动则汗出、语声低微、倦怠乏力等，可于方中加黄芪，以扶正气；若大便干燥，可于方中加熟大黄，既能通腑，又加强活血化瘀之作用；若瘀血之症严重突出，如肌肤青紫或有瘀斑，痛如针刺者，可于方中加入三棱、莪术、土元等，以加强活血破血之功；或有口干者，可加天花粉、生地，以生津止渴；若全身肌肉或关节疼痛剧烈难忍，夜不能寐，可加元胡、乳香、生蒲黄、荜茇等，以加强行气活血止痛的效果；若风湿痹痛较为明显，如疼痛游走不定，肌体沉重、麻木者，可加独活、伸筋草、木瓜、桑枝等，以加强祛风胜湿，通络止痛之作用。

（谢忠礼　张晓艳）

# 第六章　痿证

痿证，在中医学的著作中，亦有称为痿病者。痿证是指由外感或内伤等原因引起的，以精血受损，肌肉筋脉失养为主要病机，临床以肢体弛缓、软弱无力，甚至日久而致肌肉萎缩或瘫痪的一种病证。痿，即指肢体痿弱，肌肉萎缩。凡手足或其他部位的肌肉痿弱无力，弛缓不收者均属痿病范畴。因本病多发生在下肢，故又有"痿躄"之称。

现代医学中的感染性多发性神经炎、运动神经元病、重症肌无力、肌营养不良症等病及外周神经损伤所致的肌萎缩，符合本病症候特征者，可参考本病辨证论治。

## 一、病因病机

本病的病因主要包括外感、内伤两个方面。如《证治准绳·痿》所说："五劳五志六淫尽得，成五脏之热以为痿也。"痿病的发生有如下病机。

### （一）肺热津伤，津液不布

感受温热毒邪，高热不退，或病后余热燔灼，伤津耗气，使肺宣发布散水谷精微的功能失常，不能布散水谷津液以润泽五脏，遂导致四肢肌肉筋脉失养，痿弱不用。此即《素问·痿论》所说"五脏因肺热叶焦，发为痿躄"之谓也。

### （二）湿热浸淫，气血不运

外感湿热之邪，或久居湿地，冒受雨露，感受寒湿之邪，郁而化热，或饮食不节，生冷肥甘太过，损伤脾胃，脾不能运化水湿而内生湿热，若湿热未及清除，濡滞肌肉，浸淫经脉，气血不运，肌肉筋脉失养而发为痿病。此即《素问·生气通天论》所谓"湿热不攘，大筋软短，小筋弛长，软短为拘，弛长为痿"之义。

### （三）脾胃受损，精血不足

脾胃为后天之本，气血生化之源，人体五脏六腑，四肢百骸都赖以脾胃化生之气血的温煦滋养。若素体虚弱，久病成虚，或饮食不节，脾胃受损，脾胃既不能运化水谷以化生气血而精血不足，也不能转输精微，五脏失其润养，筋脉失其温养，故发为痿病。如《医宗必读·痿》所云："阳明者胃也，主纳水谷，化精微以滋养表里，故为五脏六腑之海，而下润宗筋……主束骨而利机关。""阳明虚则血气少，不能润养宗筋，故弛纵，宗筋纵则带脉不能收引，故足痿不用。"

### （四）肝肾亏损，髓枯筋痿

素体肝肾亏虚，或因其他原因损伤肝肾之精，使精损难复，或因劳役太过而致肝肾亏损，或五志失调，火起于内，耗灼精血，均可致肝肾亏损。肝血不足，肾精亏虚，肝不主筋，肾不主骨，髓枯筋痿，肌肉也随之不用，发为痿病。另外，也有因实致虚者，如湿热留滞不化，下注于肝肾，久则亦能损伤，导致筋骨失养。《脾胃论·脾胃虚弱随时为病随病制方》："夫痿者，湿热乘肾肝也，当急去之，不然则下焦元气竭尽而成软瘫"，即指这种情况。

## 二、临床表现

本病以筋脉弛缓，肢体肌肉软弱无力，不能随意活动，甚至肌肉萎缩或瘫痪为主要症候特征。但因为具体症候不同，临床表现各异。有急性起病，进行性加重者；有缓慢发病者；也有时轻时重，周期性发作者；有疲劳后发病者，有睡卧后发作者。有以女性多见，有以男性为主者。一般以下肢发病多见，也有见于上肢、肩背者，有影响窍隧，难于张口、睁目者，甚至瘫痪于床者。有以肢体近端肌肉弱于远端者，或以肢体远端肌肉弱于近端者。初则仅为肌肉软弱无力，久则肌肉萎缩不用。

### （一）肺热津伤型

肺热津伤型病起发热之时，或热退后突然肢体软弱无力，皮肤枯燥，心烦口渴，咽干咳呛少痰，小便短少，大便秘结，舌红苔黄，脉细数。本型相当于现代医学中枢神经系统感染并发软瘫。

### （三）湿热浸淫型

湿热浸淫型起病急，证见四肢痿软，肢体困重，或微肿麻木，尤多见于下肢，或足胫热蒸，或发热，胸脘痞闷，小便赤涩；舌红苔黄腻，脉细数而濡。本型相当于现代医学中多发性神经炎。

### （四）脾胃亏虚型

脾胃亏虚型起病缓，证见肢体痿软无力日重，或见眼睑肌肉松弛，伴食少纳呆，腹胀便溏，面浮不华，神疲乏力，舌淡，舌体胖大，苔薄白，脉沉细或沉弱。本型多见于现代医学中重症肌无力和运动神经元病等。

### （五）肝肾亏损型

肝肾亏损型起病缓慢，四肢痿弱无力，腰脊酸软，不能久立，或伴眩晕、耳鸣、遗精早泄，或月经不调，甚至步履全废，腿胫大肉渐脱，舌红少苔，脉沉细数。本型多见于现代医学中运动神经元病。

## 三、辨证诊断

根据本病的临床表现和发病特点，诊断并不困难。本病在具体诊断中要注意：①本病以下肢或上肢、一侧或双侧肢体筋脉弛缓，痿软无力，甚至肌肉萎缩、瘫痪为主症。②本病发病有两种情况，即缓慢起病，或急性发作。③具有感受外邪与内伤积损的病因，或有反复发作的病史。④结合现代医学神经系统检查，见肌力降低，肌萎缩，或肌电图、肌活检与酶学检查，符合神经、肌肉系统相关疾病诊断者。根据以上几个方面，即可做出诊断。

本病在辨证过程中，要注意辨虚实和辨脏腑。①辨虚实：凡起病急，发展较快，肢体力弱，或拘急麻木，肌肉萎缩尚不明显，属实证；而起病缓慢，渐进加重，病程长，肢体弛缓，肌肉萎缩明显者，多属虚证。②辨脏腑：发生于热病过程中，或热病之后，伴咽干咳嗽，病变在肺；若面色萎黄不华，食少便溏者，病变在脾胃；起病缓慢，腰脊酸软，遗精耳鸣，月经不调，病变在肝肾。

在具体辨证诊断中，要和下列疾病引起的相似情况作鉴别。①与痹病：久病痹病，也有肌肉消瘦者，与本病相似，均有关节、肢体疼痛，与痿病力弱不痛有根本的区别。②与风痱：风痱以步履不正，手足笨拙，动作不准，废而不用为主症，常伴有舌体病变，言语不利；而痿病则以力弱，肌肉萎缩为主症，两者有所区别。两者均可隐袭起病，病久也可痿痱并病。

## 四、治疗方法

### （一）经络收放疗法治疗

**处方**：金穴（膻中），水穴（中脘），土穴（足三里），土穴（梁丘），土穴（伏兔），木穴（下廉），土穴（阳陵泉），水穴（阴陵泉），火穴（解溪），土穴（冲阳），水穴（申脉），木穴（悬钟），土穴（委中），金穴（左殷门），木穴（右殷门），木穴（右环跳），金穴（左环跳），水穴（中枢），木穴（至阳），金穴（复溜），木穴（照海）。

**定位**：膻中属任脉，位于两乳头连线与前正中线的交点处。中脘属任脉，在脐与胸剑联合连线的中点处。足三里属足阳明胃经，在犊鼻穴下 3 寸，胫骨前嵴外一横指处。土穴梁丘，属足阳明胃经，当屈膝时，在髂前上棘与髌骨外上缘连线上，髌骨外上缘上 2 寸。伏兔属足阳明胃经，在髂前上棘与髌骨外上缘连线上，髌骨外上缘上 6 寸。下廉属手阳明大肠经，在阳溪穴与曲池穴连线上，肘横纹下 4 寸处。阳陵泉属足少阳胆经，在腓骨小头前下方凹陷中。水穴阴陵泉，属足太阴脾经，位于胫骨内侧髁下方凹陷处。火穴解溪，属足阳明胃经，位于足背踝关节横纹中央凹陷处，当拇长伸肌腱与趾长伸肌腱之间。冲阳属足阳明胃经，在足背最高处，当拇长伸肌腱和趾长伸肌腱之间，足背动脉搏动处。申脉属足太阳膀胱经，位于外踝直下方凹陷中。悬钟又名绝谷，属足少阳胆经，位于外踝高点上 3 寸，腓骨后缘。委中属足太阳膀胱经，位于腘横纹中点，当股二头肌腱与半腱肌肌腱的中间。殷门属足太阳膀胱经，位于承扶穴与委中穴的连线上，承扶穴下 6 寸。环跳属足少阳胆经，侧卧屈股，当股骨大转子高点与骶管裂孔连线的外 1/3 与内 2/3 交界处。中枢属督脉，位于后正中线上，第 10 胸椎棘突下凹陷中。至阳属督脉，位于后正中线上，第 7 胸椎棘突下凹陷中。复溜属足少阴肾经，在太溪穴上 2 寸，当跟腱的前缘。照海属足少阴肾经，位于内踝高点正下缘凹陷处。

**方义**：金穴膻中、水穴中脘，同属任脉，膻中为心包募穴和八会穴之气会，中脘为胃之募穴和八会穴之腑会，此二穴，可调节任脉经气，任脉为阴脉之海，故具有养阴益气，调和六腑之功；土穴足三里、土穴梁丘、土穴伏兔、火穴解溪、土穴冲阳，同属足阳明胃经，且足三里为足阳明胃经合穴和胃之下合穴，梁丘为足阳明胃经郄穴，伏兔可治下肢痿痹，解溪为足阳明胃经经穴，主治下肢痿痹，垂足等病，冲阳为足阳明胃经原穴，主治足痿无力，以上诸穴可调节足阳明经气，振奋后天脾胃气血生化之源，共治下肢萎软无力，亦体现了治痿独取阳明之义；木穴下廉，属手阳明大肠经，可疏通大肠经气，亦体现了治痿独取阳明之义；土穴阳陵泉、木穴悬钟、右木左金穴环跳，以上三穴同属足少阳胆经，且阳陵泉为足少阳胆经合穴、胆之下合穴、八会穴之筋会，主治膝肿痛，下肢痿痹麻木等，悬钟为八会穴之髓会，主治下肢痿痹，环跳主治腰胯疼痛，下肢痿痹，半身不遂等，由于足少阳胆主枢机，以上三穴可通胆经之气，调理气机而治疗下肢萎弱不用；水穴阴陵泉，属足太阴脾经，为足太阴脾经合穴，本穴与阳明经穴相配，促进脾胃气血生化之源；水穴申脉、土穴委中、左金右木穴殷门，属足太阳膀胱经，申脉为八脉交会穴，通于阳跷脉。委中为足太阳膀胱经合穴、膀胱下合穴，主治下肢痿痹，殷门主治腰痛，下肢痿痹，以上三穴同用，疏通太阳膀胱经气以治下肢痿痹；水穴中枢和木穴至阳同属督脉，督脉为阳脉之海，总督一身阳气，与任脉经穴相配，调理脏腑阴阳，可补肝肾之阴，温肾中之阳，而肝主筋，肾者骨，以收治疗萎痹之功；金穴复溜和木穴照海，同属足少阴肾经，照海为八脉交会穴，通于阴跷脉，二穴补肾中阴阳，疏通足少阴肾经，从而治疗腰脊强痛，下肢痿痹等。以上诸穴木、火、土、金、水五行相配，相互滋生，又相互制约，共同起到治疗痿痹的作用。

**操作要点：**金穴膻中、金穴复溜、金穴左殷门、金穴左环跳、火穴解溪，以上诸穴性质属金、属火，为收穴，施以补法；木穴下廉、木穴悬钟、木穴右殷门、木穴右环跳、木穴至阳、木穴照海、水穴中脘、水穴阴陵泉、水穴申脉、水穴中枢，以上诸穴性质属木、属水，为放穴，施以泻法；土穴足三里、土穴梁丘、土穴伏兔、土穴阳陵泉、土穴冲阳、土穴委中，性质属土，为生长之穴，施以平补平泻法。

**操作方法：**对于土穴足三里、土穴梁丘、土穴伏兔、土穴阳陵泉、土穴冲阳、土穴委中，以左转三圈、右转三圈为法，力度均匀，既不上顶，也不下压，即为平补平泻；对金穴膻中，金穴复溜、金穴左殷门、金穴左环跳、火穴解溪，以顺时针方向上顶轻按为法，即为补；对木穴下廉、木穴悬钟、木穴右殷门、木穴右环跳、木穴至阳、木穴照海、水穴中脘、水穴阴陵泉、水穴申脉、水穴中枢，以逆时针方向向下重按为法，即为泻。

另外，对于本病患者亦可进行收放血气的方法治疗。具体方法如下。

（1）收放骨血：对于男性患者，在踝关节外踝下和内踝下重按3下为收骨血，轻按4下为放骨血。对于女性患者，在踝关节外踝下和内踝下轻按3下为收骨血，重按4下为放骨血。

（2）收放筋血：对于男性患者，在跟腱两侧重按2下为收筋血，轻按4下为放筋血。对于女性患者，在跟腱两侧轻按2下为收筋血，重按4下为放筋血。

**（二）中药辨证论治**

中药辨证论治中，应遵循的治疗原则如下。

**1. 治痿独取阳明**　指治痿病应重视调理脾胃，因脾胃为后天之本，肺之津液来源于脾胃，肝肾的精血来源于脾胃的生化，只有脾胃健运，津液精血生化有源，才能充养肢体筋脉，有助于痿病的康复。所谓调理，不只属于补益，脾胃虚弱者固当健脾益胃；而脾胃为湿热所困者，又当清胃火去湿热；皆属治痿取阳明证之法。

**2. 应用泻南补北法** 南方属火，北方属水，即指治疗痿病应重视滋阴清热，因肝肾精血不足，不能濡养筋脉，且阴虚则火旺，火旺则阴更亏，故滋阴可充养精血以润养筋骨，且滋阴有助降火；外感热毒，当清热解毒，火清热去则不再灼阴耗精，有存阴保津之效。若属虚火当滋阴以降火；若属湿热则当清热化湿。

**3. 重视治疗兼夹证** 在调理脾胃、滋阴清热的基础上，对痿病的兼夹证要予以兼顾治疗，视其所夹湿热、痰湿、瘀血、积滞等，分别治以清湿热、化痰浊、祛瘀血、消积滞或清郁热等，辨证论治，才能收效。

**4. 慎用风药的原则** 因治风之剂，皆为发散风邪，开通腠理之药，有干燥伤阴之弊，若误用之，可使阴虚血燥，津液不足，遂酿成坏病。至于因七情六欲太过而成痿者，必以调理气机为法，盖气机改善，百脉皆通，其病可愈。即所谓"气血流通即是补"的道理。

本病治疗的具体方法是：肺热津伤者，宜清热润肺，濡养筋脉，用清燥救肺汤（霜桑叶三钱、石膏两钱五分、甘草一钱、胡麻仁一钱、人参七分、阿胶八分、麦门冬一钱二分、杏仁七分、枇杷叶一片）加减；湿热浸淫者，宜清热利湿，通利筋脉，可用加味二妙散（炒苍术一两、炒黄柏二两、炒龟板二两、萆薢二两、炒知母二两），临证还可加入通草、薏苡仁、木瓜、川牛膝等以利湿通络；脾胃亏虚者，宜健脾益气，可用参苓白术散（莲子肉、薏苡仁、砂仁、桔梗各一斤，姜汁白扁豆一斤半，白茯苓、人参、甘草、白术、山药各二斤。为细末，每服二钱，枣汤调下）加味，临证还可改为汤剂，加温阳活血之品；肝肾亏损者，宜补益肝肾，滋阴清热，可用虎潜丸［酒炒黄柏240g、酒炙龟板120g、酒炒知母60g、生地黄60g、陈皮60g、白芍60g、锁阳45g、炙虎骨（狗骨代）30g、干姜15g，为丸］加减。

### （三）传统针灸疗法

针灸疗法以取阳明经穴为主。上肢多取手阳明，下肢多取足阳明。属肺热及湿热者，单针不灸用泻法；肝肾阴亏者，针用补法。

**处方**：上肢穴位取肩髃、曲池、合谷、阳溪；下肢穴位取髀关、梁丘、足三里、解溪。兼有发热、咳嗽、口渴、尿黄、舌红苔黄、脉细数等肺热症候者，加肺俞、尺泽；兼有身重、小便混浊、胸闷或两足发热、得冷则舒、舌苔黄腻、脉濡数等湿热症候者，加阴陵泉、脾俞；兼有腰脊酸软、遗精早泄头晕目眩、脉细数、舌红等肝肾两亏症候者，加肝俞、肾俞、悬钟、阳陵泉；发热者，加大椎。

### （四）推拿疗法

推拿疗法可取中府、云门、膻中、中脘、气海、关元、肺俞、肝俞、胆俞、脾俞、胃俞、肾俞、命门、曲池、尺泽、手三里、外关、列缺、合谷、阳陵泉、解溪、环跳、承扶、风市、委中、承山穴。主要用一指禅推法、按揉法、平推法、擦法、拿法、捻法等手法。亦可与经络收放疗法配合应用。

（卫向龙　谢忠礼）

# 第七章　眩晕

　　眩晕是目眩和头晕的总称，临床以眼花、视物不清和昏暗发黑为眩；以感觉自身或外界物体运动或旋转不能站立为晕，因两者常并见，故统称为"眩晕"。本病轻者闭目即止，重者如坐车船，旋转不定，不能站立，或伴有恶心、呕吐、汗出，甚则昏倒等症状。

　　中医学对本病的病因病机及诊疗的认识，在我国历代的医籍多有论述。眩晕最早记载见于《内经》，称为"眩冒""眩"。如《灵枢·海论》篇说"髓海不足，则脑转耳鸣，胫酸眩冒，目无所见，懈怠安卧"。《素问·至真要大论》有"诸风掉眩，皆属于肝"的记载。金代刘完素在《素问·玄机原病式·五运主病》中给"眩"下的定义是"眩，昏乱眩运也"。元代朱震亨在《丹溪心法·头眩》中对眩晕的症状描述为"眩者，言其黑运旋转，其状目闭眼暗，身转耳聋，如立舟车之上，起则欲倒"。历代医家对其病因的论述不外虚实两端，虚者为气血亏虚或肾精不足；实者为风、火、痰、瘀扰乱清空。

　　现代医学中眩晕是临床常见症状，可见于多种疾病。如梅尼埃病、迷路炎、脑动脉粥样硬化、椎基底动脉供血不足、低血压、高血压、贫血等，对上述疾病以眩晕为主症的，根据中医辨证论治的原则，采取辨病与辨证相结合的诊疗，也有较好的疗效。

## 一、病因病机

　　眩晕的病因主要有情志不遂、饮食不节、体虚肾亏等。其病理变化有虚实两端，虚者为气血亏虚或肾精不足；实者为风、火、痰、瘀扰乱清空。本病病位在于头窍，其病变与肝、脾、肾三脏功能失调密切相关。综合历代医家论述，结合近代认识，眩晕的病因病机可以归纳为以下几个方面。

### （一）肝阳上亢

　　早在《内经》中就认为本病的发生属肝所主。如《素问·至真要大论》："诸风掉眩，皆属于肝。"肝为风木之脏，主升发而喜条达，体阴而用阳。肝主情志，若长期忧郁，肝失条达，肝气郁结，气郁化火，风火上扰；或暴怒伤肝，升发太过，上扰清窍，均可发为眩晕。素体阳盛之人，阴阳平衡失其常度，肝肾之阴常亏，不能养肝，以至阴不维阳，肝阳上亢，风阳扰动头目，发为眩晕。正如《临证指南医案·眩晕》："经云诸风掉眩，皆属于肝，头为六阳之首，耳目口鼻皆系清空之窍，所患眩晕者，非外来之邪，乃肝胆之风阳上冒耳。"

### （二）气血亏虚

头为诸阳之会，属于清窍，有赖清气的灌注，气血的滋养，以发挥正常的功能。若久病不愈，耗伤气血；或失血之后，虚而不复；或先天不足、年老体衰、饮食不节损伤脾胃，导致脾胃虚弱，不能健运水谷以生化气血，以致气血两虚。气虚则清气不升，血虚则清窍失养，发为眩晕。正如《灵枢·口问》篇说："上气不足，脑为之不满，耳为之苦鸣，头为之苦倾，目为之眩。"《灵枢·卫气》亦云："上虚则眩。"《景岳全书·眩晕》："原病之由，有气虚者，乃清气不能上升，或汗多亡阳而致，当升阳补气；有血虚者，乃因亡血过多，阳无所附而然，当益阴补血，此皆不足之证也。"说明气血亏虚是造成眩晕的重要原因。

### （三）肾精不足

脑为髓海，髓海不足则脑转耳鸣、胫酸眩冒。而肾为先天之本，主藏精生髓，髓充于骨而汇于脑。若先天不足，肾精不充；或年老体衰，肾精亏虚；或久病体虚，损伤肾精；或房劳过度，肾精亏耗，均可导致肾的藏精生髓功能发生障碍，以致髓海空虚，发生眩晕。如《灵枢·海论》篇云："髓海不足，则脑转耳鸣，胫酸眩冒，目无所见，懈怠安卧。"

### （四）痰湿中阻

饮食不节、嗜酒肥甘、忧思劳倦，伤于脾胃，脾胃健运失司，以致水津不能运化，水湿内停，聚湿生痰，痰浊中阻，则清阳不升，浊阴不降，清空之窍受其蒙蔽，失其所养，发为眩晕。《金匮要略·痰饮咳嗽病脉证并治》："心下有支饮，其人苦冒眩。"《丹溪心法·头眩》也说："此证属痰者多，盖无痰不能作眩也。"指出痰为导致眩晕的重要原因，提出"治痰为先"的主张。

### （五）瘀血阻窍

头脑外伤，脑络瘀阻，闭塞不通；或跌仆坠损，瘀血停留，阻滞经脉，气血运行不畅而致不能上荣于头目；或瘀停胸中，迷闭心窍，心神不定，亦可发生眩晕。《医灯续焰》："眩晕者，多属诸风，又不独一风也，有因于火者，有因于痰者，有因于死血者。"《医学正传·卷四·眩运》："外有因坠损而眩运者，胸中有死血迷闭心窍而然。"

## 二、临床表现

本病的临床表现为常见典型的眩晕症状，感觉自身旋转或视物旋转，头晕目眩，轻者闭目即止，重者如坐车船，旋转不定，甚则仆倒。严重者还可伴有头痛、项强、恶心呕吐、耳鸣耳聋、汗出、面色苍白等症状。病情常慢性起病，逐渐加重，或急性起病，或反复发作。临床具体可分为五种症候。

## 三、辨证诊断

### （一）辨证分型

眩晕的中医诊断主要是根据其临床症状来确定的。根据眩晕发生的病因及临床表现，可以归纳为五个证型。

**1. 肝阳上亢型**　临床表现为眩晕耳鸣，头痛且胀，每因烦劳或恼怒而头晕、头痛加剧，甚则仆倒，面色潮红，急躁易怒，失眠多梦，或手足震颤，舌红，苔黄，脉弦或弦数。

**2. 气血亏虚型** 临床表现为眩晕，动则加剧，劳累即发，伴神疲乏力，气短懒言，动则汗出，面色㿠白，食欲不振，口唇爪甲淡白，心悸少寐，舌淡，苔薄白，脉细弱。

**3. 痰湿中阻型** 临床表现为眩晕，头重昏蒙，或伴视物旋转，胸闷不舒，泛恶或呕吐痰涎，肢体困倦，纳呆，苔白腻，脉濡滑。

**4. 肾精不足型** 临床表现为眩晕日久不愈，精神萎靡，腰膝酸软，五心烦热，少寐多梦，耳鸣健忘，舌红，苔少，脉细数；或遗精滑泄，耳鸣齿摇，面色㿠白，形寒肢冷，舌淡、苔白，脉弱。其中，前者偏于肾阴虚，后者偏于肾阳虚。

**5. 瘀血阻窍型** 临床表现为眩晕头痛，兼见健忘，失眠，心悸，精神不振，耳鸣耳聋，面唇紫暗，舌瘀点或瘀斑，脉弦涩或细涩。

临床可以借助现代的一些辅助检查，进一步明确病因，做到辨病与辨证相结合。如测血压、查心电图、检查眼底、肾功能等，有助于明确诊断高血压病、高血压危象及低血压。查血常规及血液系统检验有助于诊断贫血。查 X 线片、CT、多普勒、MRI等有助于诊断椎基底动脉供血不足、颈椎病、脑动脉硬化等病。检查电测听、脑干诱发电位等有助于诊断梅尼埃综合征。

**（二）鉴别诊断**

在临床具体诊断时，要注意和下列疾病作鉴别。

**1. 与中风鉴别** 眩晕的临床表现为头晕目眩，视物旋转，轻者闭目即止，重者如坐舟车，不能站立，甚则仆倒。中风以猝然昏仆，不省人事，伴有口舌歪斜，半身不遂，失语或不经昏仆，以口舌歪斜和半身不遂为特征。中风昏仆与眩晕之仆倒相似，眩晕之甚者亦可仆倒，且有部分眩晕为中风先兆，但眩晕患者无半身不遂、昏仆不省人事、口舌歪斜及舌强语塞等表现。

**2. 与厥证鉴别** 厥证以突然昏仆，不省人事或伴有四肢厥冷为特点，发作后一般在短时间逐渐苏醒，醒后无偏瘫、失语、口舌歪斜等后遗症，严重者也可一蹶不复而死亡。眩晕发作重者也有欲仆或眩晕仆倒表现，与厥证相似，但一般无昏迷不省人事的表现。

**3. 与痫证鉴别** 痫证以突然仆倒，昏不知人，口吐涎沫，两目上视，四肢抽搐或发出猪羊叫声，移时苏醒，醒后一如常人为特点。痫病昏仆与眩晕甚者之仆倒相似，且其发前多有头晕、乏力、胸闷等先兆，病变日久常有神疲乏力，眩晕时作等症状表现，故应与眩晕相鉴别。其要点为痫病昏仆必有昏迷不省人事，且伴口吐涎沫、两目上视、抽搐、发出猪羊叫声等症状。

**4. 与头痛鉴别** 眩晕和头痛可单独出现，亦可同时互见，二者对比，头痛病因有外感、内伤两个方面，眩晕则以内伤为主；在辨证方面头痛偏于实证者为多，而眩晕则以虚证为主。如头晕伴有头痛，可参考头痛证治。

以上鉴别的详细内容可参考阅读中医内科学相关专著。

## 四、治疗方法

### （一）经络收放疗法治疗

**1. 肝阳上亢型**  治法为平肝潜阳，滋养肝肾。

**处方**：土穴（合谷），土穴（曲池），土穴（印堂），土穴（百会），土穴（神门），土穴（太冲），水穴（肝俞），金穴（左肾俞），木穴（右肾俞）。

**定位**：合谷在手背第1、第2掌骨之间，约平第2掌骨中点处。简便取穴时，以一手的拇指指骨关节横纹，放在另一手拇、示趾之间的指蹼缘上，当拇指尖下是穴，为手阳明大肠经原穴。曲池位于屈肘成直角时，肘横纹外端与肱骨外上髁连线的中点，为手阳明大肠经穴。印堂为经外奇穴，位于两眉头连线的中点。百会为督脉之穴，位于头顶正中。神门在腕横纹尺侧端，尺侧腕屈肌腱的桡侧凹陷处，为手少阴心经输穴和原穴。太冲为足厥阴肝经穴，位于足背第1、第2跖骨结合部之前的凹陷中，为肝之原穴。肝俞，属足太阳膀胱经穴，位于第9胸椎棘突下，旁开1.5寸处。肾俞为足太阳膀胱经穴，位于第2腰椎棘突下，旁开1.5寸处。

**方义**：土穴合谷，为手阳明大肠经原穴，主治面口疾病，可疏通手阳明大肠经气而止眩晕；土穴曲池，为手阳明大肠经合穴，可疏通大肠经气，具有降压作用，而用于高血压眩晕；土穴印堂，为经外奇穴，主治头痛、眩晕，可清利头目；土穴百会，为督脉之穴，可升发阳气，主治眩晕；土穴神门，为手少阴心经输穴和原穴，具有疏通少阴心经经气作用，可治高血压；土穴太冲，为足厥阴肝经穴，可平肝潜阳，主治头痛、眩晕等症，为肝之原穴，是肝经五输穴之一；水穴肝俞，属足太阳膀胱经穴，为肝之背俞穴，既可疏通足太阳经气，又能滋肝阴，潜肝阳而治眩晕；左金右木肾俞，为足太阳膀胱经穴，为肾之背俞穴，既可疏通足太阳经气，又可滋肾阴以滋水涵木。以上诸穴五行相配，五脏相生，共起平肝潜阳，滋养肝肾之功。

**操作要点**：土穴合谷、土穴曲池、土穴印堂、土穴百会、土穴神门、土穴太冲，以上诸穴性质属土，故用平补平泻法以泻热清心，平降肝阳；水穴肝俞，木穴右肾俞，两穴性质属水、属木，故用泻法，以平肝潜阳，兼滋肝肾之阴；金左肾俞，性质属金，故用补法，以滋补肾阴，滋水涵木。

**操作方法**：土穴合谷、土穴曲池、土穴印堂、土穴百会、土穴神门、土穴太冲，以左转三圈、右转三圈为法，力度均匀，既不上顶，也不下压，即为平补平泻；对金左肾俞，以顺时针方向上顶轻按为法，即为补；对水穴肝俞、木穴右肾俞，以逆时针方向向下重按为法，即为泻。

**2. 气血亏虚型**  治法为补益气血。

**处方**：土穴（百会），木穴（气海），火穴（关元），土穴（足三里），木穴（血海），土穴（曲池），水穴（大椎），火穴（脾俞），金穴（左肾俞），木穴（右肾俞），水穴（命门）。

**定位**：百会、曲池、肾俞三穴定位参见肝阳上亢型眩晕定位。气海属任脉，前正中线上，脐下1.5寸，为肓之原穴。关元属任脉，前正中线上，脐下3寸，为小肠募穴。足三里属足阳明胃经，犊鼻穴下3寸，胫骨前嵴外一横指处，为足阳明经合穴和胃之下合穴。血海属足太阴脾经，屈膝时，在髌骨内上缘上 2 寸，当股四头肌内侧头的隆起处。简便取穴法，患者屈膝，医者以左手掌心按于患者右膝髌骨上缘，示趾、中指、无名指、小指向上伸直，拇指约呈 45°斜置，拇指尖下是穴，对侧取法仿此。大椎属督脉，在后正中线上，第 7 颈椎棘突下凹陷中。脾俞属足太阳膀胱经，位于第 11 胸椎棘突下，旁开 1.5 寸处，为脾之背俞穴。命门属督脉，位于后正中线上，第 2 腰椎棘突下凹陷中。

**方义：**土穴百会，为督脉之穴，可升发阳气，使气血上荣于头；土穴曲池，可调节手阳明经气；左金右木穴肾俞，可疏通足太阳经气，滋肾中之精；木穴气海，属任脉，为肓之原穴，可补气生血；火穴关元，属任脉，为小肠募穴，既可补任脉之气，又可助气血生化之源；土穴足三里，属足阳明胃经，为足阳明经合穴和胃之下合穴，是强壮要穴，可助气血生化之源；木穴血海，属足太阴脾经，可补脾养血；水穴大椎，属督脉，可温通督脉阳气；火穴脾俞，属足太阳膀胱经，为脾之背俞穴，可滋助脾胃而生气血；水穴命门，属督脉，可温命门之火。以上诸穴，五行相配，生克制化，共起温肾健脾益气养血之功。

**操作要点：**土穴百会、土穴足三里、土穴曲池，以上诸穴性质属土，故用平补平泻法以益气生血；木穴气海、木穴血海、木穴右肾俞、水穴大椎、水穴命门，以上穴位性质属水、属木，故用泻法以流通血气；火穴关元、火穴脾俞、金穴左肾俞，以上诸穴性质属金、属火，故用补法以滋补气血。

**操作方法：**土穴百会、土穴足三里、土穴曲池，以左转三圈、右转三圈为法，力度均匀，既不上顶，也不下压，即为平补平泻；对火穴关元、火穴脾俞、金穴左肾俞，以顺时针方向上顶轻按为法，即为补；对木穴气海、木穴血海、木穴右肾俞、水穴大椎、水穴命门，以逆时针方向向下重按为法，即为泻。

**3. 痰湿中阻型** 治法为化湿祛痰，健脾和胃。

**处方：**土穴（百会），水穴（头维），水穴（中脘），土穴（足三里），金穴（商丘）。

**定位：**百会、足三里两穴定位参见肝阳上亢型和气血亏虚型定位。头维属足阳明胃经，当额角发际上 0.5 寸，头正中线旁 4.5 寸。中脘属任脉，在前正中线上，脐上 4 寸，或脐与胸剑联合连线的中点处，为胃之募穴、八会穴之腑会。商丘属足太阴脾经，位于内踝前下方凹陷中，当舟骨结节与内踝尖连线的中点处，为足太阴脾经经穴。

**方义：**土穴百会，属督脉，可化痰醒神；土穴足三里，属足阳明胃经，可益气健脾，化痰除湿；水穴头维，属足阳明胃经，主治头痛眩晕；水穴中脘，属任脉，为胃之募穴、八会穴之腑会，可健中除湿；金穴商丘，属足太阴脾经，为足太阴脾经经穴，可健脾除湿。以上五穴，土水金相配，可健脾除湿、化痰止眩。

**操作要点：**土穴百会、土穴足三里，性质属土，故用平补平泻法以健脾化痰除湿；水穴头维、水穴中脘，性质属水，故用泻法，以化痰除湿，健运中焦脾胃；金穴商丘，性质属金，故用补法以健脾除湿。

**操作方法：**土穴百会、土穴足三里，以左转三圈、右转三圈为法，力度均匀，既不上顶，也不下压，即为平补平泻；对金穴商丘，以顺时针方向上顶轻按为法，即为补；对水穴头维、水穴中脘，以逆时针方向向下重按为法，即为泻。

### （二）传统针灸治疗

针灸治疗在眩晕急性发病时可以起到快速缓解症状的效果。在慢性期，配合其他治疗方法，有缩短疗程、巩固疗效及防止反复的作用。

肝阳上亢型以肝胆两经取穴为主，常用肝俞、风池、太冲、行间、侠溪，因常伴有肾阴不足，常加用肾俞、三阴交等穴。气血亏虚型常用脾俞、肾俞、气海、关元、百会、足三里等。痰浊中阻型常用脾俞、足三里、中脘、丰隆、内关、阳陵泉等。肾精不足常用肾俞、三阴交、太溪、阴谷、关元、百会等。瘀血阻窍可选用合谷、行间、百会、头维、后顶等。

耳针治疗，选肾上腺、皮质下、额。肝阳上亢型加肝、胆；痰湿中阻者加脾；气血两虚者加脾、胃；肾精亏虚者加肾、脑。头针可选顶中线施针。

### （三）药物治疗

药物治疗是临床治疗眩晕的主要方法之一，在临证时应详加辨证，确立正确的证型，以辨证用药。

**1. 肝阳上亢型**  应治以平肝潜阳，清火熄风，方用天麻钩藤饮加减。如肝火过旺可加龙胆草、丹皮等；如肝肾阴虚较甚可加用枸杞、生地、麦冬等；如目赤便秘可加用当归龙荟丸；若有手足麻木或震颤等动风之势加用龙骨、牡蛎、珍珠母等。

**2. 气血亏虚型**  应治以补益气血，调养心脾，方用归脾汤加减。如血虚甚可加用熟地、阿胶等；若中气不足，清阳不升可合用补中益气汤；若脾虚湿盛可加用薏苡仁、泽泻等。

**3. 痰湿中阻型**  应治以燥湿祛痰、健脾和胃，方用半夏白术天麻汤加减。若眩晕较甚，呕吐频作，可加用代赭石、竹茹、生姜等；若脘闷纳呆，可加砂仁、白蔻仁等；若耳鸣重听可加郁金、菖蒲、葱白等；若痰郁化火出现头痛头胀、口苦心烦、渴不欲饮，可用黄连温胆汤。

**4. 肾精不足型**  偏阴虚者，治以补肾滋阴，用左归丸。阴虚内热者可加炙鳖甲、知母、黄柏、地骨皮等；若肾失封藏，遗精滑泄可加芡实、桑螵蛸等；偏阳虚者，治以补肾助阳，用右归丸。若兼见下肢浮肿、尿少，可加用桂枝、茯苓、泽泻温肾利水。

**5. 瘀血阻窍型**  应治以去瘀生新、活血通窍，方用通窍活血汤。若兼见神疲乏力、少气自汗者，可加用黄芪、党参益气行血；若见畏寒肢冷、感寒甚者可加附子、桂枝温经活血；若天气变化加重，或当风而发，可重用川芎，加防风、白芷、荆芥穗、天麻等理气祛风之品。

（杨小红）

# 第八章　高血压病

高血压病是以体循环动脉压增高为主要表现的临床综合征，是最常见的心血管疾病。临床见体循环动脉收缩压和（或）舒张压持续升高，反复多次测定收缩压≥140mmHg和（或）舒张压≥90mmHg即可诊断为高血压。高血压病分为原发性和继发性两大类。

高血压病为西医病名，从其临床症状看，可归属于中医学的"眩晕""头痛"等疾病范畴。临床常见头晕、头痛、耳鸣、目眩、面红、目赤、失眠、健忘，甚或眩晕欲仆、头痛如掣、语言不利、步履不稳等。原发性高血压可参照本节辨证施治，继发性高血压应针对原发疾病进行治疗。

## 一、病因病机

本病发生的病因复杂，可因情志刺激、五志过极、忧郁恼怒、思虑过度、持续性精神紧张；或者饮食不节、过食辛辣肥厚、嗜好烟酒；或者劳欲过度、年高体衰肾虚等多种因素相互作用所导致。发病之后，由于素体因素及原始病因不同，可表现出多种病理变化，但归纳起来，无外虚实两端。偏于实者，多以肝火炽盛、肝阳上亢为主要证型，其病机多由素体阳盛，忧思恼怒过度，导致脏腑功能失调，肝失疏泄，出现化火生风，伤阴耗血，可见阳盛于上，阴伤于下；偏于虚者，多以阴虚阳亢、阴阳两虚为主要证型，其病机多因素体肾亏精虚，肾阴虚无力潜阳，阳亢于上，或者阴虚及阳，致阴阳俱虚，虚阳上逆。同时，肾阳虚日久，损及脾阳，水液运化失职，导致痰浊、水湿泛滥，形成虚实夹杂，本虚标实之证。故本病实为虚实夹杂，本虚标实。病变累及肝、肾、心、脾，主要责之于肝、肾。

## 二、临床表现

血压升高为本病最主要的临床表现，即收缩压≥140mmHg和（或）舒张压≥90mmHg，常伴有头晕、头痛、耳鸣、目眩、面红、目赤、失眠、健忘，甚或眩晕欲仆、头痛如掣、语言不利、步履不稳等表现。临床根据具体症状不同，可分为五种症候类型。

## 三、辨证诊断

根据高血压患者的病史及临床表现，可将其归纳为以下类型。

### （一）肝阳上亢型

肝阳上亢型多见于高血压初期，临床表现为头晕头痛，每因烦劳或恼怒而头晕、头痛加剧，面色潮红，急躁易怒，失眠多梦，舌红，苔黄，脉弦。

### （二）肝肾阴虚型

肝肾阴虚型素体阴虚或阳盛日久耗伤阴精，临床表现为眩晕耳鸣，腰膝酸软，五心烦热，少寐多梦，肢体麻木，舌质暗红，苔薄少，脉细弦。

### （三）阴阳两虚型

阴阳两虚型为肝肾阴虚日久，阴损及阳，导致心脾肾阳虚，临床表现为头昏眼花，神疲气短，倦怠乏力，腰膝酸软，心悸、自汗、肢冷，夜尿多，舌淡，苔白腻，脉沉细。

### （四）痰湿中阻型

痰湿中阻型为肝旺日久，木邪克土，致脾失健运，痰湿内生，阻于中焦，临床表现为头晕头重，胸脘满闷，恶心欲呕，心悸时作，肢体麻木，食少纳差，舌淡红，苔白腻，脉沉缓。

### （五）气血瘀滞型

高血压病变日久，出现络脉瘀阻，临床表现为头晕头痛、胸胁刺痛，肢体麻木，活动失灵，舌质暗红，边有瘀点，脉弦涩。

为明确原发性高血压的诊断，了解靶器官的功能状态及高血压的病情严重程度，需进行血、尿常规、肾功能、血尿酸、脂质、糖、电解质、心电图、胸部 X 线检查和眼底检查，动态血压监测，必要时要检查头颅 CT 片。

## 四、治疗方法

### （一）经络收放疗法治疗

经络收放疗法主要针对肝阳上亢型眩晕，宜平肝潜阳，滋养肝肾。

**处方**：土穴（合谷），土穴（曲池），土穴（印堂），土穴（百会），土穴（神门），土穴（太冲），水穴（肝俞），金穴（左肾俞），木穴（右肾俞）。

**定位**：合谷在手背第1、第2掌骨之间，约平第2掌骨中点处。简便取穴时，以一手的拇指指骨关节横纹，放在另一手拇、示趾之间的指蹼缘上，当拇指尖下是穴，为手阳明大肠经原穴。曲池位于屈肘成直角时，肘横纹外端与肱骨外上髁连线的中点，为手阳明大肠经穴。印堂为经外奇穴，位于两眉头连线的中点。百会为督脉之穴，位于头顶正中。神门位于腕横纹尺侧端，尺侧腕屈肌腱的桡侧凹陷处，为手少阴心经输穴和原穴。太冲为足厥阴肝经穴，位于足背第1、第2跖骨结合部之前的凹陷中，为肝之原穴。肝俞属足太阳膀胱经穴，位于第9胸椎棘突下，旁开1.5寸处。肾俞为足太阳膀胱经穴，位于第2腰椎棘突下，旁开1.5寸处。

**方义**：土穴合谷，为手阳明大肠经原穴，主治面口疾病，可疏通手阳明大肠经气而止眩晕；土穴曲池，为手阳明大肠经合穴，可疏通大肠经经气，具有降压作用，而用于高血压眩晕；土穴印堂，为经外奇穴，主治头痛、眩晕，可清利头目；土穴百会，为督脉之穴，可升发阳气，主治眩晕；土穴神门，为手少阴心经输穴和原穴，具有疏通少阴心经经气作用，可治高血压；土穴太冲，为足厥阴肝经穴，可平肝潜阳，主治头痛、眩晕等症，为肝之原穴，是肝经五输穴之一；水穴肝俞，属足太阳膀胱经穴，为肝之背俞穴，既可疏通足太阳经气，又能滋肝阴，潜肝阳而治眩晕；左金右木肾俞，为足太阳膀胱经穴，为肾之背俞穴，即可疏通足太阳经气，又可滋肾阴以滋水涵木。以上诸穴五行相配，五脏相生，共起平肝潜阳，滋养肝肾之功。

**操作要点：** 土穴合谷、土穴曲池、土穴印堂、土穴百会、土穴神门、土穴太冲，以上诸穴性质属土，故用平补平泻法，以泻热清心，平降肝阳；水穴肝俞、木穴右肾俞，两穴性质属水、属木，故用泻法，以平肝潜阳，兼滋肝肾之阴；金左肾俞，性质属金，故用补法，以滋补肾阴，滋水涵木。

**操作方法：** 土穴合谷、土穴曲池、土穴印堂、土穴百会、土穴神门、土穴太冲，以左转三圈、右转三圈为法，力度均匀，既不上顶，也不下压，即为平补平泻；对金左肾俞，以顺时针方向上顶轻按为法，即为补；对水穴肝俞、木穴右肾俞，以逆时针方向向下重按为法，即为泻。

### （二）传统针灸治疗

针灸治疗本病常用的穴位有风池、曲池、足三里、太冲。肝阳过亢可加用行间、太阳等穴；肾阴亏虚可加用太溪、三阴交等穴；痰湿盛可加用内关、丰隆、阴陵泉等穴；血瘀可选配合谷、行间、百会、头维等穴。耳针可用埋针或贴压法，取穴神门、皮质下、降压沟。

### （三）药物治疗

**1. 肝阳上亢型**　治以平肝潜阳，方用镇肝熄风汤，如肝火过旺，热象明显，可合用龙胆泻肝汤；若兼肢端麻木、语涩，可选加葛根、地龙、僵蚕以祛风通络。

**2. 肝肾阴虚型**　素体阴虚或阳盛日久耗伤阴精，治以滋补肝肾、益阴填精，方用杞菊地黄丸，临证可使用汤剂，则效果更佳。若兼有阳亢表现，可合用大定风珠；阴虚有热，可加用女贞子、旱莲草以养阴而清虚热。

**3. 阴阳两虚型**　此型在临床不多见，常见于高血压病后期。常因年老体衰，肝肾阴虚日久，阴损及阳，导致阴阳两虚，可用桂附地黄汤温补肾阳，兼滋肾阴。气虚兼见肢体浮肿，加黄芪、白术；水肿明显兼有气喘加猪苓、泽泻、车前子、葶苈子。

**4. 痰湿中阻型**　长期饮食不节，过食肥甘，或病久损伤脾胃，导致脾失健运，痰湿中阻，方用半夏白术天麻汤加减。痰热偏盛加黄芩、黄连、竹茹；脾虚偏盛可合用六君子汤。

**5. 气血瘀滞型**　高血压病变日久，出现络脉瘀阻，病变以气血瘀滞为主，若偏于气滞血瘀，宜行气活血通络，方用血府逐瘀汤加减；若偏于气虚血瘀，宜益气活血通络，方用补阳还五汤加味治疗。

（杨小红）

# 第九章　中风后遗症

中风后遗症是指中风发病6个月以后遗留下来的口眼㖞斜，语言不利，半身不遂等症状的总称。

中风后遗症属中医"偏瘫""偏枯""偏废"等病证范畴。常因中风之后，脏腑虚损，正气耗损，功能失调，痰瘀内生，病邪稽留日久，阴阳失却平衡，气血逆乱，痰瘀阻滞经络，肢体失养所致，故基本病机为本虚标实。现代医学中的急性脑血管疾病后遗症与之相近，包括出血性和缺血性脑血管病的后遗症。

## 一、病因病机

中风后遗症的病因与中风是相同的，发病常由内、外因共同作用而引起，其内因多是长期的内伤积损、劳欲过度、饮食不节、情志过极等损伤人体正气，引起脏腑阴阳气血失调，气血瘀滞，风痰火横窜经络。外因多是在人体正气不足，气血亏虚，脉络空虚等情况下，风邪乘虚入中，气血痹阻经脉，或痰湿素盛，形盛气衰，外风引动内风，痰湿痹阻经络。尽管内外相召可导致中风，但中风的主因还是内因，有时无外因的作用也可发病，正所谓"正气存内，邪不可干""邪之所凑，其气必虚"。本病的病机总属阴阳失调，气血逆乱，病位在脑，并涉及心、肝、肾、经络等。病理性质为虚实夹杂，本虚标实。肝肾亏虚、气血不足为本，风、火、痰、瘀血阻滞经络为标。发病之初，邪气鸱张，风阳痰火炽盛，气血上逆，以标实为主，而后遗症期则多是正气未复，邪气独留，表现为虚实夹杂，本虚标实。

## 二、临床表现

本病临床常见有三种类型：一是半身不遂，二是语言不利，三是口眼㖞斜。但部分患者三者同时存在。本病严重者，可见肌肉瘦削，言语蹇涩或不语，甚或表情呆滞，反应迟钝，情绪抑郁低落，二便自遗，以致卧床不起等。

**1. 半身不遂型**　临床有两种情况。一是气虚血瘀，脉络瘀阻，在半身不遂的基础上，症见肢软无力，屈伸困难，面色萎黄，或面色暗淡无华，苔薄白，舌淡紫，或舌体不正，脉细涩无力，伴有患侧手足浮肿，言语蹇涩，口眼㖞斜。二是肝阳上亢，脉络瘀阻，症见半身不遂，肢体僵硬拘急，屈伸困难，兼见头痛头晕，面赤耳鸣，舌红绛，苔薄黄，脉弦有力等。

**2. 语言不利型**　临床有三种类型：一是风痰阻络。症见言语蹇涩，肢体疼痛、麻木、触物不知冷热，舌质暗，苔白厚，脉弦滑。二是肾精亏虚。症见喑哑失语，心悸气短，腰膝酸软，舌质红，苔少，脉沉细。三是肝阳上亢，痰浊阻窍。症见言语謇涩，兼见头痛头晕，面赤耳鸣，舌红，苔黄浊，脉弦有力等。

**3. 口眼㖞斜型** 本型多为风痰阻于络脉所致，症见口眼㖞斜，伴口角流涎，肢体疼痛、麻木、触物不知冷热，舌质暗，苔白厚，脉弦滑。

## 三、辨证诊断

### （一）辨证分型

凡患中风病半年后，遗有半身不遂、言语不利、口舌歪斜等其中任一项者，均可诊断为中风后遗症。

根据本病发生的病因及临床表现，临床辨证可以归纳为五个类型。

**1. 气虚络瘀型** 临床表现为半身不遂，肢软无力，言语謇涩或不语，面色萎黄，气短乏力，口流涎，自汗出，心悸便溏，手足肿胀，舌质暗淡，舌苔薄白，脉沉细涩或细弱。

**2. 风痰阻络型** 临床表现为舌强言謇或失语，口眼㖞斜，半身不遂，肢体麻木，头晕目眩，舌质暗淡，舌苔滑腻，脉弦滑。

**3. 痰瘀互结型** 临床表现为半身不遂，偏身麻木，患侧肢体肿胀，口眼㖞斜，语言不利，口角流涎，脘闷纳差，舌暗，苔白腻，脉弦滑。

**4. 肝阳上亢型** 临床表现为半身不遂，患侧肢体僵硬拘挛，口眼㖞斜，舌强语謇，眩晕头痛，面赤耳鸣，口苦咽干，心烦易怒，尿赤便干，舌质暗红或红绛，舌苔薄黄，脉弦有力。

**5. 肝肾亏虚型** 临床表现为半身不遂，患肢拘挛变形，肢体肌肉萎缩，或偏瘫，舌强不语，烦躁失眠，眩晕耳鸣，舌质红绛，少苔或无苔，脉沉细弦。

以上五种证型大多交互存在，辨证时要注意辨清是以哪种证型为主，以便确立治法。

### （二）鉴别诊断

临床辨证时应注意与以下病症相鉴别：

**1. 与口僻鉴别** 口僻俗称吊线风，即面神经麻痹证，主要症状为口眼㖞斜，言语不清，但常伴耳后疼痛，口角流涎，而无半身不遂或神志障碍等表现。多因正气不足，风邪侵入脉络，气血痹阻所致，不同年龄均可罹患。

**2. 与痿证鉴别** 痿证可有肢体瘫痪，活动无力类似中风后遗症之表现，中风后半身不遂日久不能恢复者，亦可出现肌肉瘦削，筋脉弛缓，两者予以区别。痿证以起病缓慢，双下肢瘫痪或四肢瘫痪或肌肉萎缩多见；中风肢体瘫痪多起病急骤，且以偏瘫不遂，口眼㖞斜为主。痿证起病多无神志变化，中风则常有不同程度的神志病变。

## 四、治疗方法

### （一）经络收放疗法治疗

**1. 收放五脏血气疗法**

（1）放心血：功效，能使肺血下降。方法，轻握手中指或足中指为放。

（2）放肝血：功效，能使肺血上升。方法，轻握手示趾或足示趾为放。

（3）放脾血：功效，能使肝血下降。方法，轻握手大指或足大趾 5s 为放。

（4）放肺血：功效，能使心血安定。方法，轻握手无名指或足无名趾 5s 为放。

（5）放肾血：功效，能使肝血下降。方法，轻握手小指或足小趾 5s 为放。

收放五脏血气疗法主要以放法为主，放法可以促进五脏气血流通，五脏气血流通畅达，则有利于中风后遗症的恢复。

**2. 经络收放穴位疗法：**

**处方：** 木穴（左太阳），金穴（右太阳），木穴（角孙），水穴（翳风），土穴（百会），木穴（左风池），金穴（右风池），火穴（哑门），火穴（地仓），木穴（左颊车），金穴（右颊车），土穴（合谷），水穴（外关），土穴（曲池），火穴（手五里），木穴（肩髃），土穴（肩井），土穴（足三里），土穴（三阴交），水穴（阴陵泉），木穴（血海），金穴（髀关），土穴（阳陵泉），土穴（太冲），金穴（承山），土穴（委中），金穴（殷门），金穴（承扶），木穴（左环跳），金穴（右环跳），水穴（命门），火穴（肾俞），水穴（肝俞），木穴（心俞），火穴（肺俞），木穴（涌泉）。

**定位：** 太阳属经外奇穴，位于眉梢与目外眦之间，向后约一横指的凹陷处。角孙属手少阳三焦经，位于耳尖发际处。水穴翳风，属手少阳三焦经，位于乳突前下方与耳垂之间的凹陷中。百会属督脉，位于头顶正中。风池属足少阳胆经，位于胸锁乳突肌与斜方肌上端之间的凹陷中，平风府穴处。哑门属督脉，当正坐头微前倾时，位于后正中线上，入发际上 0.5 寸处。地仓属足阳明胃经，位于口角旁约 0.4 寸处。颊车属足阳明胃经，在下颌角前上方约 1 横指，按之凹陷处，当咀嚼时咬肌隆起最高点处。合谷又名虎口，属手阳明大肠经，为手阳明大肠经原穴，在手背第 1、2 掌骨间，第 2 掌骨桡侧的中点处。简便取穴法：以一手的拇指指骨关节横纹，放在另一手拇、示指之间的指蹼缘上，当拇指尖下是穴。外关属手少阳三焦经，位于腕背横纹上 2 寸，尺骨与桡骨正中间。曲池属手阳明大肠经，当屈肘成直角时，位于肘横纹外端与肱骨外上髁连线的中点。手五里属手阳明大肠经，在曲池穴与肩髃穴连线上，曲池穴上 3 寸处。肩髃属手阳明大肠经，在肩峰端下缘，当肩峰与肱骨大结节之间，三角肌上部中央，臂外展或平举时，肩部出现两个凹陷，当肩峰前下方凹陷处。肩井属足少阳胆经，在肩上，大椎穴与肩峰连线的中点。足三里属足阳明胃经，犊鼻穴下 3 寸，胫骨前嵴外一横指处。三阴交属足太阴脾经，位于内踝尖上 3 寸，胫骨内侧面后缘。阴陵泉属足太阴脾经，位于胫骨内侧髁下方凹陷处。血海属足太阴脾经，屈膝时，在髌骨内上缘上 2 寸，当股四头肌内侧头的隆起处。简便取穴法：患者屈膝，医者以左手掌心按于患者右膝髌骨上缘，示趾、中指、无名指、小指向上伸直，拇指约呈 45°斜置，拇指尖下是穴，对侧取法仿此。髀关属足阳明胃经，在髂前上棘与髌骨外上缘连线上，屈髋时平会阴，居缝匠肌外侧凹陷处。阳陵泉位于腓骨小头前下方凹陷中。太冲属足厥阴肝经，位于足背，在第 1、第 2 跖骨结合部之前凹陷中处。承山属足太阳膀胱经，位于腓肠肌两肌腹之间凹陷的顶端处，约在委中穴与昆仑穴之间中点。委中属足太阳膀胱经，位于腘横纹中点，当股二头肌腱与半腱肌肌腱的中间。殷门属足太阳膀胱经，位于承扶穴与委中穴的连线上，承扶穴下 6 寸处。承扶在臀横纹的中点。环跳属足少阳胆经，侧卧屈股位时，位于股骨大转子高点与骶管裂孔连线的外 1/3 与内 2/3 交界处。命门属督脉，在后正中线上，第二腰椎棘突下凹陷中。肾俞属足太阳膀胱经，在第 2 腰椎棘突下，旁开 1.5 寸处。肝俞属足太阳膀胱经，在第 9 胸椎棘突下，旁开 1.5 寸处。心俞属足太阳膀胱经，在第 5 胸椎棘突下，旁开 1.5 寸处。肺俞在第 3 胸椎棘突下，旁开 1.5 寸处。涌泉属足少阴肾经，当足趾跖屈时，约当足底（去趾）前 1/3 凹陷处。

**方义：**左木右金穴太阳，为经外奇穴，主治面瘫，可疏通面部经络；木穴角孙，属手少阳三焦经，可疏通三焦经气；水穴翳风，属手少阳三焦经，主治口眼㖞斜，可祛风疏通经络；土穴百会，属督脉，可升举阳气；左木右金风池，属足少阳胆经，主治中风等内风为患及口眼㖞斜等外风为患；火穴哑门，属督脉，主治中风舌缓不语；火穴地仓，属足阳明胃经，主治口角歪斜；左木右金颊车，属足阳明胃经，与地仓相配，主治面瘫；土穴合谷，为手阳明大肠经原穴，主治口眼㖞斜等面部疾病；水穴外关，为手少阳三焦经络穴、八脉交会穴，通阳维脉，主治上肢痿痹不遂；土穴曲池，为手阳明大肠经合穴，主治手臂痹痛，上肢不遂；火穴手五里，属手阳明大肠经，主治肘臂挛痛；木穴肩髃，属手阳明大肠经，主治肩臂挛痛，上肢不遂；土穴肩井，属足少阳胆经，主治肩背疼痛，上肢不遂。以上诸穴主要用于面部及上肢的偏瘫。土穴足三里，为足阳明经合穴和胃之下合穴，可助脾胃气血生化之源；土穴三阴交，属足太阴脾经，与足三里相配，为补益要穴，主治下肢痿痹；水穴阴陵泉，为足太阴脾经合穴；木穴血海，属足太阴脾经，可补血活血；金穴髀关，属足阳明胃经，主治下肢痿痹；土穴阳陵泉，为足少阳胆经合穴、胆之下合穴、八会穴之筋会，主治膝肿痛，下肢痿痹、麻木；土穴太冲，属足厥阴肝经，为足厥阴肝经输穴和原穴，主治下肢痿痹，足跗肿痛；金穴承山，属足太阳膀胱经，主治腰腿拘急、疼痛；土穴委中，属足太阳膀胱经，为足太阳膀胱合穴及膀胱下合穴，主治腰背痛，下肢痿痹；金穴殷门，属足太阳膀胱经，主治下肢痿痹；金穴承扶，可治疗下肢痿痹；左木右金穴环跳，属足少阳胆经，主治腰胯疼痛，下肢痿痹，半身不遂；水穴命门，属督脉，主治腰脊强痛，下肢痿痹；火穴肾俞，属足太阳膀胱经，为肾的背俞穴，可温肾通膀胱之经；水穴肝俞，属足太阳膀胱经，为肝的背俞穴，可补肝强筋骨；木穴心俞，属足太阳膀胱经，为心的背俞穴，可治心虚言语不利；火穴肺俞，为肺的背俞穴，可开肺气以宣发气血；木穴涌泉，属足少阴肾经，为足少阴肾经井穴，可激发足少阴经气。以上诸穴主要用于下肢偏瘫。

**操作要点：**金穴右太阳穴、金右风池、火穴哑门、火穴地仓、金右颊车、火穴手五里、金穴髀关、金穴承山、金穴殷门、金穴承扶、金穴右环跳、火穴肾俞、火穴肺俞，性质属金、属火，为收穴，施以补法；木穴左太阳穴、木穴角孙、水穴翳风、木左风池、木左颊车、水穴外关、木穴肩髃、水穴阴陵泉、木穴血海、木左环跳、水穴命门、水穴肝俞、木穴心俞、木穴涌泉，性质属木、属水，为放穴，施以泻法；土穴百会、土穴合谷、土穴曲池、土穴肩井、土穴足三里、土穴三阴交、土穴阳陵泉、土穴太冲、土穴委中，性质属土，为生长之穴，施以平补平泻法。

**操作方法：**对于土穴百会、土穴合谷、土穴曲池、土穴肩井、土穴足三里、土穴三阴交、土穴阳陵泉、土穴太冲、土穴委中，以左转三圈、右转三圈为法，力度均匀，既不上顶，也不下压，即为平补平泻；对金穴右太阳穴、金右风池、火穴哑门、火穴地仓、金右颊车、火穴手五里、金穴髀关、金穴承山、金穴殷门、金穴承扶、金穴右环跳、火穴肾俞、火穴肺俞，以顺时针方向上顶轻按为法，即为补；对木穴左太阳穴、木穴角孙、水穴翳风、木左风池、木左颊车、水穴外关、木穴肩髃、水穴阴陵泉、木穴血海、木左环跳、水穴命门、水穴肝俞、木穴心俞、木穴涌泉，以逆时针方向向下重按为法，即为泻。

### （二）传统针灸治疗

针灸治疗中风后遗症是中医传统方法，其疗效是肯定的。而现代医学研究也表明，针刺治疗机体可改善脑血液循环，降低血黏度、降脂，改善微循环，这对于临床治疗提高疗效是非常有帮助的。中风后遗症临床较多，故应注意对个别症状及特殊情况进行有针对性的处理。

**1. 半身不遂** 以大肠、胃经俞穴为主，辅以膀胱、胆经穴位。上肢取肩髃、曲池、外关、合谷、手三里等穴；下肢取环跳、阳陵泉、足三里、解溪、昆仑、承山等穴。

**2. 口眼㖞斜** 以大肠、胃经、肝经经穴为主。常用地仓、颊车、合谷、内庭、太冲、承泣、攒竹、风池等穴。

**3. 语言不利** 取金津、玉液放血，针内关、通里、廉泉、三阴交。

### （三）传统手法治疗

手法治疗中风病的最佳时期为中风病的恢复期，中风病的后遗症期，施行推拿治疗可以取得一定的疗效，但因患病时间较长，病情迁延不愈，治疗起来效果十分缓慢，后遗症期的治疗手法宜用中力或重力。在操作时，本法结合经络收放穴位疗法则效果更佳。

**1. 推拿常用穴位及部位**

（1）头面颈项部：百会、上星、四神聪、脑户、风池、风府等穴。

（2）背部：背俞、督脉诸穴。

（3）上肢部：尺泽、曲池、合谷、手三里等穴。

（4）下肢部：环跳、髀关、伏兔、血海、风市、承扶、委中、承山、昆仑、解溪等穴。

**2. 推拿常用手法** 有按压法、指揉法、鱼际揉法、抹法、拿法、扫散法、摇法、搓法、抖法、捻法、擦法等，以及关节运动法。

**3. 操作方法**

（1）头颈部：医生双手拇指沿肩上线由内向外反复点压揉拨5~8次，然后再用双掌按压法按压颈部两侧的肌肉从大椎穴至风池穴。在头部采用常规推拿手法，沿头部经脉线由前至后循经按摩。可采用压法、点法、按法、揉法、钳行捏拿法、干梳头法等。点按上星、百会、四神聪、脑户、风池、风府等穴位。其中，对风池、风府进行重点的长时间的点、压、揉颤等手法按摩，在患者可接受的情况下，手法宜重，指力直达于颅内。

（2）背腰部：患者取俯卧位，医生立于患侧。先在患者背部沿督脉与膀胱经由上至下施行直推、以反向两肋侧的分推，每个动作施术 5~8 次。再按压背俞穴，重点按压膈俞、肝俞、三焦俞、肾俞等穴及督脉大椎、筋缩、腰阳关等穴，约 5min。

（3）臀腿部：患者取仰卧位，医生立于患侧。在患侧下肢，用滚法自臀部向下沿大腿前面，向下至踝关节及足背部治疗，重点按压环跳、伏兔、膝眼、解溪等穴，并配合做髋关节、膝关节和踝关节的内、外旋转、屈伸的被动运动。再用拿捏法施于患侧下肢，拿委中、承山、以大腿内侧中部及膝部周围为治疗重点，按揉风市、膝眼、阳陵泉、解溪等穴，时间约 3min。

（4）上肢部：在患者上肢部采用滚法自患侧上臂内侧至前臂进行治疗，以肩肘关节为重点治疗。点压肩俞、尺泽、曲池、手三里、合谷等穴，配合患肢外展、上举上臂和肘关节伸屈的被动活动。在患肢的腕部、手掌和手指用滚法治疗，同时配合腕关节及指间关节伸屈活动，手指关节可配合捻法。时间约 5min。

**（四）药物治疗**

针灸、推拿、药物联合治疗可提高中风后遗症的临床疗效。药物治疗应辨证施治，根据病情可采用标本兼顾或先标后本等治法。治标宜搜风化痰，通络行瘀；肝阳偏亢可平肝潜阳。治本宜补益气血、滋养肝肾或阴阳并补。

**1. 气虚络瘀型**　治以益气养血，化瘀通络，方用补阳还五汤加减。偏于气虚，重用黄芪或太子参；素体阳虚，手足不温者加附子、肉桂；血虚甚，加枸杞、首乌藤以补血；脾胃虚弱，大便溏薄者加党参、白术、茯苓。

**2. 风痰阻络型**　治以搜风化痰，宣窍通络，方用解语丹加减。兼见肝阳上亢，加钩藤、石决明等平肝熄风潜阳；咽干口燥，加天花粉、天门冬养阴润燥。

**3. 痰瘀互结型**　治以化痰活血通络，方用活络效灵丹加小活络丹加减。痰热偏盛加竹茹、川贝母；血瘀偏重加三棱、莪术、水蛭、三七。

**4. 肝阳上亢型**　治以育阴潜阳，平肝熄风，方用镇肝熄风汤加减。热象明显者加龙胆草、生石膏；头痛眩晕者加钩藤、菊花、白蒺藜；言语謇涩者加菖蒲、郁金、天竺黄；肢体麻木，伸屈不利或震颤者加蜈蚣、全蝎、白花蛇；大便秘结者加生大黄。

**5. 肝肾亏虚型**　治以滋养肝肾，方用左归丸合地黄饮子加减。若腰膝酸软较甚，加杜仲、桑寄生、牛膝补肾壮腰；偏肾阳虚者加巴戟天、苁蓉补肾益精，附子、肉桂温补肾阳。

**（五）功能锻炼**

中风后遗症并非不治之症，除了采用针灸、推拿及药物治疗等综合措施外，还可进行适当的活动，加强功能锻炼，以加快恢复的速度和改善恢复的程度。

中风后遗症的功能锻炼可按三个阶段来进行：

**1. 按摩与被动运动**　对早期卧床不起的患者，由家人对其偏瘫肢体进行按摩，防范肌肉萎缩，对大小关节作屈伸膝、屈伸肘，弯伸手指等被动运动，避免关节僵硬。稍能活动的患者可在他人搀扶下坐在凳椅上做提腿、伸膝和扶物站立等活动，以防止心血管机能减退。

**2. 逐渐开步走路并做上肢锻炼**　在第一阶段基本巩固后，可常做些扶物站立，身体向左右两侧活动，下蹲等活动；还可在原地踏步，轮流抬两腿，扶住桌沿、床沿等向左右侧方移动步行，一手扶人一手持拐杖向前步行。锻炼时，应有意使患肢负重，但要留意活动量应逐渐增加，把握时间，不宜过分疲惫。同时可作患侧上肢平举、抬高、上举等动作，以改善血循环，消除浮肿，平卧床可主动屈伸手臂，伸屈手腕和并拢、撑开手指，手抓乒乓球、小铁球等。

**3. 恢复日常生活能力，达到生活自理**　在能自己行走后，走路时将腿抬高，做跨步态，并逐渐进行跨门槛，在斜坡上行走，上下楼梯等运动，逐渐加长距离；下肢恢复较好的患者，还可进行小距离跑步等。对上肢的锻炼，主要是练习两手的灵巧性和协调性，如自己梳头、穿衣、解纽扣、打算盘、写字、洗脸等，以及参加打乒乓球、拍皮球等活动，逐渐达到日常生活能够自理。在进行功能性锻炼的同时可配合针灸、推拿和药物治疗。其次除树立信心外，还要有耐心和恒心，切不可操之过急或厌烦失望，半途而废。只要坚持锻炼，大多都能收到理想效果。

（杨小红）

# 第十章　三叉神经痛

三叉神经痛是发生在面部三叉神经分布区内反复发作的阵发性短暂性剧烈疼痛。临床上以第 2 支和第 3 支发病较多，是神经内科常见疾病之一，可分为原发性和继发性两种。中医将其归属于"头痛""头风""面痛"等病的范畴。

## 一、病因病机

原发性三叉神经痛病因不明。现代医学认为可能因三叉神经脱髓鞘产生异位冲动或伪突触传递所致。中医认为本病的发生外因有风、寒、湿、热等外邪，尤其以风、寒之邪侵犯巅顶为主，内因则由风、火、痰、瘀诸邪气上扰，阻遏经络，不通则痛所致。

继发性三叉神经痛，是由于颅内、外各种器质性疾病如多发性硬化、延髓空洞症、原发性或转移性颅底肿瘤引起的三叉神经痛。表现为颜面部疼痛持续性发作，但无明显的间歇期，疼痛范围会超越三叉神经分布区，常合并其他脑神经麻痹，可通过神经系统检查和其他辅助检查明确诊断。

## 二、临床表现

三叉神经痛多发生于中老年人，大多于 40 岁以上起病，女性较多。该病的特点是：在头面部三叉神经分布区域内，突发短暂的电击样、刀割样、烧灼样或撕裂样剧烈性疼痛，每次数秒或数分钟，骤发骤停。疼痛多为单侧性，局限于一侧三叉神经或两个分支分布区，极少三支同时累及或双侧发病。疼痛以面颊、上下颌及舌部最明显，对触觉及面部运动极为敏感，轻触鼻翼、面颊、口舌或口舌的运动均易诱发本病，称为"扳机点"，故患者不敢洗脸、刷牙、进食，甚至不敢说话，以致面色憔悴，情绪低落，身体消瘦，严重者身体虚弱，卧床不起。

严重患者疼痛发作时常伴有面部肌肉出现不能控制的抽搐，称为"痛性抽搐"。皮肤发红、发热、流眼泪及流口水。

病情表现为周期性发作，发作性剧痛一般持续数秒、数分钟，间歇期如常人，可为数分钟、数小时，甚至数天、数月。随着病程的迁延，发作越来越频繁，病情越来越严重，很少自愈。

## 三、辨证诊断

本病根据疼痛的发生部位、性质、反复发作的特征及"扳机点"等临床表现，结合其神经系统检查无阳性体征，即三叉神经各种感觉、运动、角膜反射、下颌反射等均无明显异常改变，不难确诊。

## （一）辨证分型

中医辨证根据其临床表现，可归纳为以下四型。

**1. 风寒阻络型** 临床表现面部疼痛为抽掣样疼痛，遇风寒加重，得温则减，故发作时患者常用手捂着患处。舌淡、苔薄白，脉浮紧。

**2. 风热伤络型** 临床表现面部疼痛为抽掣样疼痛，遇湿热加重，面红、目赤，舌红、苔薄黄，脉数。

**3. 肝阳上亢型** 临床表现面部疼痛如火灼，情志变化时加重，耳鸣耳聋，口苦咽干，舌红，苔黄，脉弦数。

**4. 络脉瘀阻型** 临床表现为面部疼痛如椎刺、如刀割、疼痛拒按，面唇紫暗，舌暗或有瘀斑、瘀点，脉弦涩。

## （二）鉴别诊断

**1. 与牙痛鉴别** 三叉神经痛临床常被误诊为牙痛，有时将牙齿拔除后仍无效才确诊，故应注意。牙病引起的疼痛多为持续性疼痛，一般局限于齿龈部，常见进食时疼痛加剧，齿龈局部有红肿，X 线及牙科检查可以确诊。

**2. 与舌咽神经痛鉴别** 舌咽神经痛发病性质与本病较为相似，也是骤发骤停，有间歇期。吞咽、说话等口舌运动时可诱发，但其疼痛位置位于扁桃体、舌根、咽等处，常向耳道放射引起耳道疼痛。用可卡因喷雾喷咽部后疼痛消失可以区别诊断。

**3. 与蝶腭神经痛鉴别** 蝶腭神经痛疼痛性质也是呈刀割、烧灼样疼痛，位于鼻根、颧部、上颌、上颚、眼眶及牙龈部，每日发作数次不等。但疼痛无扳机点，发病时患侧鼻黏膜充血、鼻塞、流涕、流泪。蝶腭神经节封闭有效可区别诊断。

**4. 与三叉神经炎鉴别** 三叉神经炎常在感冒或鼻窦炎后发病。疼痛部位与三叉神经痛相同，但疼痛为持续性，同时伴有三叉神经支配区感觉过敏或感觉减退，可以区别诊断。

# 四、治疗方法

## （一）经络收放疗法治疗

**处方**：土穴（合谷），木穴（迎香），水穴（四白），火穴（地仓），木穴（下关），水穴（翳风），火穴（鱼腰），木穴（左太阳），金穴（右太阳）。

**定位**：合谷属手阳明大肠经，为手阳明大肠经原穴，在手背第 1、第 2 掌骨间，第 2 掌骨桡侧的中点处。简便取穴法：以一手的拇指指骨关节横纹，放在另一手拇、示指之间的指蹼缘上，当拇指尖下是穴。迎香属手阳明大肠经，在鼻翼外缘中点旁开约 0.5 寸，当鼻唇沟中。四白属足阳明胃经，目正视，瞳孔直下，当眶下孔凹陷处。地仓属足阳明胃经，位于口角旁约 0.4 寸处。下关属足阳明胃经，在耳屏前，下颌骨髁状突前方，当颧弓与下颌切迹所形成的凹陷中。合口有孔，张口即闭，宜闭口取穴。翳风属手少阳三焦经，位于乳突前下方与耳垂之间的凹陷中。鱼腰为经外奇穴，在额部，瞳孔直上，眉毛中。太阳属经外奇穴，位于眉梢与目外眦之间，向后约一横指的凹陷处。

**方义**：土穴合谷，主治面口疾病，可疏通手阳明大肠经络；木穴迎香，可治疗面部疾病，与合谷相配，加强疏通手阳明大肠经之作用；水穴四白，可疏通足阳明胃经络，主治口眼㖞斜，三叉神经痛，面肌痉挛等；火穴地仓，与四白同属足阳明胃经，主治口角歪斜和三叉神经痛；木穴下关，亦属足阳明胃经，主治牙关不利，三叉神经痛，齿痛和口眼㖞斜等；水穴翳风，可疏通手少阳三焦之经，主治口眼㖞斜等面部疾病；火穴鱼腰，属经外奇穴，可治疗面部疾病；左木右金穴太阳，为经外奇穴，主治面瘫，可疏通面部经络。以上诸穴为手足阳明经络、手少阳三焦经脉和经外奇穴，手少阳三焦主相火，手足阳明经络属大肠与胃，病变以实热为主，故诸穴配合，可泻阳明与少阳邪火而通经络，临床用之，可使面部疼痛得愈。

**操作要点**：金穴右太阳穴、火穴鱼腰、火穴地仓，性质属金、属火，为收穴，施以补法；木穴左太阳穴、木穴迎香、水穴四白、木穴下关、水穴翳风，性质属木、属水，为放穴，施以泻法；土穴合谷，性质属土，为生长之穴，施以平补平泻法。

**操作方法**：对于土穴合谷，以左转三圈、右转三圈为法，力度均匀，既不上顶，也不下压，即为平补平泻；对金穴右太阳穴、火穴鱼腰、火穴地仓，以顺时针方向上顶轻按为法，即为补；对木穴左太阳穴、木穴迎香、水穴四白、木穴下关、水穴翳风，以逆时针方向向下重按为法，即为泻。

### （二）传统针灸治疗

针灸治疗本病常用穴有下关、合谷、鱼腰、四白、承浆等。第 1 支疼痛可加太阳，阳白。第 2、第 3 支疼痛者加太阳、听会、地仓、颊车、迎香、翳风。也可以针对痛点强刺激，使疼痛减轻。耳针可选面颊、上下颌、额埋针或埋药。温灸疗法可以在太阳、四白、上关、下关、听会、地仓、合谷等穴位艾灸，或痛点艾灸，每日 1 次，连续治疗。

### （三）药物治疗

目前对三叉神经痛的中药治疗，应根据辨证论治的基本原则进行辨证治疗。常用的方药如风寒型用川芎茶调散、九味羌活汤等加减，祛风散寒止痛；风热型常用菊花茶调散加减治疗；肝阳上亢型常用天麻钩藤饮加减治疗；脉络瘀阻型常用桃红四物汤合止痉散加减治疗。

### （四）其他疗法

**1. 穴位注射法**  用 1% 利多卡因进行穴位注射，常取风池穴，第 1 支痛取阳白、鱼腰交替注射；第 2 支痛取太阳、下关、四白交替注射；第 3 支痛取下关、颊车交替注射。

**2. 理疗**  可用电疗法、磁疗法或激光疗法。选取下关、太阳、颊车、风池、鱼腰、合谷等常用穴位，用电疗仪或磁疗仪、激光仪每日 1 次，按疗程治疗。

（杨小红）

# 第十一章　失眠

　　失眠是指以经常不能获得正常睡眠为特征的一种病证。其证情轻重不一，轻者有入睡困难，有睡而易醒，有醒后不能再入睡，严重者整夜不能入睡。随着人们工作、生活、学习等各方面的节律加快，随之而来的失眠发病率亦呈上升趋势。

　　本病属于中医学"不寐"范畴，又称"不得眠""不得卧"等。早在《素问·逆调论》中就有"胃不和则卧不安"的记载，在《金匮要略·血痹虚劳病》中亦有"虚劳虚烦不得眠"的论述。失眠在临床颇为常见，不仅影响人们的正常生活、工作、学习和健康，还可引起焦虑、抑郁或恐惧心理，妨碍社会功能，且易诱发或加重心脑血管等疾病。

## 一、病因病机

### （一）病因

**1. 环境因素**　每个人都有一个相对稳定和习惯了的睡眠环境。如果因为种种原因而改变了这个环境，有些人会造成睡眠障碍。如旅游、出差、到外地学习和工作、走亲访友等。此外，诸如强光、噪声、温度、卧具等的变化也会影响睡眠质量。

**2. 精神因素**　失眠患者常可伴有焦虑、抑郁和其他精神病理症状。睡眠质量差的人往往容易产生或加重患者心身症状，而心身症状的加重又可使睡眠质量更差，导致患者处于一个恶性循环状态。另外，失眠也是某些神经精神疾病如焦虑症、抑郁症的临床表现。

**3. 躯体疾病因素**　很多躯体疾病由于伴有躯体不适，常常导致睡眠障碍，也有人称之为器质性失眠。各个系统的疾病均有可能引起睡眠障碍。如循环系统疾病的心脏不适；消化系统疾病的腹痛、腹胀；呼吸系统疾病的咳嗽、喘憋；泌尿系统的前列腺增生和泌尿系感染；脑外伤后神经症反应，脑部疾病的头晕、耳鸣；皮肤病引起的瘙痒以及各种疼痛性疾病等。其他与睡眠相关的疾病如睡眠呼吸暂停综合征、睡眠时相延迟或提前综合征、不宁腿综合征等也均可引起失眠。

**4. 药物因素**　凡能影响中枢递质，使睡眠—觉醒节律发生改变的药物，均可引起药源性睡眠障碍。可能引起睡眠障碍的药物有抗癌药、降压药、肾上腺素、中枢兴奋剂、支气管扩张、咖啡因、氨茶碱、类固醇、烟碱、甲状腺制剂、阿托品、异烟肼（雷米封）等。其致病原因主要有以下几点：①药物的兴奋作用。②药物副作用对睡眠的干扰。③白天服用各种镇静药物后引起的觉醒—睡眠节律紊乱。④安眠药或嗜酒者的戒断反应等。

**5. 生活习惯因素** 任何生物有按时间、节奏调节自己活动的本领，称为"生物钟"。人们白天觉醒，晚间睡眠，不断地反复进行，这也属于"生物钟"现象。睡眠节律的改变，自然会造成睡眠障碍。如睡前饮茶、饮酒、饮咖啡、吸烟和进食兴奋性的食物等不良的生活习惯，在对睡眠的影响中最为常见。此外，现代人工作压力大，生活习惯不科学，诸如过度的夜生活、熬夜、值夜班、旅行时差等改变睡眠节律也会导致失眠。

**6. 性别、年龄、职业因素** 据相关因素调查分析显示，失眠患者女性多于男性。生活中各年龄段都可出现失眠症状，但以中老年人居多。职业分布中，退休人员占第一位，这可能与近年来退休年龄提前及相关心理调适不佳有关；第二位的是管理人员，因他们中大多数人工作、应酬繁忙，生活不规律，又缺少一定的体力劳动。

**（二）病机**

**1. 阴阳不交** 《灵枢·口问篇》曰："阳气尽，阴气盛，则目瞑。阴气尽而阳气盛，则寤矣。"意思是说人之阴阳与天地相应，昼醒而夜寐。如果在某些病因的作用下，阴阳不能顺利转变，阳不入阴或人体不能适应自然节律的变化，就会导致失眠的发生。睡眠不是觉醒的简单终结，而是中枢神经系统内主动的节律性的神经过程引起的，大脑存在着随昼夜节律变化的生物钟，调节着人体的睡眠与觉醒，它受下丘脑视交叉上核所控制，生物节律的改变即可引发睡眠疾病。

**2. 气血亏虚** 气血津液是人体脏腑功能活动的物质基础，气血亏虚，脏腑功能受限也可导致失眠。《灵枢·八正神明论》曰："血气者，人之神，不可不谨养。"《灵枢·营卫生会》有"老者之气血衰，其肌肉枯，气道涩……其营气衰少而卫气内伐，故昼不精，夜不暝。"的记载。《景岳全书·不寐》指出："劳倦思虑太过者，必致血液耗亡，神魂无主，所以不眠。"可见心脾不足造成血虚，血不养心，神失其主而不寐。故气血失和，阴阳失调，神失其常，使人体整体生理功能紊乱，可产生包括睡眠障碍在内的各种疾病。

**3. 脏腑功能失调** 失眠涉及的脏腑主要有心、脾、肝、肾等脏，因心主血藏神、肝藏血、脾生血、肾藏精，所以说失眠与心肝脾肾密不可分。《灵枢·邪客》曰："心者，五脏六腑之大主也，精神之所舍也。"《内经》曰："胃不和则卧不安，此之谓也。"肝藏魂，其魂随寐而出入游返于内外，如肝被邪热所扰，气机不发，则魂不入肝，反张于外，神不安居而致不寐。《素问·病能论》中还有"肺气盛则脉大，脉大则不得偃卧。"的记载。《太平圣惠方·治胆虚不得睡方》："夫胆虚不得睡者，是五脏虚邪之气干淫于心。心有忧奎，伏气在胆，所以睡卧不安。心多惊惧，精神怯弱，盖心气忧伤，肝胆虚冷，致不得睡也。"从上可知，脏腑功能的失调，终可影响心神与肝魂，神魂内守静藏则不病，神魂失去静藏而躁动不宁则为病也。

## 二、临床表现

失眠的临床分类方法较多，如根据失眠的临床表现可分为开始性失眠、维持性失眠、早醒；依据失眠的严重程度可分为轻度失眠、中度失眠、重度失眠；根据病程可分为急性失眠（病程小于 4 周）、亚急性失眠（病程大于 4 周，小于 6 个月）、慢性失眠（病程大于 6 个月）。

**1. 开始性失眠**　即入睡困难，表现为睡眠潜伏期明显延长，入睡时间一般长于 30min，通常是由睡眠环境改变、临睡前服用含兴奋剂如咖啡因或茶碱的药物或饮料引起，或者睡前参与了引起精神兴奋的活动，这类失眠也可以由心理社会因素或生活事件引起，抑郁性神经症患者的失眠也常常是入睡困难。

**2. 维持性失眠**　即睡眠浅，容易觉醒，或频繁觉醒，或长时觉醒，每晚要觉醒 15%～20% 的睡眠时间，而正常人一般不超过 5%，这类失眠可由很多不同的原因引起，其中大多数是病理性的。在 90min 的睡眠周期中从快波睡眠多次觉醒，常由梦魇夜惊或簇性头痛引起，而睡眠时肢体知觉异常，睡眠呼吸暂停和焦虑则引起从慢波睡眠或快波睡眠多次觉醒。

**3. 早醒**　即比平时醒得早，而且常常醒后不能再入睡，老年人高血压、动脉硬化、精神抑郁症患者，常有这类失眠。

## 三、辨证诊断

失眠的诊断过程包括主观评价和客观评价两部分。主观评价主要包括询问患者具体临床表现、睡眠习惯、生活习惯、体格检查等，客观评价方法主要指多导睡眠图、脑血流图等方法。

（1）问诊：首先询问患者是否存在失眠的具体临床表现，主要包括睡眠潜伏期、觉醒次数、早醒、有无多梦、自我感觉的睡眠质量，睡眠时间和日间正常功能影响程度，失眠发生的频率及持续时间、失眠的促发因素，睡眠习惯和睡眠卫生情况、药物使用情况等。这些既可能是失眠的诱因，也可能参与或促进了失眠的慢性化过程，不仅有助于分析失眠的原因和分类，更有助于慎重选择合适的治疗方法。

（2）体格检查：失眠与多种疾病有着密切联系，临床各科患者都可能并存失眠。仔细的体格检查能够排除可能存在的躯体疾病相关性失眠，有助于失眠的鉴别诊断。如阻塞性睡眠呼吸暂停患者常常存在肥胖、咽腔狭小和鼻腔病变（鼻中隔偏曲、鼻甲肥大或鼻息肉）、皮肤病疹瘙痒患者存在的皮肤原发或继发性损害等。

（3）多导睡眠图（PSG）检查：被认为是诊断多种睡眠障碍的"金标准"，是可以客观、科学、量化地记录和分析有关睡眠各阶段的检查手段，是在整夜睡眠过程中，根据需要连续并同步地监测与记录多项生理指标，由仪器进行自动分析，再由人工逐项核实，以便于分析睡眠的结构与进程、监测睡眠期的异常脑电、呼吸功能和心血管功能，对于检查结果结合临床进行综合分析，可以为失眠的诊断、分类和鉴别诊断提供客观依据，也可以为选择治疗方法及评价治疗效果提供重要参考信息。PSG 包括脑电图（EEG）、肌电图（EMG）、眼动电图（EOG）、心电图（ECG）和呼吸描记装置等，根据需要也可同时监测血压、脉搏等反映心血管功能的生理指标，还可以测定阴茎的勃起功能。

## 四、治疗方法

### （一）经络收放疗法治疗

**处方：**金穴（膻中），水穴（中脘），木穴（气海），土穴（足三里），土穴（百会），木穴（左太阳），金穴（右太阳），土穴（印堂），火穴（上星），水穴（头维），木穴（心俞），水穴（胆俞），火穴（脾俞），水穴（胃俞），金穴（左肾俞），木穴（右肾俞）。

**定位：**膻中为任脉经穴，心包经之募穴，八会穴之气会。在前正中线上，平第4肋间隙处。中脘属任脉经穴，乃胃经募穴，八会穴之腑会，手太阳、少阳、足阳明、任脉之会，在前正中线上，脐上4寸处。气海属任脉经穴，在下腹部，前正中线上，当脐中下1.5寸。足三里乃足阳明胃经合穴，在小腿前外侧，当犊鼻下3寸，距胫骨前缘一横指（中指）处。百会属督脉经穴，在头部，当前发际正中直上5寸，或两耳尖连线中点处。太阳属经外奇穴，在颞部，当眉梢与目外眦之间，向后约一横指的凹陷处。印堂属督脉经穴，在两眉头连线的中点。上星属督脉经穴，在头部，当前发际正中直上1寸。头维属足阳明胃经穴，在头侧部，当额角发际上0.5寸，头正中线旁4.5寸。心俞足太阳膀胱经穴，在背部，当第5胸椎棘突下，旁开1.5寸。胆俞足太阳膀胱经穴，在背部，当第10胸椎棘突下，旁开1.5寸。脾俞足太阳膀胱经穴，在背部，当第11胸椎棘突下，旁开1.5寸。胃俞足太阳膀胱经穴，胃的背俞穴，在背部，当第12胸椎棘突下，旁开1.5寸。肾俞足太阳膀胱经穴，在腰部，当第2腰椎棘突下，旁开1.5寸。

**方义：**金穴膻中为任脉经穴，属心包经募穴，八会穴之一，是宗气聚会之处，系任脉、足太阴、足少阴、手太阴、手少阴经之交会穴，任脉总任一身之阴，为"阴脉之海"，可调理脏腑经气，平和阴阳；水穴中脘乃胃之募穴，八会穴之腑会，可和胃降逆安神；木穴气海乃任脉经穴，有强壮作用，为保健要穴，有调补下焦，补益肾气之效；土穴足三里，乃足阳明胃经合穴，胃之下合穴，有疏通经络，和胃安中之功；土穴百会乃督脉与足太阳经交会穴，络于脑，脑为元神之府，有安神定志，醒脑益智之功；左木右金太阳乃经外奇穴，十二经气血皆上注于头，具有醒脑开窍，调和气血，清利头目，疏风泄热之功；土穴印堂为经外奇穴，有清热疏风、镇静安神的功效，也是临床治疗失眠的经验奇穴；火穴上星乃督脉经穴，有清脑利窍，疏通血脉之功；水穴头维乃足阳明胃经穴，足阳明、足少阳经与阳维脉之交会穴，有清头明目之功；木穴心俞乃足太阳膀胱经穴，心的背俞穴，有化痰宁心安神之功；水穴胆俞乃足太阳膀胱经穴，胆的背俞穴，有清泄肝胆，养血明目之效；火穴脾俞乃足太阳膀胱经穴，脾的背俞穴，有健脾益气，养血安神之功；水穴胃俞乃足太阳膀胱经穴，为胃的背俞穴，有健脾益胃，安中宁神之功；左金右木穴肾俞乃足太阳膀胱经穴，肾的背俞穴，有补益心肾，宁心安神之功。

**操作要点：**金穴膻中、肾俞，性质属金，为收穴，故用补法以和胃理气，宁心安神；水穴中脘、水穴头维、水穴胆俞、水穴胃俞，性质属水，为放穴，故用泻法以疏肝利胆，和中安神；木穴气海、木穴心俞、太阳，性质属木，为放穴，故用泻法以祛邪安神；土穴足三里、土穴百会、土穴印堂，性质属土，主生长，故用平补平泻法健脾和胃安神；火穴上星、火穴脾俞，性质属火，为收穴，故用补法健脾和胃安神。

**操作方法：**金穴膻中、左金右木穴肾俞，以顺时针方向上顶轻按为法，即为补；水穴中脘、水穴头维、水穴胆俞、水穴胃俞，以逆时针方向向下重按为法，即为泻；

木穴气海、木穴心俞、左木右金太阳，以逆时针方向向下重按为法，即为泻；土穴足三里、土穴百会、土穴印堂，以左转三圈、右转三圈为法，力度均匀，既不上顶，也不下压，即为平补平泻；火穴上星、火穴脾俞，以顺时针方向上顶轻按为法，即为补。

### （二）传统针灸治疗

针灸能影响大脑皮层的神经活动过程，具有使兴奋过程与抑制过程恢复平衡的调整作用，从而起到治疗失眠的作用。体针治疗，多取神门、三阴交、百会、神庭、内关、心俞、脾俞、太溪等穴。皮肤针治疗常轻叩脊柱两旁（0.5~3寸）、骶部及头颞区，使局部皮肤潮红即可，每日或隔日1次。轻度失眠或一过性失眠可采用耳针，常取神门、心、脾、肾、交感、皮质下、脑等，可贴王不留行籽、冰片、益智仁籽、酸枣仁、决明子、中药丸、磁珠等治疗，耳郭皮肤常规消毒后，用金属探棒在有关穴区上找着最敏感点，对准所选之穴贴上，轻轻按压，直至有肿胀酸痛即可。每天自行按压5~6次，每次每穴位按压20次，3天后换另一侧耳穴贴压，3个月为1个疗程。蜂针治疗多取照海、神门、申脉、印堂等，蜂量每次2~4只为宜，每隔3~10天治疗1次，10次1个疗程。刺血疗法，放血部位为百会、大椎。百会穴放血前在施术部位先行按压以使血液聚集，常规消毒，点刺放血，出血量约1mL；大椎穴点刺3~5针，点刺后可加拔火罐以增加出血量，出血量1~5mL。每次1穴、2穴交替。此外，取申脉、照海两穴，用刺五加注射液4mL，对所选穴位皮肤常规消毒后，快速刺入穴位皮下组织，然后缓慢推进或上下提插以取得酸胀感每穴2mL，每日1次，双侧轮流取穴。

### （三）传统手法治疗

推拿、刮痧等传统疗法对失眠的有一定疗效。

**1. 推拿**　可用揉法或一指禅推法，从印堂开始向上至神庭再至百会，再从神庭向两侧沿眉乃至太阳穴，往返各6~7次，然后以双手拇指分推前额、眉弓至太阳3~5遍。指振太阳穴约1min；再用双拇指指腹从印堂穴沿鼻两旁分推至迎香穴3min，继用十指端在头两侧胆经循行部位行抯法治疗2~3min，点按角孙、头维，拿五经。用拇指端或中指端点揉安眠穴5min；拿捏风池、肩井各3~5min。每天1次，10次1个疗程。常规选取穴位后，自项及腰部足太阳膀胱经背部侧线用火罐自上而下行走罐，以背部潮红为度。10天为1个疗程。

**2. 刮痧**　部位以全头、督脉、足太阳膀胱经为主，穴位取百会、四神聪、风池、大椎、肩井、心俞、肾俞，配穴选内关、神门、合谷、足三里等。首先根据患者体质强弱、年龄大小、胖瘦、承受能力等不同而辨证采用补法、泻法、补泻结合的刮拭手法，循督脉、足太阳膀胱经，重点刮拭百会、风池、风府（头疗可直接隔着头发刮拭）、大椎。刮时应避风保暖，刮后最好让患者饮一杯温开水，且在30min内忌洗冷水澡。有皮肤感染、外伤骨折处忌刮。为避免出现晕刮现象，醉酒、过饥、过饱、过渴、过度疲劳者禁刮。

### （四）药物治疗

药物治疗是治疗失眠症的主要方法之一，近年治疗失眠症的新药也取得一定进展。临床上常应用的化学药物如镇静催眠药有：巴比妥类、苯二氮䓬类、非苯二氮䓬类（如扎来普隆、唑吡酮、曲唑酮等）、细胞因子、褪黑素等。

中医药有个性化治疗与辨证用药的独特优势，再加上灵活多样的治疗手法使中医药对失眠的治疗有极大的回旋余地和良好的疗效。在辨证施治的过程中，当根据临床表现灵活选择治疗方法。急性失眠一般多属实证，或由情志失调恼怒伤肝，致肝失条达，气郁化火，方用龙胆泻肝汤，可加茯神、龙骨、牡蛎等以镇心安神；若因食积停滞，致生痰热所致失眠，方用温胆汤加清热安神之品，如黄连、栀子，夹食滞者可加神曲、山楂、莱菔子等消导和中。慢性失眠病程缠绵，病情复杂，症候有虚有实，且以虚证为多，阴虚火旺者多由肾阴不足，不能上交于心所致，方用黄连阿胶汤、朱砂安神丸滋阴降火，养心安神；心脾两虚者可用归脾汤补养心脾，可加熟地、白芍、阿胶等养心血之药，严重者可加合欢花、夜交藤、龙骨、牡蛎等药；心胆气虚者可用安神定志丸，配茯苓、菖蒲益胆安神。

### （五）其他治疗

除以上治疗方法外，还可以通过日常饮食改善睡眠，如服用酸枣仁粥、莲心茶、绞股蓝茶、糖水百合汤、丹参冰糖水、甘麦大枣汤、猪心芪参汤、莲子龙眼粥、茶叶枣仁粉、磁石粥、莲子糯米粥等。水疗法可采用矿泉浴，如氡泉、硫化氢泉、氯化钠泉、碳酸泉等。一般矿泉浴温度 37~38℃，每日 1 次，15~20min，20 次为 1 个疗程。碳酸泉浴时温度为 30~35℃，每日 1 次，5~10min，15 次为 1 个疗程。

（张晓艳）

# 第十二章　胃痛

胃痛又称胃脘痛，是以上腹胃脘部近心窝处经常发生疼痛为主要临床表现的病证，俗称"心口痛"。其疼痛可突然发作，亦可缓慢发作，疼痛性质多见胀痛、隐痛、刺痛、灼痛、绞痛等。痛时常兼见脘胀不适、恶心呕吐、食纳不佳、吞酸、嗳气、大便不调等症。

中医学对本病的认识及治疗有悠久的历史，如《灵枢·邪气脏腑病形》指出："胃病者，腹胀"，《素问·六元正纪大论》："木郁之发，民病当心而痛"，较早认识到本病发病与肝郁有关。《外台秘要心痛方》："足阳明为胃之经，气虚逆乘心而痛，其状腹胀归于心而痛甚，谓之胃心痛也。"这里的心痛都是指胃脘痛。治法上常以理气和胃止痛为基本原则，可通过针灸、药物、推拿等方法缓解症状。

## 一、病因病机

### （一）病因

**1. 性格因素**　易怒、脾气暴躁者及性格内向、心理负担较重者胃痛的发病率较高。这是因为胃肠的消化和吸收功能是在神经和激素两种机理的调节下进行的，两者又相互作用，调节胃肠消化液的分泌。生气、易怒易引起应激反应，从而抑制胃肠的蠕动，影响消化液的分泌，进而影响胃肠道的消化功能并引起胃痛。

**2. 脾胃虚弱**　脾胃主受纳和运化水谷，若饥饱失常，或劳倦过度，或久病脾胃受伤等，均可引起脾阳不足，中焦虚寒，或胃阴受损，失其濡养而发生疼痛。此外，亦有过服寒凉药物而导致脾胃虚寒而痛者，所以《证治汇补心痛选方》有"服寒药过多，致脾胃虚弱，胃脘作痛"的说法。

**3. 饮食结构及饮食习惯不合理**　随着生活节奏的加快，进食时间不规律，或暴饮暴食超越正常的食量，或五味过极，辛辣无度，过食肥甘厚味，饮酒如浆，过食生冷瓜果或饮食不洁等均可损伤脾胃，诱发胃痛。

**4. 寒邪犯胃**　寒邪属中医"六淫"之一，主"收引、凝滞"，易伤人体阳气，是引起外感病及内科多种疾病的诱因。若起居不慎，外感寒邪，内客于胃，经脉气血失于阳气温煦，气血凝结阻滞，胃气不和而作痛。《素问·举痛论》："寒邪客于肠胃之间，膜原之下，血不得散，小络引急，故痛。"

### （二）病机

中医学认为胃为水谷之海，以通为用，以降为顺。无论何种病因，只要影响胃受纳腐熟之功能，导致胃失和降，均可发生疼痛。故不论寒凝而痛、食积而痛、气滞而痛、阳虚胃失温养而痛或阴虚胃失濡养而痛，其发病机理确有共同之处，即不通则痛。

## 二、临床表现

由于引起胃痛的原因不同，其临床症状亦有所区别，常见症候表现如下：寒邪犯胃者，本证临床以胃痛急性发作，畏寒喜温喜按，遇寒则症状加重，喜热饮；慢性者多呈隐痛，稍受凉即发，嗳气，腹胀，得温痛减，苔白，脉弦紧。饮食伤胃者，多因不良饮食习惯及暴饮暴食所致，临床常见胃脘部胀满疼痛，嗳腐吞酸，或吐不消化食物，吐后疼痛减轻，或恶闻食臭，亦可兼见大便不爽，舌苔厚腻，脉滑实等症状。肝气犯胃者，本证多发于情志不畅，暴怒或生气之后，常见胃脘胀痛，嗳气反酸，痛攻两胁，揉按减轻，精神刺激可加重或诱发上述症状，舌苔薄白，脉象沉弦；脾胃虚弱者，胃脘隐痛，喜暖喜按，体乏神倦，四肢发凉，口吐清水，舌质淡苔白，脉象沉细或虚弱。可有灼热感，口干唇燥，食欲欠佳，舌红少津无苔，脉象弦细或细数。

## 三、辨证诊断

胃痛发作之时其症状虽无明显差别，然而细微之处仍可鉴别，临床可根据患者病程、疼痛部位、兼证、舌象等几个方面加以辨别。

### （一）辨证要点

**1. 首辨病程长久**　胃痛在临床诊断时当分新久，一般急性发作，病程短者多属实证，病程较长者多属虚证。正如林佩琴《类证治裁·胃脘病》所说："治疗须分新久，初痛在经，久痛入络；经主气，络主血也。初痛，宜温散以行气；久痛，则血络亦痹，必辛通以和营，未概以香燥例治也。"由于胃脘不适大多与进食有很密切的关系，因此，从饮食的时间、习惯、内容、种类等作为辨别的准则，也较有准确性。

**2. 次辨脏腑病位**　胃位于上腹部，胸骨下方凹陷、肚脐上方靠近心窝处。如果将腹部划分为四个区域来看，左侧偏中上的部分这一区域的疼痛，最有可能是胃痛。中医学认为，胃痛不仅与胃有关，且与肝密切相关。故临床根据患者疼痛部位，可判断病变脏腑。以上腹部胃脘近心窝处疼痛为主诉的病证，病变主要在胃。如果疼痛及于胁下一侧或两侧者，病涉及肝。所以还需要以疼痛的时间、伴随症状等，作为判断的准则。

**3. 三辨兼证**　胃痛常伴有胀痛、嗳气、泛酸、嘈杂、恶心、呕吐等症。由于每种疾病表现的症状不同，如果伴随胸闷、胃灼热、吐酸水、打嗝等症状，可能是食道疾病；假如伴随空腹疼痛、饱胀饿痛、打嗝具酸味、甚至吐血等症状，可能是胃溃疡；但如果有打嗝、黄疸、发烧等症状，可能与胃无关，或是胆囊的问题。因此不能忽视胃痛外所伴随的各项症状。

**4. 再辨舌象**　舌诊是中医学特有的诊断方法，临证时可以反映症候的寒热虚实等属性。如舌淡红苔薄白，多属寒证；若舌苔黄白相间，乃寒热错杂之象；舌苔色黄而干，是胃热津伤；若苔黄厚腻，多为食积或湿热中阻；舌质虚胖，边有齿痕累累，可知其属脾虚，但若苔白而腻，则为脾虚夹湿邪。

**5. 相关检查**　胃镜、活组织病理检查、X线胃钡餐、CT、彩超及脱落细胞、大便潜血等检查亦是临床常用的检查方法。

### （二）鉴别诊断

胃痛应与真心痛、胁痛、腹痛等病相鉴别。真心痛系心经病变所引起的心痛证。真心痛亦有疼痛在胃脘部者，但多发生于中老年，其痛在胸膺部或左前胸，其位置相对较高，疼痛性质多为刺痛、绞痛，有时剧痛，且痛引肩背及手少阴循行部位，痛势较急，饮食方面一般只与饮酒饱食关系密切，常伴有心悸、短气、汗出、脉结代等心脏病症状，心电图等心脏检查异常。胁痛多见于肝胆疾病，部位在上腹两侧胁肋部，常伴恶心、口苦等肝胆病症状，B超等实验室检查多可查见肝胆疾病。腹痛在胃脘以下，耻骨毛际以上的部位，位置相对较低，常伴有腹胀，矢气，大便性状改变等腹疾症状。相关部位的X线检查、纤维胃镜或肠镜检查、B超检查等有助于鉴别诊断。

## 四、治疗方法

### （一）经络收放疗法治疗

**1. 气滞胃痛**　治宜疏肝理气。

**处方**：水穴（中府），金穴（膻中），水穴（鸠尾），水穴（上脘），水穴（中脘），木穴（下脘），土穴（腹哀），木穴（承满），水穴（梁门），木穴（食窦），土穴（足三里），火穴（内关），土穴（合谷），水穴（中枢），木穴（至阳），水穴（胃俞）。

**定位**：中府乃手太阴肺经募穴，手、足太阴经交会穴，在胸前臂外上方，第1肋间隙处，动脉应手处陷中。膻中为任脉经穴，心包经之募穴，八会穴之气会。在前正中线上，平第4肋间隙处。鸠尾属任脉经穴，在前正中线上，当剑突下1寸取穴，即脐上7寸。上脘为任脉、足阳明、手太阳之会，在前正中线上，脐上5寸处。中脘为胃经募穴，八会穴之腑会，手太阳、少阳、足阳明、任脉之会，在前正中线上，脐上4寸处。下脘是足太阴经、任脉之会，在前正中线上，脐上2寸处。腹哀属足太阴脾经穴，乃足太阴与阴维脉交会穴，在上腹部，当脐中上3寸，距前正中线4寸。承满属足阳明胃经穴，在上腹部，当脐中上5寸，距前正中线2寸处。梁门属足阳明胃经穴，在上腹部，当脐中上4寸，距前正中线2寸处。食窦属足太阴脾经穴，在胸外侧部，当第5肋间隙，距前正中线6寸，不可深刺。足三里乃足阳明胃经合穴，在小腿前外侧，当犊鼻下3寸，距胫骨前缘一横指（中指）处。内关为心包经络穴，八脉交会穴，通阴维脉，在前臂掌侧，腕横纹上2寸，掌长肌腱与桡侧腕屈肌腱之间。合谷为手阳明大肠经穴，在手背，第1、2掌骨间，当第2掌骨桡侧的中点处。中枢为督脉经穴，在背部，当后正中线上，第10胸椎棘突下凹陷中。至阳为督脉经穴，在背部，当后正中线上，第7胸椎棘突下凹陷中。胃俞为足太阳膀胱经穴，胃的背俞穴，在背部，当第12胸椎棘突下，旁开1.5寸。

**方义**：水穴中府为手太阴肺经募穴，手足太阴之会，可宣肺理气，和胃利水，主治胸痛、气喘、咳嗽及咳逆；金穴膻中属心包经募穴，又是八会穴之一，是宗气聚会之处，又系任脉、足太阴、足少阴、手太阴、手少阴经之交会穴，具有利上焦、宽胸膈、降气通络之功效；水穴鸠尾乃任脉络穴，位于膈之近处，取之能调整局部经气，疏通膈间气机而达降逆和胃作用；水穴上脘乃任脉与足阳明、手太阳经交会穴，可理气和胃止痛；水穴中脘乃胃之募穴，八会穴之腑会，任脉与手太阳、少阳、足阳明经之交会穴，有健脾和胃、祛痰利湿、理气活血止痛等功效；木穴下脘是任脉与足太阴经交会穴，有理气止痛作用。膻中、鸠尾、上脘、中脘、下脘均为任脉胸腹部经穴，任脉循行于腹部正中，贯穿上中下三焦，联系胸腹腔诸脏腑，与脾胃相通，共助中焦之气之斡旋，因此位于中焦之位的任脉经穴具有健脾和胃，宽中理气之功效，用于治疗脾胃失健，中焦气机失调所致的病症。土穴腹哀乃足太阴与阴维脉交会于足太阴脾经，有理气止痛消导之功；木穴承满、水穴梁门均为足阳明胃经穴，有理气和胃止痛消导之功；土穴足三里，乃足阳明胃经合穴，胃之下合穴，不仅是保健要穴，更是治胃痛之要穴，具有调理脾胃、补中益气、扶正祛邪、调节机体免疫力等作用。火穴内关乃心包经络穴，八脉交会穴，通阴维脉，阴维脉联系足太阴、少阴、厥阴经并会于任脉，还与阳明经相合，具有和胃降逆、宽胸理气、镇定止痛的作用。土穴合谷乃手阳明大肠经穴，具有理气消胀、疏风清热、行气开窍、镇静安神功能，对肠胃功能有显著的调节作用。水穴中枢、木穴至阳乃督脉经穴，有疏肝理气止痛之效；水穴胃俞乃足太阳膀胱经穴，为胃的背俞穴，有健脾益胃，通调腑气，宽中降气之功。

**操作要点：** 水穴中府、水穴鸠尾、水穴中枢、水穴上脘、水穴胃俞、水穴中脘、水穴梁门，五行属水，为放穴，故用泻法以疏肝理气，和胃止痛；木穴下脘、木穴至阳、木穴承满、木穴食窦，属木，为放穴，故用泻法以疏肝理气止痛；金穴膻中、火穴内关，属金、属火，为收穴，故用补法以和胃理气止痛；土穴合谷、土穴腹哀、土穴足三里，属土，主生长，故用平补平泻法以调和气血，和胃止痛。

**操作方法：** 水穴中府、水穴鸠尾、水穴中枢、水穴上脘、水穴胃俞、水穴中脘、水穴梁门，以逆时针方向向下重按为法，即为泻；金穴膻中，以顺时针方向轻按为法，即为补；木穴下脘、木穴至阳、木穴承满、木穴食窦，以逆时针方向重按为法，即为泻；土穴合谷、土穴腹哀、土穴足三里，手法以左转三圈，右转三圈，力度均匀，既不上顶，也不下压，即为平补平泻；火穴内关，以顺时针方向上顶轻按为法，即为补。

**2. 火郁胃痛** 治宜疏肝泻热。

**处方：** 木穴（胆俞），水穴（左期门），火穴（右期门），火穴（行间）。

**定位：** 胆俞乃足太阳膀胱经穴，在背部，当第10胸椎棘突下，旁开1.5寸。期门乃足厥阴肝经募穴，在胸部，当乳头直下，第6肋间隙，前正中线旁开4寸。行间乃足厥阴肝经荥穴，在足背侧，当第1、2趾间缝纹端。

**方义：** 木穴胆俞乃足太阳膀胱经穴，胆的背俞穴，有清泄肝胆，解痉散结，活血止痛之效；左水右火穴期门乃足厥阴、足太阴与阴维脉之交会穴，有清泄肝胆，理气解郁之功；火穴行间有疏肝理气，清热解郁之功，以上三穴，木、水、火相配，可清泄肝胆、理气止痛。

**操作要点：** 木穴胆俞五行属木，故用泻法以清泄肝胆，理气止痛；水穴左期门属水，故用泻法清泄肝胆，理气止痛；火穴行间属火，故用补法理气和胃止痛。

**操作方法：** 木穴胆俞，以逆时针方向向下重按为法，即为泻；水穴左期门，以逆时针方向下按重按为法，即为泻；火穴行间，以顺时针方向上顶轻按为法，即为补。

**3. 脾虚肝郁** 治宜疏肝健脾。

**处方**：土穴（章门），水穴（肝俞），木穴（胆俞）。

**定位**：章门在侧腹部，当第11肋游离端的下方。肝俞在背部，当第9胸椎棘突下，旁开1.5寸。胆俞在背部，当第10胸椎棘突下，旁开1.5寸。

**方义**：土穴章门乃脾的募穴，八会穴之一，脏会章门，足厥阴肝经与胆经交会穴，有疏调肝脾，清热利湿，活血化瘀之功；水穴肝俞乃肝的背俞穴，有健脾利湿，益气统血的作用；木穴胆俞乃胆的背俞穴，有清泄肝胆，理气解郁的作用。

**操作要点**：土穴章门属土，主生长，故用平补平泻法以疏调肝脾，清热利湿；水穴肝俞属水，为放穴，故用泻法疏肝健脾，理气祛湿；木穴胆俞属木，为放穴，故用泻法疏肝健脾，理气祛湿，和胃止痛。

**操作方法**：土穴章门以左转三圈，右转三圈为法，力度均匀，既不上顶，也不下压，即为平补平泻；水穴肝俞以逆时针方向向下重按为法，即为泻；木穴胆俞以逆时针方向向下重按为法，即为泻。

### （二）传统针灸治疗

研究表明，针灸可促进胃蠕动，增强胃液分泌，调节机体免疫。临床可根据胃痛的不同证型，依辨证归经理论进行施治。寒邪犯胃型，当温胃散寒，多采用温针灸，穴取中脘、内关、足三里等主穴，配选大椎、神阙等穴；饮食伤胃型，多选取合谷、中脘、胃俞、脾俞等，先对取穴部位进行揉按、深压，使之有酸麻胀痛感，然后再行施针；肝气犯胃型穴取期门、中脘、足三里、阳陵泉、章门、肝俞、太冲等穴，用泻法；脾胃虚弱型取脾俞、三阴交、阴陵泉、地机、下脘、关元、气海等穴。按上述方法取穴后，每日针刺1次，每次20~30min，留针期间行针1~2次，治疗10次为1个疗程。寒邪犯胃或肝气犯胃导致的急性胃痛，可用阿托品0.5mg/2mL或维生素$B_{12}$注入中脘穴，每穴1.5mL，每日1次。隔日依次取1穴位注射，10次为1个疗程，疗程间隔3~5天，一般治疗1~4个疗程，临床疗效较好。耳穴可取胃、脾、肝、胆、交感等穴，用王不留行贴压，每日自行按压3~5次，每次按压2~3min，按压力度适中，自觉耳穴处发热、胀痛为度。

### （三）药物治疗

**1. 寒邪犯胃型** 应温胃散寒，调和胃气，方用理中丸、厚朴温中汤等温中散寒之剂，可酌加吴茱萸、干姜、肉桂、木香等温中理气散寒之品。若属急性发作，可配合推拿按摩、穴位敷贴等手法内外并治。

**2. 饮食伤胃型** 多与饮食不规律有关，故治疗应以消食导滞为主，临床多用保和丸加减，腹胀者可加槟榔、枳实，大便秘结者加大黄、黄连、黄芩。除药物治疗外，合理的饮食习惯是预防本病发生的有效手段。

**3. 肝气犯胃型** 本型多从疏肝理气，和胃止痛论治，临床多用柴胡疏肝散、加味四逆散等方加味，若胀重者可加木香、青皮、郁金理气解郁，痛甚者加川楝子、延胡索理气止痛，嗳气频作者加半夏、旋复花降气解郁。

**4. 脾胃虚弱型** 临床发作多为慢性，病程长，以胃脘部隐痛不适为主，食后胀满痛甚，伴见食欲减退，全身乏力，大便溏稀，舌体胖大，脉细弱等。临证可选补中益气汤、小建中汤等加减治疗。

### （四）其他治疗

　　临床除药物、针灸等传统治疗手段外，本病还可采用推拿、穴位敷贴、食疗等简便易行的方法进行论治。推拿以疏肝理气、和胃止痛为治疗原则，对有消化道出血倾向者不宜使用此法治疗。可用一指禅推法、揉法、滚法直推脊柱上的督脉和两侧的膀胱经，重点在胸 7 和腰 1 之间，并点压督脉上的大椎、至阳、命门，膀胱经上的膈俞、肝俞、脾俞、胃俞、三焦俞等穴。用药物进行穴位敷贴可用王不留行、莪术等中药用醋加热水调成糊状敷于上腹部，特定电磁波谱照射 30min，1 次/日，对各型胃痛均有较好疗效。食疗是最能被患者接收的治疗方法，临床可用鲜姜 500g（细末），白糖 250g，将二者混匀，每日饭前吃 3 次，每次 1 勺（普通汤匙），对寒性胃痛疗效较好。用神曲 15g，粳米 100g，白糖适量，先将神曲捣碎，煎取药汁，入粳米同煮为粥（也可加谷芽、山楂适量与神曲同煎），有消食导滞、调和脾胃之功效。

（张晓艳）

# 第十三章　消渴

　　消渴是以阴津不足为基本病机，临床以多尿、多饮、多食、身体消瘦或肥胖，或尿有甜味为主要表现的一种疾病。消渴病发病率高、病程长、并发症多，严重危害人类健康，近年来本病的发病率随着人民生活水平的提高、人口老龄化加剧和人们生活方式的改变而迅速增高，呈逐渐增长的流行趋势。

　　中医学对本病有较早的认识，《素问·奇病论》中首现消渴病名，根据病机及症状的不同，《内经》中还有消瘅、肺消、膈消、消中等不同的分类。汉代张仲景《金匮要略》中有专篇论述消渴，并最早给出治疗方药，主方有白虎加人参汤、肾气丸等。明代戴思恭《证治要诀》对消渴明确提出上、中、下分类。《证治准绳》对三消的临床分类作了规范："渴而多饮为上消（经谓膈消），消谷善饥为中消（经谓消中），渴而便数有膏为下消（经谓肾消）。"

　　根据消渴病的临床特征，本病主要涉及西医学的糖尿病和尿崩症。糖尿病是一组以血葡萄糖（简称血糖）水平增高为特征的代谢性疾病，是由于胰岛素分泌或者作用缺陷所引起的。糖尿病不是单一疾病，而是复合病因所致的综合征，是包括遗传及环境因素在内的多种因素共同作用的结果。而尿崩症则是由于各种原因使抗利尿激素的产生和作用发生障碍，肾脏不能保留水分，临床上表现为排除大量低渗透、低比重的尿和烦渴、多饮等症状的一种疾病。临床上多数是由于抗利尿激素缺乏导致的中枢性尿崩症，也有部分是由于肾小管对抗利尿激素的反应障碍导致的肾性尿崩症。也有各种因素导致饮水过多所表现的多饮、多尿等症状。

## 一、病因病机

　　消渴病的病因比较复杂，先天禀赋不足是引起消渴的重要内因。由于素体阴津不足，津伤内燥，燥热形成，消烁津液，发为消渴。如《灵枢·五变》说："五脏皆柔弱者，善病消瘅。"即指出五脏虚弱是发生消渴的重要因素。饮食失调是消渴病形成的主要诱因。由于过食肥甘辛辣，致脾胃运化失职，积热内蕴，化燥伤津，消谷耗液，发为消渴。如《素问·奇病论》说："此肥美之所发也，此人必数食甘美而多肥也。肥者，令人内热，甘者令人中满，故其气上溢，转为消渴。"指出过食甘美是消渴病形成的因素之一。另外，情志失调是消渴病的诱因之一。由于情志失调，五志过极皆可化火，消烁阴津，发为消渴。如《灵枢·五变》说："怒则气上逆，胸中蓄积，血气逆留，髋皮充肌，血脉不行，转而为热，热则消肌肤，故为消瘅。"说明情志因素亦是消渴病发生的原因之一。本病病变涉及肺、胃、肾三脏，其病机主要在于阴津亏损，燥热偏盛，而以阴虚为本，燥热为标，两者互为因果。在病变过程中存在着气阴两伤，阴阳俱虚的病变，并随着阴虚燥热，常见变证百出。消渴病病位虽有肺、胃、肾的不同，但常常互相影响，如肺燥津伤，不能敷布津液，则脾胃不得濡养，肾失滋助；脾胃燥热盛，上可灼伤肺津，下可耗伤肾阴；肾阴虚火旺，亦可上灼肺胃，终至肺燥胃热肾虚。消渴病病程日久，可阴损及阳，致阴阳俱虚，其中以肾阳虚及脾阳虚较为多见。亦可病久入络，导致血脉瘀滞。血瘀亦是消渴病的重要病机之一，而且消渴病多种并发症的发生也与血瘀密切有关。

## 二、临床表现

消渴病起病缓慢，病程漫长，典型临床表现以多尿、多饮、多食、倦怠乏力，形体消瘦，或尿有甜味为其症候特征。消渴病的多尿，表现为排尿次数增多，尿量增加。多饮，喝水量和次数明显增多。消谷善饥，食量超出常人，但患者经常感觉疲乏无力，日久则出现形体消瘦。但也有多数患者临床表现不甚明显，主要表现为形体肥胖，体检时发现血糖升高。

## 三、辨证诊断

根据患者年龄结合病史或肥胖家族史及患者主诉、症状、相关检查进行临床诊断。

相关检查：查空腹、餐后 2h 血糖，葡萄糖耐量试验等，有助于明确诊断。另外 30~40 岁及其以上健康检查或住院时应常规排除消渴病。

临床诊断时要注意和口渴症相鉴别。口渴症是指口渴欲饮水的一个临床症状，在多种疾病过程中可以见到，外感热病中最常见。但是这类口渴随其所患病症的不同而出现相应的临床症状，不伴有多食、多尿、尿甜、消瘦等消渴的特点。

## 四、治疗方法

### （一）经络收放疗法治疗

**基本处方**：金穴（膻中），水穴（中脘），土穴（神阙），木穴（气海），水穴（左梁门），火穴（右梁门），土穴（章门），水穴（左期门），火穴（右期门），土穴（足三里），土穴（三阴交），木穴（隐白），火穴（然谷），土穴（太溪），木穴（涌泉），木穴（左太阳），金穴（右太阳），土穴（百会），木穴（左风池），金穴（右风池），木穴（少商），火穴（劳宫），水穴（曲泽），土穴（水沟）。

**定位**：膻中属任脉。位于前正中线上，平第 4 肋间隙，或两乳头连线与前正中线的交点处，为心包募穴，八会穴之气会。中脘属任脉。在前正中线上，脐上 4 寸，或脐与胸剑联合连线的中点处，为胃之募穴，八会穴之腑会。神阙属任脉。位于脐窝中央。气海属任脉。位于前正中线上，脐下 1.5 寸处，为肓之原穴。梁门属足阳明胃经。位于脐中上 4 寸，前正中线旁开 2 寸处。章门属足厥阴肝经。位于第 11 肋游离端下际处，为脾之募穴，八会穴之脏会。期门属足厥阴肝经，位于乳头直下，第 6 肋间隙，前正中线旁开 4 寸处，为肝之募穴。足三里属足阳明胃经，位于犊鼻穴下 3 寸，胫骨前嵴外一横指处，为足阳明胃经合穴，胃之下合穴。三阴交属足太阴脾经。位于内踝尖上 3 寸，胫骨内侧面后缘。隐白属足太阴脾经，位于足大趾内侧趾甲角旁 0.1 寸处，为井穴。然谷属足少阴肾经，位于内踝前下方，足舟骨粗隆下缘凹陷中处，为荥穴。太溪属足少阴肾经，位于内踝高点与跟腱后缘连线的中点凹陷处，为输穴、原穴。涌泉属足少阴肾经，位于足底（去趾）前 1/3 凹陷处，为井穴。太阳属经外奇穴，位于颞部，当眉梢与目外眦之间，向后约一横指的凹陷处。百会属督脉，位于头部正中线与两耳尖连线的交点处。风池属足少阳胆经，位于胸锁乳突肌与斜方肌上端之间的凹陷中，平风府穴处。少商属手太阴肺经，位于拇指桡侧指甲角旁 0.1 寸处，为井穴。劳宫属手厥阴心包经，位于掌心横纹中，第 2、第 3 掌骨中间，握拳时，中指尖下是穴，为荥穴。曲泽属手厥阴心包经，位于肘微屈时，肘横纹中，肱二头肌腱尺侧缘，为合穴。水沟属督脉，位于人中沟的上 1/3 与下 2/3 交界处。

**方义：** 金穴膻中，属任脉，为心包募穴，八会穴之气会，用补法，可益气化津。水穴中脘，属任脉，为胃之募穴，八会穴之腑会，用泻法，以养胃津，通胃腑，清胃热。土穴神阙，属任脉，用平补平泻法，促进任脉阴气之生成。木穴气海，属任脉，为肓之原穴，用泻法以调理任脉气机。左水右火穴梁门，属足阳明胃经，左泻右补，以养胃之气阴。土穴章门，属足厥阴肝经，为脾之募穴，八会穴之脏会，用平补平泻，可调解五脏气津。左水右火穴期门，属足厥阴肝经，为肝之募穴，左泻右补以疏泄厥阴之脏。土穴足三里，属足阳明胃经，为足阳明胃经合穴，胃之下合穴，用平补平泻以资助后天之本。土穴三阴交，属足太阴脾经，用平补平泻以资助后天之本。木穴隐白，属足太阴脾经，为井穴。火穴然谷，属足少阴肾经，为荥穴，用补法，以补少阴先天之精。土穴太溪，属足少阴肾经，为输穴、原穴，用平补平泻，以平调肾中阴阳。木穴涌泉，属足少阴肾经，为井穴，用泻法，以通少阴肾气。左木右金穴太阳，属经外奇穴，补泻结合，调理阴阳。土穴百会，属督脉，用平补平泻，以振奋阳经之气。左木右金穴风池，属足少阳胆经，补泻结合，以疏泄少阳。木穴少商，属手太阴肺经，为井穴，用泻法，以通调水道，宣开肺气。火穴劳宫，属手厥阴心包经，为荥穴，用补法，可养心包之火。水穴曲泽，属手厥阴心包经，为合穴，用泻法，可泻心包相火。土穴水沟，属督脉，用平补平泻，以调督脉阳气。

**操作要点：** 金穴膻中、火穴右梁门、火穴然谷、金穴右太阳、金穴右风池、火穴劳宫，性质属金、属火，为收穴，施以补法，以补气养阴降火，治消渴气阴虚之根本；水穴中脘、木穴气海、水穴左梁门、水穴左期门、木穴隐白、木穴涌泉、木穴左太阳、木穴左风池、木穴少商、水穴曲泽，性质属水、属木，为放穴，施以泻法，以泻有余之火，不利之水；土穴神阙、土穴章门、土穴足三里、土穴三阴交、土穴太溪、土穴百会、土穴水沟，性质属土，为生长之穴，施以平补平泻，以平补阴阳，滋养气液。

**操作方法：** 对金穴膻中、火穴右梁门、火穴然谷、金穴右太阳、金穴右风池、火穴劳宫，以顺时针方向向上顶轻按为法，即为补；对水穴中脘、木穴气海、水穴左梁门、水穴左期门、木穴隐白、木穴涌泉、木穴左太阳、木穴左风池、木穴少商、水穴曲泽，以逆时针方向向下重按为法，即为泻；对土穴神阙、土穴章门、土穴足三里、土穴三阴交、土穴太溪、土穴百会、土穴水沟，以左转三圈、右转三圈为法，力度均匀，既不上顶，也不下压，即为平补平泻。

**1. 上消**

**处方：** 水穴（肺俞），木穴（少商），木穴（隐白），水穴（左梁门），土穴（左章门），木穴（心俞）。

**定位：** 肺俞在第 3 棘突下，督脉旁开 1.5 寸。少商在手大指桡侧指甲角旁 0.1 寸，为手太阴肺经井穴。隐白在足大指内侧，距趾甲角旁 0.1 寸。梁门在任脉中脘穴旁开 2 寸。章门在第 11 肋游离端下方。心俞在第 5 胸椎棘突下，督脉旁开 1.5 寸。

**方义：** 水穴肺俞为足太阳膀胱经穴，木穴少商手太阴肺经穴，肺为水之上源，二穴用泻法可培补肺阴和促进津液的布散。木穴心俞为足太阳膀胱经穴，泻法可以祛除火邪，防止火邪刑金，导致津液布散失常。木穴隐白为足太阴脾经穴，用泻法可健脾而促进津液的化生布散；水穴梁门为足阳明胃经穴，胃为后天之本，饮食皆入于胃，脾为胃行其津液，此二穴用泻法可调节津液摄入布散。土穴章门足厥阴肝经穴，脾之募穴；八会穴之脏会。平补土穴而泻木穴，为抑木扶土之法，能调节气机促进津液布散，具有治疗津液化生布散失常的功能。

**操作要点：** 土穴章门，用平补平泻，但以泻法为主；水穴肺俞、水穴左梁门、木穴少商、木穴隐白、木穴心俞，用泻法。

**操作方法：** 对土穴章门，以左转三圈、右转三圈为法，力度均匀，既不上顶，也不下压，即为平补平泻；水穴肺俞、水穴左梁门、木穴少商、木穴隐白、木穴心俞，以逆时针方向向下重按为法，即为泻。

**2. 中消**

**处方：** 水穴（中脘），水穴（胃俞），水穴（天枢），火穴（脾俞），火穴（阳池），土穴（太溪）。

**定位：** 中脘在前正中线上，脐中上 4 寸。胃俞在第 12 胸椎棘突下，督脉旁开 1.5 寸。天枢，脐中旁开 2 寸是穴。脾俞在第 11 胸椎棘突下，督脉旁开 1.5 寸。阳池在腕背横纹中，当指总伸长肌腱的尺侧缘凹陷处。太溪在内踝后方，当内踝尖与跟腱之间的中点凹陷处。

**方义：** 水穴中脘为任脉穴，胃之募穴，八会穴之腑会；水穴胃俞为足太阳膀胱经穴，胃之背俞穴，水穴天枢为足阳明胃经穴，大肠募穴，此三穴用泻法，可以清泻胃火。火穴脾俞为足太阳膀胱经穴，脾之背俞穴，火穴阳池为手少阳三焦经原穴，此二穴用补法，可以温补脾阳，通调水道而布水。泄水穴而补火穴，即泄水补火，能通阳布水，治疗胃强脾弱津液布散失常。土穴太溪为足少阴肾经输穴、原穴，此穴平补平泻可以养阴增液，生津止渴。

**操作要点：** 土穴太溪，用平补平泻，且以补为主；水穴中脘、水穴胃俞、水穴天枢，用泻法；火穴脾俞、火穴阳池，用补法。

**操作方法：** 对土穴太溪，以左转三圈、右转三圈为法，力度均匀，既不上顶，也不下压，即为平补平泻；对水穴中脘、水穴胃俞、水穴天枢，以逆时针方向向下重按为法，即为泻；火穴脾俞、火穴阳池，以顺时针方向上顶轻按为法，即为补。

**3. 下消**

**处方：** 木穴（右肾俞），金穴（左肾俞），土穴（三阴交），土穴（涌泉），水穴

（期门），木穴（小肠俞），火穴（中极）。

**定位：**肾俞在第2腰椎棘突下，旁开1.5寸。三阴交在内踝尖上3寸，当胫骨内侧面后缘处。涌泉在足底，屈趾时前方凹陷处，约当足底第2、第3趾趾缝纹端与足跟连线的前1/3与后2/3交点上，为足少阴肾经井穴。期门在乳头直下，第6肋间隙。小肠俞在第1骶椎棘突下，督脉旁开1.5寸。中极在仰卧位，前正中线上，脐下4寸处。

**方义：**左金右木肾俞为足太阳膀胱经穴，肾之背俞穴。土穴三阴交为足太阴脾经穴，土穴涌泉为足少阴肾经井穴，此二穴平补平泻可以滋阴固肾。水穴期门为足厥阴肝经穴，肝之募穴，肝体阴而用阳，喜条达，以散为用，泻法能促进血液运行，濡养脏腑。木穴小肠俞为足太阳膀胱经穴，小肠之背俞穴泻法可以调节水液的代谢。火穴中极为任脉穴，膀胱募穴，补法可以微火生气，促进水液生成布散。

**操作要点：**土穴三阴交、土穴涌泉，用平补平泻，且以补法为主；木穴右肾俞、水穴期门、木穴小肠俞，用泻法；金穴左肾俞、火穴中极，用补法。

**操作方法：**对土穴三阴交、土穴涌泉，用平补平泻，以左转三圈、右转三圈为法，力度均匀，既不上顶，也不下压，即为平补平泻；对木穴右肾俞、水穴期门、木穴小肠俞，以逆时针方向向下重按为法，即为泻；对金穴左肾俞、火穴中极，以顺时针方向上顶轻按为法，即为补。

**4. 兼证治疗**

（1）兼头晕、头痛：在治疗消渴的基础上，加木穴（左率谷）、金穴（右率谷）、土穴（印堂）、木穴（左风池）、金穴（右风池）。

**定位：**率谷在耳尖直上，入发际1.5寸处，属足少阳胆经。风池位于胸锁乳突肌与斜方肌上端之间的凹陷中，平风府穴处，属足少阳胆经。印堂在额部，当两眉头连线的中间，属督脉。

**方义：**左木右金穴率谷，属足少阳胆经，可疏泄少阳，主治头痛，眩晕；左木右金穴风池，属足少阳胆经，可疏泄少阳，清利头目，主治头痛，眩晕；土穴印堂，属督脉，可通督脉，清利头目，主治头痛、眩晕。以上穴位均为治疗头痛和眩晕的要穴，依其五行属性分别施以补泻手法或平补平泻法。

**操作要点：**木穴左率谷、木穴左风池，性质属木，为放穴，施以泻法；金穴右率谷、金穴右风池，性质属金，为收穴，施以补法；土穴印堂，性质属土，为生长之穴，施以平补平泻。

**操作方法：**对木穴左率谷、木穴左风池，以逆时针方向向下重按为法，即为泻；对金穴右率谷、金穴右风池，以顺时针方向上顶轻按为法，即为补；对土穴印堂，以左转三圈，右转三圈，力度均匀，既不上顶，也不下压，即为平补平泻。

（2）兼失眠：在治疗消渴的基础上，加土穴（神门）、火穴（内关）。

**定位：**神门位于腕横纹尺侧端，尺侧腕屈肌腱的桡侧凹陷处，属手少阴心经。内关位于腕横纹上2寸，掌长肌腱与桡侧腕屈肌腱之间，属手厥阴心包经。

**方义：**土穴神门，属手少阴心经，为输穴和原穴，可安神定志，交通心肾，可治失眠。火穴内关，属手厥阴心包经，为络穴，八脉交会穴之一，通于阴维脉，主治失眠。以上两穴为安神定志要穴，可用于肾水不能上济心阴，心火独亢之阴虚火旺之失眠。

**操作要点**：土穴神门，性质属土，为生长之穴，故施以平补平泻；火穴内关，性质属火，为收穴，施以补法。

**操作方法**：对土穴神门，以左转三圈、右转三圈为法，力度均匀，既不上顶，也不下压，即为平补平泻；对火穴内关，以顺时针方向上顶轻按为法，即为补。

（3）兼多汗、无汗、盗汗：在治疗消渴的基础上，加土穴（合谷）、金穴（复溜）。

**定位**：合谷在手背，第1、第2掌骨间，当第2掌骨桡侧的中点处，属手阳明大肠经。复溜位于太溪穴上2寸，当跟腱的前缘。

**方义**：土穴合谷，为手阳明大肠经原穴，可清泻阳明大肠热邪，主治汗证；金穴复溜，为足少阴肾经之经穴，可滋肾养阴，以治汗证。

**操作要点**：土穴合谷，性质属土，为生长之穴，故施以平补平泻；金穴复溜，性质属金，为收穴，施以补法。

**操作方法**：对土穴合谷，以左转三圈、右转三圈为法，力度均匀，既不上顶，也不下压，即为平补平泻；对金穴复溜，以顺时针方向上顶轻按为法，即为补。

（4）兼倦怠乏力：在治疗消渴的基础上，加土穴（曲池）、火穴（行间）、土穴（合谷）。

**定位**：曲池属手阳明大肠经，屈肘成直角时，在肘横纹外侧端与肱骨外上髁连线中点处，为合穴。行间属足厥阴肝经，位于足背，当第1、第2趾间的趾蹼缘上方纹头处，为荥穴。合谷在手背第1、第2掌骨间，第2掌骨桡侧的中心处。

**方义**：土穴曲池和土穴合谷，属手阳明大肠经穴，手阳明大肠为传化之腑，以通为用，并与足阳明胃经相连，大肠通畅，则胃气能够下降以受纳水谷，从而化生气血，气血充足则倦怠乏力自止。火穴行间为足厥阴肝经荥穴，肝为藏血之脏，主筋，主疏泄而为罢极之本，用补法，使血藏而疏泄正常，筋有所主而疲劳自消。

**操作要点**：土穴合谷和土穴曲池，性质属土，为生长之穴，施以平补平泻；火穴行间，性质属火，为收穴，施以补法。

**操作方法**：对土穴合谷和曲池，以左转三圈、右转三圈为法，力度均匀，既不上顶，也不下压，即为平补平泻；对火穴行间，以顺时针方向上顶轻按为法，即为补。

（5）兼食欲不振：在治疗消渴的基础上，加木穴（公孙）、火穴（内关）。

**定位**：公孙属足太阴脾经，位于第1跖骨基底部的前下方，赤白肉际处，为足太阴脾经络穴和八脉交会穴，通于冲脉。内关属手厥阴心包经，位于腕横纹上2寸，掌长肌腱与桡侧腕屈肌腱之间，为手厥阴心包经络穴和八脉交会穴，通于阴维脉。

**方义**：木穴公孙，为足太阴脾经络穴和八脉交会穴，通于冲脉，足太阴脾为后天之本，主运化水谷，其性质属木，为放穴，施以泻法，以调理足太阴脾；火穴内关，为手厥阴心包经络穴和八脉交会穴，通于阴维脉，其性质属火，为收穴，施以补法。

**操作要点**：木穴公孙，性质属木，为放穴，施以泻法；火穴内关，为收穴，施以补法。

**操作方法**：对木穴公孙，以逆时针方向向下重按为法，即为泻；对火穴内关，以顺时针方向上顶轻按为法，即为补。

（6）兼便秘、泄泻：在治疗消渴的基础上，加木穴（天枢）、水穴（大肠俞）。

**定位：** 天枢属足阳明胃经，位于脐中旁开 2 寸处，为大肠募穴。大肠俞属足太阳膀胱经，位于第 4 腰椎棘突下，旁开 1.5 寸处，为大肠背俞穴。

**方义：** 木穴天枢，属足阳明胃经，为大肠募穴，可调节胃肠功能，主治便秘与腹泻。水穴大肠俞，属足太阳膀胱经，为大肠背俞穴，可调节大肠功能，主治腹泻与便秘。两穴为俞穴与募穴相配，可调节胃肠功能，使泄泻者可止，便秘者可通。

**操作要点：** 木穴天枢，性质属木，水穴大肠俞，性质属水，二穴均为放穴，施以泻法。

**操作方法：** 对木穴天枢和水穴大肠俞，以逆时针方向向下重按为法，即为泻。

## （二）传统针灸治疗

毫针治疗以选用相应背俞穴及足少阴、足太阴经穴为主穴，如脾俞、胰俞、肺俞、肾俞、三阴交、太溪等。多饮者加太渊少府；多饥者加内庭、地机；多尿者加复溜、太冲；阴阳两虚者加关元、命门；视物模糊加光明、头维、攒竹；头晕加上星；皮肤瘙痒加风池、大椎、曲池、血海、照海。主穴以补法或平补平泻法，配穴按虚补实泻操作。

## （三）药物治疗

中药在改善消渴症状、防治并发症等方面均有较好的疗效。根据中医整体观、辨证论治的基本精神，确立治法，进行处方设药。由于本病是以阴虚为本，燥热为标，故治疗上清热润燥、养阴生津为其治则。

**1. 上消** 应清热润肺，生津止渴，方用消渴散加清热生津之品，如知母、麦冬等。若肺热津伤、气阴两虚，可选用消渴方（黄连 3g，天花粉 12g，藕汁 12g，生地 24g，姜汁 6g，蜂蜜 6g）加减。

**2. 中消** 胃热炽盛者，其形体消瘦，胃热盛，舌苔黄，脉滑有力。治疗宜清胃泻火，养阴增液，方用白虎加人参汤（知母 18g，生石膏 30g，炙甘草 6g，粳米 12g，生晒参 9g）加减。大便秘结不行者，可用增液汤（玄参 30g，麦冬 24g，生地 24g）润燥通便，大便通后再用上方治疗；气阴两虚者，其体瘦，口渴，四肢乏力，舌质淡红，苔白面干，脉弱。治疗当益气健脾，生津止渴，可用七味白术散（生晒参 6g，茯苓 12g，炒白术 12g，甘草 3g，藿香叶 12g，木香 6g，葛根 15g）为基本方，加黄芪、麦冬、天冬等。

**3. 下消** 患者见头晕耳鸣，口干唇燥，皮肤干燥，乏力，腰膝酸软，尿量多且浑浊如脂膏，舌红苔少，脉细数。本证属肾阴亏虚，根据阴虚、火旺偏重的不同，临证可选用六味地黄丸（熟地 24g，山萸肉 12g，山药 12g，泽泻 9g，茯苓 9g，丹皮 9g）、知柏地黄丸（知母 12g，黄柏 6g，熟地 24g，山萸肉 12g，山药 12g，泽泻 9g，茯苓 9g，丹皮 9g）等加减。如见神昏、肢厥、脉微等阳亡阴竭危象，可合参附龙牡汤回阳固脱，益气敛阴。

患者命门火衰，阴阳两虚，出现小便数而混浊，甚至饮一溲一，面容憔悴，耳轮干枯，四肢欠温，畏寒怕冷舌淡苔白，脉沉细无力。治疗宜滋阴温阳，补肾固涩。临证以金匮肾气丸（熟附片 6g，桂枝 6g，熟地 24g，山萸肉 12g，山药 12g，泽泻 9g，茯苓 9g，丹皮 9g）为基础方加桑螵蛸、黄精、鹿角霜等。

消渴病患者多有瘀血病变，在以上各种症候治疗过程中要重视活血化瘀法的运用，尤其是患者出现舌质紫暗，有瘀点瘀斑及兼见其他瘀血症候，脉涩，酌情添加活血化瘀的方药，如丹参、红花、川芎、泽兰等。

消渴病的并发症严重影响患者的生活质量，应在治疗本病的同时，积极治疗并发症。如雀盲、耳聋、白内障等多属肝肾精血不足，治以滋养肝肾，益精补血，可选用杞菊地黄丸等加减治疗；并发疮痈者可选用五味消毒饮等。

### （四）其他治疗

**1. 控制饮食**　根据患者的性别、年龄、身高用简易公式［理想体重＝身高（cm）－105］，再根据工作性质，参照原来的生活习惯等计算每日所需热量。需要定时定量进餐，忌食糖类，饮食宜以适量米、麦、杂粮，配以蔬菜、豆类、瘦肉、鸡蛋等。

**2. 进行体育锻炼**　患者应进行有规律合适的运动。体育锻炼要循序渐进和长期坚持，宜在饭后进行，运动量不宜过大，持续时间不宜过长。适当运动有利于减轻体重、提高胰岛素敏感性，但是心、脑血管疾病或微血管病变患者应按具体情况妥善安排运动。

（谢忠礼　周　全）

# 第十四章　月经病

月经病是指以月经的周期、经期、经量、经色和经质的异常为主要临床表现，或者伴随月经周期出现的其他症状为特征的疾病。临床上常见的月经病有：月经先期、月经后期、月经先后不定期、月经过多、月经过少、经期延长、经间期出血、崩漏、痛经、闭经、经行眩晕、经行泄泻、经行浮肿、经行风疹、经行乳房胀痛、经行头痛、经行身痛、经行情志异常、经断前后诸证等病种。月经病是妇科最常见的疾病，其病因病机，主要有外感六淫、七情内伤、多产房劳、劳倦过度、先天肾气不足等，使五脏之气受损，肝脾肾功能失调，气血失和，冲任二脉损伤而出现月经异常。月经病的辨证诊断，要和生理性的停经和胎产杂病等下血疾病鉴别，辨证要注重月经的期、量、色、质及伴随月经出现的其他症状，同时结合形、气、色、脉来进行。月经病总的治疗原则重在调经，而调经方法又有诸多不同。本章主要讨论痛经、闭经、月经先期、月经后期、月经过多和月经过少的经络收放疗法治疗和中医辨证论治。

## 第一节　痛经

凡在经期或经行前后，出现周期性小腹疼痛，或痛引腰骶，甚至剧痛晕厥者，称为"痛经"，亦称"经行腹痛"。

本病以青年妇女较为多见。西医学把痛经分为原发性痛经和继发性痛经两类，前者又称功能性痛经，系指生殖器官无明显器质性病变者；后者多继发于生殖器官某些器质性病变，如盆腔子宫内膜异位症、子宫腺疾病、慢性盆腔炎等。本节讨论的痛经，包括西医学的原发性痛经和继发性痛经。功能性痛经容易痊愈，器质性病变导致的痛经病程较长，缠绵难愈。

### 一、病因病机

本病的发生与冲任、胞宫的周期性生理变化密切相关，并与素体及经期和经期前后特殊的生理环境有关。其主要病因有情志所伤，起居不慎而外感六淫之邪，其发病机理是由于此时致病因素的影响，使邪气内伏或精血素亏，更值经期前后冲任二脉气血的生理变化急骤，导致冲任瘀阻或寒凝经脉，胞宫的气血运行不畅，不通则痛；或冲任、胞宫失于濡养，不荣则痛，故使痛经发作。其所以随月经周期发作，主要是与冲任气血变化有关。常见的类型有肾气亏损、气血虚弱、气滞血瘀、寒凝血瘀和湿热蕴结。

### （一）肾气亏损

先天肾气不足，或房劳多产，或久病虚损，伤及肾气，肾虚则精亏血少，冲任不足，经行血泄，胞脉愈虚，失于濡养，"不荣则痛"，故使痛经。

### （二）气血虚弱

素体虚弱，气血不足，或大病久病，耗伤气血，或脾胃虚弱，化源不足，气虚血少，经行血泄，冲任气血更虚，胞脉失于濡养，"不荣则痛"，故使痛经。

### （三）气滞血瘀

平素性情抑郁，或愤怒伤肝，肝郁气滞，气滞血瘀，或经期产后，余血内留，蓄而成瘀，瘀滞冲任，血行不畅，经前经时气血下注冲任，胞脉气血更加壅滞，"不通则痛"，故使痛经。

### （四）寒凝血瘀

经期产后，感受寒邪，或过食寒凉生冷，寒客冲任，与血搏结，以致气血凝滞不畅，经前经时气血下注冲任，胞脉气血更加壅滞，"不通则痛"，故使痛经。

### （五）湿热蕴结

素有湿热内蕴，或经期产后，感受湿热之邪，与血搏结，稽留于冲任、胞宫，以致气血凝滞不畅，经行之际，气血下注冲任，胞脉气血更加壅滞，"不通则痛"，故使痛经。

## 二、临床表现

妇女在经期及其前后，出现小腹或腰部疼痛，甚至痛及腰骶。每随月经周期而发，严重者可伴恶心呕吐、冷汗淋漓、手足厥冷，甚至昏厥，给工作及生活带来影响。目前临床常将其分为原发性和继发性两种，原发性痛经多指子宫无明显病变者，故又称功能性痛经，多见于青春期、未婚及已婚未育者。此种痛经在正常分娩后疼痛多可缓解或消失。继发性痛经多因子宫有器质性病变所致。

## 三、辨证诊断

本病的临床特征是伴随月经来潮而周期性小腹疼痛。疼痛可引及全腹或腰骶部，有的连及外阴和肛周，表现为下坠疼痛。一般多发生于行经第 1~2 日或经期前 1~2 日，随后逐渐减轻或消失，但也有延续至经净或于经净后才发病的，但大多在第 2 日内疼痛可自行停止。

### （一）辨证规律

辨证时根据其疼痛发生的时间、部位、性质、喜按或拒按等不同情况，辨其虚实寒热，在气在血。一般痛在经前、经期，多属实；痛在经后、经期，多属虚。痛胀俱甚、拒按，多属实；隐隐作痛、喜揉喜按，多属虚。得热痛减多为寒，得热痛甚多为热；痛甚于胀多为血瘀，胀甚于痛多为气滞；痛在两侧少腹病多在肝，痛连腰骶病多在肾。

### （二）辨证分型

**1. 肾气亏损型**　经期或经后小腹隐隐作痛，喜按，月经量少，色淡质稀，头晕耳鸣，腰酸腿软，小便清长，面色晦暗，舌淡，苔薄，脉沉细。

**2. 气血虚弱型** 经期或经后小腹隐痛喜按，月经量少，色淡质稀，神疲乏力，头晕心悸，失眠多梦，面色苍白，舌淡，苔薄，脉细弱。

**3. 气滞血瘀型** 经前或经期小腹胀痛拒按，胸胁、乳房胀痛，经行不畅，经色紫黯有块，块下痛减，舌紫黯，或有瘀点，脉弦或弦涩有力。

**4. 寒凝血瘀型** 经前或经期小腹冷痛拒按，得热则痛减，经血量少，色黯有块，畏寒肢冷，面色青白，舌黯，苔白，脉沉紧。

**5. 湿热蕴结型** 经前或经期小腹灼痛拒按，痛连腰骶，或平时小腹痛，至经前疼痛加剧，经量多或经期长，经色紫红，质稠或有血块，平素带下量多，黄稠臭秽，或伴低热，小便黄赤，舌红，苔黄腻，脉滑数或濡数。

## 四、治疗方法

痛经的治疗以通调气血为主。临床根据辨证，采取相应的治疗方法。

### （一）经络收放疗法治疗

**1. 肾气亏损型** 治疗应补肾填精，养血止痛。

（1）收放五脏血气疗法：为治疗各型痛经的第一步。治疗时虚证手法以补为主，实证手法以泻为主。

1）收放心血：收心血，能使肝血上升；放心血，能使肺血下降。重握手中指或足中趾为收；放开或轻握手中指末节和足中趾末节为放。

2）收放肝血：收肝血，能使脾血下降；放肝血，能使肺血上升。重握手示趾或足示趾为收；放开或轻握手示趾或足示趾为放。

3）收放脾血：收脾血，能使筋血调动；放脾血，能使肝血下降。重按手大指末节或足大趾末节 6s 或 6min 为收；放开或轻握手大指或足大趾 5s 或 5min 为放。

4）收放肺血：收肺血，能使脾血上升；放肺血，能使心血安定。重握手无名指末节和足无名趾末节 6s 或 6min 为收；放开或轻握手无名指或足无名趾 5s 或 5min 为放。

5）收放肾血：收肾血，能使脾血上升；放肾血，能使肝血下降。重握手小指末节和足小趾末节 6s 或 6min 为收；放开或轻握手小指和足小趾 5s 或 5min 为放。

收放五脏血气疗法主要以放法为主，放法可以促进五脏气血流通，五脏气血流通畅达，则有利于冲任气血充盈和痛经的治疗。

（2）经络收放穴位疗法：

**处方：** 火穴（关元），木穴（气海），土穴（足三里），土穴（太溪），土穴（膈俞），水穴（肝俞），火穴（脾俞），土穴（气海俞），水穴（命门），金穴（左肾俞），木穴（右肾俞），火穴（腰眼），火穴（腰俞）。

**定位：** 关元属任脉，小肠募穴。在前正中线上，脐下 3 寸处。气海属脉任肓之原穴，在前正中线上，脐下 1.5 寸。足三里属足阳明胃经合穴和胃之下合穴，位于犊鼻穴下 3 寸，胫骨前嵴外一横指处。太溪属足少阴肾经输穴和原穴，位于内踝高点与跟腱后缘连线的中点凹陷处。膈俞属足太阳膀胱经，八会穴之血会，位于第 7 胸椎棘突下，旁开 1.5 寸。肝俞属足太阳膀胱经，肝之背俞穴，位于第 9 胸椎棘突下，旁开 1.5

寸。脾俞属足太阳膀胱经，脾之背俞穴，位于第 11 胸椎棘突下，旁开 1.5 寸。气海俞属足太阳膀胱经，位于第 3 腰椎棘突下，旁开 1.5 寸。命门属督脉，位于后正中线上，第二腰椎棘突下凹陷中。肾俞属足太阳膀胱经，肾之背俞穴，位于第 2 腰椎棘突下，旁开 1.5 寸处。腰眼属经外奇穴，在腰部，当第 4 腰椎棘突下，旁开约 3.5 寸凹陷中。腰俞属督脉，在正当骶管裂孔处。

**方义：** 火穴关元，属任脉，为小肠募穴。既可补肾以滋任脉之气，又可助小肠之腑，促进水谷精气的吸收，具有先后天同补之意；木穴气海，属任脉。肓之原穴，可补肾气，气能化精，为治疗肾气不足之要穴；土穴足三里，属足阳明胃经合穴和胃之下合穴，可补脾胃后天之本，以后天脾胃化生之气血滋养先天肾之精气；土穴太溪，属足少阴肾经输穴和原穴，可激发少阴肾之经气；土穴膈俞，属足太阳膀胱经。八会穴之血会，肝为藏血之脏，肾为先天之本，又肝肾同源，故膈俞可益精血之不足；水穴肝俞，属足太阳膀胱经。肝之背俞穴；可养肝阴，疏肝气；火穴脾俞，属足太阳膀胱经。脾之背俞穴，可补脾以益气血。土穴气海俞，属足太阳膀胱经，与足少阴肾相表里，可固太阳之表而助少阴之里；水穴命门，属督脉，督脉为阳脉之海，总督一身阳气，故命门可温肾阳，化肾精；左金右木穴肾俞，属足太阳膀胱经，肾之背俞穴，可通太阳之经而资肾气；火穴腰眼，属经外奇穴，腰为肾之府，既可治月经不调，又可补虚劳之体；火穴腰俞，属督脉，既可治月经不调，又可温督脉之气。以上诸穴金、木、水、火、土五行相配，任脉与督脉之穴相配，肝肾经穴与脾胃经穴相配，相互为用，共同起到调补肝肾，补益脾胃，温养冲任之功而调经止痛。

**操作要点：** 火穴关元、火穴脾俞、火穴腰眼、火穴腰俞、金穴左肾俞，性质属金、属火，为收穴，施以补法；木穴气海、水穴肝俞、水穴命门、木穴右肾俞，性质属木、属水，为放穴，施以泻法；土穴足三里、土穴太溪、土穴膈俞、土穴气海俞，性质属土，为生长之穴，施以平补平泻法。

**操作方法：** 对土穴足三里、土穴太溪、土穴膈俞、土穴气海俞，以左转三圈、右转三圈为法，力度均匀，既不上顶，也不下压，即为平补平泻；对火穴关元、火穴脾俞、火穴腰眼、火穴腰俞、金穴左肾俞，以顺时针方向上顶轻按为法，即为补；对木穴气海、水穴肝俞、水穴命门、木穴右肾俞，以逆时针方向向下重按为法，即为泻。

**2. 气血虚弱型** 治疗应补气养血，调经止痛。

（1）收放五脏血气疗法：参见肾气亏损型，手法以补为主。

（2）经络收放穴位疗法：

**处方：** 水穴（中脘），火穴（关元），木穴（气海），土穴（足三里），土穴（太溪），水穴（双天枢），土穴（膈俞），水穴（肝俞），火穴（脾俞），土穴（气海俞）。

**定位：** 中脘属任脉，为胃之募穴和八会穴之腑会，在前正中线上，脐上 4 寸，或脐与胸剑联合连线的中点处。关元属任脉，小肠募穴，在前正中线上，脐下 3 寸处。气海属任脉，肓之原穴，在前正中线上，脐下 1.5 寸。足三里属足阳明胃经合穴和胃之下合穴，位于犊鼻穴下 3 寸，胫骨前嵴外一横指处。太溪，属足少阴肾经输穴和原穴，位于内踝高点与跟腱后缘连线的中点凹陷处。天枢属足阳明胃经，为大肠募穴，位于脐中旁开 2 寸处。膈俞属足太阳膀胱经，八会穴之血会，位于第 7 胸椎棘突下，旁开 1.5 寸。肝俞属足太阳膀胱经，肝之背俞穴，在第 9 胸椎棘突下，旁开 1.5 寸。脾俞属足太阳膀胱经，脾之背俞穴，在第 11 胸椎棘突下，旁开 1.5 寸。气海俞属足太阳膀胱经，在第 3 腰椎棘突下，旁开 1.5 寸。

**方义**：水穴中脘，属任脉，为胃之募穴和八会穴之腑会，既调任脉之气，又可调胃腑以资助后天气血生化之源而补益气血；火穴关元，属任脉，小肠募穴，既可壮任脉之气，又可助小肠之腑，促进水谷精气的吸收而益气血；木穴气海，属任脉，肓之原穴，为人身元气汇聚之处，可壮元气；土穴足三里，属足阳明胃经合穴和胃之下合穴，为补益要穴，可资后天脾胃生化之源；土穴太溪，属足少阴肾经输穴和原穴，为少阴肾经气所注的元气留止之处，可温养肾气；水穴天枢，属足阳明胃经，为大肠募穴，可通大肠之腑，肠腑以通为补，故天枢可调肠腑，助胃气；土穴膈俞，属足太阳膀胱经，八会穴之血会，可通太阳经脉，补血活血；水穴肝俞，属足太阳膀胱经，肝之背俞穴，可通太阳之经，补肝血，养肝阴；火穴脾俞，属足太阳膀胱经，脾之背俞穴，可补脾益气养血；土穴气海俞，属足太阳膀胱经，通太阳之经，助气海之元气。全方木、火、土、水穴配合应用，取任脉与太阳膀胱经穴位，可气血同调，从而达到益气养血之功。

**操作要点**：火穴关元、火穴脾俞，性质属火，为收穴，施以补法；木穴气海、水穴中脘、水穴双天枢、水穴肝俞，性质属木、属水，为放穴，施以泻法；土穴足三里、土穴太溪、土穴膈俞、土穴气海俞，性质属土，为生长之穴，施以平补平泻法。

**操作方法**：对土穴足三里、土穴太溪、土穴膈俞、土穴气海俞，以左转三圈、右转三圈为法，力度均匀，既不上顶，也不下压，即为平补平泻；对火穴关元、火穴脾俞，以顺时针方向上顶轻按为法，即为补；对木穴气海、水穴中脘，水穴天枢、水穴肝俞，以逆时针方向向下重按为法，即为泻。

**3. 气滞血瘀型**　治疗应行气活血，祛瘀止痛。

（1）收放五脏血气疗法：参见肾气亏损型，手法以泻为主。

（2）经络收放穴位疗法：

**处方**：金穴（膻中），木穴（气海），水穴（曲骨），水穴（天枢），土穴（章门），水穴（水分），水穴（命门），土穴（三阴交），土穴（太冲），土穴（膈俞），水穴（肝俞）。

**定位**：膻中属任脉，为心包募穴，八会穴之气会，位于前正中线上，平第 4 肋间隙或两乳头连线与前正中线的交点处。气海属任脉，为肓之原穴，在前正中线上，脐下 1.5 寸处。曲骨属任脉，位于前正中线上，位于脐下 5 寸，当耻骨联合上缘中点处。天枢属足阳明胃经，为大肠募穴，位于脐中旁开 2 寸处。章门属足厥阴肝经，脾之募穴，八会穴之脏会，位于第 11 肋游离端下际。水分属任脉，位于前正中线上，脐上 1 寸。命门属督脉，位于后正中线上，第 2 腰椎棘突下凹陷中。三阴交属足太阴脾经，位于内踝尖上 3 寸，胫骨内侧面后缘。太冲属足厥阴肝经输穴和原穴，位于足背，第 1、第 2 跖骨结合部之前凹陷中。膈俞属足太阳膀胱经，八会穴之血会，位于第 7 胸椎棘突下，旁开 1.5 寸。肝俞属足太阳膀胱经，肝之背俞穴，位于第 9 胸椎棘突下，旁开 1.5 寸。

**方义**：金穴膻中，为心包募穴，八会穴之气会，用补法，以壮任脉之气，为补气之要穴；木穴气海，为肓之原穴，用泻法，可通任脉而益气归元；水穴曲骨，水穴水分和水穴命门，分属任督二脉，用泻法，以通任督二脉血气；水穴天枢，属足阳明胃经，为大肠募穴，可调理后天之本，以益气养血通经；土穴章门，属足厥阴肝经，脾之募穴，八会穴之脏会，可调五脏气血，疏理气机；土穴三阴交，属足太阴脾经，脾为后天之本，气血生化之源，本穴可养血调经止痛；土穴太冲，属足厥阴肝经输穴和原穴，为足厥阴肝经气所注元气经过和留止的部位，可疏肝气，养肝血，调冲任；土穴膈俞，属足太阳膀胱经，八会穴之血会，可调理全身血气；水穴肝俞，属足太阳膀胱经，肝之背俞穴，理气机以行气活血。以上诸穴金、木、水、土相配，以泻法为主，可理气机，养肝血，调冲任，活血理气止痛。

**操作要点**：金穴膻中，性质属金，为收穴，施以补法；木穴气海、水穴曲骨、水穴天枢、水穴水分、水穴命门、水穴肝俞，性质属木、属水，为放穴，施以泻法；土穴章门、土穴三阴交、土穴太冲、土穴膈俞，性质属土，为生长之穴，施以平补平泻法。

**操作方法**：对土穴章门、土穴三阴交、土穴太冲、土穴膈俞，以左转三圈、右转三圈为法，力度均匀，既不上顶，也不下压，即为平补平泻；对金穴膻中，以顺时针方向上顶轻按为法，即为补；对木穴气海、水穴曲骨、水穴天枢、水穴水分、水穴命门、水穴肝俞，以逆时针方向向下重按为法，即为泻。

（3）冲任二脉推法：治疗期间，向下顺推冲脉和任脉各3遍，手法适中，可调理冲任，活血理气止痛。

**4. 寒凝血瘀型**　治疗应温经散寒，祛瘀止痛。

（1）收放五脏血气疗法：参见肾气亏损型，手法以泻为主。

（2）经络收放穴位疗法：

**处方**：金穴（膻中），木穴（气海），水穴（曲骨），水穴（双天枢），水穴（水分），水穴（命门），木穴（血海），水穴（太白）。

**定位**：膻中属任脉，为心包募穴，八会穴之气会，位于前正中线上，平第4肋间隙；或两乳头连线与前正中线的交点处。气海属任脉，为肓之原穴，在前正中线上，脐下1.5寸处。曲骨属任脉，位于前正中线上，位于脐下5寸，当耻骨联合上缘中点处。天枢属足阳明胃经，为大肠募穴，位于脐中旁开2寸处。水分属任脉，位于前正中线上，脐上1寸。命门属督脉，位于后正中线上，第2腰椎棘突下凹陷中。血海属足太阴脾经，屈膝，在髌骨内上缘上2寸，当股四头肌内侧头的隆起处。简便取穴法：患者屈膝，医者以左手掌心按于患者右膝髌骨上缘，示趾、中指、无名指、小指向上伸直，拇指约呈45°斜置，拇指尖下是穴，对侧取法仿此。太白属足太阴脾经输穴和原穴，位于第1跖骨小头后缘，赤白肉际凹陷处。

**方义**：金穴膻中，为心包募穴，八会穴之气会，用补法，以壮任脉之气，为补气之要穴；木穴气海，为肓之原穴，用泻法，可通任脉而益气归元；水穴曲骨，水穴水分和水穴命门，分属任督二脉，用泻法以通任督二脉血气；水穴天枢，属足阳明胃经，为大肠募穴，可调理后天之本，以益气养血通经；木穴血海，属足太阴脾经，可滋阴养血活血，主治月经不调，痛经；水穴太白，属足太阴脾经输穴和原穴，为太阴脾经气所注和脾之元气留行之处，可益气养阴，活血通经。以上诸穴金、木、水相配，以泻法为主，可温阳气，除寒湿，养阴血，调冲任，温阳活血散寒，理气调经止痛。

**操作要点：**金穴膻中，性质属金，为收穴，施以补法；木穴气海、木穴血海、水穴曲骨、水穴天枢、水穴水分、水穴命门、水穴太白，性质属木、属水，为放穴，施以泻法。

**操作方法：**对金穴膻中，以顺时针方向上顶轻按为法，即为补；对木穴气海、木穴血海、水穴曲骨、水穴天枢、水穴水分、水穴命门、水穴太白，以逆时针方向向下重按为法，即为泻。

（3）督脉推法：治疗期间，顺督脉向上推 3 遍，手法适中，可温通督脉，温阳散寒除湿，活血理气止痛。

**5. 湿热蕴结型**  治疗应清热除湿，化瘀止痛。

（1）收放五脏血气疗法：参见肾气亏损型，手法以泻为主。

（2）经络收放穴位疗法：

**处方：**火穴（中极），水穴（次髎），水穴（地机），土穴（合谷），水穴（阴陵泉）。

**定位：**中极属任脉，膀胱募穴，位于前正中线上，脐下 4 寸。次髎属足太阳膀胱经，在第 2 骶后孔中，约当髂后上棘下与后正中线之间。地机属足太阴脾经郄穴，在内踝尖与阴陵泉穴的连线上，阴陵泉穴下 3 寸。合谷又名虎口，属手阳明大肠经原穴，在手背第 1、第 2 掌骨之间，约平第 2 掌骨中点处，为手阳明大肠经原穴。简便取穴法：以一手的拇指指骨关节横纹，放在另一手拇、示指之间的指蹼缘上，当拇指尖下是穴。阴陵泉属足太阴脾经合穴，位于胫骨内侧髁下方凹陷处。

**方义：**火穴中极，属任脉，膀胱募穴。可调理冲任二脉之气，又可清热利湿；水穴次髎，属足太阳膀胱经。为治疗痛经的有效穴位，可利湿清热；水穴地机，属足太阴脾经郄穴，主治痛经；土穴合谷，属手阳明大肠经原穴，可清利大肠湿热；水穴阴陵泉，属足太阴脾经合穴，可清脾经湿热。以上诸穴火、水、土相配，可清热利湿，调理冲任而止疼痛。

**操作要点：**火穴中极，性质属火，为收穴，施以补法；水穴次髎、水穴地机、水穴阴陵泉，性质属水，为放穴，施以泻法；土穴合谷，性质属土，为生长之穴，施以平补平泻法。

**操作方法：**对土穴合谷，以左转三圈、右转三圈为法，力度均匀，既不上顶，也不下压，即为平补平泻；对火穴中极，以顺时针方向上顶轻按为法，即为补；对水穴次髎、水穴地机、水穴阴陵泉，以逆时针方向向下重按为法，即为泻。

**（二）中药治疗**

**1. 肾气亏损型**  本证属肾气亏损，冲任俱虚，治以补肾填精，养肝血止痛为法，可用《傅青主女科》所载调肝汤（当归 12g，白芍 12g，山茱萸 12g，巴戟天 12g，阿胶 10g，山药 12g，炙甘草 6g）为基础加减治疗。若兼腰骶疼痛，加续断、菟丝子、桑寄生温阳补肾，调经止痛；若兼少腹两侧或两胁胀痛，为有肝郁之证，可加柴胡，延胡索理气止痛；若兼舌质暗，有瘀点，为有瘀血之象，加川芎、三七、蒲黄等化瘀止痛。

**2. 气血虚弱型**　因本证为气血虚弱之证，治疗以益气养血止痛为法，可用《兰室秘藏》记载圣愈汤（生晒参 15g，炙黄芪 24g，当归 12g，川芎 9g，熟地黄 12g，生地黄 12g）加减，或者用八珍汤（生晒参 15g，炒白术 12g，茯苓 12g，炙甘草 6g，当归 12g，川芎 9g，熟地黄 12g，炒白芍 12g）加减。痛甚者，重用炒白药，加香附、延胡索理气活血止痛；兼见肝气郁滞，证见胁肋及小腹胀痛，乳房胀痛者，加柴胡、乌药、生牡蛎疏理气机，软坚止痛；兼见肾气不足，证见腰腿酸软者，加续断、菟丝子、桑寄生补肾调经止痛。

**3. 气滞血瘀型**　因本证为气滞血瘀之证，治疗以行气活血，祛瘀止痛为法，可用膈下逐瘀汤（炒五灵脂 6g，当归 12g，川芎 9g，桃仁 9g，丹皮 9g，赤芍 9g，乌药 9g，玄胡索 9g，甘草 9g，香附 9g，红花 9g，枳壳 9g）为基本方加减。若兼口苦，苔黄，经期时间延长，经色紫黯，经质稠黏，为肝郁化热之象，加栀子、夏枯草、益母草以清泄肝热；若兼气滞二阴坠胀，则加川楝子、柴胡以梳理气机；若证见胸闷、食少肝郁犯脾者，加炒白术、茯苓、陈皮以理肝健脾；若痛甚伴恶心呕吐者，为肝气挟冲气犯胃，加吴茱萸、黄连、生姜以和胃降逆。

**4. 寒凝血瘀型**　本证分阳虚寒凝和寒湿凝滞两型，证属阳虚内寒者，证见经期或经后小腹冷痛，喜按，得热痛减，月经量少，经色黯淡，腰腿酸软，小便清长，脉沉，舌质暗苔白有水气。治以温经散寒，祛瘀养血，用《金匮要略》所载温经汤（吴茱萸 9g，当归 6g，芍药 6g，川芎 6g，人参 6g，桂枝 6g，阿胶 6g，牡丹皮 6g，生姜 6g，甘草 6g，半夏 6g，麦冬 9g）加减。冷痛甚者，加附子 6g、艾叶 6g、小茴香 6g，暖宫散寒止痛。证属寒湿凝滞者，证见经前或经期小腹冷痛，得热痛减，按之痛甚，经量少，经色黑暗有血块，怕冷身痛，舌质暗苔白偏腻，脉沉紧。治以温经散寒除湿，化瘀止痛，用《医林改错》所载少腹逐瘀汤（炒小茴香 7 粒，炒干姜 6g，延胡索 3g，研没药 6g，当归 9g，川芎 6g，官桂 3g，赤芍 6g，蒲黄 9g，炒五灵脂 6g）加减。舌苔腻，湿偏重者，加苍术 12g、茯苓 10g，痛甚手足不温或冷汗淋漓者，加制附子 12g 温养散寒止痛。

**5. 湿热蕴结型**　本证属湿热下注胞宫，冲任受阻，故治以清热利湿，化瘀止痛为法。可用四妙散（苍术 15g，黄柏 6g，薏苡仁 24g，川牛膝 5g）加减。湿热重者，加败酱草 15g、通草 4g、滑石 10g；瘀血重者，加桃仁 9g、红花 8g、当归 9g、白芍 9g、莪术 12g、益母草 15g，以养血活血祛瘀。

**（三）传统针灸疗法**

**1. 实证**　经行不畅，少腹疼痛。如腹痛拒按，经色紫而夹有血块，下血块后痛即缓解，脉沉涩的为血瘀；胀甚于痛，或胀连胸胁，胸闷泛恶，脉弦的为气滞。

**治法**：取任脉、足太阴经穴为主。毫针刺用泻法，酌量用灸。

**处方**：中极、次髎、地机、三阴交。

**2. 虚证**　腹痛多在经净后，痛势绵绵不休；少腹柔软喜按，经量减少；每伴腰酸肢倦、纳少、头晕、心悸、脉细弱、舌淡。

**治法**：取任、督脉、足少阴和足阳明经穴。毫针刺用补法，并灸。

**处方**：命门、肾俞、关元、足三里、大赫。

**（四）推拿疗法**

**1. 腹部操作：**

**处方**：气海、关元、中极。

**主要手法**：一指禅推法、按摩法、按揉法。

**操作方法**：患者取仰卧位，医者按顺时针方向摩小腹部，时间约5min；然后用一指禅推法或按揉法在气海、关元、中极操作，每穴约2min。

**2. 背部操作：**

**处方**：膈俞、肾俞、八髎。

**主要手法**：一指禅推法、滚法、按法、擦法。

**操作方法**：患者取俯卧位，医者用滚法在腰部脊柱两旁及骶部操作，时间约5min，然后用一指禅推法或按法在膈俞、肾俞、八髎操作，以酸胀为度，再在八髎擦法治疗，以透热为度。

**（五）预防**

积极参加体育锻炼，如气功、太极拳、中老年迪斯科等。经期注意腹部保暖，两足勿下冷水，忌用冷水洗浴，或在水中工作，并注意生活起居，以防寒邪侵袭。经前、经期忌食生冷、酸醋，以及河蚌、田螺等寒凉性食物。月经来潮时，防止精神紧张，可以听听轻松的音乐，看看有趣的电视，避免过度劳累，保持心平气和，以使气血运行通畅，减轻疼痛发作。平时加强营养，宜食易消化而富有营养之品。月经期间，绝对禁止房事，以免经血残留，排泄不畅，而致腹痛。保持会阴部清洁，可用温开水或1:5000高锰酸钾溶液清洗外阴部，每日1次。

# 第二节　闭经

女子年过18周岁，月经尚未来潮，或月经来潮后又中断达3个月以上者，称为闭经。前者称原发性闭经，后者称继发性闭经，古代又称"女子不月""月事不来""经水不通""经闭"等。妊娠期、哺乳期或更年期的月经停闭属于正常生理现象，不作闭经论，有的少女初潮2年内偶尔出现月经停闭现象，可不予治疗。

本病属难治病，病程较长，治疗时间亦较长。因此，必要时应采用多种方法综合治疗以提高疗效。因先天性生殖器官缺如，或后天器质性损伤致月经不来者，药物治疗难以奏效。

## 一、病因病机

### （一）病理类型

现代医学认为，本病的发病原因有生理性和病理性之分。青春期前、妊娠期、哺乳期、绝经后月经的停止，均属于生理性，除此之外的闭经，均属于病理性的。月经的正常来潮是由下丘脑—垂体—卵巢轴的周期性调节造成子宫内膜周期脱落形成的，因此在下丘脑、垂体、卵巢和生殖道，特别是子宫的各个环节上出现的任何器质性或功能性的变化，都可能引起闭经。能够影响下丘脑—垂体—卵巢轴的其他内分泌腺的器质性和功能性异常，也可能影响月经以致发生闭经。现代医学根据障碍发生的部位将闭经分为子宫性、卵巢性、垂体性及下丘脑性四种类型。

**1. 子宫性闭经**　闭经的原因在子宫。虽然卵巢功能正常，但子宫内膜不能产生正常的反应，因而不来月经。引起子宫性闭经常见的疾病有：先天性子宫发育不全或缺如；子宫内膜损伤或粘连；子宫治疗后出现的闭经；对雄激素不敏感综合征，又称睾丸女性化，这是一种特殊形式的子宫性闭经。

**2. 卵巢性闭经**　指原发于卵巢本身的疾患或功能异常所致的闭经。可为先天的，亦可是后天的。卵巢性闭经诊断的两个主要内分泌指标是雌激素水平低落和促性腺激素水平升高。常见的疾病有①先天性卵巢发育不全，又称 Turner 综合征。是少女原发闭经中最多见的一种，属染色体疾病。②单纯性腺发育不全，亦属染色体疾病。③卵巢早衰，又称早绝经，即绝经发生在 40 岁以前，偶见于 20 岁以下青年女性。多数为继发性闭经，极少为原发性闭经。目前，导致卵巢早衰的真正机制尚不十分清楚。④卵巢不敏感综合征，临床表现和卵巢早衰大致相同，其机理不清楚。⑤去卵巢综合征，卵巢组织被破坏以致功能丧失，表现为原发或继发闭经，如严重卵巢炎症也可破坏卵巢组织而致闭经。

**3. 垂体性闭经**　垂体的病变所致促性腺激素的合成及分泌障碍，从而影响卵巢功能而导致闭经。常见疾病有①原发性垂体促性腺功能低下：是一种少见的遗传病，表现为孤立性促性腺激素缺乏，垂体促性腺激素促黄体生成激素（LH）和促卵泡成熟激素（FSH）及卵巢性激素均为低水平。②继发性垂体前叶功能低下：由于破坏了垂体前叶功能，造成促性腺激素及垂体前叶其他激素的缺乏所致。③垂体肿瘤：亦是垂体性闭经较常见的病因，可通过直接破坏垂体前叶功能或因破坏了下丘脑与垂体间调节通道，干扰了生殖激素的分泌与调节，导致闭经。

**4. 下丘脑性闭经**　指障碍发生在下丘脑或下丘脑以上。由于下丘脑促性腺激素释放激素（GnRH）缺乏或分泌形式失调而导致闭经。包括下丘脑—垂体单位功能异常，中枢神经系统—下丘脑功能异常，以及其他内分泌异常引起的下丘脑不适当的反馈调节所致的闭经。主要包括：①下丘脑—垂体单位功能异常：临床上最常见的下丘脑—垂体单位功能异常所致的闭经是高泌乳素血症。②中枢—下丘脑功能异常：精神因素，外界或体内环境的改变可以通过中枢神经系统经大脑皮质，丘脑及下丘脑的神经内分泌途径，或经大脑边缘系统影响下丘脑功能而导致闭经。在青年女子中，较常见的典型情况如受精神刺激，情绪紧张或更换环境后可突然闭经。③其他内分泌异常引起不适当的反馈调节：如雄激素过多、甲状腺激素异常、分泌性激素肿瘤、运动性闭经、药物性闭经和肥胖等，均可使内分泌异常，出现闭经。

根据病理环节的发生部位不同，可以把闭经的病因划分为四个区，即第一区，下生殖道或子宫病变；第二区，卵巢病变；第三区，脑垂体病变；第四区，下丘脑及中枢神经病变或其他肾上腺或甲状腺病变。

## （二）中医病机
中医认为，其发病机理主要是各种原因所致的冲任气血失调，病性有虚、实两个方面。虚者由于冲任虚损，源断其流，血海空虚，无血可下。虚证主要责之于肝肾亏虚、气血虚弱和阴虚血燥等因素；实者因邪气阻隔冲任，脉道不通，经血不下。实证主要责之于气滞血瘀、寒凝血瘀和痰湿阻滞等因素。导致闭经的病因复杂，有先天因素，也有后天获得，可由月经不调发展而来，也有因他病致闭经者。常见的类型有肾虚、脾虚、血虚、气滞血瘀、寒凝血瘀和痰湿阻滞。

**1. 肾虚**　先天不足，少女肾气未充，精气未盛，或房劳多产，久病伤肾，以致肾精亏损，冲任气血不足，血海不能满溢，遂致月经停闭。

**2. 脾虚**　饮食不节，思虑或劳累过度，损伤中焦，脾胃气血化生之源不足，冲任气血不充，血海不能满溢，遂致月经停闭。

**3. 血虚**　素体血虚，或数伤于血，或大病久病，营血耗损，冲任血少，血海不能满溢，遂致月经停闭。

**4. 气滞血瘀**　七情内伤，素性抑郁，或愤怒过度，气滞血瘀，瘀阻冲任，气血运行受阻，血海不能满溢，遂致月经停闭。

**5. 寒凝血瘀**　经产之时，血室正开，过食生冷，或涉水感寒，寒邪乘虚客于冲任，血为寒凝成瘀，滞于冲任，气血运行阻隔，血海不能满溢，逐致月经停闭。

**6. 痰湿阻滞**　素体肥胖，痰湿内盛，或脾失健运，痰湿内盛，痰湿阻滞冲任，气血运行受阻，血海不能满溢，遂致月经停闭。

## 二、临床表现

闭经是指月经停止至少 3 个月。临床上分为两大类，一是生理性闭经，即妇女因生理原因而出现一定时期的月经不来，如妊娠期、哺乳期、绝经后等；另一种是病理性闭经，是指因某些病理性原因而使月经不来，可由全身性或局部的病变引起。月经稀少也是月经失调的一种表现，与闭经关系密切。另外，不同疾病导致的闭经有不同的临床表现，请参阅相关妇科专著。

## 三、辨证诊断

临诊时应该详细询问病史，并作有关检查，首先应排除生理性停经，特别应注意与早孕的鉴别。同时应详细了解患者的发育、营养状态、第二性征和精神状况等，检查有无生殖器官的发育异常，询问有无服用药物及不良的饮食及全身性疾病等，以明确闭经的原因。

### （一）诊断检查

根据临床表现，针对闭经的具体原因，诊断时需要进行详细检查，具体检查内容包括子宫功能检查、卵巢功能的检查和垂体功能的检查。

**1. 子宫功能的检查**　①药物性试验。可用孕酮试验，对孕酮无反应，则可作雌激素试验；②诊断性刮宫；③宫腔镜检查；④基础体温测定。如呈双相型，说明闭经原因在子宫内膜，卵巢功能正常。

**2. 卵巢功能的检查**　①诊断性刮宫；②子宫颈黏液结晶检查，涂片上见成排的椭圆体，提示在雌激素水平上已有孕激素的影响；③阴道脱落细胞检查，每周 2 次阴道涂片，动态间接观察卵巢雌激素水平；④基础体温呈双相型，提示卵巢功能正常，有排卵和有黄体形成；⑤测定血中雌、孕激素的含量，如果含量低，提示卵巢功能不正常或衰竭。

**3. 垂体功能的检查** ①蝶鞍摄片，以排除垂体肿瘤；②测定血清促卵泡成熟激素（FSH）、促黄体生成素（LH）及生乳素（PRL）的含量。FSH 高于正常值（2.5μg/L）提示垂体功能亢进，卵巢功能低下；LH 低于正常值（6μ/L）表示促性腺功能低下；如果 FSH、LH 含量均低，提示垂体或下丘脑功能低下；PRL 含量超过正常值，提示有溢乳闭经综合征。

**（二）鉴别诊断**

临床主要与早孕鉴别。

| | 闭经 | 早孕 |
|---|---|---|
| 临床特征 | 闭经前多有月经不调，继而出现经闭。也有突然停闭的，常伴小腹胀痛等，或兼有其他疾病 | 月经多由正常而突然停止。常伴有厌食择食、恶心呕吐、喜食酸味，体倦嗜卧等早期妊娠反应 |
| 脉 象 | 脉多沉涩或虚细 | 脉滑利，尺脉按之不绝 |
| 妇科检查 | 无妊娠体征 | 宫颈着色，子宫体增大符合孕月，质软，乳房增大，乳晕黯黑 |
| 尿妊娠试验 | 阴性 | 阳性 |

**（三）辨证分型**

辨证重在辨明虚实或虚实夹杂的不同情况。一般来讲，已到正常初潮年龄尚未行经，或月经逐渐稀发而渐至停闭，并伴有其他虚弱症候的，属虚证。虚证多见肝肾不足（肾气虚、肾阳虚、肝肾阴虚），气血虚弱（脾气虚、血虚）和阴虚血燥之证。如以往月经尚属正常而突然停闭，又伴其他邪实症候的，属实证。实证多见气滞血瘀、寒凝血瘀和痰湿阻滞等证。

**1. 气滞血瘀型** 月经停闭数月，小腹胀痛拒按；精神抑郁，烦躁易怒，胸胁胀满，嗳气叹息，舌紫黯或有瘀点，脉沉弦或涩而有力。

**2. 寒凝血瘀型** 月经停闭数月，小腹冷痛拒按，得热则痛缓，形寒肢冷，面色青白，舌紫黯，苔白，脉沉紧。

**3. 痰湿阻滞型** 月经停闭数月，形体肥胖，带下量多，色白质稠，或面浮肢肿，神疲肢倦，头晕目眩，心悸气短，胸脘满闷，舌淡胖，苔白腻，脉滑。

**4. 脾虚型** 月经停闭数月，肢倦神疲，食欲不振，脘腹胀闷，大便溏薄，面色淡黄，舌淡胖有齿痕，苔白腻，脉缓弱。

**5. 血虚型** 月经停闭数月，头晕目花，心悸怔忡，少寐多梦，皮肤不润，面色萎黄，舌淡，苔少，脉细。

**6. 肾虚型**

（1）肾气虚证：月经初潮来迟，或月经后期量少渐至闭经，头晕耳鸣，腰酸腿软，小便频数，舌淡红，苔薄白，脉沉细。

（2）肾阳虚证：月经初潮来迟，或月经后期量少渐至闭经，头晕耳鸣，腰痛如折，畏寒肢冷，小便清长，夜尿多，大便溏薄，面色晦暗，或目眶黯黑，舌淡苔白，脉沉弱。

（3）肾阴虚证：月经初潮来迟，或月经后期量少渐至闭经，头晕耳鸣，腰膝酸软，或足跟痛，手足心热，甚则潮热盗汗，心烦少寐，颧红唇赤，舌红，苔少或无苔，脉细数。

**7. 阴虚血燥型**　经血由少而渐至停闭，五心烦热，两颧潮红，盗汗，或骨蒸劳热，或咳嗽带血，舌红少苔，脉细数。

# 四、治疗方法

在确诊闭经之后，尚须明确是月经本身疾病还是其他疾病所致，因其他疾病所致闭经者先治其他疾病然后调经。治疗时，虚证者治以补肾滋肾，或补脾益气，或补血益阴，以滋养经血之源；实证者治以行气活血，或温经通脉，或祛邪行滞，以疏通冲任经脉。本病虚证多实证少，切忌妄行攻破之法，犯虚虚实实之戒。

## （一）经络收放疗法治疗

**1. 气滞血瘀型**　治疗应行气活血，祛瘀通络。

（1）收放五脏血气疗法：为治疗各型闭经的第一步。手法治疗时实证以放法为主，虚证以收法为主。

1）收放心血：收心血，能使肝血上升；放心血，能使肺血下降。重握手中指或足中趾为收；放开或轻握手中指末节和足中趾末节为放。

2）收放肝血：收肝血，能使脾血下降；放肝血，能使肺血上升。重握手示趾或足示趾为收；放开或轻握手示趾或足示趾为放。

3）收放脾血：收脾血，能使筋血调动；放脾血，能使肝血下降。重按手大指末节或足大趾末节 6s 或 6min 为收；放开或轻握手大指或足大趾 5s 或 5min 为放。

4）收放肺血：收肺血，能使脾血上升；放肺血，能使心血安定。重握手无名指末节和足无名趾末节 6s 或 6min 为收；放开或轻握手无名指或足无名趾 5s 或 5min 为放。

5）收放肾血：收肾血，能使脾血上升；放肾血，能使肝血下降。重握手小指末节和足小趾末节 6s 或 6min 为收；放开或轻握手小指和足小趾 5s 或 5min 为放。

因本型属实证，收放五脏血气疗法主要以放法为主，放法可以促进五脏气血流通，五脏气血流通畅达，则有利于冲任气血充盈和闭经的治疗。

（2）经络收放穴位疗法：

**处方**：金穴（膻中），木穴（气海），水穴（曲骨），火穴（双天枢），火穴（关元），木穴（血海），土穴（三阴交），水穴（水泉），金穴（左归来），木穴（右归来）。

**定位**：膻中属任脉，为心包募穴，八会穴之气会，位于前正中线上，平第 4 肋间隙或两乳头连线与前正中线的交点处。气海属任脉，为肓之原穴，在前正中线上，脐下 1.5 寸处。曲骨属任脉，位于前正中线上，位于脐下 5 寸，当耻骨联合上缘中点处。天枢属足阳明胃经，为大肠募穴，位于脐中旁开 2 寸处。关元属任脉，小肠募穴，在前正中线上，脐下3寸处。血海属足太阴脾经，屈膝，在髌骨内上缘上2寸，当股四头肌内侧头的隆起处。简便取穴法：患者屈膝，医者以左手掌心按于患者右膝髌骨上缘，示趾、中指、无名指、小指向上伸直，拇指约呈45°斜置，拇指尖下是穴，对侧取法仿此。三阴交属足太阴脾经，位于内踝尖上3寸，胫骨内侧面后缘。水泉属足少阴肾经郄穴，在太溪穴直下1寸，当跟骨结节内侧上缘。归来，属足阳明胃经，位于脐中下4寸，前正中线旁开2寸处。

**方义**：金穴膻中，为心包募穴，八会穴之气会，用补法，以壮任脉之气，为补气之要穴；木穴气海，为肓之原穴，用泻法，可通任脉而益气归元；水穴曲骨，火穴关元，属任脉，用泻法以通任脉血气；火穴天枢，左金右木穴归来，同属足阳明胃经，为大肠募穴，可调理后天之本，以益气养血通经；木穴血海，土穴三阴交，同属足太阴脾经，可滋阴养血活血，以滋后天之本；水穴水泉，属足少阴肾经郄穴，主治经闭，可资先天肾气。以上诸穴金、木、水、火、土五行相配，以泻法为主，可通阳气，化瘀血，调冲任，益气活血散寒，理气调经。

**操作要点**：金穴膻中、金穴左归来、火穴关元、火穴天枢，性质属金、属火，为收穴，施以补法；木穴气海、木穴血海、水穴曲骨、水穴水泉、木穴右归来，性质属木、属水，为放穴，施以泻法；土穴三阴交，性质属土，施以平补平泻法。

**操作方法**：对金穴膻中、金穴左归来、火穴关元、火穴天枢，以顺时针方向上顶轻按为法，即为补；对木穴气海、木穴血海、水穴曲骨、水穴水泉、木穴右归来，以逆时针方向向下重按为法，即为泻；对土穴三阴交，以左转三圈、右转三圈为法，力度均匀，既不上顶，也不下压，即为平补平泻。

**2. 寒凝血瘀型** 治疗应温经散寒，活血调经。

（1）收放五脏血气疗法：参见气滞血瘀型，手法以放泻为主。

（2）经络收放穴位疗法：参见气滞血瘀型，以温经散寒，活血化瘀为主。

**3. 痰湿阻滞型** 治疗应豁痰除湿，活血通经。

（1）收放五脏血气疗法：参见气滞血瘀型，手法以放泻为主。

（2）经络收放穴位疗法：参见气滞血瘀型，以化痰除湿，调理冲任为主。

**4. 脾虚型** 治疗应健脾益气，养血调经。

（1）收放五脏血气疗法：因本型属虚证，收放五脏血气疗法以收法为主，收法可以补五脏气血，五脏气血充盈，流通畅达，则有利于冲任气血充盈和闭经的治疗。

（2）经络收放穴位疗法：

**处方**：水穴（中脘），火穴（关元），水穴（气海），木穴（血海），土穴（足三里），土穴（三阴交），土穴（中极），火穴（脾俞），土穴（气海俞）。

**定位**：中脘属任脉，胃之募穴，八会穴之腑会，位于前正中线上，脐上4寸，或脐与胸剑联合连线的中点处。关元属任脉，小肠募穴，在前正中线上，脐下3寸处。气海属任脉，为肓之原穴，在前正中线上，脐下1.5寸处。血海属足太阴脾经，屈膝，在髌骨内上缘上2寸，当股四头肌内侧头的隆起处。简便取穴法：患者屈膝，医者以左手掌心按于患者右膝髌骨上缘，示趾、中指、无名指、小指向上伸直，拇指约呈45°斜置，拇指尖下是穴，对侧取法仿此。足三里属足阳明胃经合穴和胃之下合穴，位于犊鼻穴下3寸，胫骨前嵴外一横指处。三阴交属足太阴脾经，位于内踝尖上3寸，胫骨内侧面后缘。中极属任脉，膀胱募穴，位于前正中线上，脐下4寸。脾俞属足太阳膀胱经，脾之背俞穴，第11胸椎棘突下，旁开1.5寸。气海俞，属足太阳膀胱经，位于第3腰椎棘突下，旁开1.5寸。

**方义**：水穴中脘，是胃之募穴，又是八会穴之腑会；火穴关元，是小肠募穴；水穴气海，为肓之原穴；土穴中极，为膀胱募穴。以上四穴均属任脉，可益元气，通六腑，助胃腑，既可促进后天气血生化之源，又可温养先天肾气，故可调胃健脾，养肾益气。木穴血海和土穴三阴交，同属足太阴脾经，可益脾阴，养脾气，调阴血，以滋养冲脉。土穴足三里，属足阳明胃经合穴和胃之下合穴，与三阴交相配，为健脾益胃之要穴。火穴脾俞和土穴气海俞，同属足太阳膀胱经，是脾和气海之元气疏注于背部之所，可健脾补肾，培养元气。以上诸穴金、木、水、火、土五行相配，生克制化，脾胃同调，脾肾双健，共同起到调脾胃，养元气，益气血，调冲任之效。

**操作要点**：火穴关元、火穴脾俞，性质属火，为收穴，施以补法；水穴中脘、水穴气海、木穴血海，性质属木、属水，为放穴，施以泻法；土穴足三里、土穴三阴交、土穴中极、土穴气海俞，性质属土，施以平补平泻法。

**操作方法**：对火穴关元、火穴脾俞，以顺时针方向向上顶轻按为法，即为补；对水穴中脘、水穴气海、木穴血海，以逆时针方向向下重按为法，即为泻；对土穴足三里、土穴三阴交、土穴中极、土穴气海俞，以左转三圈、右转三圈为法，力度均匀，既不上顶，也不下压，即为平补平泻。

**5. 血虚型** 治疗应补血养血，活血调经。

（1）收放五脏血气疗法：参考脾虚型，手法以收补为主。

（2）经络收放穴位疗法：参考脾虚型。在脾虚型穴位基础上加足阳明胃经之左金右木穴归来（脐中下4寸，前正中线旁开2寸）。

**6. 肾虚型** 本证临床可分为三型，即肾气虚、肾阳虚和肾阴虚证。

（1）肾气虚证：治疗应补肾益气，养血调经。

1）收放五脏血气疗法：参考脾虚型，手法以收补为主。

2）经络收放穴位疗法：

**处方**：火穴（关元），木穴（气海），土穴（足三里），土穴（太溪），土穴（膈俞），水穴（肝俞），火穴（脾俞），土穴（气海俞），水穴（命门），金穴（左肾俞），木穴（右肾俞），火穴（腰眼），火穴（腰俞）。

**定位**：关元属任脉，小肠募穴，在前正中线上，脐下3寸处。气海属任脉，肓之原穴，在前正中线上，脐下1.5寸。足三里属足阳明胃经合穴和胃之下合穴，位于犊鼻穴下3寸，胫骨前嵴外一横指处。太溪属足少阴肾经输穴和原穴，位于内踝高点与跟腱后缘连线的中点凹陷处。膈俞属足太阳膀胱经，八会穴之血会，位于第7胸椎棘突下，旁开1.5寸。肝俞属足太阳膀胱经，肝之背俞穴，位于第9胸椎棘突下，旁开1.5寸。脾俞属足太阳膀胱经，脾之背俞穴，位于第11胸椎棘突下，旁开1.5寸。气海俞，属足太阳膀胱经，位于第3腰椎棘突下，旁开1.5寸。命门属督脉，位于后正中线上，第2腰椎棘突下凹陷中。肾俞属足太阳膀胱经，肾之背俞穴，位于第2腰椎棘突下，旁开1.5寸处。腰眼属经外奇穴，在腰部，当第4腰椎棘突下，旁开约3.5寸凹陷中。腰俞属督脉，正当骶管裂孔处。

**方义**：火穴关元，属任脉，为小肠募穴。既可补肾以滋任脉之气，又可助小肠之腑，促进水谷精气的吸收，具有先后天同补之意；木穴气海，属任脉。肓之原穴，可补肾气，气能化精，为治疗肾气不足之要穴；土穴足三里，属足阳明胃经合穴和胃之下合穴，可补脾胃后天之本，以后天脾胃化生之气血滋养先天肾之精气；土穴太溪，属足少阴肾经输穴和原穴，可激发少阴肾之经气；土穴膈俞，属足太阳膀胱经。八会穴之血会，肝为藏血之脏，肾为先天之本，又肝肾同源，故膈俞可益精血之不足；水穴肝俞，属足太阳膀胱经。肝之背俞穴，可养肝阴，疏肝气；火穴脾俞，属足太阳膀胱经。脾之背俞穴，可补脾以益气血。土穴气海俞，属足太阳膀胱经，与足少阴肾相表里，可固太阳之表而助少阴之里；水穴命门，属督脉，督脉为阳脉之海，总督一身阳气，故命门可温肾阳，化肾精；左金右木穴肾俞，属足太阳膀胱经，肾之背俞穴，可通太阳之经而资肾气；火穴腰眼，属经外奇穴，腰为肾之府，既可治月经不调，又可补虚劳之体；火穴腰俞，属督脉，既可治月经不调，又可温督脉之气。以上诸穴金、木、水、火、土五行相配，任脉与督脉之穴相配，肝肾经穴与脾胃经穴相配，相互为用，共同起到调补肝肾，补益脾胃，温养冲任之功而调经止痛。

**操作要点**：火穴关元、火穴脾俞、火穴腰眼、火穴腰俞、金穴左肾俞，性质属金、属火，为收穴，施以补法；木穴气海、水穴肝俞、水穴命门、木穴右肾俞，性质属木、属水，为放穴，施以泻法；土穴足三里、土穴太溪、土穴膈俞、土穴气海俞，性质属土，为生长之穴，施以平补平泻法。

**操作方法**：对土穴足三里、土穴太溪、土穴膈俞、土穴气海俞，以左转三圈、右转三圈为法，力度均匀，既不上顶，也不下压，即为平补平泻；对火穴关元、火穴脾俞、火穴腰眼、火穴腰俞、金穴左肾俞，以顺时针方向上顶轻按为法，即为补；对木穴气海、水穴肝俞、水穴命门、木穴右肾俞，以逆时针方向向下重按为法，即为泻。

（2）肾阳虚证：治疗应温肾助阳，养血调经。

1）收放五脏血气疗法：参考脾虚型，手法以收补阳气为主。

2）经络收放穴位疗法：同肾气虚型。

（3）肾阴虚证：治疗应滋肾益阴，养血调经。

1）收放五脏血气疗法：参考脾虚型，手法以收补阴气为主。

2）经络收放穴位疗法：同肾气虚型。

**7. 阴虚血燥型**　治疗应养阴清热，润燥调经。

（1）收放五脏血气疗法：参考脾虚型，手法以收补润燥为主。

（2）经络收放穴位疗法：同肾气虚型。

**（二）中药治疗**

**1. 气滞血瘀型**　本证以气滞血瘀为主，故治以理气活血，祛瘀通经为法，可用《医林改错》所载血府逐瘀汤（桃仁9g，红花8g，当归12g，生地黄12g，川芎12g，赤芍12g，川牛膝12g，桔梗12g，枳壳12g，柴胡12g，生甘草6g）加减。若偏于气滞，证见胸胁及少腹发胀，可加莪术15g、青皮12g、木香9g，以理气活血；若偏于血瘀，证见少腹疼痛拒按，舌质青，有瘀斑，可加益母草 15g、三棱 15g、莪术 15g、地鳖虫 9g，以活血祛瘀；若因实热滞涩而瘀者，证见小腹疼痛灼热、带下色黄、脉数、苔黄，宜合以清热化瘀法，可加苍术 15g、黄柏 6g、败酱草 15g。

**2. 寒凝血瘀型**　本证因寒气内停，瘀血内阻所致，临证可见四肢不温，小腹冷痛，舌质暗，苔白，脉沉紧，治以温经散寒，活血调经，可用《金匮要略》所载温经汤（吴茱萸 9g，当归 6g，芍药 6g，川芎 6g，人参 6g，桂枝 6g，阿胶 6g，牡丹皮 6g，生姜 6g，甘草 6g，半夏 6g，麦冬 9g）加减。冷痛甚者，加附子 6g、艾叶 6g、小茴香 6g，以暖宫散寒止痛。

**3. 痰湿阻滞型**　本证因痰湿阻滞，冲任受阻，气血不畅所致，故治以豁痰除湿，活血通经之法，可用《叶天士女科诊治秘方》所载苍附导痰丸（陈皮 9g，法半夏 9g，茯苓 12g，甘草 6g，苍术 15g，香附 10g，胆南星 6g，枳壳 12g，神曲 12g，生姜 15g）合《普济本事方》所载佛手散（当归 12g，川芎 12g）加减。

**4. 脾虚型**　本证因脾气虚弱，气血生化乏源所致，故治以健脾益气，养血调经为法，可用《和剂局方》所载人参养荣汤（生晒参 9g，黄芪 15g，煨白术 12g，茯苓 12g，远志 6g，陈皮 9g，五味子 5g，当归 12g，白芍 12g，熟地黄 12g，桂心 6g，炙甘草 6g）或《正体类要》所载归脾汤（白术 9g，当归 9g，白茯苓 9g，炒黄芪 9g，龙眼肉 9g，远志 9g，炒酸枣仁 9g，木香 5g，炙甘草 3g，人参 6g，生姜 6g，大枣 3 枚）加减。

**5. 血虚型**　本证因血虚冲任失养所致，故治以补血养血，活血调经为法，可用四物汤（熟地黄 12g，当归 12g，炒白芍 12g，川芎 12g）加味。兼气虚，证见乏力，食少，可加党参，炒白术，茯苓，阿胶，以健脾益气，养血调经。本证与脾虚证大多同时存在，形成气血两虚之证。临证治疗时要注意两证互参，方药合用。

**6. 肾虚型**

（1）肾气虚证：因本证为肾气亏虚，冲任失养所致，故治以补肾益气，养血调经为法。可用《金匮要略》所载肾气丸（熟附片 6g，桂枝 6g，熟地黄 24g，山茱萸 12g，山药 12g，泽泻 9g，茯苓 9g，丹皮 9g）合四物汤（熟地黄 10g，当归 10g，川芎 10g，炒白芍 10g）加减治疗。

（2）肾阳虚证：因本证为肾阳虚损，阴寒内生，冲任失养所致，故治以温肾助阳，养血调经为法。可用《景岳全书》所载右归丸（制附子 6g，肉桂 6g，熟地黄 24g，山药 12g，山茱萸 9g，枸杞 12g，鹿角胶 12g，菟丝子 12g，杜仲 12g，当归 9g）合四物汤（熟地黄 10g，当归 10g，川芎 10g，炒白芍 10g）加减治疗。

（3）肾阴虚证：因本证为肾阴亏虚，冲任失养，血海不足所致，故治以滋肾益阴，养血调经为法。可用景岳全书《左归丸》所载（熟地黄 24g，山药 12g，山茱萸 9g，枸杞 12g，鹿角胶 12g，菟丝子 12g，龟胶 12g，川牛膝 9g）或《小儿药证直诀》所载六味地黄丸（熟地黄 24g，山茱萸 12g，山药 12g，泽泻 9g，茯苓 9g，丹皮 9g）合四物汤（熟地黄 10g，当归 10g，川芎 10g，炒白芍 10g）加减治疗。

**7. 阴虚血燥型**　因本证为阴液亏虚，血虚生燥，冲任失养所致，故治以养阴清热，润燥调经为法。可用《景岳全书》所载加减一阴煎（生地黄 24g，熟地黄 24g，白芍 12g，麦冬 12g，知母 12g，地骨皮 12g，炙甘草 9g）加减治疗。本证多与血虚证和肾阴虚证交互存在，故临证用药时宜相互合参。兼乏力少气者，可加太子参15g或生晒参10g，黄精15g，以益气养阴。

### （三）推拿治疗

**1. 小腹部操作**

**处方**：关元、气海。

**主要手法**：摩法、按揉法。

**操作方法**：患者仰卧，医者按逆时针方向摩小腹，手法要求深沉缓慢，同时配合按揉关元、气海，时间约10min。

**2. 下肢部操作**

**处方**：血海、三阴交、足三里。

**主要手法**：按揉法。

**操作方法**：患者仰卧，按揉血海、三阴交、足三里，每穴约2min。

**3. 腰背部操作**

**处方**：肝俞、脾俞、肾俞。

**主要手法**：一指禅推法、按揉法、㨰法。

**操作方法**：用一指禅推法治疗腰部脊柱两旁，重点在肝俞、脾俞、肾俞，每穴约2min，或用㨰法在腰脊柱两旁治疗，然后再按揉上述穴位2~3遍，以患者感觉酸胀为度。

# 第三节　月经先期

临床以月经周期比正常周期提前7天以上，或者10余天一行为主要表现者，称月经先期。亦称"经期超前""经行先期"或"经早"。临床上，如月经仅提前三五天，且无其他明显症状者，属正常范围。或偶然超前1次者，亦不作月经先期病论。本病在历代医籍中与月经后期、月经先后无定期、经期延长、月经过多、月经过少等，同属于月经不调的范畴。

## 一、病因病机

现代医学认为，月经是由于卵巢激素周期性变化引起子宫内膜周期性的脱落而导致的阴道出血。青春期后，卵巢在下丘脑—垂体所分泌的促性腺激素的刺激下逐渐发育。在垂体促卵泡激素的作用下卵泡逐渐生长，发育成熟，并分泌大量的雌激素，在雌激素的作用下子宫内膜增生变厚，呈增殖期变化。在黄体生成激素的作用下，成熟的卵泡破裂排出卵子，排卵后卵泡形成黄体，黄体细胞分泌孕激素，在雌、孕激素的共同作用下，子宫内膜进一步增殖，并由于其腺体上皮细胞分泌而呈现分泌期变化。若卵子未受精，黄体即开始萎缩，一般黄体的寿命平均为14天。黄体萎缩后，卵巢雌、孕激素水平迅速下降，使子宫内膜失去支持而萎缩，且由于缺血坏死而脱落，于是出现阴道出血，即通常所说的月经来潮。在月经周期中，月经周期缩短，短21天者，属于排卵型功能性出血。是由于卵泡期短、卵育迅速或黄体功能不全引起，临床多见于生育年龄的妇女。

中医学认为，本病的病因病理主要是气虚和血热。因气有摄血功能，气虚则不能摄血，冲任二脉失于固摄，则经血先期而下；血得热则妄行，故血热可使经血运行紊乱而妄行，均可致月经提前。

气虚多由饮食失节，或劳倦过度，或思虑损伤脾气，导致中气虚弱，统摄无权，冲任二脉不固，经血失于统摄，以致月经先期来潮。从五行属性讲，脾为心之子，脾气既虚，则赖心气以自救，久则心气亦伤，以致心脾两虚。如果病情迁延日久，脾损及肾，使肾气渐衰，又可成为脾肾气虚。以上均可致月经先期。

血热又可分为实热和虚热两种。实热证分为阳盛血热和肝郁血热两种。

阳盛血热多为阳盛之体，或过食辛燥助阳之品，变生热邪，热扰冲任，迫血下行，以致月经提前而至所致。

肝郁血热多由情志不疏，日久化火，或郁怒伤肝化火，下扰血海，迫血下行，致使月经先期来潮。

虚热多为阴虚之体，或因久病阴伤，或因失血伤阴，水亏火旺，热扰冲任，血海不宁，经血因而下行，故使月经提前而至。

## 二、临床表现

月经提早 7 天以上 2 周以内，经期基本正常者，可伴有月经过多。中医临床表现可分为气虚型、阳盛血热型、肝郁血热型、阴虚火旺型。

## 三、辨证诊断

### （一）诊断要点

（1）月经提前 7 天以上来潮，且连续出现 2 个周期以上。

（2）有典型症状，月经周期短于 21 天，有规律。

（3）基础体温双相，卵泡期短，仅 7~8 天；或黄体期短于 10 天，或体温上升不足 0.5℃。

（4）子宫内膜活检分泌反应差，或仍停留在早期分泌阶段。

### （二）鉴别诊断

**1. 与偶见月经提前鉴别**　月经周期提前 7 天以上，经期和经量基本正常，如偶然 1 次月经周期提前不列入本病。

**2. 与排卵期出血鉴别**　如月经周期提前到 10 余天，应与月经中期即排卵期出血鉴别。经间期出血常发生在月经周期的 12~16 天，但不一定每次月经中期均出血，出血持续 1~2h 或 2~3 天，流血量一般较少，即为排卵期出血。排卵期出血发生于 2 次月经中间，少于月经量，或白带中夹血，基础体温测定时，出血发生于体温由低向高的转化时期。

**3. 与黄体功能不健全鉴别**　黄体功能不健全是由于黄体发育不良，提早萎缩，故表现为月经周期短，提前来潮，有时伴月经量增多、流产、不孕等症。基础体温呈双相，黄体期体温持续时间短，血内分泌检查孕酮水平降低。

**4. 与放环后月经失调鉴别** 该病患者放环前月经正常，放环后出现月经先期及伴随症状。

**5. 与慢性盆腔炎鉴别** 慢性盆腔炎常导致卵巢功能失调，表现为月经失调，经常下腹一侧或双侧疼痛、腰酸、白带多，或伴有低热。妇科检查时下腹双侧有压痛，附件增厚或有包块，盆腔 B 超提示附件区有界限不清之包块或增厚粘连组织。

**6. 与崩漏鉴别** 崩漏是月经周期、经期与经量均发生严重紊乱的无周期性的子宫出血，量多如崩，或量少淋漓不断；月经先期可伴有月经过多，表现为虽周期改变但提前不超过 2 周，经量虽多，但经期正常且能自行停止。

### （三）辨证分型

月经先期的辨证，要注重于月经的量、颜色和质地，并结合患者形、气色、脉，辨其虚实和寒热。一般周期提前，兼月经量多，神疲乏力，经色淡，质清稀，舌淡苔薄，脉弱者，属气虚。周期提前，兼月经量多，经色紫红或深红，质较稠，舌质红，脉数大者为血热；脉虚而数者为虚热。根据临床表现，辨证可分为气虚型、虚热型（阴虚火旺型）、血热型（阳盛血热和肝郁血热）。

**1. 气虚** 月经周期提前，经量增多，色淡，质稀，倦怠乏力，气短懒言，食欲不振，或小腹空坠，纳少便溏，舌淡或边有齿痕、苔薄白，脉虚弱，属于气虚。

**2. 虚热** 月经周期提前，经量增多或变少，色红，质较稠。或伴有两颧潮红，手足心热，舌质红，苔少，脉细而数，属于阴血不足，虚热内生。

**3. 阳盛血热** 月经周期提前，经量增多，颜色深红或紫暗，质黏稠。常伴心烦急躁，面红口干，小便黄少，大便干结，舌质红，苔黄，脉略数，属于邪热伏于冲任，迫血妄行。

**4. 肝郁血热** 月经周期提前，经量或多或少，色紫红，有血块。常伴少腹胀痛，胸闷胁胀，乳房胀痛，或心烦急躁，或口苦咽干，舌红，苔薄黄，脉弦略数，属肝郁化火，热迫血行。

## 四、治疗方法

月经先期的治疗原则，应根据辨证的结果和疾病的属性，用虚则补之，实则泻之的原则。气虚者，健脾益气为主，兼以补肾；阴血不足者，补养阴血，兼以泻火；阳热者，清热凉血养阴；肝郁化火者，清肝泻火，兼以养阴。

### （一）经络收放疗法治疗

**1. 气虚** 治疗应补气摄血调经。

（1）收放五脏血气疗法：为治疗各型月经先期的第一步。实证以放法为主，虚证以收法为主。本型为虚证，故以收补法为主。

1）收放心血：收心血，能使肝血上升；放心血，能使肺血下降。重握手中指或足中趾为收；放开或轻握手中指末节和足中趾末节为放。

2）收放肝血：收肝血，能使脾血下降；放肝血，能使肺血上升。重握手示趾或足示趾为收；放开或轻握手示趾或足示趾为放。

3）收放脾血：收脾血，能使筋血调动；放脾血，能使肝血下降。重按手大指末节或足大趾末节 6s 或 6min 为收；放开或轻握手大指或足大趾 5s 或 5min 为放。

4）收放肺血：收肺血，能使脾血上升；放肺血，能使心血安定。重握手无名指末节和足无名趾末节 6s 或 6min 为收；放开或轻握手无名指或足无名趾 5s 或 5min 为放。

5）收放肾血：收肾血，能使脾血上升；放肾血，能使肝血下降。重握手小指末节和足小趾末节 6s 或 6min 为收；放开或轻握手小指和足小趾 5s 或 5min 为放。

因本型属虚证，收放五脏血气疗法主要以收法为主，收法可以补五脏气血，五脏气血充足，则血海充盈，有利于冲任气血调达和月经先期的治疗。

（2）经络收放穴位疗法：

**处方**：金穴（膻中），水穴（气海），水穴（曲骨），水穴（双天枢），木穴（血海），土穴（三阴交），土穴（太冲），土穴（气海俞），水穴（命门）。

**定位**：膻中属任脉，心包募穴，八会穴之气会，在前正中线上，平第 4 肋间隙；或两乳头连线与前正中线的交点处。气海属任脉，肓之原穴，在前正中线上，脐下 1.5 寸。曲骨属任脉，在前正中线上，脐下 5 寸，当耻骨联合上缘中点处。天枢属足阳明胃经，大肠募穴，在脐中旁开 2 寸。血海属足太阴脾经，位于屈膝，髌骨内上缘上 2 寸，当股四头肌内侧头的隆起处。简便取穴法：患者屈膝，医者以左手掌心按于患者右膝髌骨上缘，示趾、中指、无名指、小指向上伸直，拇指约呈 45°斜置，拇指尖下是穴。三阴交属足太阴脾经，在内踝尖上 3 寸，胫骨内侧面后缘。太冲属足厥阴肝经，输穴，原穴，在足背，第 1、第 2 跖骨结合部之前凹陷中。气海俞属足太阳膀胱经，在第 3 腰椎棘突下，旁开 1.5 寸。命门属督脉，在后正中线上，第二腰椎棘突下凹陷中。

**方义**：金穴膻中，为心包募穴，八会穴之气会，用补法，以壮任脉之气，为补气之要穴；木穴气海，属任脉。肓之原穴，可补肾气，气能化精，为治疗肾气不足之要穴；水穴曲骨，水穴水分和水穴命门，分属任督二脉，用泻法，以通任督二脉血气；水穴天枢，属足阳明胃经，为大肠募穴，可通大肠之腑，肠腑以通为补，故天枢可调肠腑，助胃气；木穴血海，属足太阴脾经，可滋阴养血活血，主治月经不调；土穴三阴交，属足太阴脾经，脾为后天之本，气血生化之源，本穴可养血调经止痛；土穴太冲，属足厥阴肝经输穴和原穴，为足厥阴肝经气所注元气经过和留止的部位，可疏肝气，养肝血，调冲任；土穴气海俞，属足太阳膀胱经，与足少阴肾相表里，可固太阳之表而助少阴之里；水穴命门，属督脉，督脉为阳脉之海，总督一身阳气，故命门可温肾阳，化肾精。全方取任脉与足太阴脾经、足厥阴肝经、足太阳膀胱经、和督脉穴位，可气血同调，从而达到益气养血之功。

**操作要点**：金穴膻中，性质属金，为收穴，施以补法；水穴气海、水穴曲骨、水穴双天枢、水穴命门、木穴血海，性质属木属水，为放穴，施以泻法；土穴三阴交、土穴太冲、土穴气海俞，性质属土，为生长之穴，施以平补平泻法。

**操作方法**：对金穴膻中，以顺时针方向上顶轻按为法，即为补；对水穴气海、水穴曲骨、水穴双天枢、水穴命门、木穴血海，以逆时针方向向下重按为法，即为泻；对土穴三阴交、土穴太冲、土穴气海俞，以左转三圈、右转三圈为法，力度均匀，既不上顶，也不下压，即为平补平泻。

**2. 虚热**

（1）经络收放气血疗法：参见气虚型，手法以补虚泻热为主。

（2）经络收放穴位疗法：同气虚型。

**3. 阳盛血热**

（1）经络收放气血疗法：参见气虚型，手法以泻热凉血为主。

（2）经络收放穴位疗法：参见气虚型，手法以泻法为主。

**4. 肝郁血热**

（1）经络收放气血疗法：参见气虚型，手法以疏肝泻热凉血为主。

（2）经络收放穴位疗法：参见气虚型，手法以泻法为主。

**（二）中药治疗**

**1. 气虚**　因本证为气虚所致，由于脾为气血生化之源，肾主一身精气，故治疗中温补脾肾尤为重要，以补气摄血调经为主要治法，可用《脾胃论》所载补中益气汤（黄芪 15g，生晒参 15g，白术 10g，炙甘草 15g，当归 10g，陈皮 6g，升麻 6g，柴胡 6g，生姜 9 片，大枣 6 枚）加减。若兼心悸怔忡，梦多，夜眠不佳，多为心脾两虚，加茯神、酸枣仁、远志、桂圆肉、木香，或用归脾汤；若月经量少，色黯淡，质稀薄，或伴腰骶酸痛，或小便清长，夜尿多，大便稀溏，舌淡而嫩，则为脾肾两虚，治疗宜脾肾双补，可用补中益气汤减升麻、柴胡、陈皮，加鹿角胶、菟丝子、杜仲、熟附片等，以温养肾阳，益精气；或用右归丸加乌贼骨亦可；若小便清长，大便稀溏者，加益智仁、补骨脂以温补脾肾，缩泉止泻。

**2. 虚热**　本证因素体阴虚，或久病伤阴，或邪热伤阴所致，故治以养阴清热调经为法。可用《傅青主女科》所载两地汤（生地 24g，地骨皮 12g，玄参 30g，麦冬 24g，白芍 15g，阿胶 12g）加味。临证可加地榆、槐花清热凉血调经。

**3. 阳盛血热**　本证因邪热伏于冲任，迫血妄行所致，故以清热凉血调经为法。可用《傅青主女科》所载清经散（丹皮 9g，地骨皮 12g，白芍 12g，生地 24g，青蒿 12g，黄柏 6g，茯苓 9g）加减。若月经量多者，不用茯苓，以免伤阴，加地榆、槐花，以清热凉血，止血调经。

**4. 肝郁血热**　因本证为肝郁化火，热迫血行所致，故以清肝解郁调经为法治疗。可用《内科摘要》所载丹栀逍遥散（丹皮、栀子、柴胡、当归、赤白芍各 10g，白术、茯苓各 15g，生甘草、炒薄荷各 6g）加减。

**（三）针灸疗法**

气虚：针脾俞、肾俞、足三里穴，用补法；阴虚：针肝俞、三阴交穴，用补法；血热：针血海、三阴交穴，用泻法。

**（四）其他疗法**

**1. 压穴法**　本法具有凉血，清肝热，平肝气的作用，主要用于阳盛血热和肝郁血热所致的月经先期。可按压膈俞、血海、三阴交，其中膈俞有宽胸理气的作用。

**2. 耳穴埋藏**　取子宫、卵巢、内分泌区为主穴。气虚加脾区、肾区；阴虚加肝区。经前 10 天即用油菜籽埋穴或耳针埋藏。

**3. 针挑法**　在督脉的腰阳关穴至腰俞穴之间任意挑选一点，用消毒针挑破表皮

0.2~0.3cm、深 0.1~0.15cm。自上而下连挑 3 针，间隔 0.1cm。挑时以有针刺感或出血为好。挑后消毒针孔贴盖纱布。本法在月经量开始增多时使用为好。腰阳关穴在第 4 腰椎下凹陷中。腰俞穴在两骶角下缘的小凹窝中。

**4. 敷脐法** 生地、地骨皮各 12g，丹皮、黄柏、青蒿各 10g，研成粉，取少量醋调成厚糊状敷于脐孔上，胶布固定。每日换 1 次。

**5. 敷穴法** 蓖麻子仁 10g，捣烂如泥，敷于头顶百会穴。见干燥后即更换。

**6. 烟熏法** 用艾条熏隐白穴，每次 20min，每日 2 次。本法最好在月经多前即熏。隐白穴在脚踇趾甲内侧角外 0.1 寸处。

**7. 西医治疗** 需要生育者，可予克罗米酚、三苯氧胺等，以促进排卵并改善黄体功能，克罗米酚于月经第 5 天开始，每晚 50~100mg，连用 5 天；三苯氧胺于月经周期第 5 天开始，10~20mg/次，每日 2 次，连用 5 天；己烯雌酚，0.25~0.5mg/d，连用 20 天，以促进卵泡正常发育和改善黄体功能；肌注孕酮或口服甲羟孕酮，10mg/d，连用 5 天，时间选择黄体期的中、后期，改善黄体功能。

**（六）预防调护**

（1）及时治疗：如及时治疗，一般来说预后良好，都能恢复正常月经周期，如不及时治疗，本病常可诱发月经量多或淋漓不净，甚至发展为崩漏，治疗也较困难，并可进一步影响全身体质状况和脏腑、气血功能。

（2）查清病因：治疗月经先期也应遵循月经病的治疗原则，即全身疾病与月经失调的关系，如果经较长时期治疗，月经先期仍不能治愈，应进一步寻找原因，如有盆腔炎者应同时治疗盆腔炎。有放环史的，应检查患者对节育环的适应性及节育环的位置是否正常。必要时可以换另一种类型的节育环或暂时取环，待月经正常后换置另一种类型的节育环。此外还需考虑是否有内科疾病影响月经周期，如血液病、肝炎等等。如有关，当以治疗内科病为主。

（3）治愈标准：月经病的治疗要有 3 个月经周期以上正常，方是临床治愈。然后可用中成药巩固或食疗调治。

（4）本病一般预后较好，经治多能痊愈。但本病常与经期延长或月经量多相伴为病，严重者三者并见而发展为崩漏，因此应积极治疗。

（5）本病调护应注意劳逸适度，不宜过度劳累和剧烈运动，调节情志，保持心情舒畅，避免五志过极。节制饮食，勿过食辛辣滋腻，以免助生内热，治疗时可针药并举，但经量过多者行针刺治疗时，下腹部及腰骶部穴位不宜强刺激。

# 第四节　月经后期

月经周期延后 7 天以上，甚至四五十日一来的，称月经后期。又称经行后期、经期错后或经迟。如果仅延后 3 或 5 天，且无其他不适者，或者在初潮后一二年或更年期，经期时有延后，并无其他症候者，是生理现象，不属月经后期。另外，偶见 1 次延期，下次仍然如期来潮者，亦不作疾病论。本病相当于西医的月经失调和月经稀发。

## 一、病因病机

现代医学认为，月经后期的发生，主要与下列因素有关：一是内分泌功能失调。如多囊卵巢综合征和卵巢功能早衰会导致月经推迟；二是某些慢性病。如慢性肝炎、肺结核、肿瘤、甲状腺功能减退等疾病，常因营养缺乏导致月经延后；三是手术创伤。如宫腔手术、人流手术等引起宫颈粘连而致经血瘀留，从而使月经延后；四是精神因素。如精神过度紧张、悲愤、忧伤、气恼、失恋、兴奋等异常情绪，往往会导致月经推迟；五是过度减肥。这是现阶段月经后期发生的重要因素之一，过度减肥使体内脂肪含量过低，导致内分泌失调。许多女性为了控制体重，服用减肥药物或者过度节食，从而导致月经推迟。

中医认为，本病的发生分虚实两端。虚者因为营血不足，或阳气虚衰，气不生血，冲任二脉失养，以致血海不能按时满溢。实者因为气滞血瘀，冲任受阻；或者寒凝血瘀，冲任不畅，二者皆可导致经期延后。月经后期如伴经量过少，无论虚实，常可发展为闭经。

气滞多因平素多愁善感，忧思不解，情志抑郁，致气不宣达，血液运行不畅，冲任阻滞，胞宫血海不能如期满溢，因而经行延后，从而出现月经后期。

血寒多为经行或产后，因外感寒邪或内伤寒凉，寒气入里，与血相合，血为寒凝，血脉运行不畅，冲任受阻，胞宫血海不能如期满溢，而致月经后期。

虚寒多由阳虚之体，或他病伤阳，阳虚阴寒内生，脏腑失于温养，致冲任虚寒，胞宫血海不能如期满溢，而致月经后期。

血虚多为久病体虚致营血不足，或中焦虚气血生化乏源，或长期慢性失血，致机体血虚，冲任不足，胞宫血海少血不能如期满溢，从而致月经后期。

痰湿多为素体为痰湿之体，体胖多痰，或饮食失调，酿生痰浊，或脾肺肾功能不足，水液变生痰浊，痰湿阻于冲任，冲任二脉失养，使阴血不能如期下达胞宫血海，从而导致月经后期。

## 二、临床表现

月经周期超过 7 天以上，连续出现 2 个月经周期，并有基础疾病者，有相应临床表现。中医分气滞、血寒（实寒、虚寒）肾虚、血虚四型，详见辨证分型。

## 三、辨证诊断

### （一）西医诊断

（1）月经周期超过 7 天以上，并连续出现 2 个月经周期以上为诊断依据，其月经量和经期基本正常，也有部分患者伴月经量偏少。

（2）育龄期妇女周期延后应与妊娠鉴别，尿液妊娠试验和 B 超盆腔检查都可以鉴别。

（3）内分泌激素检查，可了解内分泌激素紊乱情况，常检验的激素指标如促卵泡成熟激素、促黄体生成激素等。

**（二）中医辨证**

**1. 辨虚实** 虚者，可因久病体虚，营血不足；或长期慢性失血，饮食不当，劳倦过度，损伤脾胃，生化之源不足；或素体阳虚，或久病阳衰，导致气不生血，脏腑失于温养，影响血的生化与运行，使血海不能如期满溢，而致月经后期。实者，可因外感寒邪或素体多忧思抑郁，气不宣达，可使寒凝或气滞，血行受阻，冲任气血运行欠畅，血海不能如期满溢，而致月经后期。临床辨证时，主要从月经的色、量、质地及全身症候，辨其虚实。

**2. 辨证分型** 临床一般以月经后期，量少，色黯有血块，小腹冷痛拒按为血寒；月经量少，色淡黯，质清稀，小腹冷痛，喜暖喜按为虚寒；月经量少，色淡，质地稀薄者，属血虚；月经后期，经量少或正常，色黯红或有小血块，小腹胀满而痛者，多属气滞。

（1）气滞：经期延后，量少，色暗红，或有血块，下腹胀痛，胸胁及乳房胀痛，苔薄，脉弦。挟瘀者，经行下腹胀痛较甚，舌质紫暗或有瘀斑。

（2）血寒：主要指实寒，证见经期延后，量少，经色紫黯有血块，小腹冷痛拒按，得热痛减，畏寒肢冷，舌黯，苔白，脉沉紧或沉迟。

（3）血虚：经期延后，伴量少，色淡红，无血块，下腹隐痛，或少腹纠结疼痛，头晕眼花，心悸少寐，面色萎黄或苍白，舌质淡，脉细弱。

（4）虚寒：经期延后，量少，色淡红，质清稀，无血块，小腹隐痛喜按，喜用热敷，腰酸乏力，小便清长，大便稀薄。面色㿠白，舌淡苔白，脉沉细弱或沉迟无力。

（5）痰湿：经期错后，量少，色淡，质黏，头晕体胖，心悸气短，脘闷恶心，带下量多，舌淡胖，苔白腻，脉滑。

## 四、治疗方法

本病的治疗原则，在于温经养血，活血行滞。属虚属寒者，宜温经养血；属瘀属滞者，宜活血行滞；虚实相兼者，宜分清主次而治之，并详辨冲任所虚，肝肾不足，或脾肾虚寒等而治疗。

**（一）经络收放疗法治疗**

**1. 气滞** 治疗应理气行滞，活血调经。

（1）经络收放气血疗法：为治疗各型月经后期的第一步。实证以放法为主，虚证以收法为主。本型为实证，故以放泻法为主。

1）收放心血：收心血，能使肝血上升；放心血，能使肺血下降。重握手中指或足中趾为收；放开或轻握手中指末节和足中趾末节为放。

2）收放肝血：收肝血，能使脾血下降；放肝血，能使肺血上升。重握手示趾或足示趾为收；放开或轻握手示趾或足示趾为放。

3）收放脾血：收脾血，能使筋血调动；放脾血，能使肝血下降。重按手大指末节或足大趾末节 6s 或 6min 为收；放开或轻握手大指或足大趾 5s 或 5min 为放。

4）收放肺血：收肺血，能使脾血上升；放肺血，能使心血安定。重握手无名指末节和足无名趾末节 6s 或 6min 为收；放开或轻握手无名指或足无名趾 5s 或 5min 为放。

5）收放肾血：收肾血，能使脾血上升；放肾血，能使肝血下降。重握手小指末节和足小趾末节 6s 或 6min 为收；放开或轻握手小指和足小趾 5s 或 5min 为放。

因本型属实证，收放五脏血气疗法主要以放泻法为主，放法可以通五脏气血，五脏气血通畅，则有利于冲任气血调达和月经后期的治疗。

（2）经络收放穴位疗法：

**处方**：金穴（膻中），水穴（气海），水穴（曲骨），水穴（双天枢），木穴（血海），土穴（三阴交），土穴（太冲），土穴（气海俞），水穴（命门），金穴（左归来），木穴（右归来）。

**定位**：膻中属任脉，心包募穴，八会穴之气会，在前正中线上，平第 4 肋间隙；或两乳头连线与前正中线的交点处。气海属任脉，肓之原穴，在前正中线上，脐下 1.5 寸。曲骨属任脉，在前正中线上，脐下 5 寸，当耻骨联合上缘中点处。天枢属足阳明胃经，大肠募穴，在脐中旁开 2 寸。血海属足太阴脾经，屈膝，在髌骨内上缘上 2 寸，当股四头肌内侧头的隆起处。简便取穴法：患者屈膝，医者以左手掌心按于患者右膝髌骨上缘，示趾、中指、无名指、小指向上伸直，拇指约呈 45°斜置，拇指尖下是穴。三阴交属足太阴脾经，在内踝尖上 3 寸，胫骨内侧面后缘。太冲属足厥阴肝经，输穴，原穴，在足背，第 1、第 2 跖骨结合部之前凹陷中。气海俞属足太阳膀胱经，在第 3 腰椎棘突下，旁开 1.5 寸。命门属奇经八脉腧穴，在后正中线上，第 2 腰椎棘突下凹陷中。归来，属足阳明胃经，在脐中下 4 寸，前正中线旁开 2 寸。

**方义**：金穴膻中，为心包募穴，八会穴之气会，用补法，以壮任脉之气，为补气之要穴；木穴气海，属任脉。肓之原穴，可补肾气，气能化精，为治疗肾气不足之要穴；水穴曲骨、水分和命门，分属任督二脉，用泻法，以通任督二脉血气；水穴天枢，属足阳明胃经，为大肠募穴，可通大肠之腑，肠腑以通为补，故天枢可调肠腑，助胃气；木穴血海，属足太阴脾经，可滋阴养血活血，主治月经不调；土穴三阴交，属足太阴脾经，脾为后天之本，气血生化之源，本穴可养血调经止痛；土穴太冲，属足厥阴肝经输穴和原穴，为足厥阴肝经气所注和元气经过和留止的部位，可疏肝气，养肝血，调冲任；气海俞，属足太阳膀胱经，与足少阴肾相表里，可固太阳之表而助少阴之里；水穴命门，属督脉，督脉为阳脉之海，总督一身阳气，故命门可温肾阳，化肾精。左金右木归来，属足阳明胃经，为大肠募穴，可调理后天之本，以益气养血通经；全方取任脉与足太阴脾经、足厥阴肝经、足太阳膀胱经、足阳明胃经、奇经八脉腧穴穴位，可调达冲任，理气活血化瘀而调经。

**操作要点**：金穴膻中、金穴左归来，性质属金，为收穴，施以补法；水穴气海、水穴曲骨、水穴双天枢、水穴命门、木穴血海、木穴右归来，性质属木、属水，为放穴，施以泻法；土穴三阴交、土穴太冲、土穴气海俞，性质属土，为生长之穴，施以平补平泻法。

**操作方法**：对金穴膻中、金穴左归来，以顺时针方向上顶轻按为法，即为补；对水穴气海、水穴曲骨、水穴双天枢、水穴命门、木穴血海、木穴右归来，以逆时针方向向下重按为法，即为泻；对土穴三阴交、土穴太冲、土穴气海俞，以左转三圈、右转三圈为法，力度均匀，既不上顶，也不下压，即为平补平泻。

**2. 血寒实证** 治疗为温经散寒，活血调经。

（1）经络收放气血疗法：参见气滞型，手法以温通法为主。

（2）经络收放穴位疗法：同气滞型，手法以温经散寒，活血调经为主。

**3. 虚寒** 治疗应温经扶阳，养血调经。

（1）经络收放气血疗法：参见气滞型，手法以温养收法为主。

（2）经络收放穴位疗法：同气滞型，手法以温阳散寒，活血调经为主。

**4. 血虚** 治疗为补血养营，益气调经。

（1）经络收放气血疗法：参见气滞型，手法以收补法为主。

（2）经络收放穴位疗法：同气滞型，手法以补气养血，调理冲任为主。

**5. 痰湿** 治疗为燥湿化痰，活血调经。

（1）经络收放气血疗法：参见气滞型，手法以放泻法为主。

（2）经络收放穴位疗法：同气滞型，手法以化痰除湿，活血调经为主，临证可加土穴丰隆，以化痰除湿。

**（二）中药治疗**

**1. 气滞** 因本证为气机郁滞，气滞不能行血，血为气滞，血海不能按时满溢所致，故以理气调经为治法。可用《兰室秘藏》所载乌药汤（乌药 10g，制香附 9g，木香 9g，当归 9g，炙甘草 3g）。气滞甚者，临证可加赤芍 9g、柴胡 9g、八月札 9g，以理气行滞；伴血瘀者，加莪术 12g、生蒲黄 10g，以活血祛瘀；下腹胀痛者，加延胡索 12g；气郁化火者，去木香，加川楝子 9g、丹皮 9g、山栀 9g。

**2. 血寒实证** 本证因外感寒邪或寒凉之气，血为寒凝，运行不畅，而致经期延后，故治以温经散寒调经为法。可用《校注妇人良方》所载温经汤（人参 9g，当归 9g，川芎 6g，白芍 10g，桂心 3g，莪术 15g，川牛膝 9g，丹皮 6g，甘草 3g）加减。如兼气滞，胀满明显者，加乌药 10g；经量多者，去莪术、牛膝；寒甚腹痛者，加炮姜 6g、焦艾叶 6g，以温经散寒止血；瘀重腹痛有血块者，加蒲黄 9g、五灵脂 12g，以活血祛瘀。

**3. 虚寒** 本型因肾脏阳气不足，阴寒内盛，使气血生化不足，血脉运行无力所致，故以扶阳散寒调经为法。可用《沈氏尊生书》所载艾附暖宫丸（艾叶炭 6，醋制香附 9g，当归 12g，续断 12g，吴茱萸 6g，川芎 9g，酒炒白芍 12g，蜜炙黄芪 15g，地黄 12g，肉桂 6g）或用《金匮要略》所载温经汤加减。如兼小便清长，大便稀溏者，加补骨脂、白术以温补脾肾。

**4. 血虚** 本型因营血虚少，冲任不足，血海不能满溢所致，故以养血调经为治法。可用《金匮要略》所载胶艾四物汤（阿胶 9g，艾叶 6g，当归 12g，川芎 9g，熟地黄 12g，白芍 10g）加鸡血藤 12g、山茱萸 9g、仙灵脾 10g；或《景岳全书》所载大补元煎（人参 10g，熟地 9g，杜仲 6g，当归 9g，山茱萸 3g，枸杞 9g，炙甘草 6g）加减。伴气虚者，加黄芪 15g、白术 10g；大便溏薄者，去当归，加补骨脂 12g；腰酸者，加川断 12g、菟丝子 10g；近月经期者，加莪术 12g、益母草 12g、红花 9g、香附 12g。

**5. 痰湿** 本证因痰湿阻滞，冲任受阻，气血不畅所致，故治以豁痰除湿，活血调经之法，可用《叶天士女科诊治秘方》所载苍附导痰丸（陈皮 9g，法半夏 9g，茯苓 12g，甘草 6g，苍术 15g，香附 10g，胆南星 6g，枳壳 12g，神曲 12g，生姜 15g）合

《普济本事方》所载佛手散（当归12g，川芎12g）加减。

**（三）针灸疗法**

**1. 毫针疗法**　气虚：脾俞、肾俞，用补法；血虚：血海、足三里、脾俞，用补法；血寒：血海、三阴交、肾俞，加艾柱温针；气滞：内关、阴陵泉、归来穴，用泻法。

**2. 灸法**　条灸或艾柱灸，艾灸关元穴、肾俞穴。

**3. 耳穴埋藏**　取子宫、卵巢、内分泌区、内生殖器区为主穴，经前10~14天用油菜籽埋穴或耳针埋藏。

月经后期如果及时治疗，一般预后良好，可恢复正常月经周期。如不积极治疗，本病可发展成闭经，尤其是40岁以上妇女，多次人流手术，影响子宫内膜功能和卵巢功能，久而卵巢早衰，提早绝经。

# 第五节　月经过多

月经周期基本正常，月经量明显多于既往者，称为"月经过多"，亦称"经水过多"。

本病系有排卵型功能失调性子宫出血中的一类，多见于现代医学排卵型功能失调性子宫出血病引起的月经过多，或者见于子宫肌瘤、盆腔炎症、子宫内膜异位症等疾病引起的月经过多，或宫内节育器引起的月经过多，均可按本病辨证治疗。

## 一、病因病机

本病主要病机是冲任不固，经血失于制约而致血量多。常见的分型有气虚、血热和血瘀三型。

**1. 气虚**　素体虚弱，或饮食失节，劳倦过度，大病久病，损伤脾气，中气不足，冲任不固，血失统摄，遂致经行量多。

**2. 血热**　素体阳盛，或恣食辛燥，感受热邪，七情过极，郁而化热，热扰冲任，迫血妄行，遂致经行量多。

**3. 血瘀**　素性抑郁，或愤怒过度。气滞而致血瘀，或经期产后余血未尽，感受外邪，或不禁房事，瘀血内停，瘀阻冲任，血不归经，遂致经行量多。

## 二、临床表现

本病临床早期症状，主要表现为排卵型功能失调性子宫出血月经量多的患者，每个月经周期失血量多于80mL。每位患者主观判断出血量的标准有很大差异。有报道称，在主诉月经量多的患者中，仅40%经客观测量失血量多于80mL。有排卵型功能失调性子宫出血中月经量多者，其月经虽有紊乱，但常有规律可循。

根据临床表现及以上相关检查、经前5~9天测定血孕酮浓度有助于确定为有排卵型功能失调性子宫出血。

其他因为子宫肌瘤、盆腔炎症、子宫内膜异位症或宫内节育器引起的月经过多，有相应的临床表现。

## 三、辨证诊断

本病的诊断不难，经量明显增多，在一定时间内能自然停止，是本病的诊断要点。但在临床上有与周期提前同时出现，如月经先期量多证，有与月经后期同时出现的，也有仅月经量多而周期正常的。如本证中出现经月经量特多，暴下如注，或下血日久不止，或伴有周期紊乱者，已成为"崩中"之证，当按崩中治疗。

辨证以月经量多而周期、经期正常为辨证要点，结合经色和经质的变化以及全身的症候分辨虚实、寒热。通常以量多、色淡、质稀者属气虚；量多、色鲜红或紫而稠粘者属血热；色紫黑有块，伴小腹疼痛的属血瘀。同时应结合其他伴随症候审辨虚实。

**1. 气虚型** 行经量多，色淡红，质清稀，神疲体倦，气短懒言，小腹空坠，面色㿠白，舌淡，苔薄，脉缓弱。

**2. 血热型** 经行量多，色鲜红或深红，质黏稠，口渴饮冷，心烦多梦，尿黄便结，舌红，苔黄，脉滑数。

**3. 血瘀型** 经行量多，色紫黯，质稠有血块，经行腹痛，或平时小腹胀痛，舌紫黯或有瘀点，脉涩有力。

## 四、治疗方法

本病的治疗，经期以摄血止血为主，目的在于减少出血量，防止失血过多而伤阴血。平时应安冲固冲以治本。治疗要注意经时和平时的不同，平时治本是调经，经时固冲止血需标本同治。血瘀者重在化瘀止血，气虚者应补气摄血，血热者应清热凉血止血。

### （一）经络收放疗法治疗

**1. 气虚型** 治疗应补气升提，固冲止血。

（1）经络收放气血疗法：是治疗月经过多的第一步。实证以放法为主，虚证以收法为主。

1）收放心血：收心血，能使肝血上升；放心血，能使肺血下降。重握手中指或足中趾为收；放开或轻握手中指末节和足中趾末节为放。

2）收放肝血：收肝血，能使脾血下降；放肝血，能使肺血上升。重握手示趾或足示趾为收；放开或轻握手示趾或足示趾为放。

3）收放脾血：收脾血，能使筋血调动；放脾血，能使肝血下降。重按手大指末节或足大趾末节 6s 或 6min 为收；放开或轻握手大指或足大趾 5s 或 5min 为放。

4）收放肺血：收肺血，能使脾血上升；放肺血，能使心血安定。重握手无名指末节和足无名趾末节 6s 或 6min 为收；放开或轻握手无名指或足无名趾 5s 或 5min 为放。

5）收放肾血：收肾血，能使脾血上升；放肾血，能使肝血下降。重握手小指末节和足小趾末节 6s 或 6min 为收；放开或轻握手小指和足小趾 5s 或 5min 为放。

因本型属虚证，收放五脏血气疗法主要以收法为主，收法可以补五脏气血，五脏气血充足，则血海充盈，有利于冲任气血调达和月经过多的治疗。

（2）经络收放穴位疗法：

**处方**：金穴（膻中），水穴（气海），水穴（曲骨），水穴（双天枢），木穴（血海），土穴（三阴交），土穴（太冲），土穴（气海俞），水穴（命门），火穴（关元），金穴（左归来），木穴（右归来），土穴（中极）。

**定位**：膻中属任脉，心包募穴，八会穴之气会，在前正中线上，平第 4 肋间隙；或两乳头连线与前正中线的交点处。气海属任脉，肓之原穴，在前正中线上，脐下 1.5 寸。曲骨属任脉，前正中线上，脐下 5 寸，当耻骨联合上缘中点处。天枢属足阳明胃经，大肠募穴，脐中旁开 2 寸。血海属足太阴脾经，屈膝，在髌骨内上缘上 2 寸，当股四头肌内侧头的隆起处。简便取穴法：患者屈膝，医者以左手掌心按于患者右膝髌骨上缘，示趾、中指、无名指、小指向上伸直，拇指约呈 45° 斜置，拇指尖下是穴。三阴交属足太阴脾经，内踝尖上 3 寸，胫骨内侧面后缘。太冲属足厥阴肝经，输穴，原穴，在足背，第 1、第 2 跖骨结合部之前凹陷中。气海俞属足太阳膀胱经，在第 3 腰椎棘突下，旁开 1.5 寸。命门属奇经八脉腧穴，在后正中线上，第 2 腰椎棘突下凹陷中。关元属任脉，小肠募穴，在前正中线上，脐下 3 寸。归来属足阳明胃经，位于脐中下 4 寸，前正中线旁开 2 寸处。中极属任脉，膀胱募穴，在前正中线上，脐下 4 寸。

**方义**：金穴膻中，为心包募穴，八会穴之气会，用补法，以壮任脉之气，为补气之要穴；木穴气海，属任脉。肓之原穴，可补肾气，气能化精，为治疗肾气不足之要穴；水穴曲骨、水分和命门，分属任督二脉，用泻法，以通任督二脉血气；水穴天枢，属足阳明胃经，为大肠募穴，可通大肠之腑，肠腑以通为补，故天枢可调肠腑，助胃气；木穴血海，属足太阴脾经，可滋阴养血活血，主治月经不调；土穴三阴交，属足太阴脾经，脾为后天之本，气血生化之源，本穴可养血调经止痛；土穴太冲，属足厥阴肝经输穴和原穴，为足厥阴肝经气所注和元气经过和留止的部位，可疏肝气，养肝血，调冲任；土穴气海俞，属足太阳膀胱经，与足少阴肾相表里，可固太阳之表而助少阴之里；水穴命门，属督脉，督脉为阳脉之海，总督一身阳气，故命门可温肾阳，化肾精；左金右木归来，属足阳明胃经，为大肠募穴，可调理后天之本，以益气养血通经；火穴关元，属任脉，为小肠募穴。既可补肾以滋任脉之气，又可助小肠之腑，促进水谷精气的吸收，具有先后天同补之意；土穴中极补肾培元，清热利湿。全方取任脉与足太阴脾经、足厥阴肝经、足太阳膀胱经、足阳明胃经、奇经八脉腧穴穴位，以补肝肾，固冲任，调经止血。

**操作要点**：金穴膻中、金穴左归来、火穴关元，性质属金、属火，为收穴，施以补法；水穴气海、水穴曲骨、水穴双天枢、水穴命门、木穴血海、木穴右归来，性质属木、属水，为放穴，施以泻法；土穴三阴交、土穴太冲、土穴气海俞、土穴中极，性质属土，为生长之穴，施以平补平泻法。

**操作方法**：对金穴膻中、金穴左归来、火穴关元，以顺时针方向上顶轻按为法，即为补；对水穴气海、水穴曲骨、水穴双天枢、水穴命门、木穴血海、木穴右归来，以逆时针方向向下重按为法，即为泻；对土穴三阴交、土穴太冲、土穴气海俞、土穴中极，以左转三圈，右转三圈为法，力度均匀，既不上顶，也不下压，即为平补平泻。

**2. 血热型**　治疗应清热凉血，固冲止血。

（1）经络收放气血疗法：参见气虚型，但手法以凉血止血为主。

（2）经络收放穴位疗法：同气虚型，但手法以放泻法为主。

**3. 血瘀型** 治疗应活血化瘀，固冲止血。

（1）经络收放气血疗法：参见气虚型，但手法以活血止血为主。

（2）经络收放穴位疗法：同气虚型，但手法以放泻法为主。

## （二）中药治疗

中医辨证论治对本病有较好疗效，临床应根据"虚则补之，实则泻之"的基本原则，调理脏腑阴阳平衡和冲任二脉的生理功能，以期达到治疗目的。

**1. 气虚型** 因本证为气虚不能摄血，冲脉失固所致，故治以补气升提，固冲止血为法。可用《景岳全书》所载举元煎（生晒参 20g，炙黄芪 20g，炙甘草 6g，升麻 4g，白术 6g）或《医学衷中参西录》所载安冲汤（黄芪 15g，白术 12g，生龙骨 15g，生牡蛎 15g，生地 12g，炒白芍 12g，海螵蛸 9g，茜草 15g，续断 10g）加减。正值经期量多，加阿胶 10g、艾叶炭 6g、炮姜炭 g、乌贼骨 15g 以固涩止血。若经期过长，日久不断，加生蒲黄 12g、益母草 12g 等以化瘀止血。若见阳虚出现腰痛腹冷等证，加破故纸 12g、艾叶 6g，补肝肾，固冲任，温经止血。

**2. 血热型** 因本证为热盛于里，扰及血海，迫血下行所致，故治以清热凉血，固冲止血。可用《景岳全书》所载保阴煎（生地，熟地黄，芍药各 12g，山药，续断，黄芩，黄柏各 9g，生甘草 6g）。临证可加炒地榆、槐花凉血止血。若经血黏稠有腐臭味，或平时黄带淋漓，下腹坠痛者，重用黄芩、黄柏，酌加马齿苋、败酱草、薏苡仁；热甚伤津，口干而渴者，酌加天花粉、玄参、麦冬以生津止渴。若是外感热邪化火成毒，经量多，经色黯红，臭秽，发热恶寒，少腹硬痛拒按，则宜清热解毒化瘀，方用《沈氏尊生书》所载解毒四物汤（黄连 12g，黄芩 15g，黄柏 9g，栀子 15g，生地黄 24g，当归 9g，白芍 15g，川芎 6g）加红藤 15g、败酱草 15g、桃仁 12g、丹皮 9g。

**3. 血瘀型** 因本证由瘀血内阻，络伤血溢脉外所致，故治以活血化瘀，固冲止血为法。可用《和剂局方》所载失笑散（蒲黄 12g，五灵脂 6g）为基础方加茜草、益母草、泽兰、血余炭或《医宗金鉴》所载桃红四物汤（桃仁 9g，红花 8g，当归 12g，熟地 12g，白芍 12g，川芎 12g）加三七 12g、茜草 15g 治疗。

## （三）推拿治疗

**1. 气虚型**

（1）取仰卧位，用拇指指腹端用力按揉两下肢足三里穴各 3min，以酸胀为度。

（2）取俯卧位，用双手分推法自下而上推夹脊穴 5min；再用空心拳叩击八髎穴 3min。

（3）用一指禅推法推背部两侧肾俞、脾俞、关元俞及腰阳关、命门各 1min。

**2. 血热型**

（1）取仰卧位，两腿分开，用双手拇指、示趾捏拿大腿两侧肌肉 5min。

（2）取俯卧位，用小鱼际擦两足底涌泉穴各 2min。

**3. 血瘀型** 取膈俞、血海、膻中等穴，用活血化瘀，推血行气手法，有一定疗效。

## （四）手术治疗

对药物治疗无效，持久不愈，年长，无生育要求的患者，可手术切除子宫。近年来诞生了经宫颈子宫内膜切除（TCRE）术，即经宫腔镜在 B 超检查的监视下，采用激光、微波或电凝的方法，破坏子宫内膜功能层及部分基底层，使其失去对卵巢性激素的反应能力，从而减少月经失血量。此种手术时间短，创伤小，恢复快，可适用于不宜或不愿切除子宫且无生育要求者，还可同时剜除小的黏膜下肌瘤。术前先用 GnRH（促性腺激素释放激素）增效剂萎缩内膜。

# 第六节　月经过少

月经周期基本正常，月经量明显少于既往，经期不足 2 天，甚或点滴即净者，称"月经过少"，亦称"经水涩少，经量过少"。

月经过少常与月经后期常常并见，常伴体重增加。月经过少发生于青春期和育龄期者，可发展为闭经，发生于更年期者则往往进入绝经。本病多见于西医的功能失调性子宫出血病、多囊卵巢综合征、卵巢早衰性腺功能低下或人流手术后宫腔粘连、子宫内膜结核、炎症或大失血后等疾病。本病属器质性病变者，病程较长，临床较难治疗。

## 一、病因病机

月经过少的病因病机有虚有实。虚者多因素体虚弱，大病、久病、失血或饮食劳倦伤脾，或房劳伤肾，而使血海亏虚，经量减少；实者多由瘀血内停，或痰湿壅滞，经脉阻滞，血行不畅，经血减少。主要病机为精亏血少，冲任气血不足，或寒凝瘀阻，冲任气血不畅，血海不足而致。常见的类型有肾虚、血虚、血寒、血瘀和痰湿。

**1. 肾虚**　先天禀赋不足，或房劳久病，损伤肾气，或屡次堕胎，伤精耗气，肾精亏损，肾气不足，冲任亏虚，血海不足，遂致月经量少。

**2. 血虚**　数伤于血，大病久病，营血亏损，或饮食劳倦，思虑过度，损伤脾气，脾虚化源不足，冲任气血亏虚，血海不充，致经行量少。

**3. 血寒**　经期产后，感受寒邪，或过食生冷，寒邪伏于冲任，血为寒滞，运行不畅，致经行量少。

**4. 血瘀**　经期产后，余血未净之际，七情内伤，气滞血瘀，或感受邪气，邪与血结，瘀滞冲任，气血运行不畅，致经行量少。

**5. 痰湿**　素多痰湿，或脾失健运，湿聚成痰，痰阻经脉，血不畅行，致经量减少。

## 二、临床表现

月经周期基本正常，经量明显减少，甚至点滴即净，或经期缩短不足 2 天，经量也少者，称为月经过少，又称经水涩少。一般认为经量少于 30mL，即为月经过少。如伴有其他疾病，则有相关的临床表现。

### 三、辨证诊断

#### （一）诊断要点

（1）月经周期基本正常，经量明显减少，甚或点滴即净，为本病的诊断要点，且常与月经后期并见。

（2）对于已婚育龄妇女，有些药物可引起月经过少，如避孕药、治疗精神病药、抗肿瘤药、治疗子宫内膜异位症类药物（如他莫昔芬、丹哪唑、内美通等），此外雷公藤片、溴隐亭等药也会引起月经减少，临诊时应详细询问有关病史。

（3）多次人工流产手术或手术粗暴，损伤子宫基底层内膜或宫腔粘连，都会引起月经过少，故也需询问人流手术情况。产后大出血有时先表现为月经过少，继而闭经。

（4）无排卵型功血单纯月经过少的情况比较少见，有时是无排卵闭经的先兆。多囊卵巢综合征也可见月经过少，常伴月经后期，体重增加，继而闭经。卵巢早衰者也是先表现月经过少，继而闭经。

（5）月经过少伴月经后期者首先应排除流产或宫外孕，尿、血妊娠试验和 B 超都可予以鉴别。

#### （二）体格检查

**1. 仔细询问病史**　以往月经史，有否停经史、生育史，有否人流手术史，有否慢性病或服影响月经的药物史，有否妇科疾病史等。

**2. 妇科检查**　内、外生殖器有无特殊异常情况，如果为多囊卵巢综合征者，双侧卵巢稍增大；子宫内膜异位症者一侧或双侧卵巢增大，呈囊性，与子宫粘连，子宫体固定后倾、子宫峡部可扪及结节。

**3. 盆腔 B 超（或阴道 B 超）**　对诊断流产、宫外孕、子宫内膜异位症和多囊卵巢综合征、宫腔粘连等有参考价值（详细参考相关专著中各病的诊断）。

**4. 血内分泌检查**　检查项目如生殖激素六项 T（睾酮）、PRL（催乳素）、FSH（促卵泡生成激素）、LH（促黄体生成素）、E2（雌二醇）、P（孕酮）等，对诊断多囊卵巢综合征、卵巢早衰、无排卵功血等有参考价值（详见有关专著中各章节）。如服用性激素类药物，可影响血内分泌报告结果。

#### （三）辨证

以经量的明显减少而周期正常为辨证要点，也可伴有经期缩短。临床主要从色、质及有无腹痛以辨虚实。一般以色淡、质清、腹无胀痛者为虚；色紫黯有血块，腹痛拒按者为血瘀；色紫黯有血块，腹冷痛，手足不温者为血寒；色淡红、质黏腻如痰者为痰湿。经量逐渐减少者多属虚；突然减少者多属实。临证应结合全身症候详细辨证。主要症候分述如下。

**1. 肾虚型**　经来量少，不日即净，或点滴即止，血色淡黯，质稀，腰酸腿软，头晕耳鸣，小便频数，舌淡苔薄，脉沉细。

**2. 血虚型**　经来量少，不日即净，或点滴即止，经色淡红，质稀，头晕眼花，心悸失眠，皮肤不润，面色萎黄，舌淡苔薄，脉细无力。

**3. 血寒型**　经行量少，色黯红，小腹冷痛，得热痛减，畏寒肢冷，面色青白，舌黯苔白，脉沉紧。

**4. 血瘀型**　经行涩少，色紫黑有块，小腹刺痛拒按，血块下后痛减，或胸胁胀痛，舌紫黯，或有瘀斑紫点，脉涩有力。

**5. 痰湿型**　月经量少，色淡红，质黏腻如痰，形体肥胖，胸闷呕恶，带多黏腻。舌胖苔白腻，脉滑。

## 四、治疗方法

治疗以补虚泻实为基本原则，虚证者重在补肾益精，濡养精血，或补血益气以滋经血之源；实证者重在温经行滞，或祛瘀行血以通调冲任。本病虚多实少，即使是瘀滞亦兼有气血不足，慎不可恣投攻破，以免再伤气血，从而使经血难复。具体治法分述如下：

### （一）经络收放疗法治疗

**1. 肾虚型**　治疗应补肾益精，养血调经。

（1）经络收放气血疗法。是治疗月经过少的第一步。实证以放法为主，虚证以收法为主。本型属虚证，故手法以收补法为主。

1）收放心血：收心血，能使肝血上升；放心血，能使肺血下降。重握手中指或足中趾为收；放开或轻握手中指末节和足中趾末节为放。

2）收放肝血：收肝血，能使脾血下降；放肝血，能使肺血上升。重握手示趾或足示趾为收；放开或轻握手示趾或足示趾为放。

3）收放脾血：收脾血，能使筋血调动；放脾血，能使肝血下降。重按手大指末节或足大趾末节 6s 或 6min 为收；放开或轻握手大指或足大趾 5s 或 5min 为放。

4）收放肺血：收肺血，能使脾血上升；放肺血，能使心血安定。重握手无名指末节和足无名趾末节 6s 或 6min 为收；放开或轻握手无名指或足无名趾 5s 或 5min 为放。

5）收放肾血：收肾血，能使脾血上升；放肾血，能使肝血下降。重握手小指末节和足小趾末节 6s 或 6min 为收；放开或轻握手小指和足小趾 5s 或 5min 为放。

因本型属虚证，收放五脏血气疗法主要以收法为主，收法可以补五脏气血，五脏气血充足，则血海充盈，有利于冲任气血调达和月经过多的治疗。

（2）经络收放穴位疗法：

**处方**：金穴（膻中），水穴（气海），水穴（曲骨），水穴（双天枢），木穴（血海），土穴（三阴交），土穴（太冲），土穴（气海俞），水穴（命门），金穴（左归来），木穴（右归来），土穴（中极）。

**定位**：膻中属任脉，心包募穴，八会穴之气会，位于前正中线上，平第 4 肋间隙；或两乳头连线与前正中线的交点处。气海属任脉，肓之原穴，位于前正中线上，脐下 1.5 寸。曲骨属任脉，在前正中线上，脐下 5 寸，当耻骨联合上缘中点处。天枢属足阳明胃经，大肠募穴，在脐中旁开 2 寸。血海属足太阴脾经，位于屈膝，髌骨内上缘上 2 寸，当股四头肌内侧头的隆起处。简便取穴法：患者屈膝，医者以左手掌心按于患者右膝髌骨上缘，示趾、中指、无名指、小指向上伸直，拇指约呈 45°斜置，拇指尖下是穴。三阴交属足太阴脾经，在内踝尖上 3 寸，胫骨内侧面后缘。太冲属足厥阴肝经，输穴，原穴，在足背，第 1、第 2 跖骨结合部之前凹陷中。气海俞属足太阳膀胱经，在第 3 腰椎棘突下，旁开 1.5 寸。命门属奇经八脉腧穴，在后正中线上，第 2 腰椎棘突下凹陷中。归来属足阳明胃经，在脐中下 4 寸，前正中线旁开 2 寸。中极属任脉，膀胱募穴，在前正中线上，脐下 4 寸。

**方义**：金穴膻中，为心包募穴，八会穴之气会，用补法，以壮任脉之气，为补气之要穴；木穴气海，属任脉。肓之原穴，可补肾气，气能化精，为治疗肾气不足之要穴；水穴曲骨、水分和命门，分属任督二脉，用泻法，以通任督二脉血气；水穴天枢，属足阳明胃经，为大肠募穴，可通大肠之腑，肠腑以通为补，故天枢可调肠腑，助胃气；木穴血海，属足太阴脾经，可滋阴养血活血，主治月经不调；土穴三阴交，属足太阴脾经，脾为后天之本，气血生化之源，本穴可养血调经止痛；土穴太冲，属足厥阴肝经输穴和原穴，可疏肝气，养肝血，调冲任；土穴气海俞，属足太阳膀胱经，与足少阴肾相表里，可固太阳之表而助少阴之里；水穴命门，属督脉，督脉为阳脉之海，总督一身阳气，故命门可温肾阳，化肾精；左金右木归来，属足阳明胃经，为大肠募穴，可调理后天之本，以益气养血通经；土穴中极补肾培元，清热利湿。全方取任脉与足太阴脾经、足厥阴肝经、足太阳膀胱经、足阳明胃经、奇经八脉腧穴穴位，可调达冲任，养血调经。

**操作要点**：金穴膻中、金穴左归来，性质属金，为收穴，施以补法；水穴气海、水穴曲骨、水穴双天枢、水穴命门、木穴血海、木穴右归来，性质属木属水，为放穴，施以泻法；土穴三阴交、土穴太冲、土穴气海俞、土穴中极，性质属土，为生长之穴，施以平补平泻法。

**操作方法**：对金穴膻中、金穴左归来，以顺时针方向上顶轻按为法，即为补；对水穴气海、水穴曲骨、水穴双天枢、水穴命门、木穴血海、木穴右归来，以逆时针方向向下重按为法，即为泻；对土穴三阴交、土穴太冲、土穴气海俞、土穴中极，以左转三圈、右转三圈为法，力度均匀，既不上顶，也不下压，即为平补平泻。

**2. 血虚型** 治疗应补血益气调经。

（1）经络收放气血疗法：参见肾虚型，本型属虚证，故手法以收补法为主。

（2）经络收放穴位疗法：同肾虚型。

**3. 血寒型** 治疗应温经散寒，活血调经。

（1）经络收放气血疗法：参见肾虚型，本型属血虚寒凝，故手法以温通法为主。

（2）经络收放穴位疗法：同肾虚型，同时加强养血散寒穴位的操作。

**4. 血瘀型** 治疗应活血化瘀，理气调经。

（1）经络收放气血疗法：参见肾虚型，本型属瘀血阻滞所致，故手法以放泻法以活血通络为主。

（2）经络收放穴位疗法：同肾虚型，同时加强活血调经之穴位的操作。

**5. 痰湿型** 治疗应化痰燥湿，调理冲任。

（1）经络收放气血疗法：参见肾虚型，本型属痰湿阻滞，故手法以化痰除湿为主。

（2）经络收放穴位疗法：同肾虚型，临床时可加丰隆穴以化痰除湿。

**（二）中药治疗**

**1. 肾虚型** 本证因肾虚精血不足所致，故治以补肾益精，养血调经为法。可用

《景岳全书》所载归肾丸（菟丝子12g，杜仲10g，枸杞子12g，山茱萸9g，当归9g，熟地黄10g，山药12g，白茯苓10g）加减治疗。如有经色黯红，小腹冷痛，夜尿多等肾阳不足之证者，加巴戟天10g、仙灵脾10g、仙茅10g、补骨脂9g、益智仁10g；若兼月经色红，手足心热，咽干口燥，舌红少苔，脉细数等肾阴不足症候者，加生地12g、玄参12g、女贞子12g、旱莲草12g，以滋养肾阴；若阴虚火盛者，去温阳之药，加丹皮12g、知母12g，以清热降火。

**2. 血虚型**　本证因营血不足，血海失充而致，故治以补血益气调经为法。可用《证治准绳》所载滋血汤（生晒参12g，黄芪12g，山药g，茯苓12g，白芍12g，当归9g，川芎6g，熟地黄12g）加减治疗。若兼脾虚食少者，加炒白术10g、砂仁3g、陈皮6g；经期者，宜加红花6g、川牛膝9g、路路通10g、鸡血藤12g；四肢不暖者，加桂枝6g；下腹隐冷者，加艾叶9g、乌药9g、炮姜6g、仙灵脾9g。

**3. 血寒型**　本证为寒邪阻于胞脉，冲任不通，经血难下所致，故治以温经散寒，活血调经为法。可用《金匮要略》所载温经汤（吴茱萸9g，当归6g，芍药6g，川芎6g，人参6g，桂枝6g，阿胶6g，牡丹皮6g，生姜6g，甘草6g，半夏6g，麦冬9g）加减。冷痛甚者，加附子6g、艾叶6g、小茴香6g，暖宫散寒止痛。

**4. 血瘀型**　本证因瘀血内停，胞脉阻滞，血不畅行所致，故治以活血化瘀，理气调经为法。可用《医宗金鉴》所载桃红四物汤（桃仁9g，红花8g，当归12g，熟地黄12g，白芍12g，川芎12g）加三七12g治疗。若小腹胀痛，或兼胸胁胀满，为气滞血瘀之象，加香附9g、乌药9g，以理气行滞；若兼小腹冷痛，得热痛减，为寒凝血瘀，加桂枝12g、吴茱萸6g、生姜15g，以温通血脉。

**5. 痰湿型**　本证因痰湿内停，阻滞经络，与血相结，使气血运行不畅，冲任受阻所致，故治以化痰燥湿，调理冲任为法。可用《叶天士女科诊治秘方》所载苍附导痰丸（陈皮9g，法半夏9g，茯苓12g，甘草6g，苍术15g，香附10g，胆南星6g，枳壳12g，神曲12g，生姜15g）加减治疗。若在经期者，加没药9g、路路通10g、益母草15g；苔白腻，脘闷者，加木香9g、砂仁3g；肾虚者，加锁阳10g、熟附片6g、紫石英15g。

**（三）其他疗法**

**1. 耳穴埋藏**　取肾、子宫、内分泌区，以油菜籽、磁石，耳针埋穴，每日自按3次，每次3min。

**2. 针灸推拿治疗**　肾虚者，取三阴交、肾俞、血海穴，用补法；血虚者，取足三里、脾俞、肝俞穴，用补法；痰阻者，取合谷、外关、丰隆穴，用泻法；血瘀者，取血海、中极、地机穴，用泻法。

（谢忠礼　卫向龙　张晓艳）